常见疾病护理
技术与管理

CHANGJIAN JIBING HULI JISHU YU GUANLI

王艳梅　等◎主编

长江出版传媒
湖北科学技术出版社

图书在版编目(CIP)数据

常见疾病护理技术与管理/王艳梅等主编. -- 武汉：
湖北科学技术出版社，2022.11
ISBN 978-7-5706-2322-8

Ⅰ．①常… Ⅱ．①王… Ⅲ．①常见病-护理学 Ⅳ．
①R47

中国版本图书馆CIP数据核字(2022)第229808号

责任编辑：许可   封面设计：胡博

出版发行:湖北科学技术出版社   电话:027-87679426
地   址:武汉市雄楚大街268号   邮编:430070
        (湖北出版文化城B座13-14层)
网   址:http://www.hbstp.com.cn

印   刷:山东道克图文快印有限公司   邮编:250000

787mm×1092mm   1/16   24.75印张   584千字
2022年11月第1版   2022年11月第1次印刷
                                              定价：88.00元

《常见疾病护理技术与管理》编委会

前　言

　　护理工作在我国医疗卫生事业的发展中发挥着重要作用,广大护理工作者在协助临床诊疗、救治生命、促进康复、减轻病痛及增进医患和谐等方面担负着大量工作。随着现代医学日新月异的发展和护理专业内涵的加深,护理学科面临着多元化的变更,从而加快了护理模式的转变,体现了以人为本的先进护理理念,推动了护理学新理论、新技术的发展。

　　本书以临床护理实践为基础,内容主要由呼吸疾病护理、消化疾病护理、神经疾病护理等内容组成,主要阐述了临床疾病的护理知识及护理方法。本书在编写过程中,按照规划要求,注重基本理论、基本知识和基本技能的相互结合,坚持理论联系实际。本书具有实用性强、实践指导性强、技术更新、注重人文、严格规范等特点,对各护理进行详细描述,内容丰富,观点新颖,方法实用,对护理研究、教学以及临床护理实践都有十分重要的指导意义和实用价值。

　　由于学识水平有限,书中难免有不足之处,期望广大专家学者给予批评指正。

编　者

目　　录

第一章　呼吸疾病的护理 ……………………………………… (1)

第一节　急性上呼吸道感染的护理 ……………………… (1)

第二节　急性气管-支气管炎的护理 …………………… (4)

第三节　支气管扩张的护理 ……………………………… (6)

第四节　支气管哮喘的护理 ……………………………… (10)

第五节　肺炎的护理 ……………………………………… (17)

第六节　肺脓肿的护理 …………………………………… (24)

第七节　肺结核的护理 …………………………………… (28)

第八节　慢性阻塞性肺疾病的护理 ……………………… (37)

第九节　慢性肺源性心脏病的护理 ……………………… (43)

第十节　肺血栓栓塞症的护理 …………………………… (48)

第十一节　呼吸衰竭和急性呼吸窘迫综合征的护理 …… (55)

第二章　消化疾病的护理 ……………………………………… (67)

第一节　胃炎的护理 ……………………………………… (67)

第二节　消化性溃疡的护理 ……………………………… (72)

第三节　胃癌的护理 ……………………………………… (79)

第四节　炎症性肠病的护理 ……………………………… (83)

第五节　肝硬化的护理 …………………………………… (89)

第六节　原发性肝癌的护理 ……………………………… (97)

第七节　肝性脑病的护理 ………………………………… (103)

第八节　急性胰腺炎的护理 ……………………………… (108)

第九节　上消化道出血的护理 …………………………… (114)

第十节　反流性食管炎的护理 …………………………… (120)

第十一节　溃疡性结肠炎的护理 ………………………… (123)

第十二节　肠梗阻的护理 ………………………………… (125)

第十三节　胆道感染的护理 ……………………………… (128)

第十四节　胆囊结石的护理 ……………………………… (131)

第三章　神经疾病的护理 ……………………………………… (136)

第一节　帕金森病的护理 ………………………………… (136)

第二节 痴呆的护理 ……………………………………………………………（145）

第三节 癫痫的护理 ……………………………………………………………（145）

第四节 脑血管疾病的护理 ……………………………………………………（162）

第五节 面神经炎的护理 ………………………………………………………（169）

第六节 三叉神经痛的护理 ……………………………………………………（171）

第七节 急性脊髓炎的护理 ……………………………………………………（178）

第八节 重症肌无力的护理 ……………………………………………………（182）

第四章 心血管疾病的护理 ……………………………………………………（187）

第一节 心力衰竭的护理 ………………………………………………………（187）

第二节 心律失常的护理 ………………………………………………………（195）

第三节 冠状动脉粥样硬化性心脏病的护理 …………………………………（201）

第四节 原发性高血压的护理 …………………………………………………（210）

第五节 心脏瓣膜病的护理 ……………………………………………………（215）

第六节 病毒性心肌炎的护理 …………………………………………………（221）

第七节 心肌病的护理 …………………………………………………………（223）

第八节 心脏骤停与心脏性猝死的护理 ………………………………………（229）

第九节 心绞痛的护理 …………………………………………………………（233）

第十节 急性心肌梗死的护理 …………………………………………………（246）

第十一节 心源性休的护理 ……………………………………………………（260）

第十二节 心肌炎的护理 ………………………………………………………（264）

第十三节 感染性心内膜炎的护理 ……………………………………………（267）

第十四节 心包炎的护理 ………………………………………………………（272）

第五章 泌尿疾病的护理 ………………………………………………………（278）

第一节 急性肾小球肾炎的护理 ………………………………………………（278）

第二节 慢性肾小球肾炎的护理 ………………………………………………（281）

第三节 肾盂肾炎的护理 ………………………………………………………（283）

第四节 肾病综合征的护理 ……………………………………………………（287）

第五节 肾衰竭的护理 …………………………………………………………（297）

第六节 血液净化的护理 ………………………………………………………（299）

第七节 代谢性肾病的护理 ……………………………………………………（314）

第八节 自身免疫性肾病的护理 ………………………………………………（329）

第九节 IgA 肾病的护理 ………………………………………………………（337）

第十节 肾小管性酸中毒的护理 ………………………………………………（341）

第十一节 急性间质性肾炎的护理 ……………………………………………（344）

第十二节 慢性间质性肾炎的护理 ……………………………………………（347）

第十三节 肾结核的护理 ………………………………………………………（349）

第六章　护理管理 ……………………………………………………（354）

　第一节　质量管理概述………………………………………………（354）

　第二节　护理质量管理概述…………………………………………（358）

　第三节　护理质量体系的建立与实施………………………………（361）

　第四节　护理质量评价………………………………………………（367）

　第五节　护士长与质量管理…………………………………………（370）

　第六节　护理安全管理概述…………………………………………（376）

　第七节　护理安全管理方法…………………………………………（379）

参考文献 ………………………………………………………………（384）

第一章 呼吸疾病的护理

第一节 急性上呼吸道感染的护理

急性上呼吸道感染是鼻腔、咽或喉部急性炎症的总称。常见病原体为病毒,少数为细菌。本病传染性较强,多数预后良好,少数可引起严重并发症。本病全年均可发生,冬春季多发,可发病于任何年龄。其通过含有病毒的飞沫或被污染的手、用具传播,多为散发,偶尔也可引起局部小规模的流行。

一、病因与发病机制

急性上呼吸道感染由病毒感染引起的占 70%～80%,主要包括鼻病毒、流感病毒、副流感病毒、呼吸道合胞病毒、腺病毒、埃可病毒、柯萨奇病毒等。细菌感染占 20%～30%,可直接发生或继发于病毒感染,病原菌以溶血性链球菌最多见,其次是流感嗜血杆菌、肺炎链球菌和葡萄球菌等,偶见革兰阴性杆菌。接触病原体后是否发病,取决于传播途径和人群易感性,当机体或呼吸道局部防御功能降低(如受凉、淋雨、过度疲劳等)时,原已存在于上呼吸道或从外界侵入的病毒或细菌可迅速繁殖而引起本病。

二、临床表现

(一)普通感冒

普通感冒以鼻咽部卡他症状为主要临床表现。成人多为鼻病毒感染,好发于冬春季节。本病急性起病初期表现为咳嗽、咽干,咽痒或烧灼感,可有鼻后滴漏感,继而出现鼻塞、打喷嚏、流鼻涕,2～3 天后清水样鼻涕变稠,可伴咽痛、呼吸不畅、流泪、头痛等,可有鼻腔黏膜充血,水肿、分泌物增多和咽部轻度充血等体征。轻者无发热及全身症状,严重者有发热,畏寒和头痛等。若无并发症 7 天后可痊愈。

(二)以咽喉炎为主要表现的上呼吸道感染

(1)急性病毒性咽炎。急性病毒性咽炎常由鼻病毒、腺病毒、副流感病毒和呼吸道合胞病毒等感染所致。临床表现为咽部发痒和烧灼感,咽痛不明显;眼结膜炎往往由腺病毒感染所致。体检可见咽部充血、水肿,颌下淋巴结肿大,可有触痛。

(2)急性病毒性喉炎。急性病毒性喉炎常由鼻病毒、流感病毒、副流感病毒和腺病毒等感染所致。临床表现为发热、声音嘶哑、说话困难、咳嗽伴咽喉疼痛。体检可见喉部水肿、充血,局部淋巴结轻度肿大伴触痛,有时可闻及喉部喘鸣音。

(3)急性疱疹性咽峡炎。急性疱疹性咽峡炎主要由柯萨奇病毒 A 感染所致,好发于夏季,儿童多见。临床表现为明显咽痛、发热,病程约为 1 周。体检时可见咽部充血,软腭、咽及扁桃体表面有灰白色疱疹及浅溃疡,周围有红晕。

（4）急性咽结膜炎。急性咽结膜炎常由腺病毒和柯萨奇病毒引起，好发于夏季，由游泳传播，儿童多见，病程 4～6 天。临床表现有发热、咽痛、畏光，流泪等。体检可见咽部及结膜明显充血。

（5）急性咽-扁桃体炎。急性咽-扁桃体炎主要由溶血性链球菌引起，其次由流感嗜血杆菌、肺炎球菌、葡萄球菌等引起。本病起病急，有明显咽痛、畏寒、发热，体温可在 39℃ 以上。体检可见咽部充血，扁桃体肿大、充血，表面有脓性分泌物，颌下淋巴结肿大伴咽痛。

（三）并发症

急性上呼吸道感染的部分患者可并发急性鼻窦炎、中耳炎、气管-支气管炎。部分咽炎患者可继发风湿热、肾小球肾炎，少数患者可并发病毒性心肌炎，应予以警惕。

三、实验室及其他检查

（一）血常规

血常规检查往往能大致提示患者感染的病原体：白细胞计数正常或偏低，淋巴细胞比例升高提示病毒感染的可能性大；白细胞计数和中性粒细胞增多，并有核左移提示细菌感染。

（二）病原学检查

应用咽拭子进行微生物检测；细菌培养可判断细菌类型和敏感药物；病毒抗原的血清学检查可判断病毒类型。

（三）胸部 X 线检查

胸部 X 线检查多数无异常，主要用于与支气管炎、肺炎相鉴别。

四、诊断要点

根据鼻咽部的症状和体征，结合血常规、胸部 X 线检查可做出诊断。必要时可进行病毒分离、血清学检查和细菌培养等明确病原体。

五、治疗要点

（一）病因治疗

单纯的病毒感染不必应用抗生素，若合并细菌感染，可经验用药。常选用青霉素类、头孢菌素类、大环内酯类等抗菌药物口服，极少等到病原菌和药敏试验出结果后再选用抗菌药物。有免疫缺陷的病毒感染者，应早期应用抗病毒药物。利巴韦林对流感病毒、呼吸道合胞病毒等均有较强的抑制作用；奥司他韦多用于流行性感冒，其疗效已得到肯定。

（二）对症治疗

头痛、发热、全身肌肉酸痛者可给予解热镇痛药；鼻塞可用 1% 麻黄碱滴鼻；频繁打喷嚏、流涕可用抗过敏药；咽痛、声嘶可进行雾化吸入治疗等。

（三）中医治疗

可选用具有清热解毒和抗病毒作用的中药，如正柴胡饮、小柴胡冲剂、板蓝根和抗病毒口服液等。

六、常见护理诊断/问题

（一）舒适度的改变

舒适度的改变与病毒、细菌感染所致的咽痛、鼻塞等有关。

（二）体温过高

体温过高与病毒、细菌感染有关。

七、护理措施

(一)休息与活动

症状较轻者应适当休息，勿过度疲劳，病情较重或年老体弱者应以卧床休息为主，便于恢复体力。

(二)饮食护理

给予患者清淡、富含维生素、足够热量、易消化的食物。同时鼓励发热患者增加饮水量，补充体内缺失的水分，避免脱水。

(三)病情观察

密切观察患者的生命体征及主要症状变化，注意患者体温热型的变化、发热的高峰及间隔；观察患者咽痛、咳嗽、咳痰等是否改善。观察患者的治疗效果、饮食状况及有无脱水等。发现异常，尽快通知医生并协助处理。

(四)用药护理

遵医嘱用药并观察药物不良反应。马来酸氯苯那敏（扑尔敏）或苯海拉明等抗过敏药物常见头晕、嗜睡等不良反应，宜指导患者在临睡前服用，并告知驾驶员或高空作业者避免使用。

(五)高热护理

若患者无心脏病史，应嘱其多饮水，同时可采用温水擦浴、冰袋、冰帽等物理降温措施，降温应缓慢，防止患者虚脱。当患者大量出汗时，应及时协助擦拭和更换衣服，避免着凉。必要时遵医嘱使用退热药。患者饮水不足时，可遵医嘱静脉补液，及时补充因发热而丢失的水分和盐，促进毒素排泄和热量散发。心脏病或老年患者应注意补液速度，避免补液过快导致的急性肺水肿。

(六)心理护理

青壮年患者常因急性上呼吸道感染带来的不舒适而产生急躁的情绪，年老体弱合并基础肺部疾病的患者多担心病情的进一步发展而产生焦虑、紧张的情绪，护理人员应多安慰患者，给患者讲解疾病的相关知识，帮助患者树立信心，打消患者的顾虑。

八、健康指导

(一)预防疾病

指导患者生活规律、劳逸结合，增强体质，提高抗寒能力和机体的抵抗力。保持室内温、湿度适宜，定时通风。避免受凉、过度疲劳等感染的诱发因素。在疾病高发季节少去人群密集的公共场所。年老体弱的患者可在秋冬交替季节注射流感疫苗。

(二)疾病知识指导

指导患者注意预防交叉感染，如咳嗽或打喷嚏时应避免朝向他人，应用纸巾捂住口鼻。患病期间注意休息，多饮水，并遵医嘱用药。出现下列情况应及时就诊：经药物治疗症状不缓解；出现耳鸣、耳痛、外耳道流脓等中耳炎症状；恢复期出现胸闷、心悸、眼睑水肿、腰酸或关节疼痛等。

(三)随访指导

指导患者观察病情，出现病情变化及时就诊。

九、预后

上呼吸道感染患者多数预后良好,极少数有严重并发症和年老体弱的患者预后不良。

第二节　急性气管-支气管炎患者的护理

急性气管-支气管炎是气管-支气管黏膜的急性炎症性疾病。该病是一种急性病症,在无慢性肺部疾病病史上发病。其临床表现为咳嗽、咳痰、气急、喘息、胸部不适甚至疼痛等。

一、病因与发病机制

(一)感染

病毒或细菌感染是本病常见的病因。感染可因病毒、细菌直接侵袭造成,也可由急性上呼吸道感染迁延导致,还可是病毒感染后继发细菌感染。常见的病毒有腺病毒,呼吸道合胞病毒,流感病毒等。细菌以肺炎球菌、流感嗜血杆菌,链球菌和葡萄球菌常见。支原体和衣原体感染近年来也有上升趋势。

(二)理化因素

冷空气、粉尘、刺激性气体或烟雾可刺激气管-支气管黏膜而引起本病。

(三)过敏反应

花粉、刺激性气体、真菌孢子等的吸入,异体蛋白所致的过敏等,均可引起本病。

二、临床表现

(一)症状

患者急性起病,常先有鼻塞、流涕、咽痛、声音嘶哑等急性上呼吸道感染的表现,继而出现咳嗽、咳痰,痰液由少量黏液痰逐渐转为黏液脓性痰,量多,偶有痰中带血。可有发热伴乏力等。胸骨后疼痛、胸闷、气促可在病情加重时出现。咳嗽、咳痰可延续2～3周,吸烟者则更长,少数可演变为慢性支气管炎。

(二)体征

患侧肺呼吸音增粗,可闻及散在干、湿啰音,啰音部位常不固定,咳嗽后可减少或消失。支气管痉挛时可闻及哮鸣音。

三、实验室及其他检查

(一)血常规

病毒感染时,血常规白细胞计数多正常或偏低;细菌感染时,白细胞计数和中性粒细胞比例增高。

(二)痰标本检查

痰涂片或培养可发现致病菌。

(三)胸部X线检查

胸部X线检查可见肺纹理增粗。

四、诊断要点

根据咳嗽，咳痰等呼吸道症状，以及体检肺部有散在干、湿啰音，胸部 X 线检查提示有肺纹理增粗可做出临床诊断。进行病原学检查可明确病因。

五、治疗要点

(一)病因治疗

及时应用药物控制感染，细菌感染可给予青霉素类、头孢菌素类，大环内酯类等药物，或依据细菌培养和药敏试验结果选用敏感抗生素。给药以口服为主，必要时可经静脉给药。

(二)对症治疗

(1)止咳、祛痰。剧烈干咳者可选用甘草片等止咳药；有痰患者则不宜给予可待因等强力镇咳药；痰液不易咳出者，可用溴己新(必嗽平)，复方氯化铵合剂或盐酸氨溴索，也可给予雾化吸入促进排痰，还可选用复方甘草合剂，因其兼有镇咳和祛痰作用，在临床中广泛应用。

(2)平喘。喘息时可用氨茶碱、二羟丙茶碱、多索茶碱等平喘药。

(3)退热。中等度发热及高热患者可给予退热药物，如柴胡、复方氨林巴比妥、布洛芬混悬液等。

六、常见护理诊断/问题

(一)清理呼吸道无效

清理呼吸道无效与呼吸道感染，痰液黏稠有关。

(二)气体交换受损

气体交换受损与过敏、炎症引起支气管痉挛有关。

(三)体温过高

体温过高与病毒、细菌感染有关。

七、护理措施

同急性上呼吸道感染。

八、健康指导

(一)疾病预防指导

预防急性上呼吸道感染等诱发因素。增强体质，避免着凉，可选择合适的体育运动，如做健身操、打太极拳、跑步等；可进行耐寒训练，如冷水洗脸、冬泳等。必要时注射流感疫苗。

(二)疾病知识指导

患病期间避免劳累，多休息；饮食宜清淡、富于营养；按医嘱用药，若 2 周后症状仍持续应及时就诊。

九、预后

本病一般急性起病，预后良好，多数患者在 1 周内康复，有少数患者因延误治疗或治疗不当反复发作，可发展为慢性支气管炎。

第三节　支气管扩张的护理

支气管扩张是由于急、慢性呼吸道感染和支气管阻塞后，反复发生支气管炎症，致使支气管壁结构破坏，引起的支气管异常和持久性扩张。本病的临床特点为慢性咳嗽、咳大量脓痰和（或）反复咯血。多见于儿童和青年。

一、病因与发病机制

支气管-肺组织感染和支气管阻塞是支气管扩张的主要病因。两者相互影响，促使支气管扩张的发生和发展。引起感染的常见病原体为铜绿假单胞菌、流感嗜血杆菌、卡他莫拉菌、肺炎克雷白杆菌、金黄色葡萄球菌、腺病毒和流感病毒等。

先天发育障碍及遗传因素也可引起支气管扩张，但较少见，约30％的患者病因不明。根据病变累及范围可分为弥散性支气管扩张和局灶性支气管扩张。气道的防御和损伤因素失衡也可引起支气管扩张。一方面，患者清除分泌物的能力下降，易发生感染和炎症；另一方面，细菌反复感染可使气道内因充满包含炎性介质和病原菌的黏稠液体而逐渐扩大，形成瘢痕和扭曲。

二、临床表现

（一）症状

1.慢性咳嗽、咳大量脓痰

晨起由于患者的体位变化，痰液在气道内流动，刺激气道黏膜引起咳嗽和咳痰。分泌物易积聚于支气管的扩张部位，咳痰量与体位改变有关：一般每天少于10mL为轻度，10～150mL为中度，多于150mL为重度。急性感染时，黄绿色脓痰量每天可达数百毫升，痰液静置于玻璃瓶中可分为3层：上层为泡沫，下悬脓性成分；中层为混浊黏液；下层为坏死组织沉淀物。

2.反复咯血

50％～70％的患者有不同程度的咯血，可为痰中带血或大咯血，咯血量有时与病情严重程度不一致。部分患者以反复咯血为唯一症状，临床上称为干性支气管扩张，其病变多位于引流良好的上叶支气管。

3.反复肺部感染

其特点为同一肺段反复发生感染并迁延不愈。

4.慢性感染中毒症状

患者可出现发热、乏力、食欲缺乏、消瘦、贫血等，儿童可影响生长发育。

（二）体征

早期或干性支气管扩张无异常肺部体征，病情变重或继发感染时，在下胸部、背部可闻及固定而持久的局限性粗湿啰音，有时可闻及哮鸣音，部分患者伴有杵状指（趾）。

三、实验室及其他检查

（一）血常规

细菌感染可有白细胞计数升高、中性粒细胞增多及核左移、淋巴细胞比例升高。

(二)痰标本的检查

痰培养检查可以明确致病菌,药敏试验结果可以指导临床用药。

(三)影像学检查

胸部 X 线检查纵切面可显示"双轨征",横切面显示"环形阴影",并可见气道壁增厚。胸部 CT 检查可在横断面上清楚地显示扩张的支气管。高分辨 CT 进一步提高了诊断敏感性,已成为支气管扩张的主要诊断方法。

(四)纤维支气管镜检查

纤维支气管镜检查有助于发现患者的出血部位或阻塞原因。还可局部灌洗,取灌洗液进行细菌学和细胞学检查。

四、诊断要点

根据慢性咳嗽、咳大量脓痰,反复咯血和肺部反复感染等病史,胸部 CT 扫描显示支气管扩张的影像学改变,可明确诊断。

五、治疗要点

(一)控制感染

出现急性感染征象,如痰量或脓性分泌物增加时需应用抗生素。开始时给予经验治疗,痰培养和药敏结果明确后及时调整治疗方案。存在铜绿假单胞菌感染时可口服喹诺酮类药物、静脉给予氨基糖苷类或第三代头孢菌素类药物,合并厌氧菌感染时常加用甲硝唑或替硝唑。慢性咳脓痰的患者可口服阿莫西林或氨基糖苷类药物,以及间断并规则使用单一抗生素或轮换使用不同的抗生素。

(二)清除气道分泌物

应用祛痰药物、叩背、体位引流和雾化吸入等方法可消除气道分泌物。

(三)改善气流受限

应用支气管舒张剂可改善气流受限,尤其对伴有气道高反应性及可逆性气流受限的患者疗效尤为明显。

(四)外科治疗

经积极的内科治疗后支气管扩张仍反复发作或不能缓解的反复大咯血且病变局限者,可通过外科手术治疗。

六、常见护理诊断/问题

(1)清理呼吸道无效。清理呼吸道无效与痰多黏稠和无效咳嗽有关。

(2)潜在并发症。常见的潜在并发症有大咯血、窒息。

(3)营养失调:低于机体需要量。营养低于机体需要量与慢性感染导致机体消耗量增多有关。

(4)焦虑。焦虑与疾病迁延、个体健康受到威胁有关。

(5)有感染的危险。有感染的危险与痰多、黏稠、不易排出有关。

七、护理措施

(一)休息与活动

急性感染或大咯血,病情严重者应卧床休息;病情稳定或轻症患者可在病室、病区内适当活动,勿过度疲劳。

(二)饮食护理

给予患者高热量、高蛋白质、高维生素、富含纤维素的饮食,少食多餐。咯血的患者进温凉饮食,避免饮食过热扩张血管而加重咯血。指导患者在咳痰后及进食前后充分漱口,保持口腔清洁,促进食欲。

鼓励心功能良好的患者多饮水,每天 1500mL 以上,保证体内水分充足,以利于痰液稀释,便于排痰。

(三)病情观察

观察痰液的量、颜色、性质、气味和与体位的关系,静置后痰液是否有分层现象,记录24 小时痰液排出量。观察咯血的颜色,性质及量。注意观察患者生命体征的变化,病情严重者需观察患者的缺氧情况、有无发绀等表现。体位引流及大咯血时,密切观察患者有无窒息的先兆。注意患者有无消瘦、贫血等全身症状。

(四)用药护理

遵医嘱使用抗生素、祛痰剂和支气管舒张剂,指导患者掌握药物的疗效,剂量、用法和不良反应。

(五)体位引流的护理

体位引流是利用重力作用,促使呼吸道分泌物流入支气管、气管,进而排出体外的方法。引流效果与需引流部位所处的体位有关,因而应确保需引流部位处于高位。体位引流的方法如下。

(1)引流前准备,向患者解释体位引流的目的、过程和注意事项。测量生命体征,听诊肺部,明确病变部位。引流前 15 分钟遵医嘱给予患者支气管舒张剂,备好排痰用纸巾或一次性容器。

(2)引流体位原则上使病灶部位处于高位,使引流支气管开口向下,有利于潴留的分泌物随重力作用流入支气管和气管排出。首先引流上叶,然后引流下叶后基底段。如果患者不能耐受,应及时调整姿势。注意头部外伤,胸部创伤、咯血,严重心血管疾病和状况不稳定者,不宜采用头低位进行体位引流。

(3)引流一般于饭前进行,晨起后立即进行效果最好。若需在餐后进行,应在餐后 1~2 小时进行,以防止胃食管反流、恶心和呕吐等不良反应的发生。每天引流 1~3 次,每次15~20分钟。

(4)引流时病情观察,观察患者有无出汗、脉搏细弱、头晕、疲劳、面色苍白等表现。若患者出现心率超过 120 次/min、心律失常、高血压、低血压、眩晕或发绀,应立即停止引流并通知医生。

(5)引流的配合,在体位引流过程中,可辅以胸部叩击或震荡等措施,并鼓励患者有效咳嗽。

(6)引流后护理,体位引流结束后,协助患者采取舒适体位,给予充分漱口,保持口腔清洁。观察患者咳痰的性质、量及颜色,听诊肺部呼吸音的改变,评价体位引流的效果并记录。

（六）大咯血及窒息的护理

1.休息与卧位

小量咯血患者以静卧休息为主,大量咯血患者应绝对卧床休息,尽量避免搬动患者。取患侧卧位,可减少患侧胸部的活动度,既防止病灶向健侧扩散,同时有利于健侧肺的通气功能。

2.饮食护理

大量咯血者应禁食;小量咯血者宜进少量温凉,流质、易消化饮食,因过冷、过热食物均易诱发或加重咯血。嘱患者多饮水,多食高蛋白,高维生素,富含纤维素的食物,保持大便通畅,避免排便时腹压增加引起的咯血。

3.对症护理

咯血后协助患者漱口,及时擦净血迹,保持口腔清洁,防止因口咽部异物刺激引起剧烈咳嗽而诱发再次咯血。

4.保持呼吸道通畅

痰液黏稠无力咳出者,可经口、鼻腔吸痰。重症患者在吸痰前后应适当提高吸氧浓度,以防止吸痰引起低氧血症。嘱患者将气管内痰液和积血轻轻咳出,保持气道通畅。咯血时轻轻拍击健侧背部,嘱患者不要屏气,以免诱发喉头痉挛,使血液引流不畅形成血块,导致窒息。

5.用药护理

垂体后叶素通过收缩小动脉,减少肺血流量,起到减轻咯血的作用。但其也能引起子宫及肠道平滑肌收缩和冠状动脉收缩,故冠心病、高血压患者及孕妇忌用。若静脉点滴速度过快,则可引起恶心、便意、心悸、面色苍白等不良反应。年老体弱、肺功能不全者应慎用镇静剂和镇咳药,以免呼吸中枢和咳嗽反射受到抑制,导致呼吸衰竭和血块不能咳出而发生窒息。

6.窒息的抢救

对大咯血及意识不清的患者,应在床旁备好急救物品,一旦患者出现窒息征象,应立即取俯卧位,头偏向一侧,轻拍背部,迅速排出气道和口咽部的血块,或直接刺激咽部以咳出血块;对不能自行咯血的患者,应行经口鼻腔负压吸引,以保持呼吸道通畅,吸引间歇给予高流量氧气吸入。必要时做好气管插管或气管切开的准备与配合工作,以解除呼吸道阻塞。

7.病情观察

密切观察患者咯血的颜色,性质、量及出血的速度,观察患者的生命体征及意识的变化;有无胸闷、气促、呼吸困难、发绀、面色苍白、出冷汗、烦躁不安等窒息征象;有无阻塞性肺不张、肺部感染及休克等并发症的表现。

（七）心理护理

支气管扩张是呼吸系统慢性疾病之一,患者易反复发生感染,故会出现焦虑、自卑的心理反应;伴随的咯血(尤其是大咯血)易导致患者产生恐惧的心理,应安排专人护理并安慰患者,与患者进行有效沟通及引导,使其树立信心,积极配合治疗和护理。

八、健康指导

（一）预防疾病

支气管扩张与感染密切相关,应积极防治百日咳、麻疹、支气管肺炎、肺结核等呼吸道感染,积极治疗上呼吸道慢性病灶(如扁桃体炎、鼻窦炎等),预防感冒,减少刺激性气体的吸入。

（二）疾病指导

帮助患者和家属了解疾病的发生、发展、治疗及护理过程，与患者及家属共同制订长期防治计划。指导患者加强营养、适当锻炼、提高机体抵抗力，戒烟、限酒，避免烟雾和灰尘刺激，有助于避免疾病的复发，防止病情恶化；指导患者及家属掌握有效咳嗽、胸部叩击、雾化吸入及体位引流的排痰方法，嘱其长期坚持，以控制病情的发展。

（三）随访指导

指导患者学会识别病情变化的征象，一旦发现病情加重，应及时就诊。

九、预后

患者的预后取决于支气管扩张的范围和有无并发症。支气管扩张范围局限者，经积极治疗很少影响生活质量和寿命。支气管扩张范围广泛易损害肺功能，甚至导致呼吸衰竭和死亡。大咯血也可严重影响预后。

第四节　支气管哮喘的护理

支气管哮喘简称哮喘，是由多种细胞（如嗜酸性粒细胞、肥大细胞、T细胞、气道上皮细胞等）和细胞组分参与的气道慢性炎症性疾病。这种慢性炎症与气道高反应性相关，通常出现广泛多变的可逆性气流受限，并引起反复发作性的喘息、气急、胸闷或咳嗽等症状，多数患者可自行或经治疗后缓解。支气管哮喘若诊治不及时或治疗不规范，随病程的延长可出现气道不可逆性狭窄和气道重塑。因此，合理的防治至关重要。

哮喘是常见的慢性呼吸道疾病之一，全球约有1.6亿名哮喘患者，我国哮喘患者人数超过1500万。不同国家和地区哮喘的患病率不同，发达国家高于发展中国家，城市高于农村。一般儿童患病率高于青壮年，老年人群的患病率有增高趋势。成年男女患病率相近，约40%的患者有家族史。

一、病因与发病机制

（一）病因

本病的病因尚未完全明了。一般认为，哮喘受遗传因素和环境因素的双重影响。个体的过敏体质及外界环境的影响是发病的危险因素。

1.遗传因素

哮喘的发病有遗传倾向，哮喘患者亲属的患病率高于群体患病率。有研究表明，气道高反应性、IgE调节和特应性反应相关的基因在哮喘的发病中起着重要作用。

2.环境因素

环境因素主要包括哮喘的激发因素。

（1）吸入性变应原，如尘螨、花粉、真菌、动物毛屑、二氧化硫、氨气等各种特异和非特异性吸入物等。

（2）感染因素，如细菌、病毒、原虫、寄生虫等感染。

(3)食物,如鱼、虾、蟹、蛋类、牛奶等。

(4)药物,如普萘洛尔(心得安)、阿司匹林等。

(5)其他,如气候改变、运动、妊娠等。

(二)发病机制

哮喘的发病机制尚未完全清楚,目前主要认为与免疫-炎症机制、神经机制和气道高反应性及其相互作用有关。

1.免疫-炎症机制

哮喘的炎症反应是由多种炎性细胞、炎症介质(前列腺素、白三烯等)和细胞因子相互作用的结果。体液免疫和细胞免疫参与发病过程。根据哮喘发生的时间,分为速发型哮喘反应(IAR),迟发型哮喘反应(LAR)和双相型哮喘反应(DAR)。IAR 在吸入变应原的同时即发生反应,15~30 分钟达高峰,2 小时后逐渐恢复正常。LAR 在吸入变应原约 6 小时后发作,持续时间长,症状重,常呈哮喘持续性发作表现,为气道慢性炎症反应的结果。

2.神经机制

哮喘发病与神经因素密切相关。支气管受胆碱能神经、肾上腺素能神经和非肾上腺素能非胆碱能神经系统支配,支气管哮喘与 β 肾上腺素受体功能低下和迷走神经张力亢进有关。非胆碱能神经能释放舒张和收缩支气管平滑肌的神经介质,两者平衡失调,则可引起支气管平滑肌收缩。

3.气道高反应性

气道高反应性(AHR)表现为气道对各种刺激因子出现过强或过早的收缩反应,是哮喘发病的另一个重要因素。目前认为,气道炎症是导致 AHR 的重要机制之一,而 AHR 则为支气管哮喘患者的共同病理生理特征。

二、临床表现

(一)症状

哮喘主要表现为发作性呼气性呼吸困难或发作性胸闷、咳嗽,伴哮鸣音,严重者被迫采取坐位或呈端坐呼吸,甚至出现发绀。有时咳嗽可为唯一的症状,称为咳嗽变异型哮喘。有些青少年的哮喘症状表现为运动时出现胸闷、咳嗽和呼吸困难,称为运动型哮喘。哮喘症状常在夜间或凌晨发作和加重,可在数分钟内发作,持续数小时至数天,应用支气管舒张药后或自行缓解。

(二)体征

哮喘发作时胸部呈过度充气体征,双肺可闻及广泛的哮鸣音,呼气音延长。轻度哮喘或非常严重哮喘发作时,哮鸣音可不出现。严重者常出现心率增快,奇脉、胸腹反常运动和发绀。非发作期体检可无异常。

(三)并发症

哮喘发作时可并发气胸、纵隔气肿,肺不张,长期反复发作可并发慢性支气管炎、肺气肿、间质性肺炎、肺纤维化和肺源性心脏病。

三、实验室及其他检查

(一)痰液检查

痰涂片可见嗜酸性粒细胞增多。

(二)呼吸功能检查

1.通气功能检查

哮喘发作时呈阻塞性通气功能改变,呼气流速指标显著下降、第一秒用力呼气容积(FEV_1)、占预计值百分比($FEV_1/FVC\%$)和呼气流量峰值(PEF)均减少;用力肺活量减少,残气量、功能残气量和肺总量增加。缓解期上述通气功能指标逐渐恢复。病变迁延、反复发作者,其通气功能可逐渐下降。

2.支气管激发试验

支气管激发试验主要用以测定气道反应性,常用激发剂为醋甲胆碱、组胺。因激发试验的风险性,故该试验只适用于 FEV_1 占正常预计值 70% 以上的患者,吸入激发剂后,若 FEV_1 下降≥20%则为激发试验阳性。

3.支气管舒张试验

支气管舒张试验用以测定气道的可逆性,常用的支气管舒张药有沙丁胺醇、特布他林等。舒张试验阳性诊断标准:FEV_1 较用药前增加≥12%,且绝对值增加≥200mL;PEF 较治疗前增加 60L/min 或≥20%。

4.呼气流量峰值(PEF)及其变异率测定

PEF 可反映气道通气功能的变化。哮喘发作时 PEF 下降。昼夜 PEF 变异率≥20%,则符合气道可逆性改变的特点。

(三)动脉血气分析

哮喘严重发作时可有 PaO_2 降低。由于过度通气可使 $PaCO_2$ 下降,pH 上升,表现为呼吸性碱中毒。若气道阻塞严重,可出现缺氧及 CO_2 潴留,$PaCO_2$ 上升,表现为呼吸性酸中毒。若缺氧明显,可合并代谢性酸中毒。

(四)胸部 X 线检查

哮喘发作时双肺透亮度增加,呈过度通气状态。合并感染时,可见肺纹理增加和炎性浸润阴影。

(五)特异性变应原的检测

哮喘患者大多数为过敏体质,对众多的变应原和刺激物敏感。对变应原的检测有助于病因诊断和预防哮喘反复发作。

四、诊断要点

(一)诊断标准

(1)反复发作的喘息、气急、胸闷或咳嗽,多与接触变应原、冷空气、物理/化学性刺激,以及上呼吸道感染及运动有关。

(2)发作时双肺可闻及散在或弥散性、以呼气相为主的哮鸣音,呼气相延长。

(3)上述症状可经治疗缓解或自行缓解。

(4)除外其他疾病所引起的哮喘、气急、胸闷和咳嗽。

(5)临床表现不典型者(如无明显喘息或体征)应至少具备下列 3 项中的 1 项:一是支气管激发试验或运动试验阳性;二是支气管舒张试验阳性;三是昼夜 PEF 变异率≥20%。

符合上述(1)~(4)条或(4)、(5)条者,可诊断为支气管哮喘。

(二)支气管哮喘的分期及控制水平分级

1.急性发作期

急性发作期是指气促、咳嗽、胸闷等症状突然发生或加重,常有呼吸困难,以呼气性呼吸困难为特征,多与接触变应原等刺激有关。哮喘急性发作时其程度轻重不一,应正确评估病情,给予及时有效的紧急治疗。

2.非急性发作期

许多哮喘患者即使没有急性发作,但相当长时间内仍不同频度和(或)不同程度地出现哮喘症状,肺通气功能下降。长期评估哮喘的控制水平对哮喘的治疗有重要的指导意义。新版全球哮喘防治创议(GINA)将哮喘控制水平分为控制、部分控制和未控制 3 级,这种分级方法便于临床应用,有助于更好地控制哮喘。

五、治疗要点

对哮喘目前无特效的治疗方法,但长期规范化的治疗可使哮喘症状得到控制,减少复发乃至不发作,使患者能与正常人一样生活、工作和学习。

(一)脱离变应原

能够明确引起哮喘发作的变应原或其他非特异性刺激因素的患者脱离变应原的接触是防治哮喘最有效的方法。

(二)药物治疗

治疗哮喘的药物分为控制药物和缓解药物。控制药物能够减少哮喘的发作,但需要每天长期使用;缓解药物能够迅速解除支气管痉挛,缓解哮喘症状,可按需使用。

1.糖皮质激素

糖皮质激素是控制气道炎症最有效的药物,给药途径包括吸入,口服和静脉应用等。

(1)吸入给药。吸入给药是目前推荐长期抗感染治疗哮喘的最常用方法。常用吸入药物有倍氯米松、氟替卡松、莫米松等,通常需规律吸入 1 周以上方能生效。使用干粉吸入装置比普通定量气雾剂方便,吸入下呼吸道的药量较多,如二丙酸倍氯米松气雾剂,布地奈德等。

(2)口服给药。口服剂有泼尼松、泼尼松龙等,泼尼松的起始剂量为每天 30～60mg,症状缓解后逐渐减量至每天≤10mg,然后停用,改用吸入剂。

(3)静脉用药。严重哮喘发作时,经静脉给予甲泼尼龙琥珀酸钠(每天 80～160mg)或琥珀酸氢化可的松(每天 100～400mg)。

2.β_2 肾上腺素受体激动剂

β_2肾上腺素受体激动剂是控制哮喘急性发作的首选药物,用药方法有定量气雾剂吸入、干粉吸入、持续雾化吸入等,也可用口服或静脉注射,首选定量吸入法。

(1)短效 β_2 受体激动剂。其作用时间为 4～6 小时,吸入的短效 β_2 受体激动剂包括气雾剂、干粉剂和溶液等,如沙丁胺醇、特布他林等。

(2)长效 β 受体激动剂。其作用时间为 10～12 小时,常用药物有沙美特罗、福莫特罗等。吸入法适用于哮喘(尤其是夜间哮喘和运动诱发哮喘)的预防和治疗。

(3)缓释型及控制型 β 受体激动剂。其疗效维持时间较长,用于防治反复发作性哮喘。

(4)注射用药。注射用药主要用于严重哮喘,一般每次用量为沙丁胺醇 0.5mg,静脉滴注,滴速2～4μg/min。

3.白三烯(LT)调节剂

白三烯(LT)调节剂具有抗感染和舒张支气管平滑肌的作用,通常口服给药。常用的白三烯受体拮抗剂有扎鲁司特、孟鲁司特等。

4.茶碱类

茶碱类具有舒张支气管平滑肌的作用,兼具强心,利尿、扩张冠状动脉,兴奋呼吸中枢和呼吸肌等作用,与糖皮质激素合用具有协同作用。

(1)口服给药。氨茶碱和控(缓)释茶碱,一般剂量为每天 6～10mg/kg,口服控(缓)释茶碱更适用于夜间哮喘。

(2)静脉给药。氨茶碱加入葡萄糖溶液中,缓慢静脉注射或静脉滴注。静脉给药适用于哮喘急性发作且近 24 小时未用过氨茶碱类药物的患者,每天注射量一般不超过 1.0g。静脉给药可引起心律失常、血压下降、尿量增多等,严重者可引起抽搐甚至死亡。

5.抗胆碱药

抗胆碱药有舒张支气管和减少痰液的作用。常用的吸入胆碱能受体拮抗剂有异丙托溴铵,有气雾剂和溶液剂 2 种剂型。

6.其他

口服酮替芬,阿司咪唑、曲尼司特等具有抗变态反应作用。

(三)急性发作期的治疗

哮喘急性发作的治疗目的是尽快缓解气道阻塞,纠正低氧血症,恢复肺功能,防止哮喘进一步恶化及并发症的发生。一般根据病情的分度进行治疗。

1.轻度

每天按时吸入糖皮质激素 200～500μg,出现症状时可间断吸入短效 β 受体激动剂。效果不佳时可加服 β 受体激动剂控释片或小量茶碱控释片(每天 200mg),或加用抗胆碱药,如异丙托溴铵气雾剂吸入。

2.中度

每天吸入倍氯美松 500～1000μg,规则吸入 β 受体激动剂或联合抗胆碱药吸入,或口服长效 β 受体激动剂;也可口服 LT 调节剂,若不能缓解可持续雾化吸入 β 受体激动剂(或合用抗胆碱药吸入),或口服糖皮质激素(每天<60mg),必要时静脉注射氨茶碱。

3.重度至危重度

持续雾化吸入 β_2 受体激动剂(或合用抗胆碱药)或静脉滴注氨茶碱、沙丁胺醇,加服白三烯(LT)调节剂,静脉滴注糖皮质激素。

(四)哮喘的长期治疗

哮喘一般经过急性期治疗后症状可以得到控制,但非急性期哮喘的慢性炎症仍然存在,必须进行长期治疗。

(五)免疫疗法

免疫疗法分为特异性和非特异性 2 种:特异性疗法又称脱敏疗法,通常采用特异性变应原(螨、花粉、猫毛等)做定期、反复皮下注射,剂量由低到高,使机体产生免疫耐受性,使患者脱敏;非特异性疗法是指注射卡介苗,转移因子等生物制品,抑制变应原反应的过程。

(六)哮喘管理

通过有效的哮喘管理,通常可以实现哮喘控制。

六、常见护理诊断/问题

(一)气体交换受损

气体交换受损与支气管痉挛、气道炎症、气道阻力增加有关。

(二)清理呼吸道无效

清理呼吸道无效与支气管黏膜水肿、分泌物增多、痰液黏稠无效咳嗽有关。

(三)知识缺乏

缺乏正确使用定量雾化吸入器用药的相关知识。

七、护理措施

(一)环境与休息

有明确过敏原者应尽快脱离过敏环境。为患者提供安静、舒适的环境,保持室内清洁、空气流通。病室不宜摆放花草,避免使用皮毛、羽绒或蚕丝织物等。室内尽量勿养鸟、猫、狗等宠物。根据病情提供舒适体位,如为端坐呼吸者提供床旁桌支撑,以减少体力消耗。非急性发作期的哮喘患者活动应劳逸结合,勿过度疲劳,以有氧运动为佳。

(二)饮食护理

不恰当的饮食可诱发或加重哮喘,应提供清淡、易消化、足够热量的饮食,避免进食硬、冷、油煎食物,同时增加纤维素的摄入,保持大便通畅,避免便秘的发生。若能找出与哮喘发作有关的食物,如鱼、虾、蟹、蛋类、牛奶等,应避免食用。某些食物添加剂,如柠檬黄和亚硝酸盐可诱发哮喘发作,应格外注意。有烟酒嗜好者应戒烟酒。应鼓励患者(无心功能异常者)每天饮水 2500～3000mL,以补充丢失的水分,稀释痰液。重症患者应建立静脉通道,遵医嘱及时补液,纠正水,电解质和酸碱平衡紊乱。

(三)口腔与皮肤护理

哮喘急性发作时,患者往往会大量出汗,应及时进行擦拭,更换衣物,保持皮肤清洁、干燥和舒适。协助患者咳嗽后用温水漱口,保持口腔清洁。

(四)病情观察

观察患者有无哮喘发作的先兆症状,如鼻咽痒、打喷嚏、流鼻涕、眼痒等黏膜过敏症状。哮喘发作时,观察患者的意识状态,呼吸频率、节律、深度,是否有辅助呼吸肌参与呼吸运动等,监测呼吸音,哮鸣音的变化,监测动脉血气分析和肺功能情况,了解病情和治疗效果。哮喘严重发作时,若经治疗病情无缓解,需做好机械通气的准备工作。加强对急性期患者的监护,因哮喘易在夜间和凌晨加重或发作,尤应严密观察患者的病情变化。

(五)用药护理

1.糖皮质激素

吸入糖皮质激素治疗的全身性不良反应少。少数患者可出现声音嘶哑、咽部不适和口腔念珠菌感染,指导患者吸药后及时用清水含漱口咽部,选用干粉吸入剂或加用除雾器可减少上述不良反应。口服用药宜在饭后服用,以减少对胃肠道黏膜的刺激。气雾吸入糖皮质激素可减少其口服用量,若用吸入剂替代口服剂时,通常需同时使用 2 周后再逐渐减少其口服量,患者不得自行减量或停药。

2.β₂受体激动剂

指导患者按照医嘱用药,不宜长期、单一、大量使用,因为长期应用可引起 β_2 受体功能下降和气道反应性增高,出现耐药性。指导患者正确使用雾化吸入器。静脉滴注沙丁胺醇时应注意控制滴速($2\sim4\mu g/min$),注意观察有无心悸,骨骼肌震颤、低血钾等不良反应。

3.茶碱类

静脉注射时浓度不宜过高,速度不宜过快,注射时间宜在 10 分钟以上,以防中毒症状发生。不良反应有恶心、呕吐,心律失常,血压下降和呼吸中枢兴奋,严重者可以出现抽搐甚至死亡。用药时监测血药浓度,以减少不良反应的发生,其安全浓度为 $6\sim15\mu g/mL$。发热者,妊娠者,小儿或老人,有心、肝、肾功能障碍及甲状腺功能亢进者不良反应增加。合用西咪替丁,喹诺酮类,大环内酯类药物可影响茶碱代谢而使其排泄减慢。茶碱缓(控)释片不能嚼服,应整片吞服。

4.其他

抗胆碱药吸入后,少数患者可有口苦或口干感。酮替芬有镇静,头晕、口干、嗜睡等不良反应、高空作业人员、驾驶员,操纵精密仪器者应慎用。白三烯调节剂的主要不良反应是有轻微的胃肠道症状,少数患者出现皮疹、血管性水肿、转氨酶升高,停药后可恢复。

(六)氧疗护理

重症哮喘患者往往有不同程度的低氧血症,应遵医嘱给予鼻导管或面罩吸氧,吸氧流量及浓度应按照患者的缺氧情况而定,并随时调节。在给氧过程中,注意监测动脉血气分析。若哮喘严重发作,经一般药物治疗无效,或患者出现神志改变,$PaO_2 < 60mmHg$,$PaCO_2 > 50mmHg$ 时,应做好机械通气的准备。

(七)定量雾化吸入器使用的护理

1.定量雾化吸入器(MDI)

正确使用 MDI 是保证吸入治疗成功的关键。介绍雾化吸入器具,提供雾化吸入器的学习资料;演示 MDI 的使用方法,打开盖子,摇匀药液,深呼气至不能再呼时张口,将 MDI 喷嘴置于口中,双唇包住喷嘴,以慢而深的方式经口吸气,同时以手指按压喷药,至吸气末屏气 10 秒,使较小的雾粒沉降在气道远端,然后缓慢呼气,休息 3 分钟后可再重复使用 1 次;反复练习使用,医护人员演示后,指导患者反复练习,直至患者完全掌握。MDI 用后要告知患者充分漱口,以减少雾粒在口咽部沉积而引起刺激反应。

2.干粉吸入器

(1)都保装置。都保装置即储存剂量型涡流式干粉吸入器,如普米克都保、奥克斯都保、信必可都保(布地奈德福莫特罗粉吸入剂)。指导患者使用都保装置的方法:旋转并拔出瓶盖,确保红色旋柄在下方;拿直都保,握住底部红色部分和都保中间部分,向同一方向旋转到底,再向反方向旋转到底,即完成 1 次装药。在此过程中,会听到 1 次"咔哒"声;先呼气(勿对吸嘴呼气),将吸嘴含于口中,双唇包住吸嘴用力做深吸气,然后将吸嘴从嘴部移开,继续屏气 5 秒后恢复正常呼吸。

(2)准纳器。常用的准纳器有沙美特罗替卡松粉吸入器(舒利迭)。指导患者使用准纳器的方法：一手握住准纳器外壳,另一手拇指向外推动准纳器的滑动杆至发出"咔哒"声,表明准纳器已做好吸药的准备;握住准纳器并使其远离嘴,在保证平稳呼吸的前提下,尽量呼气;将吸嘴放入口中,深而平稳地吸气,将药物吸入口中,屏气 10 秒;拿出准纳器,缓慢恢复呼气,关闭准纳器(听到"咔哒"声表示关闭)。

(八)心理护理

哮喘新近发生和重症发作的患者,通常会出现抑郁、焦虑、紧张甚至恐惧的不良情绪,护士应加强巡视患者,耐心解释病情和治疗措施;应指导患者正确呼吸,给予其心理疏导和安慰,消除其过度紧张的情绪,这对减轻哮喘发作的症状和控制病情有重要意义。

八、健康指导

(一)预防疾病

指导患者依据个人的具体情况有效控制可诱发哮喘发作的各种因素。例如,避免摄入引起过敏的食物;避免强烈的精神刺激和剧烈活动;避免持续的喊叫等过度换气动作;不养宠物;避免接触刺激性气体及预防呼吸道感染;戴围巾或口罩等,避免冷空气刺激;在缓解期应加强体育锻炼,以增强体质。

(二)疾病指导

指导患者识别哮喘发作的先兆表现和病情加重的征象,学会在哮喘发作时进行简单的紧急自我处理。积极配合正确、合理的治疗和护理。

(三)随访指导

指导患者做好哮喘发作的预防,并能及时、正确地判断哮喘发作的先兆,能够对病情做好自我评价,出现病情变化及时就诊。

九、预后

哮喘的转归和预后因人而异,儿童哮喘通过积极、规范治疗,临床控制率可达 95%。若长期反复发作而并发 COPD、慢性肺源性心脏病,则预后不良。

第五节　肺炎的护理

一、肺炎概述

肺炎是指终末气道、肺泡腔和肺间质的炎症。肺炎是呼吸系统的常见病,虽然新的强效抗生素和有效的疫苗不断投入临床应用,但其发病率和病死率仍然很高,其原因可能与人口老龄化,病原体的变迁,医院获得性肺炎发病率增高、病原学诊断困难和不合理应用抗生素引起的细菌耐药性增高有关。

(一)病因与分类

1.按病因分类

(1)细菌性肺炎。细菌性肺炎是最常见的肺炎,病原菌常为肺炎链球菌、金黄色葡萄球菌、甲型溶血性链球菌等需氧革兰阳性球菌,肺炎克雷白杆菌、流感嗜血杆菌、铜绿假单胞菌等需氧革兰阴性杆菌,以及棒状杆菌、梭形杆菌等厌氧杆菌。

(2)非典型病原体所致肺炎。常由支原体、衣原体和军团菌等引起。

(3)病毒性肺炎。由冠状病毒、腺病毒、呼吸道合胞病毒、流感病毒等引起。

(4)真菌性肺炎。由白色念珠菌、放线菌等引起。

(5)其他病原体所致肺炎。由立克次体、弓形虫、原虫、寄生虫等引起。

(6)理化因素所致肺炎。放射性损伤可引起放射性肺炎;胃酸吸入可引起化学性肺炎,吸入刺激性气体、液体等化学物质亦可引起化学性肺炎。

2.按患病环境分类

(1)社区获得性肺炎。社区获得性肺炎(CAP)也称医院外获得性肺炎,是指在医院外罹患的感染性肺实质炎症,包括有明确潜伏期的病原体感染而在入院后平均潜伏期内发病的肺炎。传播途径为吸入飞沫、空气或血源传播。肺炎链球菌仍为最主要的病原体,非典型病原体所占比例在增加。

(2)医院获得性肺炎。医院获得性肺炎(HAP)简称医院内肺炎,是指患者在入院时既不存在、也不处于潜伏期,而是在住院48小时后发生的肺炎,也包括出院后48小时内发生的肺炎。常见病原体为铜绿假单胞菌、大肠埃希菌、肺炎克雷白杆菌、金黄色葡萄球菌、肺炎链球菌、流感嗜血杆菌等。

3.按解剖位置分类

(1)大叶性肺炎。大叶性肺炎的致病菌以肺炎链球菌最为常见。病原体先在肺泡引起炎症,经肺泡间孔向其他肺泡扩散,致使病变累及部分肺段或整个肺段、肺叶,又称肺泡性肺炎。主要表现为肺实质炎症,通常不累及支气管。

(2)小叶性肺炎。小叶性肺炎的致病菌有肺炎链球菌、葡萄球菌、病毒、肺炎支原体等。病变起于支气管或细支气管,继而累及终末细支气管和肺泡,又称支气管性肺炎。X线显示病灶融合成不规则的片状或大片状阴影,密度深浅不一,且不受肺叶和肺段限制,区别于大叶性肺炎。

(3)间质性肺炎。间质性肺炎可由细菌、支原体、衣原体、病毒或肺孢子菌等引起,是以肺间质为主的炎症,病变主要累及支气管壁及其周围组织。由于病变在肺间质,呼吸道症状较轻,异常体征较少。

(二)临床表现

本病一般急性起病,典型表现为突然畏寒、发热,或先有短暂上呼吸道感染史,随后咳嗽、咳痰或原有呼吸道症状加重,并出现脓性痰或血痰,伴或不伴胸痛。病变范围大者可有呼吸困难、发绀。早期肺部体征不明显,典型体征为肺实变体征、湿啰音的出现。

(三)实验室及其他检查

1.血常规

细菌性肺炎可见血白细胞计数和中性粒细胞比例增高,并伴有核左移,或细胞内见中毒颗粒。年老体弱,酗酒、免疫功能低下者白细胞计数可不增高,但中性粒细胞比例仍高。病毒性肺炎和其他类型肺炎白细胞计数可无明显变化或稍降低。

2.痰标本检查

痰涂片镜检具有简便,快捷等优点,有助于临床治疗的指导;痰培养检查可以明确病原学,药敏试验结果可以指导临床用药。

3.胸部 X 线检查

胸部 X 线检查可为肺炎发生的部位,严重程度和病原学提供重要线索。例如,呈肺叶、段分布的炎性浸润影提示为细菌性肺炎;非均匀浸润呈斑片状或条索状阴影,密度不均匀,沿支气管分布,则多见于细菌或病毒引起的支气管肺炎;空洞性浸润常见于葡萄球菌或真菌感染。

(四)诊断要点

1.确定肺炎诊断

根据症状、体征、实验室检查可确定肺炎诊断。

2.评估严重程度

如果肺炎诊断成立,评估病情的严重程度对于决定在门诊还是入院甚至 ICU 治疗至关重要。肺炎的严重性主要取决于局部炎症程度、肺部炎症的播散和全身炎症反应程度。

3.我国重症肺炎的标准

我国重症肺炎的标准为:意识障碍;呼吸频率≥30 次/min;PaO_2＜60mmHg,PaO_2/FiO_2＜300,需行机械通气治疗;血压＜90/60mmHg;胸片显示双侧或多肺叶受累,或入院 48 小时内病变扩大≥50％;尿量＜20mL/h,或＜80mL/4h 或急性肾衰竭需要透析治疗。

(五)治疗要点

1.抗感染治疗

抗感染治疗是肺炎治疗的最主要环节。治疗原则:第一时间应用抗生素治疗,初始采用经验治疗(根据 HAP 或 CAP 选择抗生素)用药,初始治疗后根据临床反应,细菌培养和药物敏感试验,给予特异性的抗生素治疗。抗生素治疗后 48～72 小时对病情进行评价,如果患者体温下降、症状改善、白细胞逐渐降低或恢复正常表明治疗有效,但 X 线胸片病灶吸收往往较迟。

2.对症和支持治疗

对症和支持治疗包括祛痰、降温、吸氧、维持水、电解质平衡,改善营养及加强机体免疫功能等治疗。

3.预防并及时处理并发症

肺炎球菌肺炎,葡萄球菌肺炎、革兰阴性杆菌肺炎等出现严重败血症或毒血症可并发感染性休克,应及时给予抗休克治疗,并发肺脓肿、呼吸衰竭等应给予相应治疗。

二、肺炎链球菌肺炎概述

肺炎链球菌肺炎又称肺炎球菌肺炎,是肺炎链球菌引起的肺炎,居社区获得性肺炎的首位,约占半数以上。本病主要为散发,可借助飞沫传播,冬季与初春多见,常与呼吸道病毒感染并行,患者多为无基础疾病的青壮年及老年人,男性多见。感染后可获得特异性免疫,同型菌二次感染少见。临床起病急骤,以高热、寒战、咳嗽、血痰和胸痛为特征。

(一)病因与发病机制

肺炎链球菌为革兰阳性球菌,对紫外线及加热均敏感,阳光直射 1 小时,或加热至 52℃

10分钟即可杀灭,对苯酚溶液等消毒剂也较敏感,但在干燥痰中可存活数月。

肺炎链球菌是上呼吸道正常菌群,当机体防御功能下降或有免疫缺陷时,肺炎链球菌可进入下呼吸道而致病。肺炎球菌的致病力是荚膜中的多糖体对组织的侵袭作用,首先引起肺泡壁水肿,迅速出现白细胞,红细胞及纤维蛋白渗出,渗出液含有细菌,经肺泡孔向中央部分扩散,可累及几个肺段或整个肺叶,因病变开始于肺的外周,易累及胸膜而致渗出性胸膜炎。典型病理分期分为充血期、红色肝变期、灰色肝变期和消散期,因早期使用抗生素治疗已很少见。炎症消散后肺组织结构多无破坏,不留纤维瘢痕,极少数患者由于机体反应差,纤维蛋白不能完全吸收而形成机化性肺炎。

(二)临床表现

1.症状

临床以急性起病、寒战、高热、全身肌肉酸痛为特征。发病前常有淋雨、受凉、醉酒、疲劳、病毒感染和生活在拥挤环境等诱因,多有数日上呼吸道感染的前驱症状。

患者体温可在数小时内达 39～40℃,呈稽留热,高峰在下午或傍晚。可伴患侧胸痛并放射至肩部或腹部,深呼吸或咳嗽时加剧,故患者常取患侧卧位。痰量少,可带血丝,24～48 小时后可呈铁锈色痰。

2.体征

患者呈急性病容,鼻翼扇动,面颊绯红,口角和鼻周有单纯疱疹,严重者可有发绀,心动过速、心律不齐。早期肺部无明显异常体征,随病情加重可出现患侧呼吸运动减弱,叩诊音稍浊,听诊可有呼吸音减弱及胸膜摩擦音;肺实变期有典型实变体征;消散期可闻及湿啰音。

本病自然病程为 1～2 周。起病 5～10 天后体温可自行骤降或逐渐降低;应用有效抗菌药物后,体温于 1～3 天内恢复正常。其他症状与体征亦随之逐渐消失。

3.并发症

并发症已很少见。感染严重时可发生感染性休克,还可并发胸膜炎、脓胸、肺脓肿、脑膜炎和关节炎等。

(三)实验室及其他检查

1.血常规

白细胞计数升高,多为(10～30)×10⁹/L,中性粒细胞比例多＞80％,伴核左移,细胞内可见中毒颗粒。免疫功能低下者仅有中性粒细胞增多。

2.细菌学检查

痰革兰染色及荚膜染色镜检,发现革兰阳性、带荚膜的双球菌或链球菌,可做初步病原诊断;痰培养24～48 小时可确定病原体。部分患者合并菌血症,应做血培养,标本采集应在抗生素应用前。血培养检出肺炎链球菌有确诊价值。

3.胸部 X 线检查

X 线表现常呈多样性,可呈斑片状或大片状实变阴影,好发于右肺上叶,双肺下叶,在病变区可见多发性蜂窝状小脓肿,叶间隙下坠。消散期因炎症浸润逐渐吸收可有片状区域吸收较快而呈"假空洞"征。一般起病 3～4 周后才完全消散。

(四)诊断要点

根据寒战,高热,胸痛,咳铁锈色痰、鼻唇疱疹等典型症状和肺实变体征,结合胸部 X 线检查,可做出初步诊断。病原菌检测是本病确诊的主要依据。

(五)治疗要点

1.抗感染治疗

一旦疑诊即用抗生素治疗,不必等待细菌培养结果。首选青霉素 G,用药剂量和途径视病情,有无并发症而定。成年轻症者,青霉素 G 每天 240 万 U,分 3 次肌内注射,或普鲁卡因青霉素 60 万 U,肌内注射,每 12 小时 1 次;稍重者,青霉素 G 每天 240 万～480 万 U,分 3～4 次静脉滴注;重症或并发脑膜炎者,每天 1000 万～3000 万 U,分 4 次静脉滴注,每次剂量应在 1 小时内滴完,以达到有效血浓度。对青霉素过敏或耐药者,可用红霉素每天 2g,分 4 次口服或每天 1.5g 静脉滴注;或林可霉素每天 2g 肌内注射或静脉滴注;重症者可改用头孢菌素类抗生素,如头孢噻肟,头孢曲松等,或使用喹诺酮类药物;多重耐药菌株感染者可用万古霉素。抗生素疗程一般为 5～7 天,或退热后 3 天停药,或由静脉用药改为口服,维持数日。

2.对症及支持治疗

嘱患者卧床休息,补充足够热量、蛋白质和维生素的饮食,多饮水,入量不足者给予静脉补液,以及时纠正脱水,维持水、电解质平衡;剧烈胸痛者,给予少量镇痛药;当 $PaO_2 < 60mmHg$ 时,应予以吸氧;有明显麻痹性肠梗阻或胃扩张时,应暂时禁食,禁饮和胃肠减压;烦躁不安、谵妄者给予水合氯醛 1～1.5g 保留灌肠,禁用抑制呼吸的镇静药。

3.并发症治疗

高热常在抗菌药物治疗后 24 小时内消退,或数日内逐渐下降。若 3 天后体温不降或降后复升,应考虑肺炎链球菌的肺外感染或其他疾病存在的可能性,如脓胸、心包炎、关节炎等;密切观察患者病情变化,注意防治感染性休克。

三、葡萄球菌肺炎概述

葡萄球菌肺炎是指葡萄球菌引起的肺部急性化脓性炎症。患者病情较重,细菌耐药性高,病死率高。糖尿病、血液病、慢性肝病、艾滋病及其他慢性消耗性疾病患者,长期应用糖皮质激素、抗肿瘤药物和其他免疫抑制剂者,长期应用广谱抗生素而致体内菌群失调者及静脉应用毒品者,均为易感人群。

(一)病因与发病机制

葡萄球菌为革兰阳性球菌,可分为凝固酶阳性的葡萄球菌(主要为金黄色葡萄球菌,简称金葡菌)和凝固酶阴性的葡萄球菌(如表皮葡萄球菌)。感染多由致病力强的金葡菌引起,致病物质主要是毒素和酶,具有溶血、坏死、杀白细胞和致血管痉挛等作用。

葡萄球菌的感染主要有 2 种途径:一种继发于呼吸道感染,常见于儿童流感或麻疹后;另一种为血源性感染,多来自皮肤感染灶(痈疖、伤口感染、蜂窝织炎)或静脉导管置入污染,葡萄球菌经血液循环到肺部,引起肺炎、组织坏死,并形成单个或多发肺脓肿。

医院获得性肺炎中葡萄球菌感染所占的比例较高,由耐甲氧西林金黄色葡萄球菌导致者在治疗上较为困难。

(二)临床表现

1.症状

本病多数起病急骤,患者表现为寒战,高热,体温达 39～40℃,伴咳嗽及咳痰,由咳黄脓痰演变为脓血痰或粉红色乳样痰,无臭味。重症患者胸痛和呼吸困难进行性加重,并出现血压下降、少尿等周围循环衰竭表现。全身中毒症状突出,表现为衰弱、乏力、大汗,全身关节肌肉酸痛。老年人,患有慢性病者及医院获得性葡萄球菌肺炎者临床表现多不典型,起病较缓慢,体温逐渐上升,痰量少。

2.体征

早期肺部体征轻微,常与严重中毒症状和呼吸道症状不平行。一侧或双侧肺部可闻及散在湿啰音,典型的肺实变体征少见,若病变较大或融合时,可有肺实变体征。

(三)实验室及其他检查

1.血常规

血常规检查表现为白细胞计数增高、中性粒细胞比例增加及核左移,有中毒颗粒。在应用抗生素前采集血和痰培养可明确诊断。

2.胸部 X 线检查

胸部 X 线检查表现为肺部多发性浸润病变,常有空洞和液平面。另外,病灶存在易变性,表现为一处炎症浸润消失,而在另一处出现新病灶,或很小的单一病灶发展为大片阴影。

(四)诊断要点

根据全身毒血症状、咳脓痰、白细胞计数增高、中性粒细胞比例增加、核左移及胸部 X 线征象可做出初步判断,胸部 X 线检查追踪肺部病变的变化对诊断有帮助,细菌学检查是确诊依据。

(五)治疗要点

1.抗菌治疗

选择敏感的抗生素是治疗的关键。治疗应首选耐青霉素酶的半合成青霉素或头孢菌素,如苯唑西林钠、头孢呋辛钠等,联合氨基糖苷类(如阿米卡星)可增强疗效。青霉素过敏者可选用红霉素、林可霉素、克林霉素等;耐甲氧西林金黄色葡萄球菌感染选用万古霉素静脉滴注。本病抗生素治疗的总疗程较其他肺炎长,常采取早期、联合、足量、静脉给药,不宜频繁更换抗生素。

2.对症支持治疗

患者宜卧床休息,饮食富含足够热量及蛋白质,多饮水,有发绀者给予吸氧。对气胸或脓气胸应尽早引流治疗。

四、常见护理诊断/问题

(一)体温过高

体温过高与肺部感染有关。

(二)清理呼吸道无效

清理呼吸道无效与气道分泌物增多、痰液黏稠、胸痛、咳嗽无力等有关。

(三)潜在并发症

常见的潜在并发症有感染性休克。

五、护理措施

(一)休息与活动

高热患者应卧床休息,以减少机体耗氧量,缓解头痛,肌肉酸痛等症状。轻症患者可在病室内活动,以不增加疲劳为宜。

(二)饮食护理

给予患者高热量,高蛋白质,高维生素的流质或半流质食物,以补充高热引起的营养物质消耗。鼓励患者多饮水,以保证足够的入量,有利于稀释痰液。避免进食辛辣、刺激性食物。

(三)病情观察

观察患者有无急性病容和鼻翼扇动等表现;口唇疱疹者局部涂抗病毒软膏,防止继发感染;观察患者生命体征的变化,尤其注意患者体温、热型的变化。

(四)对症护理

1.高热的护理

可采用温水擦浴、冰袋,冰帽等物理降温措施,以逐渐降温为宜,防止虚脱。患者大汗时,及时协助擦拭和更换衣服,避免受凉。必要时遵医嘱使用解热镇痛抗感染药及静脉补液,补充因发热而丢失的水分和盐,加快毒素排泄和热量蒸发。心脏病患者或老年人应注意补液速度,避免因补液速度过快而导致的急性肺水肿。

2.感染性休克的护理

(1)病情监测。

生命体征:有无心率加快、脉搏细速、血压下降、脉压变小,体温不升或高热、呼吸困难等,必要时进行心电监护。

精神和意识状态:有无精神萎靡、表情淡漠、烦躁不安、神志模糊等。

皮肤、黏膜:有无发绀,肢端湿冷等。

出入量:有无尿量减少,疑有休克时应测每小时尿量。

辅助检查:有无血气分析等指标的改变。

(2)感染性休克抢救配合。发现异常情况,立即通知医生,并备好物品,积极配合抢救。

体位:患者取仰卧中凹位,头胸部抬高约 20°角,下肢抬高约 30°角,以利于呼吸和静脉血回流。

吸氧:给予中、高流量吸氧,维持 $PaO_2 > 60mmHg$,改善缺氧状况。

补充血容量:快速建立 2 条静脉通道,遵医嘱补液,以维持有效血容量。

用药护理:遵医嘱输入多巴胺、间羟胺等血管活性药物。

(五)用药护理

遵医嘱使用抗生素,观察药物疗效及不良反应。头孢菌素类药物可出现发热,皮疹、胃肠道不适等不良反应;喹诺酮类药物偶见皮疹、恶心等不良反应;氨基糖苷类抗生素有肾、耳毒性,老年人或肾功能减退者应特别注意有无耳鸣、头晕、唇舌发麻等不良反应。患者一旦出现严重不良反应,应及时与医生沟通,并做相应处理。

(六)心理护理

肺炎多急性起病,突然的身体不适往往使患者感到紧张和焦虑,护理人员应多安慰患者,给予患者讲解疾病的相关知识,帮助患者树立战胜疾病的信心。

六、健康指导

(一)预防疾病

避免上呼吸道感染,淋雨受寒,过度疲劳,酗酒等诱因。加强体育锻炼,增加营养,提高机体抵抗力。

(二)疾病指导

对患者及其家属进行有关肺炎知识的教育,使其了解肺炎的病因和诱因。指导患者遵医嘱、按疗程用药。

(三)随访指导

指导患者观察病情,出现高热、心率增快、咳嗽、咳痰、胸痛等症状及时就诊。

七、预后

本病一般预后较好,但病变广泛、多叶受累,有并发症或原有心、肺、肾等基础疾病,存在免疫缺陷者及老年人预后较差。

第六节　肺脓肿的护理

肺脓肿是由多种病原菌引起的肺组织坏死性病变,形成包含坏死物或液化坏死物的脓腔。临床特征为高热、咳嗽和咳大量脓臭痰。本病可见于任何年龄,青壮年男性及年老体弱、有基础疾病者多见。

一、病因与发病机制

细菌是急性肺脓肿的主要病原体,常为上呼吸道和口腔内的定植菌,包括厌氧菌、需氧菌和兼性厌氧菌。其中,厌氧菌感染占主要地位,有核粒梭形杆菌、消化球菌等。金黄色葡萄球菌、化脓性链球菌、肺炎克雷白杆菌、大肠埃希菌和铜绿假单胞菌等为常见的需氧和兼性厌氧菌。接受免疫抑制剂者、化学治疗者、白血病或艾滋病患者,其病原菌可为真菌。按照不同病因和感染途径,可将肺脓肿分为以下 3 种类型。

(一)吸入性肺脓肿

临床上最多见,多为误吸厌氧菌而致。当患者存在意识障碍、全身麻醉或气管插管等情况时,则易发生误吸;由于牙槽脓肿、扁桃体炎、鼻窦炎等脓性分泌物经气管吸入肺内而致病;或存在食管、神经系统疾病所致的吞咽困难,以及受寒醉酒和极度疲劳所致的机体抵抗力低下与气道防御、清除功能减弱,易使病原菌随口腔分泌物、呕吐物吸入肺内而致病。

吸入性肺脓肿多单发,发病部位与支气管的解剖形态和吸入时的体位有关。吸入物易进入右肺,主要是因为右主支气管较左主支气管粗且陡直。患者仰卧位时,好发于肺上叶后段或下叶背段;坐位时,好发于下叶后基底段;右侧位时,好发于右上叶前段或后段。

(二)继发性肺脓肿

肺脓肿可继发于以下疾病。

1.某些肺部疾病

如细菌性肺炎、支气管扩张、空洞型肺结核、支气管肺癌等感染,由于病原菌毒力强、繁殖快,肺组织广泛化脓、坏死而形成肺脓肿。

2.支气管异物堵塞

这是导致小儿肺脓肿的重要因素。

3.肺部邻近器官的化脓性病变

如食管穿孔感染、膈下脓肿、肾周围脓肿及脊柱脓肿等波及肺组织引起肺脓肿。

(三)血源性肺脓肿

因皮肤外伤感染、疖、痈、骨髓炎所致的菌血症,其病原菌、脓栓经血液循环播散到肺,引起肺小血管菌栓栓塞,肺组织化脓性炎症,坏死而形成肺脓肿。致病菌多为金黄色葡萄球菌、表皮葡萄球菌或链球菌。泌尿道、腹腔或盆腔感染产生的败血症可导致肺脓肿,其病原菌常为革兰阴性杆菌或少数厌氧菌。

肺脓肿早期为含致病菌的污染物阻塞细支气管,形成小血管炎性栓塞,致病菌繁殖引起肺组织化脓性炎症,坏死,形成肺脓肿,继而坏死组织液化破溃到支气管,脓液部分排出,形成有气液屏的脓腔。位于肺脏边缘部的脓肿,可破溃到胸膜腔,引起脓胸、脓气胸和支气管-胸膜瘘。

急性肺脓肿经充分引流,脓液排出,可使病变逐渐吸收,脓腔缩小甚至消失,或仅剩少量纤维瘢痕。炎症迁延3个月以上不能愈合,则发展为慢性肺脓肿。

二、临床表现

(一)症状

本病起病急骤,患者可有畏寒,高热,体温达39～40℃,伴有咳嗽、咳少量黏液痰或黏液脓性痰,若不能及时控制感染,患者可于发病的10～14天后突然咳出大量脓臭痰及坏死组织,每天量可达300～500mL。典型痰液呈黄绿色、脓性,有时带血,大量痰液静置后可分为3层,痰有腥臭味提示为厌氧菌感染。约1/3的患者有不同程度的咯血,一般为脓血痰,偶有中、大量咯血,可引起窒息。血源性肺脓肿多先有原发病灶引起的畏寒、高热等全身脓毒血症的表现,经数日或数周后才出现咳嗽、咳痰,痰量不多,极少咯血。一般情况下,体温可随着大量脓痰的咳出而下降,全身症状随之好转,数周内逐渐恢复正常。若炎症累及胸膜,可出现患侧胸痛。病变范围大时,可有气促、乏力,精神不振和食欲缺乏等全身中毒症状。若肺脓肿破溃到胸膜腔,可致脓气胸,常常为突发性胸痛、气急。慢性肺脓肿患者除咳嗽、咳脓痰,反复发热和咯血外,还有贫血、消瘦等慢性消耗性症状。

(二)体征

肺部体征与肺脓肿的大小,部位有关。肺脓肿早期体格检查与肺炎相似,当肺脓肿形成时,所累及的肺部可闻及空洞性呼吸音。病变累及胸膜时,有胸膜摩擦音或胸腔积液体征。慢性肺脓肿常有杵状指(趾)、贫血和消瘦。血源性肺脓肿体征多为阴性。

三、实验室及其他检查

（一）血常规

白细胞计数增高，可达$(20\sim30)\times10^9/L$，中性粒细胞比例在 90％以上，并有核左移，常有中毒颗粒。慢性肺脓肿患者血白细胞可稍高或正常，红细胞和血红蛋白减少。

（二）细菌学检查

对痰液进行细菌培养可帮助寻找致病菌。血液及并发脓胸时的胸腔脓液标本细菌培养对确定病原体更有价值。

（三）影像学检查

X 线胸片早期可见大片浓密模糊浸润阴影，边缘不清或团片状浓密阴影。脓肿形成、脓液排出后，可见圆形透亮区及液平面。若脓肿转为慢性、空洞壁变厚，周围纤维组织增生，邻近胸膜肥厚，纵隔可向患侧移位。血源性肺脓肿的典型表现为两肺外侧有多发球形致密阴影，大小不一，中央有小脓腔和气液平面。CT 能更准确地定位及发现体积较小的脓肿。

（四）纤维支气管镜检查

通过活检、刷检及细菌学、细胞学检查有助于明确病因、病原学诊断及治疗。

四、诊断要点

患者患病前有麻醉、意识障碍、口腔手术，肺原发病或皮肤化脓性感染，异物吸入及醉酒等病史，突发畏寒、高热、咳嗽、咳大量脓臭痰，结合血常规表现（白细胞计数及中性粒细胞比例增高）典型胸部 X 线表现（大片炎性浸润影，中有液平面的空腔），可诊断为急性肺脓肿。痰培养有助于病因学诊断。

五、治疗要点

（一）抗生素治疗

根据病因或药物敏感试验结果选择有效抗菌药物。吸入性肺脓肿多为厌氧菌感染，多对青霉素治疗敏感。对青霉素过敏或不敏感者，可用林可霉素，克林霉素或甲硝唑、替硝唑等药物。开始采用静脉滴注给药，体温通常在治疗后 3～10 天降至正常，然后改为肌内注射或口服。若抗生素有效，治疗应持续 8～12 周，直至胸片上的脓腔和炎症完全消失或仅有少量稳定的残留纤维化。血源性肺脓肿多为葡萄球菌或链球菌感染，可选用耐 β-内酰胺酶的青霉素或头孢菌素。耐甲氧西林葡萄球菌感染可用万古霉素。

（二）痰液引流

可用祛痰药、雾化吸入，以利于排痰。身体状况较好者可采取胸部叩击、体位引流。有条件宜尽早应用纤维支气管镜灌洗及吸引治疗，可向脓腔内注入抗生素，以加强局部治疗，提高疗效并缩短病程。

（三）手术治疗

手术适应证：肺脓肿病程超过 3 个月，经内科治疗病灶未见明显吸收，并有反复感染或脓腔过大（直径＞5cm）不易吸收者；大咯血内科治疗无效或危及生命者；并发支气管胸膜瘘或脓胸经抽吸、冲洗治疗效果不佳者；怀疑肿瘤阻塞时。

六、常见护理诊断/问题

(一)体温过高

体温过高与肺组织感染、坏死有关。

(二)清理呼吸道无效

清理呼吸道无效与痰液黏稠、积聚且位置较深有关。

七、护理措施

(一)休息与活动

高热及全身症状较重者应卧床休息;轻症患者可在室内适当进行活动,以不增加疲劳为宜;病室应定时开窗通风,保持室内空气清新、流通,温、湿度适宜。

(二)饮食护理

给予患者高蛋白、高维生素、足够热量的清淡易消化饮食,以补充机体的消耗。鼓励患者多饮水,以稀释痰液。

(三)病情观察

密切监测患者的体温变化,注意发热的高峰及间隔的改变;观察并记录痰液的量、颜色、性质、气味;若发生咯血且咯血量较大时,嘱患者取患侧卧位,床边备好抢救用物,并加强巡视,警惕大咯血或窒息的发生。

(四)对症护理

1.口腔护理

肺脓肿患者的口腔护理尤为重要,主要原因是:患者高热持续时间长,使口腔内唾液分泌减少,口腔黏膜干燥;患者咳大量脓痰,易引起口腔炎及黏膜溃疡;治疗中大量应用抗生素,易致菌群比例失调而诱发真菌感染。应协助患者在晨起、饭后、体位引流后、临睡前漱口,尤其是咳大量脓臭痰的患者,应在每次咳痰后及时漱口;对意识障碍者应由护士定时给予口腔护理。

2.咳嗽、咳痰的护理

应鼓励患者进行有效的咳嗽,经常变换体位,辅以胸部叩击,以利于痰液排出。体位引流也有利于大量脓痰排出体外。

(五)用药护理

肺脓肿患者用抗生素治疗的时间较长,应向患者说明坚持治疗的重要性,疗程及可能出现的不良反应,确保患者配合治疗的依从性。用药期间要密切观察药物的疗效及不良反应。

(六)心理护理

肺脓肿的患者发热持续时间较长、治疗的疗效显现较慢,疗程较长,易导致患者出现焦虑、抑郁的不良情绪,病情的迁延会使患者失去康复的信心。应给患者讲解疾病的相关知识,帮助患者树立战胜疾病的信心,缓解患者的不良情绪。

八、健康指导

(一)预防疾病

应彻底治疗口腔、上呼吸道慢性感染病灶,如龋齿、化脓性扁桃体炎、鼻窦炎、牙周溢脓等,以防止病灶分泌物吸入肺内诱发感染。积极治疗皮肤外伤感染、痈、疖等化脓性病灶,不挤压痈、疖,防止血源性肺脓肿的发生。

(二)疾病指导

教会患者有效咳嗽、体位引流的方法,及时排出呼吸道分泌物,必要时采取胸部物理治疗协助排痰,以保持呼吸道通畅,促进病变的愈合。

(三)随访指导

告知患者及家属抗生素治疗的疗程较长,需用药 8～12 周,为防止病情反复,应遵从治疗计划,坚持足疗程用药。患者出现高热、咯血、呼吸困难等表现时需立即就诊。

九、预后

肺脓肿患者经有效的抗菌药物治疗后大多可痊愈,少数疗效不佳者经手术治疗预后良好,但若抗生素治疗时间短、治疗不彻底则容易复发。伴有慢性基础疾病、年老体弱、出现并发症又无手术机会者,预后较差。

第七节　肺结核的护理

肺结核是结核分枝杆菌引起的肺部慢性传染性疾病。结核病是全球流行的传染性疾病之一。自 20 世纪 60 年代起,结核病化学治疗成为控制结核病的有效方法,使新发结核病治愈率达 95％以上。但 20 世纪 80 年代中期以来,结核病出现全球性恶化趋势。据世界卫生组织(WHO)报告:全球约 20 亿人曾受到结核分枝杆菌感染,现有肺结核患者人数约 2000 万,每年新发病例 800 万～1000 万,每年死于结核病的患者约 300 万。更值得关注的是,全球 90％的结核病患者在发展中国家。

在我国,结核病总的疫情虽有明显下降,但流行形势仍十分严峻。我国为结核病第二大国,仅次于印度,是世界上结核病疫情负担最重的 22 个国家之一。我国结核病的疫情呈现感染率高、肺结核患病率高、死亡人数多和地区患病率差异大的特点。2010 年第五次全国结核病流行病学抽样调查结果显示,肺结核患病率为 459/10 万,估计全国现有活动性肺结核患者 500 万,每年新发病例 130 万,相当于其他传染病的总和。我国每年约有 13 万人死于结核病,相当于其他传染病和寄生虫病死亡人数的 2 倍,是全国十大死亡病因之一。因此,结核病的防治仍是一个需要高度重视的公共卫生问题。

一、病因与发病机制

(一)结核分枝杆菌

典型的结核分枝杆菌是细长稍弯曲、两端圆形的杆菌,分为人型、牛型、非洲型和鼠型 4 类,其中引起人类结核病的主要为人型结核分枝杆菌,其余型少见。结核分枝杆菌的生物学特性有以下几种。

1.抗酸性

结核分枝杆菌耐酸染色呈红色,可抵抗盐酸酒精的脱色作用,故又称抗酸杆菌。

2.生长缓慢

结核分枝杆菌为需氧菌,在良好的实验室培养条件下,12～24 小时分裂一次,相比每隔 15～

60分钟就有规律增生一次的大部分可培养细菌来说,结核分枝杆菌的生长是相当缓慢的。一般需培养4周才能形成1mm左右的菌落。

3.抵抗力强

结核分枝杆菌对于干燥,酸、碱、冷有较强的抵抗力。在干燥的环境中,可存活6~8个月,甚至数年,在阴湿环境中能生存5个月以上。一般的化学消毒剂(如除污剂或合成洗涤剂)对结核分枝杆菌不起作用。但结核分枝杆菌对热,光照和紫外线照射非常敏感,在烈日下暴晒2~7小时可被杀死;紫外线灯照射30分钟有明显杀菌作用;煮沸5分钟即可被杀死。常用杀菌剂中,70%浓度酒精最佳,接触2分钟即可杀菌。将痰吐在纸上直接焚烧是最简易的灭菌方法。

4.菌体结构复杂

结核分枝杆菌菌体成分复杂,主要是类脂质、蛋白质及多糖类。类脂质占50%~60%,与结核病的组织坏死、干酪液化、空洞发生及结核变态反应有关;菌体蛋白质是结核菌素的主要成分,诱发皮肤的变态反应;多糖类参与血清反应等免疫应答。

(二)肺结核的传播

飞沫传播是肺结核最重要的传播途径。传染源主要是痰中带菌的肺结核患者,尤其是未经治疗者。传染性的大小取决于痰内细菌量的多少:痰涂片阳性者属于大量排菌;痰涂片阴性而仅痰培养阳性者属于微量排菌。患者在咳嗽、咳痰、打喷嚏或高声说笑时,可产生大量的含有结核菌的微滴,1~5μm大小的微滴可较长时间悬浮于空气中,在空气不流通的室内可达5小时,与患者密切接触者可能吸入而感染。

(三)结核分枝杆菌感染和肺结核的发生与发展

1.人体感染后的反应

(1)免疫反应。由于结核菌为细胞内寄生菌,主要是细胞免疫,表现为淋巴细胞致敏和吞噬细胞的功能增强。人体对结核菌的免疫力有非特异性免疫力和特异性免疫力2种,后者是通过接种卡介苗或感染结核菌后所获得的免疫力,其免疫力强于前者,但两者的保护作用是相对的。机体免疫力强者可防止发病或使病变趋于局限;而生活贫困、年老,糖尿病、硅沉着病及有免疫缺陷的患者,由于机体免疫力低下而易患结核病。

(2)迟发性变态反应。在结核菌侵入人体后4~8周,机体组织对结核菌及其代谢产物可发生Ⅳ型(迟发性)变态反应。此时若用结核菌素做皮肤试验,呈阳性反应。免疫力与迟发性变态反应之间关系复杂,尚不十分清楚,大致认为两者既有相似又有独立的一面,变态反应不等于免疫力。

2.原发感染与继发感染

(1)原发感染。原发感染是指机体首次感染结核分枝杆菌。人体初次感染后,若结核杆菌未被吞噬细胞完全清除,并在肺泡巨噬细胞内外生长繁殖,这部分肺组织即出现炎性病变,称为原发病灶。由于机体缺乏特异性免疫及变态反应,原发病灶中的结核菌被吞噬细胞沿淋巴管携至肺门淋巴结,引起肺门淋巴结肿大。原发病灶和肿大的气管、支气管、淋巴结合称为原发复合征。原发病灶继续扩大,结核菌可直接或经血液播散至邻近组织、器官,引起相应部位的结核感染。

随着机体对结核菌的特异性免疫力加强,原发病灶炎症迅速吸收或留下少量钙化灶,肿大的肺门淋巴结逐渐缩小,纤维化或钙化,播散到全身各器官的结核分枝杆菌大部分被消灭,这就是原发感染最常见的良性过程。但仍有少量结核分枝杆菌没有被消灭,长期处于休眠状态,成为继发性结核的潜在病灶。当人体免疫功能降低时,潜在病灶中的细菌可重新生长,繁殖,发生继发性结核病。

(2)继发感染。继发感染是指初次感染后再次感染结核分枝杆菌,多为原发感染时潜伏下来的结核菌重新生长、繁殖所致,称内源性复发,也可以受结核分枝杆菌的再感染而发病,称为外源性重染。由于机体此时对结核菌已有一定的特异性免疫力,故病变常较局限,发展也较缓慢,较少发生全身播散,但局部病灶有渗出、干酪样坏死乃至空洞形成的倾向。

继发性肺结核的发病方式有2种:一种发病慢,临床症状少而轻,多发生在肺尖或锁骨下,痰涂片检查阴性,预后良好;另一种发病快,几周内即出现广泛的病变、空洞和播散,痰涂片检查阳性,有传染性,是防治工作的重点,多发生于青春期女性,营养不良,抵抗力弱的群体及免疫功能受损者。

(四)结核病的基本病理改变

结核病的基本病理改变为渗出、增生(结核结节形成)和干酪样坏死。渗出性病变通常出现在结核炎症的早期或病灶恶化时;增生性病变多发生于病变恢复阶段,多在菌量较少而机体抵抗力较强时发生,典型的改变是结核结节形成,为结核病的特征性病变;干酪样坏死病变常发生于机体抵抗力降低或菌量过多,变态反应过于强烈时,干酪坏死组织发生液化经支气管排出形成空洞,其内含有大量结核菌,肉眼下见病灶呈黄灰色,质松而脆,状似干酪,故称干酪样坏死。由于在结核病的病理过程中,破坏与修复常同时进行,故上述3种基本病变可同时存在于一个病灶中,多以某一病变为主,且可相互转变。

二、临床表现

(一)症状

1.全身症状

发热最常见,多为长期午后低热。部分患者有乏力、食欲缺乏、盗汗和体重减轻等全身毒性症状。育龄女性可有月经失调或闭经。若肺部疾病灶进展播散时,可有不规则高热,畏寒等。

2.呼吸系统症状

(1)咳嗽、咳痰。咳嗽、咳痰是肺结核最常见的症状,多为干咳或咳少量白色黏液痰。有空洞形成时,痰量增多;合并细菌感染时,痰呈脓性且量增多;合并厌氧菌感染时,有大量脓臭痰;合并支气管结核时,表现为刺激性咳嗽。

(2)咯血。30%～50%的患者有不同程度的咯血,患者常有胸闷、喉痒和咳嗽等先兆,以少量咯血多见,少数严重者可大量咯血。

(3)胸痛。炎症波及壁层胸膜时,可引起胸痛,为胸膜炎性胸痛,随呼吸运动和咳嗽加重。

(4)呼吸困难。当病变广泛和(或)患结核性胸膜炎大量胸腔积液时,可有呼吸困难。多见于干酪样肺炎和大量胸腔积液患者,也可见于纤维空洞型肺结核的患者。

(二)体征

体征因病变范围和性质而异,病变范围小可无异常体征。渗出性病变范围较大或干酪样坏死时,可有肺实变体征。慢性纤维空洞型肺结核或胸膜粘连增厚时,可有胸廓塌陷,纵隔及气管向患侧移位。结核性胸膜炎早期有局限性胸膜摩擦音,以后出现典型的胸腔积液体征。支气管结核可有局限性哮鸣音。

(三)并发症

本病可并发自发性气胸、脓气胸、支气管扩张、慢性肺源性心脏病。结核分枝杆菌随血行播散可并发淋巴结、脑膜及骨等肺外结核。

三、实验室及其他检查

(一)痰结核分枝杆菌检查

痰结核分枝杆菌检查是确诊肺结核最特异的方法,也是制订化疗方案和考核疗效的主要依据。临床上以直接涂片镜检最常用,若抗酸杆菌阳性,肺结核诊断基本可成立。为提高检出率,应收集患者深部痰液并连续多次送检。痰结核菌培养的敏感性和特异性高于涂片法,一般需培养2~6周,培养至8周仍未见细菌生长则报告为阴性。聚合酶链反应(PCR)、基因芯片技术等方法也可为诊断提供帮助。

(二)影像学检查

不同类型肺结核的X线影像具有各自特点,X线胸片可以早期发现肺结核,用于诊断、分型、指导治疗及了解病情变化。胸部CT检查能发现微小或隐蔽性病变、了解病变范围及进行肺部病变鉴别。

(三)结核菌素试验

目前,世界卫生组织(WHO)和国际防痨和肺病联合会推荐使用的结核菌素为纯化蛋白衍生物(PPD),以便于国际间结核感染率的比较。通常取0.1mL(5IU)的结核菌素,在左前臂屈侧做皮内注射,注射48~72小时后测量皮肤硬结的横径和纵径,得出平均直径。硬结直径≤4mm为阴性(-);5~9mm为弱阳性(＋);10~19mm为阳性(＋＋);20mm或虽<20mm但局部出现水泡、坏死或淋巴管炎为强阳性(＋＋＋)。

结核菌素试验常作为结核感染的流行病学指标,也是卡介苗接种后效果的验证指标,但其对成人结核病的诊断意义不大。因为我国是结核病高疫情国家,全国有近半数人口曾受到结核分枝杆菌感染,故用5IU结核菌素进行检查,其阳性结果仅表示曾有结核分枝杆菌感染,并不一定患结核病。结核菌素试验对婴幼儿的诊断价值较成人大,因为年龄越小,自然感染率越低,3岁以下强阳性反应者,应视为有新近感染的活动性结核病。结核菌素试验阴性除提示没有结核菌感染外,还见于初染结核菌4~8周内,机体变态反应尚未充分建立;机体免疫功能低下或受抑制时,如严重营养不良、重症结核、肿瘤、HIV感染,使用糖皮质激素及免疫抑制剂等情况下,结核菌素反应也可暂时消失,待病情好转,结核菌素试验又会转为阳性反应。

(四)纤维支气管镜检查

纤维支气管镜检查对支气管结核的诊断有重要价值。

四、诊断要点

(一)诊断方法

根据结核病的症状和体征,肺结核接触史,结合胸部 X 线检查及痰结核分枝杆菌检查可做出诊断。值得注意的是,部分患者无明显症状,故 X 线检查是发现早期肺结核的主要方法。

(二)肺结核的诊断程序

1.可疑症状患者筛选

咳嗽持续 2 周以上、咯血、午后低热、乏力,盗汗、月经不调或闭经,且有肺结核接触史或肺外结核者应考虑肺结核的可能性,需进行痰抗酸杆菌和胸部 X 线检查。

2.是否为肺结核

凡 X 线检查肺部发现有异常阴影者,必须通过系统检查,确定病变是结核性或其他性质。如果难以确定,可经 2 周短期观察后复查,大部分炎症病变会有所变化,而肺结核变化不大。

3.有无活动性病变

如果诊断为肺结核,应进一步明确有无活动性,活动性病变必须给予治疗。有无活动性病变可凭借胸片病变表现判断。胸片表现为钙化、硬结或纤维化,痰检查不排菌,无任何症状,为无活动性肺结核。

4.是否排菌

确定活动后还要明确是否排菌,这是确定传染源的唯一方法。痰菌检查记录格式分别以涂(＋)、涂(-),培(＋),培(-)表示痰菌阳性或阴性。患者无痰或未查痰者,注明"无痰"或"未查"。

(三)肺结核分类标准和诊断要点

2004 年,我国实施新的结核病分类标准,突出了对痰结核分枝杆菌检查和化学治疗史的描述,使分类法更符合现代结核病控制的概念。

1.结核病的分类和诊断要点

(1)原发型肺结核。原发型肺结核也称初染结核,包括原发复合征及胸内淋巴结结核,多见于少年儿童及从边远山区、农村初进城市的成人。症状多轻微而短暂,多有结核病密切接触史,结核菌素试验多为强阳性。X 线胸片表现为哑铃形阴影,即原发病灶、引流淋巴管炎和肿大的肺门淋巴结,形成典型的原发复合征。原发病灶一般吸收较快,不留任何痕迹。

(2)血行播散型肺结核。血行播散型肺结核包括急性、亚急性和慢性 3 种类型,多见于婴幼儿和青少年,成人也可发生,系由病变中结核杆菌侵入血管所致。本病起病急,患者出现持续高热,中毒症状严重,约一半以上患者并发结核性脑膜炎。X 线显示双肺布满粟粒状阴影,常在症状出现 2 周左右出现,其大小、密度和分布均匀,结节直径为 2mm 左右。

(3)继发型肺结核。继发型肺结核包括浸润型肺结核,纤维空洞型肺结核和干酪样肺炎等。多由体内潜伏病灶中的结核菌重新活动而发病,少数为外源性再感染,多见于成年人,病程长,易反复。其中,浸润型肺结核为肺结核中最常见的一种类型。

浸润型肺结核:多发生在肺尖和锁骨下。X 线显示为片状、絮状阴影,可融合形成空洞。

空洞型肺结核:空洞形态不一,多由干酪渗出病变溶解形成,洞壁不明显、有多个空腔。空洞型肺结核多由支气管播散,临床表现为发热、咳嗽、咳痰和咯血等。

结核球:因干酪样病变吸收,周围形成纤维包膜或空洞阻塞性愈合形成。

干酪样肺炎:发生于免疫力低下、体质衰弱,大量结核分枝杆菌感染的患者,或有淋巴结支气管瘘,淋巴结内大量干酪样物质经支气管进入肺内。

纤维空洞型肺结核:肺结核未及时发现或治疗不当,使空洞长期不愈,反复进展恶化,双侧或单侧的空洞壁增厚和广泛纤维增生,造成肺门抬高,肺纹理呈垂柳样,纵隔向患侧移位,健侧可发生代偿性肺气肿。

(4)结核性胸膜炎。结核性胸膜炎包括结核性干性胸膜炎、结核性渗出性胸膜炎、结核性脓胸,以结核性渗出性胸膜炎最常见。

(5)其他肺外结核。按部位和脏器命名,如骨关节结核、肾结核、肠结核等。

(6)菌阴肺结核。菌阴肺结核即3次痰涂片及1次痰培养呈阴性的肺结核,诊断标准为:一是典型肺结核临床症状和胸部X线表现;二是抗结核治疗有效;三是临床可排除其他非结核性肺部疾病;四是PPD(5IU)呈强阳性,血清抗结核抗体呈阳性;五是痰结核菌PCR和探针检查呈阳性;六是肺外组织病理证实结核病变;七是支气管肺泡灌洗液中检出抗酸分枝杆菌;八是支气管或肺部组织病理证实结核病变。具备前六项中的3项或第七、第八中的任何1项均可确诊。

2.病变范围及空洞部位

按右、左侧,分上、中、下肺野描述。以第2和第4前肋下缘内侧端将两肺分为上、中、下肺野。

3.治疗状况记录

(1)初治。初治是指符合下列任何1项者:未开始抗结核治疗的患者;正进行标准化学治疗方案用药而未满疗程的患者;不规则化学治疗未满1个月的患者。

(2)复治。符合下列任何1项者为复治:初治失败的患者;规则用药满疗程后痰菌又再次转为阳性的患者;不规则化学治疗超过1个月的患者;慢性排菌患者。

(四)肺结核的记录方式

按结核病的分类、病变部位,范围,痰菌情况、化学治疗史、并发症、并存病、手术等顺序书写。血行播散型肺结核可注明"急性"或"慢性";继发型肺结核可注明"浸润型""纤维空洞型"等。并发症有支气管扩张等、并存病有糖尿病、手术有肺切除术后。

五、治疗要点

(一)化学治疗

化学治疗的主要作用在于迅速杀死病灶中大量繁殖的结核分枝杆菌,使患者由传染性转为非传染性,中断传播、防止耐药性产生,最终达到治愈的目的。

1.肺结核化学治疗的生物学机制

(1)细菌的生长速度与药物作用。结核分枝杆菌根据其代谢状态分为A、B、C、D4个群。①A菌群生长繁殖旺盛,致病力强,占细菌的绝大部分,大量的A群细菌多位于巨噬细胞外和肺空洞干酪液化部分,已被抗结核药所杀灭,也易产生耐药变异菌。②B菌群处于半静止状态v多位于巨噬细胞内酸性环境中和空洞壁坏死组织中。③C菌群处于半静止状态,可突然间歇性短暂地生长繁殖,存在于干酪坏死灶中。④D菌群为休眠菌,不繁殖,数量很少,无致病力和传染性。

抗结核药物对不同菌群的作用各异,通常多数抗结核药物可以作用于 A 菌群,如异烟肼和利福平具有早期杀菌作用,在治疗的 48 小时内迅速杀菌,使菌群数量明显减少,传染性降低或消失,痰菌转阴。B 菌群和 C 菌群由于处于半静止状态,抗结核药物的作用相对较差,有"顽固菌"之称。杀灭 B 菌群和 C 菌群可以防止复发。抗结核药物对 D 菌群无作用。

(2)耐药性。耐药性分为先天耐药和继发耐药。

先天耐药为结核分枝杆菌在自然繁殖中,由于染色体基因突变而出现的极少量天然耐药菌。单用一种药物可杀灭大量敏感菌,但对天然耐药菌无效,最终菌群中以天然耐药菌为主,使该抗结核药物治疗失败。

继发耐药是药物与结核分枝杆菌接触后,部分细菌发生诱导变异,逐渐能适应在含药环境中继续生存。

(3)间歇化学治疗。结核分枝杆菌与不同药物接触后产生不同时间的延缓生长期。在结核分枝杆菌重新生长繁殖前再次投以高剂量药物,可使细菌持续受抑制,直至被消灭。例如,结核分枝杆菌接触异烟肼和利福平 24 小时后分别可有 6～9 天和 2～3 天的延缓生长期。间歇化学治疗减少了投药次数,节省了费用,也减轻了督导治疗的工作量和药物的不良反应。

(4)顿服。抗结核药物血中高峰浓度的杀菌作用优于经常性维持较低药物浓度水平的情况。相同剂量药物 1 次顿服较每天分 2 次或 3 次服用血药浓度峰值高 3 倍。

2.化学治疗的原则

早期、联合、适量、规律和全程治疗是化学治疗的原则。整个化疗方案分为强化和巩固 2 个阶段。

(1)早期。早期是指一旦发现和确诊结核后,应立即给予化学治疗。早期病灶内结核菌以 A 菌群为主,局部血流丰富,药物浓度高,可发挥最大的抗菌作用,以迅速控制病情及减少传染性。

(2)联合。联合是根据病情及抗结核药的作用特点,联合使用 2 种以上的药物。联合用药可杀死病灶中不同生长迅速的菌群,提高疗效,还可减少和预防耐药菌的产生,增加药物的协同作用。

(3)适量。适量是指严格遵照适当的药物剂量用药。用药剂量过低不能达到有效血药浓度,影响疗效,易产生耐药性;用药剂量过大易发生药物不良反应。

(4)规律。规律是指严格按化疗方案的规定用药,不可随意更改方案、遗漏或随意中断用药,以避免细菌产生耐药性。

(5)全程。全程是指患者必须按治疗方案,坚持完成规定疗程,这是提高治愈率和减少复发率的重要措施。

3.常用的抗结核药物

抗结核药物依据其抗酸能力的大小分为杀菌剂与抑菌剂。常规剂量下,药物在血液中(包括在巨噬细胞内)的浓度能达到试管内最低抑菌浓度 10 倍以上时才能起到杀菌作用,否则仅有抑菌作用。异烟肼和利福平在巨噬细胞内外均能达到杀菌浓度,称为全杀菌剂;异烟肼是单一抗结核药中杀菌力,特别是早期杀菌力最强的药物,其对不断繁殖的结核菌(A 菌群)作用最强;利福平对 A 菌群、B 菌群 C 菌群均有作用。吡嗪酰胺和链霉素为半杀菌剂;吡嗪酰胺能杀灭巨噬细胞内酸性环境中的结核菌,是目前 B 菌群最佳的半杀菌剂;链霉素主要杀灭巨噬细胞外碱性环境中的结核菌。乙胺丁醇为抑菌剂,与其他抗结核药联用可延缓其他药物耐药性的发生。其他抗结核药物有乙硫异烟胺、丙硫异烟胺,阿米卡星、氧氟沙星,对氨基水杨酸等。

4.化学治疗方案

整个化疗分为强化期和巩固期。强化期旨在有效杀灭繁殖菌,迅速控制病情;巩固期的目的是杀灭生长缓慢的结核菌,以提高治愈率,减少复发。总疗程 6~8 个月,其中初治为强化期 2 个月/巩固期 4 个月,复治为强化期 2 个月/巩固期 4~6 个月。

(二)对症治疗

1.毒性症状

毒性症状一般在有效抗结核治疗 1~3 周内消退,不需特殊处理。若中毒症状重者,可在应用有效抗结核药的基础上短期加用糖皮质激素,以减轻中毒症状和炎症反应。

2.咯血

咯血量较少时,嘱患者卧床休息(患侧卧位),消除紧张,口服止血药。中等量或大量咯血时,应嘱患者严格卧床休息,取患侧卧位,保证气道通畅,注意防止窒息。大量咯血患者可用垂体后叶素静脉滴注。必要时可经支气管镜局部止血,或插入球囊导管压迫止血。咯血窒息是致死的主要原因,需严加防范和紧急抢救。

(三)手术治疗

手术治疗适用于经合理化学治疗无效、多重耐药的后壁空洞,大块干酪灶、结核性脓胸、支气管胸膜瘘和大咯血保守治疗无效者。

六、常见护理诊断/问题

(一)知识缺乏

缺乏结核病治疗的相关知识。

(二)营养失调

低于机体需要量。营养低于机体需要量与机体消耗增加、食欲缺乏有关。

(三)潜在并发症

常见的潜在并发症有大咯血、窒息等。

(四)体温过高

体温过高与结核菌感染有关。

(五)疲乏

疲乏与结核病的毒性症状有关。

七、护理措施

(一)休息与活动

肺结核患者症状明显,有咯血、高热等严重结核病症状,或结核性胸膜炎伴大量胸腔积液者,应卧床休息。恢复期可适当增加户外活动,以提高机体的抗病能力。轻症患者应避免劳累和重体力劳动,保证充足的休息和睡眠,做到劳逸结合。有效抗结核治疗 4 周以上且痰涂片证实无传染性或传染性极低的患者,应恢复正常的家庭和社会生活,可减轻患者的社会隔离感和焦虑情绪。

(二)饮食护理

1.合理饮食

肺结核是一种慢性消耗性疾病,宜给予高热量、高蛋白、富含维生素的易消化饮食,忌烟酒及辛辣、刺激食物。蛋白质可增加机体的抗病能力及机体修复能力,建议每天蛋白质摄入量为 1.5～2.0g/kg,其中鱼、肉、蛋、牛奶等优质蛋白摄入量占一半以上;多进食新鲜蔬菜和水果,以补充维生素。

2.增进食欲

增加膳食品种,饮食中注意添加具有促进消化,增进食欲的食物,如藕粉、山楂、新鲜水果,于正餐前后适量摄入;选用合适的烹调方法,保证饭菜的色、香、味,以促进食欲,尽量采用患者喜欢的烹调方法增进患者的食欲;患者进餐时应心情愉快,可促进食物的消化、吸收。

(三)病情观察

1.正确留取痰标本

肺结核患者有间断且不均匀排菌的特点,故需多次查痰,应指导患者正确留取痰标本。通常初诊患者应留 3 份痰标本(时痰,清晨痰和夜间痰),夜间无痰者应在留取清晨痰后 2～3 小时再留取 1 份。复诊患者应每次送检 2 份痰标本(夜间痰和清晨痰)。

2.监测体重

患者应每周测体重 1 次并记录,了解营养状况是否改善。

(四)用药护理

向患者及家属反复强调化疗的重要性及意义,督促患者按医嘱服药,坚持完成规则、全程化疗,以提高治愈率,减少复发。向患者说明化疗药的用法、疗程、可能出现的不良反应及表现,督促患者定期检查肝功能及听力情况,若出现巩膜黄染、肝区疼痛、胃肠不适、眩晕、耳鸣等不良反应要及时与医生联系,不要自行停药,大部分不良反应经相应处理可以消除。

(五)心理护理

肺结核是一种通过呼吸道传染的慢性疾病,治疗具有长期性、久治不愈、反复发作的特点,容易使患者丧失治愈的信心。因此,在整个治疗过程中,除了应用准确的治疗方案外,更重要的是要根据每个患者的病情、心理反应进行全程心理跟踪、指导和帮助。

八、健康指导

(一)预防疾病

1.控制传染源

控制传染源的关键是早发现和彻底治愈肺结核患者。对确诊的结核病患者,应及时转至结核病防治机构进行统一管理,并实行全程督导短程化学治疗(DOTS)。

2.切断传播途径

开窗通风,保持空气新鲜,可有效降低结核病传播。患者咳嗽或打喷嚏时应用双层纸巾遮掩;不随地吐痰,痰液应吐入带盖的容器内,或吐入纸巾中,含有痰液的纸巾应焚烧处理。餐具煮沸消毒或用消毒液浸泡消毒,同桌共餐时使用公筷,以防传染。衣物、寝具、书籍等污染物应在烈日下暴晒进行杀菌。

3.保护易感人群

(1)卡介苗接种:其接种对象主要为未受过感染的新生儿、儿童及青少年。

(2)化学药物预防:对于高危人群,如与涂阳肺结核患者有密切接触且结核菌素试验强阳性者、HIV 感染者、长期使用糖皮质激素及免疫抑制剂者、糖尿病患者等,可以服用异烟肼和(或)利福平,以预防发病。

(二)疾病指导

嘱患者合理安排休息,恢复期逐渐增加活动,以提高机体免疫力,避免劳累;保证营养的摄入,戒烟酒;避免情绪波动及呼吸道感染。指导患者及家属保持居室通风、干燥,按要求对痰液及污染物进行消毒处理。与涂阳肺结核患者密切接触的家属必要时应接受预防性化学治疗。

(三)随访指导

肺结核病程长,易复发和具有传染性,必须长期随访。督促患者治疗期间定期复查胸片和肝、肾功能,指导患者观察药物疗效和不良反应,若出现药物不良反应及时就诊。

九、预后

肺结核的病因明确,有成熟的预防和治疗手段,只要切实执行,本病大部分可获临床治愈或痊愈,人群的发病率也将得到有效控制。

第八节　慢性阻塞性肺疾病的护理

慢性阻塞性肺疾病(COPD)是一种具有气流受限特征的、可以预防和治疗的疾病,其气流受限不完全可逆,呈进行性发展。COPD 主要累及肺脏,也可引起肺外的不良效应。

COPD 占全球死亡原因的第 4 位,在我国居死亡原因的第 3 位,居农村死亡原因的首位。由于 COPD 可引起肺功能进行性减退,严重影响患者的劳动力和生活质量,从而造成巨大的社会经济负担。COPD 与慢性支气管炎及肺气肿密切相关。慢性支气管炎是指除外慢性咳嗽的其他各种原因后,患者每年慢性咳嗽、咳痰达 3 个月以上,并连续 2 年,不一定伴有气流受限。肺气肿是指肺部远端的气室到末端的细支气管出现异常持久的扩张,并伴有肺泡壁和细支气管的破坏而无明显肺纤维化。当慢性支气管炎和(或)肺气肿患者肺功能检查出现气流受限并且不能完全可逆时,则诊断为 COPD。

一、病因与发病机制

(一)吸烟

吸烟是 COPD 重要的发病因素,吸烟者慢性支气管炎的患病率比不吸烟者高 2~8 倍,吸烟时间越长,吸烟量越大,COPD 的患病率越高。烟草中的焦油、尼古丁和氢氰酸等化学物质可损伤气道上皮细胞,致纤毛运动障碍和巨噬细胞吞噬功能下降,促使支气管黏液腺和杯状细胞增生肥大,黏液分泌增多,使气道净化能力下降,还可使氧自由基产生增多,诱导中性粒细胞释放蛋白酶,破坏肺弹力纤维,诱发肺气肿形成。

(二)职业粉尘和化学物质

接触职业粉尘和化学物质,如烟雾、过敏原、工业废气及室内空气污染等,浓度过高或时间过长时,均可导致 COPD 的发生。

(三)空气污染

大气中的二氧化硫、二氧化氮、氯气等有害气体及微小颗粒物可损伤气道黏膜上皮,使纤毛清除功能下降、黏液分泌增加,并为细菌感染创造条件。

(四)感染因素

与慢性支气管炎类似,感染亦是 COPD 发生,发展的重要因素之一。

(五)蛋白酶-抗蛋白酶失衡

蛋白水解酶对组织有损伤和破坏作用;抗蛋白酶对弹性蛋白酶等多种蛋白酶有抑制功能,其中 α-抗胰蛋白酶(α-AT)是活性最强的一种。蛋白酶增多或抗蛋白酶不足均可导致组织结构破坏,导致肺气肿。吸入有害气体、有害物质可以导致蛋白酶产生增多或活性增强,而抗蛋白酶产生减少或灭活加快;同时,氧化应激、吸烟等危险因素也可以降低抗蛋白酶的活性。先天性 α-抗胰蛋白酶缺乏多见于北欧血统的个体,我国尚未见正式报道。

(六)氧化应激

有许多研究表明,COPD 患者的氧化应激增加。氧化物可直接作用并破坏许多生化大分子,导致细胞功能障碍或细胞死亡。氧化应激还可以破坏细胞外基质、引起蛋白酶-抗蛋白酶失衡,促进炎症反应。

(七)炎症机制

气道、肺实质及肺血管的慢性炎症是 COPD 的特征性改变,中性粒细胞、巨噬细胞、T 细胞等炎症细胞均参与了 COPD 的发病过程。中性粒细胞活化和聚集是 COPD 炎症过程的一个重要环节。

(八)其他

自主神经功能失调、营养不良,气温变化等都有可能参与 COPD 的发生、发展。

二、临床表现

(一)症状

本病起病缓慢,病程较长,反复急性发作,主要症状包括以下几个方面。

1.慢性咳嗽

常晨间咳嗽明显,夜间有阵咳或伴有排痰,随病程发展,咳嗽可终身不愈。

2.咳痰

清晨排痰较多,一般为白色黏液或浆液性泡沫痰,偶可带血丝。急性发作期痰量增多,可有脓性痰。

3.气短或呼吸困难

早期在劳累时出现,逐渐加重,以致在日常活动甚至休息时也感到气短,是 COPD 的标志性症状。

4.喘息和胸闷

重度患者或轻度患者急性加重时可出现喘息、胸闷。

5.其他

晚期患者有体重下降、食欲缺乏等症状。

(二)体征

早期可无异常,随疾病进展出现以下体征:视诊有桶状胸,呼吸变浅,频率增快,严重者可有缩唇呼吸等;触诊语颤减弱;叩诊呈过清音,心浊音界缩小,肺下界和肝浊音界下降;听诊两肺呼吸音减弱、呼气延长,部分患者可闻及湿啰音和(或)干啰音。

(三)COPD病程分期

根据患者的症状和体征的变化分为急性加重期和稳定期。

1.急性加重期

是指在疾病发展过程中,短期内出现咳嗽、咳痰、气短和(或)喘息加重、痰量增多,呈脓性或黏液脓性痰,可伴发热等症状。

2.稳定期

是指患者咳嗽、咳痰、气短等症状稳定或较轻。

(四)COPD并发症

COPD可并发慢性呼吸衰竭、自发性气胸、慢性肺源性心脏病等。

三、实验室及其他检查

(一)肺功能检查

肺功能检查是判断气流受限的主要客观指标,对COPD的诊断、严重程度评价、疾病进展,预后及治疗反应等有重要意义。

(1)FEV$_1$/FVC与FEV$_1$占预计值的百分数分别为评价气流受限的敏感指标和评估COPD严重程度的良好指标。吸入支气管舒张剂后FEV$_1$/FVC<70%及FEV$_1$<80%预计值者,可确定为不能完全可逆的气流受限。

(2)肺总量(TLC)、功能残气量(FRC)和残气量(RV)增高,肺活量(VC)减低,表明肺过度充气,有参考价值。

(3)一氧化碳弥散量(DLCO)及其与肺泡通气量(VA)比值下降,对诊断有参考价值。

(二)胸部X线检查

COPD早期胸片可无变化,以后可出现肺纹理增粗、紊乱等非特异性改变,也可出现肺气肿改变。X线胸片改变对COPD诊断特异性不高,主要用于肺部并发症及与其他肺部疾病的鉴别。

(三)血气分析检查

血气分析检查对确定低氧血症高碳酸血症、酸碱平衡失调及判断呼吸衰竭的类型有重要价值。

(四)其他

COPD并发细菌感染时,外周血白细胞增高、核左移。痰培养可能检出病原菌。常见病原菌为肺炎链球菌、流感嗜血杆菌、卡他莫拉菌、肺炎克雷白杆菌等。

四、诊断要点

COPD主要根据存在吸烟等高危因素、症状、体征及肺功能检等综合分析确定。不完全可逆的气流受限是 COPD 诊断的必备条件。吸入支气管舒张剂后 $FEV_1/FVC<70\%$ 及 $FEV_1<80\%$ 预计值可确定为不完全可逆的气流受限。有少数患者无咳嗽、咳痰症状,仅在肺功能检查时 $FEV_1/FVC<70\%$,除外其他疾病后,亦可诊断为 COPD。

五、治疗要点

(一)稳定期治疗

稳定期治疗的主要目的是减轻症状,阻止 COPD 病情发展,缓解或阻止肺功能下降,改善 COPD 患者的活动能力,提高其生活质量,降低病死率。

1.教育与管理

劝导吸烟的患者戒烟是减慢肺功能损害最有效的措施。因职业或环境粉尘,刺激性气体所致者,应脱离污染环境。

2.支气管舒张药

短期按需应用以缓解症状,长期规律应用以减轻症状。

(1)β_2 肾上腺素受体激动剂。可通过吸入或口服应用。沙丁胺醇气雾剂每次 $100\sim200\mu g$(1~2 喷),定量吸入,疗效持续 4~5 小时。长效制剂(如沙美特罗等)每天仅需吸入 2 次。

(2)抗胆碱能药。异丙托溴铵气雾剂定量吸入,每次 $40\sim80\mu g$(2~4 喷),每天 3~4 次。

(3)茶碱类。茶碱缓(控)释片 0.2g,每 12 小时 1 次;氨茶碱 0.1g,每天 3 次。

3.祛痰药

对痰不易咳出者可选用盐酸氨溴索 30mg,每天 3 次。N-乙酰半胱氨酸 0.2g,每天 3 次;或羧甲司坦 0.5g,每天 3 次。

4.糖皮质激素

目前认为,$FEV_1<50\%$ 预计值,有并发症或反复加重的 COPD 患者可规律性吸入糖皮质激素治疗,有助于减少急性发作频率,提高生活质量。

5.长期家庭氧疗

长期氧疗可以对伴有慢性呼吸衰竭的 COPD 患者的血流动力学、运动能力、肺生理和精神状态产生有益影响,从而提高生存率。适用于Ⅲ级重度 COPD 患者,具体指征:$PaO_2<55mmHg$ 或 $SaO_2<88\%$,有或没有高碳酸血症;PaO_2 55~70mmHg 或 $SaO_2<89\%$,并有肺动脉高压、心力衰竭,水肿或红细胞增多症。一般用鼻导管吸氧,氧流量为 1~2L/min,吸氧持续时间>15 小时/d。氧疗的目的是使患者在海平面水平、静息状态下,达到 $PaO_2>60mmHg$ 和(或)SaO_2 升至 90%。

6.夜间无创机械通气

部分严重夜间低氧血症的 COPD 患者能够获益于夜间无创机械通气,目前常用方法包括经鼻持续气道正压通气(CPAP)、经鼻间歇正压通气(NIPPV)和经鼻/面罩双水平气道正压通气(BiPAP)。

(二)急性加重期治疗

首先确定导致急性加重期的原因,最常见的是细菌或病毒感染,使气道炎症和气流受限加重,严重时并发呼吸衰竭和右心衰竭。应根据病情严重程度决定门诊或住院治疗。

1.支气管舒张药

同稳定期,有严重喘息症状者可通过小型雾化器给予较大剂量雾化吸入治疗。

2.低流量吸氧

发生低氧血症者可用鼻导管吸氧,或通过文丘里面罩吸氧。鼻导管给氧时,吸入的氧浓度与给氧流量有关。估算公式:吸入氧浓度 FiO_2(%)=21+4×氧流量(L/min)。一般吸入氧浓度为25%～29%,避免吸入氧浓度过高而引起二氧化碳麻醉现象,加重呼吸衰竭。

3.控制感染

根据病原菌种类及药物敏感情况,给予β-内酰胺类/β-内酰胺酶抑制剂、头孢菌素类、大环内酯类或喹诺酮类抗生素治疗。

4.糖皮质激素

对需住院治疗的急性加重期患者可口服泼尼松龙 30～40mg/d,或静脉给予甲泼尼龙 40～80mg/d,连续 5～7 天。

5.祛痰剂

给予溴己新 8～16mg,每天 3 次;或盐酸氨溴索 30mg,每天 3 次。

六、常见护理诊断/问题

(一)气体交换受损

气体交换受损与气道阻塞,通气不足、呼吸肌疲劳、分泌物过多和肺泡呼吸面积减少有关。

(二)清理呼吸道无效

清理呼吸道无效与分泌物增多而黏稠、气道湿度减低和无效咳嗽有关。

(三)焦虑

焦虑与健康状况的改变,病情危重、经济状况有关。

(四)活动无耐力

活动无耐力与疲劳,呼吸困难,氧供与氧耗失衡有关。

(五)营养失调

低于机体需要量。营养低于机体需要量与食欲缺乏、摄入减少、腹胀、呼吸困难,痰液增多有关。

七、护理措施

(一)休息与活动

中度以上 COPD 急性加重期患者应卧床休息,协助患者采取舒适体位,极重度患者宜采取身体前倾位,使辅助呼吸肌参与呼吸。视病情安排适当的活动,以不感到疲劳、不加重症状为宜。室内保持合适的温、湿度,冬季注意保暖,避免直接吸入冷空气。

(二)饮食护理

呼吸功能的增加可使热量和蛋白质消耗增多,导致营养不良。应制订高蛋白,高维生素、足够热量的饮食计划。正餐进食量不足时,应安排少量多餐,避免在餐前和进餐时过多饮水。腹胀的患者应进软食。避免进食产气食物,如汽水、啤酒、豆类、马铃薯和胡萝卜等;避免进食易引起便秘的食物,如油煎食物、干果、坚果等。

(三)病情观察

观察患者咳嗽、咳痰及呼吸困难的程度,痰液的颜色、量及性状,以及咳痰是否顺畅。监测动脉血气分析和水、电解质、酸碱平衡情况。

(四)对症护理

1.氧疗的护理

呼吸困难伴低氧血症者遵医嘱给予氧疗。一般采用鼻导管持续、低流量吸氧,流量 $1\sim2L/min$,应避免吸入氧浓度过高而引起的二氧化碳潴留。提倡长期家庭氧疗,指导患者和家属:知晓氧疗的目的,必要性及注意事项;氧疗安全,供氧装置周围严禁烟火,防止氧气燃烧爆炸;氧疗装置定期更换、清洁、消毒。氧疗有效的指标:患者呼吸困难减轻、呼吸频率减慢、发绀减轻,心率减慢、活动耐力增加。

2.呼吸功能锻炼

指导患者进行缩唇呼吸、膈式或腹式呼吸等呼吸功能锻炼,以加强胸、膈呼吸肌的肌力和耐力,保持气道通畅,以改善呼吸功能。

(1)缩唇呼吸。缩唇呼吸的技巧是通过缩唇形成的微弱阻力来延长呼气时间,增加气道压力,延缓气道塌陷。患者闭嘴经鼻吸气,然后通过缩唇(吹口哨样)缓慢呼气,同时收缩腹部。吸气与呼气时间比为 $1:2$ 或 $1:3$。缩唇的程度与呼气流量以能使距口唇 $15\sim20cm$ 处、与口唇等高水平的蜡烛火焰随气流倾斜又不至于熄灭为宜。

(2)膈式或腹式呼吸。患者可取立位,平卧位或半卧位,双手分别放于前胸部和上腹部。用鼻缓慢吸气时,膈肌最大程度下降,腹肌松弛,腹部凸出,手感到腹部向上抬起;呼气时经口呼出,腹肌收缩,膈肌松弛,膈肌随腹腔内压增加而上抬,推动肺部气体排出,手感到腹部下降。

(五)用药护理

遵医嘱应用抗生素、支气管舒张药和祛痰药,注意观察药物疗效及不良反应。喷托维林是非麻醉性中枢镇咳药,不良反应有口干、恶心、腹胀、头痛等。溴己新偶见转氨酶增高,消化性溃疡者慎用。盐酸氨溴索是润滑性祛痰药,不良反应较轻。

(六)心理护理

COPD 患者因长期患病、社会活动减少,经济收入降低等因素失去自信,易形成焦虑和抑郁的心理状态,部分患者因此不愿配合治疗,护士应帮助患者消除导致焦虑的原因,并教会患者缓解焦虑的方法,如听轻音乐、下棋、做游戏等娱乐活动,以分散注意力,减轻焦虑。护士应针对患者及其家属对疾病的认知和态度,以及由此引起的心理、性格、生活方式等方面的改变,与患者和家属共同制订和实施康复计划,消除诱因,定期进行呼吸肌功能锻炼,坚持合理用药,减轻症状,增强战胜疾病的信心。

八、健康指导

(一)预防疾病

戒烟是预防 COPD 的重要措施,应对吸烟者采取多种宣教措施,劝导戒烟。避免或减少有害粉尘,烟雾或气体的吸入。防治呼吸道感染对预防 COPD 也十分重要,对于患有慢性支气管炎的患者应指导其进行肺通气功能的监测,及早发现慢性气流阻塞,及时采取措施。

(二)疾病指导

教会患者和家属依据呼吸困难与活动之间的关系,判断呼吸困难的严重程度,以便合理安排工作和生活。使患者理解康复锻炼的意义,发挥患者的主观能动性,制订个体化锻炼计划,进行腹式呼吸或缩唇呼吸训练,以及步行、慢跑等体育锻炼。建议患者坚持进行长期家庭氧疗。

(三)随访指导

指导患者识别使病情恶化的因素,吸烟者戒烟能有效延缓肺功能进行性下降。潮湿、大风、严寒气候时避免室外活动,根据气候变化及时增减衣物,避免受凉感冒,病情变化随诊。

九、预后

COPD预后与病情轻重和是否合理治疗有关。积极治疗可延缓病情进展。

第九节 慢性肺源性心脏病的护理

慢性肺源性心脏病简称慢性肺心病,是指由于肺组织,肺血管或胸廓的慢性病变引起肺组织结构和(或)功能异常,产生肺血管阻力增加,肺动脉压力增高,使右心室扩张和(或)肥厚,伴或不伴右心衰竭的心脏病,并排除先天性心脏病和左心病变引起者。慢性肺心病的患病率存在地区差异,寒冷地区高于温暖地区,高原地区较平原地区高,农村高于城市,并随年龄增加而增加。吸烟者比不吸烟者患病率明显增多,男女无明显差异。冬春季节和气候骤变时,易出现急性发作。

一、病因与发病机制

引起右心室扩大、肥厚的因素很多。肺功能和结构的不可逆改变是先决条件,发生反复的气道感染和低氧血症,导致一系列体液因子和肺血管的变化,使肺血管阻力增加,肺动脉血管的结构重塑,产生肺动脉高压。

(一)肺动脉高压的形成

1.肺血管阻力增高的功能性因素

缺氧、二氧化碳潴留和呼吸性酸中毒导致肺血管收缩、痉挛。缺氧是形成肺动脉高压最重要的因素,而体液因素在缺氧性肺血管收缩中占重要地位,缺氧可使肺组织中血管活性物质的含量发生变化,收缩血管物质的作用占优势,使血管收缩,如前列腺、白三烯、5-羟色胺、血管紧张素Ⅱ、血小板活化因子等。其次,内皮源性舒张因子和收缩因子的平衡失调,在缺氧性肺血管收缩中也起了一定作用。缺氧可直接使肺血管平滑肌细胞膜对 Ca^{2+} 的通透性增加,使肺血管平滑肌收缩。另外,高碳酸血症时,H^+ 产生增多,使血管对缺氧的敏感性增强,致肺动脉压增高。

2.肺血管阻力增加的解剖因素

各种慢性胸肺疾病可导致肺血管解剖结构的变化,形成肺循环血流动力学障碍。主要原因包括如下。

(1)肺血管炎症，长期反复发作的慢性阻塞性肺疾病及支气管周围炎，累及邻近肺小动脉，引起血管炎，导致管壁增厚、管腔狭窄或纤维化，甚至完全闭塞，使肺血管阻力增加，产生肺动脉高压。

(2)细血管网的毁损，当肺泡毛细血管床减损超过70%时可出现肺循环阻力增大。

(3)肺血管重塑，慢性缺氧使肺血管收缩，管壁张力增高。缺氧时肺内产生多种生长因子，可直接刺激管壁平滑肌细胞、内膜弹力纤维及胶原纤维增生，使肺血管构型重建。

(4)血栓形成，部分慢性肺心病急性发作期患者可存在肺微小动脉原位血栓形成，引起血管阻力增加，加重肺动脉高压。此外，肺血管疾病、肺间质疾病、神经肌肉疾病等可引起肺血管的狭窄、闭塞，使肺血管阻力增加，导致肺动脉高压。在慢性肺心病肺动脉高压的发生机制中，功能性因素较解剖学因素更为重要。

3.血液黏稠度增加和血容量增多

一方面，慢性缺氧产生继发性红细胞增多，血液黏稠度增加，血流阻力随之增高；另一方面，缺氧可使醛固酮分泌增加，并使肾小动脉收缩，肾血流量减少，导致水钠潴留，血容量增多。血液黏稠度增加和血容量增多，可使肺动脉压进一步升高。

(二)右心功能的改变

肺循环阻力增加时，右心发挥代偿作用，在克服肺动脉压升高的阻力时发生右心室肥厚。随着病情进展，肺动脉压持续升高，右心失代偿而致右心衰竭。

(三)其他重要器官的损害

缺氧和高碳酸血症可导致重要器官（如脑、肝、肾、胃肠）及内分泌系统、血液系统的病理改变，引起多器官的功能损害。

二、临床表现

本病发展慢，临床上除原有肺、胸疾病的各种症状和体征外，会逐步出现肺、心功能衰竭及其他器官损害的表现。按其功能的代偿期与失代偿期进行分述。

(一)症状

1.肺、心功能代偿期

咳嗽、咳痰、气促，活动后可有心悸、呼吸困难、乏力和活动耐力下降。急性感染可加重上述症状。

2.肺、心功能失代偿期

(1)呼吸衰竭：呼吸困难加重，夜间为甚，常有头痛、失眠、食欲下降、白天嗜睡，甚至出现表情淡漠、神志恍惚、谵妄等肺性脑病的表现。

(2)右心衰竭：明显气促、心悸、食欲缺乏、腹胀、恶心等。

(二)体征

1.肺、心功能代偿期

可有不同程度的发绀和肺气肿体征，偶有干、湿啰音，心音遥远。有右心室肥厚的体征，部分患者可有颈静脉充盈。

2.肺、心功能失代偿期

(1)呼吸衰竭：明显发绀，球结膜充血，水肿，严重时有颅内压升高的表现，腱反射减弱或消失,出现病理反射,可出现皮肤潮红、多汗。

(2)右心衰竭:发绀更明显,颈静脉怒张,心率增快,可出现心律失常,剑突下可闻及收缩期杂音,甚至出现舒张期杂音。肝大并有压痛,肝颈静脉回流征阳性,下肢水肿,重者可有腹腔积液。少数患者可出现肺水肿及全心衰竭的体征。

(三)并发症

常见的并发症有肺性脑病、电解质及酸碱平衡紊乱、心律失常、休克、消化道出血和弥散性血管内凝血等。

三、实验室及其他检查

(一)X线检查

除原有肺、胸基础疾病及急性肺部感染的特征外,尚有肺动脉高压症,如右下肺动脉干扩张,其横径≥15mm;其横径与气管横径比值≥1.07;肺动脉段明显突出或其高度≥3mm;中央动脉扩张,外周血管纤细,形成"残根征";右心室增大征,皆为诊断慢性肺心病的主要依据。

(二)心电图检查

心电图检查的主要表现有电轴右偏、肺性P波,也可见右束支传导阻滞及低电压图形,可作为慢性肺心病的参考条件。

(三)超声心动图检查

右心室流出道内径≥30mm,右心室内径≥20mm,右心室前壁厚度≥5mm,左右心室内径比值<2,右肺动脉内径或肺动脉干及右心房增大等,可诊断为慢性肺心病。

(四)血气分析

当 PaO_2 <60mmHg, $PaCO_2$ >50mmHg 时,提示呼吸衰竭。

(五)血液检查

红细胞及血红蛋白可升高,全血及血浆黏滞度增加;合并感染时白细胞总数增高,中性粒细胞比例增加。部分患者可有肝、肾功能的改变。

(六)其他

肺功能检查对早期或缓解期慢性肺心病患者有意义。痰细菌学检查可指导抗生素的选用。

四、诊断要点

根据患者有慢性支气管炎、肺气肿、其他胸肺疾病或肺血管病变,临床上有肺动脉高压、右心室增大或右心功能不全的表现,心电图、X线胸片和超声心动图有右心增大肥厚的象征,可做出诊断。

五、治疗要点

(一)急性加重期

应积极控制感染,保持呼吸道畅通,改善呼吸功能,纠正氧和二氧化碳潴留,控制呼吸衰竭和心力衰竭,积极处理并发症。

1.控制感染

参考痰细菌培养及药敏试验结果选择抗生素。没有培养结果时,根据感染的环境及痰涂片结果选择抗生素。常用青霉素类、氨基糖苷类及头孢菌素类药物。注意继发真菌感染的可能。

2.缺氧

保持呼吸道畅通,给予面罩吸氧,以纠正缺氧和二氧化碳潴留。

3.控制心力衰竭

慢性肺心病患者一般经积极控制感染,改善呼吸功能后,心力衰竭能得到改善,患者尿量增多,水肿消退,不需使用利尿药。但对治疗无效者,可适当选用利尿药、正性肌力药或血管扩张药。

(1)利尿药。利尿药具有减少血容量,减轻右心负荷、消除水肿的作用。原则上选用作用轻的利尿药,宜短期,小剂量使用,如氢氯噻嗪 25mg,每天 1～3 次、一般不超过 4 天。重度而急需利尿者可用呋塞米 20mg,口服或肌内注射。

(2)正性肌力药。由于慢性缺氧和感染,患者对洋地黄类药物的耐受性降低,易发生毒性反应。应选择作用快、排泄快的洋地黄类药物,剂量宜小,一般为常规剂量的 1/2 或 2/3。应用指征:感染已控制,呼吸功能已改善,用利尿剂后仍有反复水肿的心力衰竭患者;以右心衰竭为主要表现而无明显感染的患者;合并急性左心衰竭者。

(3)血管扩张药。血管扩张药可使肺动脉扩张,减低肺动脉高压,减轻右心负荷,但效果不理想。钙拮抗剂和前列环素等有降低肺动脉压的作用,具有一定的疗效。

4.控制心律失常

一般经抗感染、纠正缺氧等治疗后,心律失常可自行消失。若持续存在,可根据心律失常的类型选用药物。

5.抗凝治疗

应用普通肝素或低分子肝素防止肺微小动脉原位血栓的形成。

(二)缓解期

原则上采用中西医结合的综合治疗措施,目的是增强免疫功能,祛除诱发因素,减少或避免急性加重的发生,使肺、心功能得到部分或全部恢复,如长期家庭氧疗、调节免疫功能和营养疗法等。

六、常见护理诊断/问题

(一)气体交换受损

气体交换受损与肺血管距离增高引起的肺淤血、肺血管收缩导致的肺血流量减少有关。

(二)清理呼吸道无效

清理呼吸道无效与呼吸道感染、痰多而黏稠有关。

(三)活动无耐力

活动无耐力与心、肺功能减退有关。

(四)体液过多

体液过多与心排出量减少、肾血流灌注量减少有关。

(五)营养失调

低于机体需要量。营养低于机体需要量与呼吸困难、疲乏等引起的食欲缺乏有关。

(六)有皮肤完整性受损的危险

有皮肤完整性受损的危险与水肿、长期卧床有关。

(七)潜在并发症

常见的潜在并发症有肺性脑病、心律失常、休克、消化道出血等。

七、护理措施

(一)休息与活动

在肺、心功能失代偿期,嘱患者绝对卧床休息,协助其采取舒适体位,如半卧位或坐位,减少机体耗氧量,促使心、肺功能的恢复,减慢心率和减少呼吸困难;代偿期以量力而行、循序渐进为原则,鼓励患者进行适量活动,活动量以不引起疲劳、不加重症状为度;对于卧床患者,应协助定时翻身、更换姿势。依据患者的耐受能力,指导患者在床上进行缓慢的肌肉松弛活动,鼓励患者进行呼吸功能锻炼,提高活动耐力。

指导患者采取既有利于气体交换,又能节省能量的姿势,如站立时背倚墙,使膈肌和胸廓松弛,全身放松。坐位时凳高合适,两足正好平放在地,身体稍向前倾,两手摆在双腿上或趴在小桌上,桌上放软枕,使患者胸椎与腰椎尽可能在一直线上。卧位时抬高床头,并略抬高床尾,使下肢关节轻度屈曲。

肺性脑病患者应绝对卧床休息,呼吸困难者取半卧位,有意识障碍者使用床挡进行安全保护,必要时专人护理。

(二)饮食护理

给予患者高纤维素、易消化的清淡饮食,防止因便秘、腹胀而加重呼吸困难。避免进食含糖量高的食物,以免引起痰液黏稠。若患者出现水肿、腹腔积液或少尿时,应限制钠水摄入,每天摄入量钠盐<3g,水分<1500mL,蛋白质 $1.0 \sim 1.5g/kg$,因糖类可增加 CO_2 的生成量,增加呼吸负担,故一般糖类≤60%。少食多餐,减少用餐时的疲劳,进餐前后漱口,保持口腔清洁。必要时遵医嘱静脉补充营养。

(三)病情观察

观察患者的生命体征及意识状态,注意有无发绀、呼吸困难,定期监测动脉血气分析,观察有无右心衰竭的表现,密切观察患者有无头痛、烦躁不安、神志改变等。

肺性脑病患者应定期监测动脉血气分析,密切观察病情变化,出现头痛、烦躁不安、表情淡漠、神志恍惚、精神错乱、嗜睡和昏迷等症状时,及时通知医生并协助处理。

肺心病患者常有营养不良和身体下垂部位水肿等症状。若长期卧床,极易形成压疮,故应注意观察患者全身的水肿情况、有无压疮发生。指导患者穿宽松,柔软的衣服,定时更换体位,受压处垫海绵,或使用气垫床。

(四)用药护理

(1)对二氧化碳潴留、呼吸道分泌物多的重症患者慎用镇静剂、麻醉药、催眠药,若必须用药,使用后注意观察是否有呼吸抑制和咳嗽反射减弱的情况。

(2)应用利尿剂后易出现低钾、低氯性碱中毒而加重缺氧,过度脱水引起血液浓缩,痰液黏稠不易排出等不良反应,应注意观察及预防。使用排钾利尿剂时,督促患者遵医嘱补钾。利尿剂尽可能在白天给药,避免夜间频繁排尿而影响患者睡眠。

（3）使用洋地黄类药物时，应询问患者有无洋地黄用药史，遵医嘱准确用药，注意观察药物毒性反应。

（4）应用血管扩张药时，注意观察患者的心率及血压情况。血管扩张药在扩张肺动脉的同时也扩张体循环动脉，往往容易造成血压下降、反射性心率增快、氧分压下降、二氧化碳分压上升等不良反应。

（5）使用抗生素时，注意观察感染控制的效果、有无继发性感染等。

（6）肺性脑病患者遵医嘱应用呼吸兴奋剂，观察药物疗效和不良反应。出现心悸、呕吐、震颤、惊厥等症状时，应立即通知医生。

（五）心理护理

给予患者关心，耐心解释病情和治疗措施，陪在患者身边，指导正确呼吸，给予心理疏导和安慰，消除过度紧张情绪，这些对患者的康复治疗有重要意义。

八、健康指导

（一）预防疾病

对高危人群进行宣传教育，劝导戒烟，积极防治COPD等慢性支气管肺疾病，以降低发病率。

（二）疾病指导

指导患者和家属了解疾病发生、发展的过程，减少疾病发作的次数。积极防治原发病，避免和防治各种可能导致病情急性加重的诱因，坚持家庭氧疗等。加强饮食营养，以保证机体康复。病情缓解期应根据心、肺功能及体力情况进行适当的体育锻炼和呼吸功能锻炼，如散步、打太极拳、腹式呼吸、缩唇呼吸等，改善呼吸功能，提高机体免疫功能。

（三）随访指导

告知患者及其家属病情变化的征象。例如，体温升高、呼吸困难加重、咳嗽剧烈、咳痰不畅、尿量减少，水肿明显或发现患者神志淡漠、嗜睡、躁动、口唇发绀加重等，均提示病情变化或加重，需及时就诊。

九、预后

慢性肺心病常反复急性加重，随肺功能的进一步损害，病情逐渐加重，多数预后不良，病死率为10%～15%，但经积极治疗可以延长寿命，提高患者的生活质量。

第十节　肺血栓栓塞症的护理

肺血栓栓塞症（PTE）是肺栓塞的最常见类型。肺栓塞（PE）是指各种栓子阻塞肺动脉系统时所引起的一组以肺循环和呼吸功能障碍为主要临床和病理生理特征的临床综合征，当栓子为血栓时，称为肺血栓栓塞症。大多数肺栓塞由血栓引起，但导致肺栓塞的栓子也可以是脂肪、羊水和空气等。肺动脉发生栓塞后，若其所支配区域的肺组织因血流受阻或中断而发生坏死，称为肺梗死（PD）。引起PTE的血栓主要来源于深静脉血栓形成（DVT）。PTE与DVT是一种疾病过程在不同部位、不同阶段的表现，两者合称为静脉血栓栓塞症（VTE）。

一、病因与发病机制

PTE 由来源于下腔静脉径路、上腔静脉径路或右心腔的血栓引起,其中大部分血栓来源于下肢深静脉,特别是从腘静脉上端到髂静脉的下肢近端深静脉(占 50%～90%)。近年来,由于颈内静脉和锁骨下静脉内插入或留置导管及静脉内化疗的增加,使来源于上腔静脉径路的血栓较以前增多。

(一)原发性因素

原发性因素主要由遗传变异引起,包括 V 因子突变,蛋白 C 缺乏,蛋白 S 缺乏和抗凝血酶缺乏等,以 40 岁以下的年轻患者无明显诱因反复发生 DVT 和 PTE 为特征。

(二)继发性因素

继发性因素是指后天获得的易发生 DVT 和 PTE 的病理生理改变、医源性因素及患者自身因素,如创伤和(或)骨折、脑卒中、心力衰竭、急性心肌梗死、恶性肿瘤,外科手术,植入人工假体、中心静脉插管、妊娠及产褥期、口服避孕药、因各种原因的制动/长期卧床、长途航空或乘车旅行、高龄等,这些因素可单独存在,也可同时存在并发挥协同作用。其中,高龄是独立的危险因素。

(三)血栓脱落

外周静脉血栓形成后,一旦血栓脱落,即可随静脉血流移行至肺动脉内,形成 PTE。

二、临床表现

(一)症状

患者多于栓塞后即刻出现不明原因的呼吸困难,尤其是在活动后明显,此为 PTE 最常见的症状;早期可有干咳或伴少量白痰;胸痛,包括胸膜炎性胸痛或心绞痛样疼痛;昏厥,可为 PTE 的唯一或首发症状;由于严重呼吸困难和剧烈胸痛,可引起烦躁不安,惊恐甚至濒死感;常有小量咯血,大咯血少见,急性 PTE 时,咯血主要反映局部肺泡的血性渗出,并不意味病情严重。当呼吸困难、胸痛和咯血同时出现时,称为"肺梗死三联征"。

(二)体征

患者出现呼吸急促、发绀;肺部可闻及哮鸣音和(或)细湿啰音;合并肺不张和胸腔积液时出现相应的体征;颈静脉充盈或异常搏动;心率加快,严重时可出现血压下降甚至休克;肺动脉瓣区第二心音亢进或分裂,三尖瓣区收缩期杂音;多存在低热,少数患者体温可达 38℃;若肺栓塞继发于下肢深静脉血栓形成,可伴有患肢肿胀、周径增粗,疼痛或压痛,皮肤色素沉着和行走后患肢易疲劳或肿胀加重。

(三)并发症

若急性 PET 后肺动脉内血栓未完全溶解或 PET 反复发生,可形成慢性血栓栓塞型肺动脉高压,继而出现慢性肺源性心脏病和右心衰竭。

三、实验室及其他检查

(一)实验室检查

血浆 D-二聚体(D-dimer)测定可作为 PTE 的初步筛选指标。急性 PTE 时,D-dimer 升高,若 D-dimer 含量低于 $50\mu g/L$,可基本排除急性 PTE。动脉血气分析表现为低氧血症、低碳酸血症,肺泡-动脉血氧分压差$[P_{A-a},O_2]$增大。

(二)心电图与超声心动图

大多数 PTE 患者可出现非特异性心电图异常,以窦性心动过速最常见。当有肺动脉及右心压力升高时,可出现 $V_1 \sim V_4$ 导联 ST 段异常和 T 波倒置,S Ⅰ Q Ⅲ T Ⅲ 征(Ⅰ导联出现明显的 S 波,Ⅲ导联出现大 Q 波且 T 波倒置)等,观察到心电图的动态改变要比静态异常更具临床意义。超声心动图表现为右心室和(或)右心房扩大,室间隔左移及运动异常,近端肺动脉扩张、三尖瓣反流和下腔静脉扩张等。

(三)下肢深静脉超声检查

本法为诊断 DVT 最简便的方法,若阳性可以诊断为 DVT,同时对 PTE 有重要的提示意义。

(四)影像学检查

1.胸部 X 线检查

肺栓塞的典型 X 线征象为尖端指向肺门的楔形阴影,但不常见。多数表现为区域性肺纹理变细、稀疏或消失,肺野透亮度增加。右下肺动脉干增宽或伴"截断征",肺动脉段膨隆,右心室扩大。有肺不张侧的横膈抬高,偶见少量胸腔积液。

2.螺旋 CT

螺旋 CT 是目前最常用的 PTE 确诊手段,直接征象为肺动脉内低密度充盈缺损,部分或完全包围在不透光的血流之间("轨道征"),或呈完全充盈缺损。间接征象包括肺野楔形密度增高影,条带状高密度区或盘状肺不张,中心肺动脉扩张及远端血管分支减少或消失。

3.放射性核素肺通气/灌注扫描

本法是 PTE 的重要诊断方法,以肺段分布的肺血流灌注缺损,并与通气显像不匹配为典型征象。

4.磁共振显像(MRI)

MRI 用于诊断肺段以上肺动脉内血栓及对碘造影剂过敏的患者。

5.肺动脉造影

肺动脉造影以肺动脉内造影剂充盈缺损,伴或不伴"轨道征"的血流阻断为直接征象,是目前临床诊断 PTE 的经典方法。但由于本检查为有创性检查,有发生严重甚至致命性并发症的可能,不作为首选和常规检查。

四、诊断要点

若患者有 DVT 危险因素存在,出现突发,原因不明的呼吸困难,呼吸急促、胸痛和心动过速,应高度怀疑本病的可能,及时安排相应的检查。诊断程序一般包括疑诊,确诊,求因 3 个步骤。疑诊是当患者出现上述临床症状、体征时,特别是存在 DVT 危险因素的患者出现不明原因的呼吸困难、胸痛、昏厥、休克,或伴有单侧或双侧不对称下肢肿胀,疼痛等时,应进行相应的实验室、心电图和超声检查。对于上述检查提示 PTE 者,应安排 PTE 的确诊检查,包括螺旋CT,放射性核素肺通气/灌注扫描,MRI 和肺动脉造影 4 项,其中 1 项检查阳性即可明确诊断。同时,应寻找 PTE 的成因和危险因素(求因),明确有无 DVT 并寻找发生 DVT 和 PTE 的诱发因素。

五、治疗要点

(一)一般处理

对高度疑诊或确诊 PTE 的患者,应进行严密监护,监测呼吸、心率、血压、静脉压、心电图及动脉血气的变化。患者应卧床休息,并保持大便通畅,避免用力,以免促进深静脉血栓脱落。必要时可适当使用镇静、止痛、镇咳等对症治疗。

(二)呼吸循环支持

有低氧血症者可经鼻导管或面罩给氧。对于出现右心功能不全但血压正常者,可使用小剂量多巴酚丁胺和多巴胺;若出现血压下降,可增加多巴胺剂量或使用其他血管加压药(如去甲肾上腺素等)。

(三)溶栓治疗

1.适应证

溶栓治疗可迅速溶解部分或全部血栓,恢复肺组织灌注,降低 PTE 患者的病死率和复发率,主要适用于大面积 PTE 患者。对于次大面积 PTE 患者,若无禁忌证可考虑溶栓;而对于血压和右心室运动功能均正常的患者,则不宜溶栓。溶栓的时间窗一般为 14 天以内,但若近期有新发 PTE 征象,可适当延长。溶栓应尽可能在 PTE 确诊的前提下慎重进行,但对有明确溶栓指征的患者,宜尽早开始溶栓。

2.禁忌证

溶栓治疗的主要并发症为出血,以颅内出血最为严重,发生率为 1%～2%,发生者近半数死亡。因此,用药前应充分评估出血的危险性,溶栓治疗的绝对禁忌证有活动性内出血、近期自发性颅内出血。相对禁忌证包括:近期有大手术、分娩、器官活检或不能压迫止血部位的血管穿刺、胃肠道出血,严重创伤、神经外科或眼科手术,心肺复苏史,以及血小板计数减少、缺血性脑卒中,难于控制的重度高血压,妊娠,细菌性心内膜炎,严重肝肾功能不全,糖尿病出血性视网膜病变等。对于致命性大面积 PTE,上述绝对禁忌证亦应视为相对禁忌证。

3.常用溶栓药物

(1)尿激酶(UK):负荷量 4400IU/kg,静脉注射 10 分钟,随后以 2200IU/(kg·h)持续静脉滴注 12 小时,或以 20000IU/kg 剂量持续静脉滴注 2 小时(称为 2 小时溶栓方案)。

(2)链激酶(SK):负荷量 250000IU,静脉注射 30 分钟,随后以 10000IU/h 持续静脉滴注 24 小时。链激酶具有抗原性,故用药前需肌内注射苯海拉明或地塞米松,以防止过敏反应,且 6 个月内不宜再次使用。

(3)重组组织型纤溶酶原激活剂(rt-PA):50mg 持续静脉滴注 2 小时。

(四)抗凝治疗

抗凝治疗能够有效预防血栓再形成和复发,为机体发挥自身的纤溶机制、溶解血栓创造条件,是 PTE 和 DVT 的基本治疗方法。常用药物包括肝素和华法林,当临床疑诊 PTE 时,即可开始使用肝素进行抗凝治疗。

1.肝素

肝素包括普通肝素和低分子肝素。普通肝素首剂负荷量为 80IU/kg 或 3000～5000IU 静脉注射,继以 18IU/(kg·h)持续静脉滴注,应用时根据活化部分凝血活酶时间(APTT)调整剂量,尽快使 APTT 达到并维持于正常值的 1.5～2.5 倍。肝素亦可用皮下注射方式给药。低分子肝素根据体重给药,每天 1～2 次皮下注射,不需要监测 APTT 和调整剂量。一般肝素或低分子肝素需使用 5 天,直至临床情况平稳。大面积 PTE 或髂骨静脉血栓者需延长至 10 天或更长。

2.华法林

在肝素开始应用后的第 1～3 天加用华法林口服,初始剂量为 3.0～5.0mg。由于华法林需要数天才能发挥全部作用,故需在连续 2 天测定的国际标准化比值(INR)达到 2.0～3.0 时,或凝血酶原时间(PT)延长至正常值的 1.5～2.5 倍时,方可停用肝素,单纯口服华法林治疗,并根据 INR 或 PT 调节华法林的剂量。口服华法林的疗程一般为 3～6 个月。育龄妇女服用华法林者需注意避孕,对于计划怀孕的妇女或孕妇,应在妊娠前 3 个月和最后 6 周禁用华法林,改用肝素或低分子肝素治疗。产后和哺乳期妇女可以服用华法林。

(五)肺动脉血栓摘除术

肺动脉血栓摘除术风险大,病死率高,需具备较高的技术条件,仅适用于经积极内科治疗无效的紧急情况(如大面积 PTE)或有溶栓禁忌证者。

(六)肺动脉导管碎解和抽吸血栓

本法是指经导管碎解和抽吸肺动脉内的巨大血栓,并局部注射小剂量溶栓制剂,使血栓溶解,适用于肺动脉主干或主要分支的大面积 PTE。

(七)放置腔静脉滤器

为预防再次发生栓塞,可根据 DVT 的部位放置下腔静脉或上腔静脉滤器,置入滤器后若无禁忌证,宜长期服用华法林抗凝,定期复查有无滤器上血栓形成。

(八)慢性血栓栓塞性肺动脉高压的治疗

若阻塞部位处于手术可及的肺动脉近端,可考虑行肺动脉血栓内膜剥脱术;每天口服华法林 3.0～5.0mg,根据 INR 调整剂量,保持 INR 为 2.0～3.0;反复下肢深静脉血栓脱落者,可放置下腔静脉滤器。

六、常见护理诊断/问题

(一)气体交换受损

气体交换受损与肺血管阻塞所致的通气/血流比例失调有关。

(二)恐惧

恐惧与突发的严重呼吸困难、胸痛有关。

(三)有受伤的危险:出血

出血与溶栓抗凝治疗有关。

七、护理措施

(一)休息与活动

患者应绝对卧床休息,抬高床头或取半卧位,指导患者进行深慢呼吸,并通过采用放松术等方法减轻恐惧心理,降低耗氧量。急性期:患者除绝对卧床外,还需避免下肢过度屈曲,一般在充分抗凝的前提下卧床时间为 2～3 周;保持大便通畅,避免用力,以防下肢血管内压力突然升高,使血栓再次脱落而形成新的危及生命的栓塞。恢复期:需预防下肢血栓形成,若患者仍需卧床,下肢须进行适当的活动或被动关节活动,穿抗栓袜或气压袜,不在腿下放置垫子或枕头,以免加重下肢循环障碍。

(二)饮食护理

应提供清淡、易消化、足够热量的饮食,同时增加纤维素的摄入,保持大便通畅,避免便秘的发生,指导患者适当增加液体摄入,防止血液浓缩。

(三)病情观察

1.呼吸状态

当出现呼吸浅促、动脉血氧饱和度降低、心率加快等表现时,提示呼吸功能受损、机体缺氧。

2.意识状态

监测患者有无烦躁不安、嗜睡、意识模糊、定向力障碍等脑缺氧的表现。

3.循环状态

需监测患者有无颈静脉充盈、肝大,肝颈静脉回流征阳性、下肢水肿及静脉压升高等右心功能不全的表现。当较大的肺动脉栓塞后,可使左心室充盈压降低,心排出量减少,故需严密监测血压和心率的改变。

4.心电图活动

肺动脉栓塞时可导致心电图的改变,当监测到心电图的动态改变时,有利于肺栓塞的诊断。溶栓治疗后若出现胸前导联 T 波倒置加深,可能是溶栓成功、右室负荷减轻、急性右心扩张好转的表现。另外,严重缺氧的患者可导致心动过速和心律失常,需要密切监测患者的心电图改变。

5.观察下肢深静脉血栓形成的征象

由于下肢深静脉血栓形成以单侧下肢肿胀最为常见,故需测量和比较双侧下肢周径,并观察有无局部皮肤颜色的改变,如发绀。下肢周径的测量方法:大、小腿周径的测量点分别为髌骨上缘以上 15cm 处和髌骨下缘以下 10cm 处,双侧下肢周径差＞1cm 有临床意义。检查是否存在 Homans 征阳性。

6.其他

若患者出现右心功能不全的症状,需按医嘱给予强心剂,限制水、钠摄入,并按肺源性心脏病进行护理。当患者心排出量减少,出现低血压甚至休克时,应按医嘱给予静脉输液和升压药物,记录液体出入量,当患者同时伴有右心功能不全时,尤应注意液体出入量的调整,平衡低血压需输液和心功能不全需限制液体之间的矛盾。

(四)用药护理

1.溶栓剂应用护理

按医嘱给予溶栓剂,应注意对临床及相关实验室检查情况进行动态观察,评价溶栓效果。溶栓治疗的主要并发症是出血,最常见的出血部位为血管穿刺处,严重的出血包括腹膜后出血和颅内出血,后者发生率为 1％～2％,一旦发生,预后差,约半数患者死亡。因此,对溶栓治疗患者应:密切观察出血征象,如皮肤青紫、血管穿刺处出血过多、血尿、腹部或背部疼痛,严重头疼,神志改变等;严密监测血压,当血压过高时及时报告医生,以便及时进行适当处理;给药前宜留置外周静脉套管针,方便溶栓过程中取血监测,避免反复穿刺血管。静脉穿刺部位压迫止血需加大力量并延长压迫时间;用尿激酶或链激酶溶栓治疗后,应每 2～4 小时测定一次 PT或 APTT,当其水平降至正常值的 2 倍时,按医嘱开始应用肝素抗凝。

2.抗凝剂应用护理

(1)肝素:在开始治疗后的最初 24 小时内,每 4～6 小时监测 APTT,达稳定治疗水平后,改为每天监测 APTT。肝素治疗的不良反应包括出血和肝素诱导的血小板减少症(HIT)。HIT 的发生率较低,但一旦发生,常比较严重,故在治疗的第 1 周应每 1～2 天、第 2 周起每 3～4 天监测血小板计数,若出现血小板迅速或持续降低达 30% 及以上,或血小板计数≤100×10^9/L,应报告医生停用肝素。

(2)华法林:华法林的疗效主要通过监测 INR 是否达到并保持在治疗范围来进行评价,故在治疗期间需定期监测 INR。在 INR 未达到治疗水平时需每天监测,达到治疗水平时每周监测 2～3 次,共监测 2 周,以后延长到每周监测 1 次或更长。华法林的主要不良反应是出血,发生出血时用维生素 K 拮抗。在用华法林治疗的前几周还可能引起血管性紫癜,导致皮肤坏死,需注意观察。

(五)心理护理

当患者突然出现严重的呼吸困难和胸痛时,医务人员需保持冷静,避免出现紧张慌乱的情况,从而加重患者的恐惧心理。护士应尽量陪伴患者,告诉患者目前的病情变化,用患者能够理解的方式解释各种设备、治疗措施和护理操作,并采用非语言性沟通技巧,如抚摸、握住患者的手等方式增加患者的安全感,减轻其恐惧。当病情剧变时,亲人的陪伴可有效地降低患者的焦虑和恐惧心理,故在不影响抢救的前提下,可允许家属陪伴患者。鼓励患者充分表达自己的情感,应用适当的沟通技巧促使患者表达自己的担忧和疑虑。

八、健康指导

(一)预防疾病

(1)对存在 DVT 危险因素的人群,应指导其避免可能增加静脉血流瘀滞的行为,如长时间保持坐位(特别是坐时跷二郎腿)、穿束膝长筒袜、长时间站立不活动等。

(2)对于卧床患者,应鼓励其进行床上肢体活动,不能自主活动的患者需进行被动关节活动,病情允许时需协助早期下地活动和走路。不能活动的患者,将腿抬高至心脏以上水平,可促进下肢静脉血液回流。

(3)卧床患者可利用机械作用,如穿加压弹力抗栓袜、应用下肢间歇序贯加压充气泵等促进下肢静脉血液回流。

(4)指导患者适当增加液体摄入,防止血液浓缩。由于高脂血症、糖尿病等疾病可导致血液出现高凝状态,应指导患者积极治疗原发病。

(5)对于血栓形成高危患者,应指导其按医嘱使用抗凝制剂,防止血栓形成。

(二)疾病指导

向患者介绍 DVT 和 PTE 的表现。对于长时间卧床的患者,若出现一侧肢体疼痛、肿胀,应注意发生 DVT 的可能;在存在相关发病因素的情况下,突然出现胸痛,呼吸困难、咯血等表现时,应注意 PTE 的可能性,需及时告诉医护人员或及时就诊。

（三）随访指导

指导患者观察病情，出现病情变化及时就诊。

九、预后

目前，VTE 已成为世界性的重要医疗保健问题，其发病率和病死率均较高，西方国家 DVT 和 PTE 的年发病率分别约为 1.0‰ 和 0.5‰。美国每年新发病例数超过 60 万，其中 DVT 患者 37.6 万人，PTE 患者 23.7 万人，每年因 VTE 死亡的病例数超过 29 万。我国目前尚无 PTE 的流行病学资料，但随着诊断意识和检查技术的提高，诊断例数明显增加，PTE 已不再视为少见病。PET 患者的病情严重程度取决于发病机制的综合作用，栓子的大小和数量，栓塞次数及间隔时间，是否同时存在其他心肺疾病等对发病过程和预后有重要影响。

第十一节　呼吸衰竭和急性呼吸窘迫综合征的护理

一、呼吸衰竭概述

呼吸衰竭简称呼衰，是指各种原因引起的肺通气和（或）换气功能严重障碍，以致在静息状态下不能维持足够的气体交换，导致低氧血症伴（或不伴）高碳酸血症，进而引起一系列病理生理改变和相应临床表现的综合征。由于临床表现缺乏特异性，明确诊断需依据动脉血气分析，若在海平面、静息状态、呼吸空气条件下，动脉血氧分压（PaO_2）<60mmHg，伴或不伴二氧化碳分压（$PaCO_2$）>50mmHg，并排除心内解剖分流和原发于心排出量降低等因素所致的低氧血症，即可诊断为呼吸衰竭。

（一）病因与发病机制

1.病因

（1）气道阻塞性病变。如慢性阻塞性肺疾病、重症哮喘等，引起气道阻塞和肺通气不足，导致缺氧和 CO_2 潴留，发生呼吸衰竭。

（2）肺组织病变。如严重肺炎、肺气肿、肺水肿等，均可导致有效弥散面积减少、肺顺应性减低、通气/血流比例失调，造成缺氧或合并 CO_2 潴留。

（3）肺血管疾病。如肺栓塞可引起通气/血流比例失调，导致呼吸衰竭。

（4）胸廓与胸膜病变。如胸外伤造成的连枷胸、胸廓畸形，广泛胸膜增厚，气胸等，造成通气减少和吸入气体分布不均，导致呼吸衰竭。

（5）神经肌肉病变。如脑血管疾病，脊髓颈段或高位胸段损伤、重症肌无力等均可累及呼吸肌，造成呼吸肌无力或麻痹，导致呼吸衰竭。

2.发病机制

（1）肺通气不足。健康成人在静息状态下呼吸空气时，有效通气量需达到 4L/min，方能维持正常肺泡氧分压（PaO_2）和二氧化碳分压（$PaCO_2$）。当二氧化碳产生量增加时，需通过增加通气量，以维持正常的 $PaCO_2$。各种原因导致肺通气不足时，使进出肺的气体量减少，导致 PaO_2 降低和 $PaCO_2$ 升高，从而导致缺氧和 CO_2 潴留。

(2)弥散障碍。肺内气体交换是通过弥散过程实现的。气体的弥散量取决于弥散面积、肺泡膜的厚度和通透性、气体和血液接触的时间和气体分压差等。许多肺部疾病(如肺实质,肺不张)可引起弥散面积减少,肺水肿、肺纤维化等可引起弥散距离增宽,从而导致弥散障碍。由于氧气的弥散速度比二氧化碳慢,且氧气的弥散能力仅为二氧化碳的 1/20,故弥散障碍时通常以低氧血症为主。

(3)通气/血流比例失调。通气/血流比例是指每分钟肺泡通气量与每分钟肺毛细血管总血流量之比(V_A/Q),正常成人静息时约为 0.8。以下 2 种情况可导致 V_A/Q 比例失调。

部分肺泡通气不足:由于慢性阻塞性肺疾病,肺炎,肺不张和肺水肿等病变并非均匀分布,病变严重部位肺泡通气明显减少,而血流未相应减少,$V_A/Q<0.8$,使流经该区肺动脉的静脉血未经充分氧合便掺入肺静脉中,称为功能性动-静脉分流,使 PaO_2 降低。

部分肺泡血流不足:当肺血管发生病变时,如肺栓塞等,使部分肺泡血流量减少,$V_A/Q \geqslant 0.8$,导致病变肺区的肺泡气不能充分利用,使功能性无效腔增大,又称无效腔样通气。此时,虽然流经的血液的 PaO_2 升高,其含氧量却增加很少;而健康肺区却因血流量增加而使 V_A/Q 低于正常,导致功能性分流增加,出现 PaO 降低。

(4)肺内动-静脉解剖分流增加。这是 V_A/Q 比例失调的特例。在生理情况下,肺内存在少量解剖分流。某些病理状态(如支气管扩张)可伴有支气管血管扩张和肺内动-静脉短路开放,导致肺内解剖分流增加。在肺实变和肺不张时,病变肺泡完全失去通气功能,但仍有血流,这种情况类似于解剖分流。上述 2 种情况均可使静脉血未经氧合直接进入肺静脉,造成低氧血症。

(5)氧耗量增加。当各种原因导致氧耗量增加时,可使肺泡氧分压下降,此时需通过增加通气量防止缺氧,若同时伴有通气功能障碍,则会出现严重的低氧血症。发热、寒战、呼吸困难和抽搐均可增加氧耗量,寒战时耗氧量可达 500mL/min;严重呼吸困难时,用于呼吸的氧耗量可达到正常的十几倍。

3.低氧血症和高碳酸血症对机体的影响

(1)对中枢神经系统的影响。脑组织耗氧量大,为全身耗氧量的 20%～25%,故对缺氧十分敏感。通常供氧完全停止 4～5 分钟即可引起不可逆的脑损害。缺氧对中枢神经系统的影响程度取决于缺氧的程度和发生速度。急性缺氧可引起头痛、烦躁不安、谵妄、抽搐,慢性缺氧时症状出现缓慢。

CO_2 轻度增加时,对皮质下层刺激加强,间接引起皮质兴奋,患者往往出现失眠,精神兴奋,烦躁不安、精神错乱等;当 CO_2 潴留使脑脊液 H^* 浓度增加时,可影响脑细胞代谢,降低脑细胞兴奋性,抑制皮质活动,表现为嗜睡、昏迷、抽搐和呼吸抑制。这种由缺氧和 CO_2,潴留导致的神经精神障碍症候群称为肺性脑病,又称为 CO_2 麻醉。

严重的缺氧和 CO_2 潴留均会使脑血管扩张,通透性增加,引起脑细胞、脑间质水肿,导致颅内压增高,压迫脑组织和血管,进一步加重脑缺氧,形成恶性循环。

(2)对循环系统的影响。缺氧和 CO_2 潴留均可引起反射性心率加快,心肌收缩力增强、心排出量增加。同时可使交感神经兴奋,引起皮肤和腹腔器官血管收缩,而冠状血管主要受局部代谢产物的影响而扩张,血流量增加。严重缺氧和 CO_2 潴留可直接抑制心血管中枢,造成心脏活动受抑制和血管扩张、血压下降和心律失常等严重后果。急性严重缺氧可导致心室颤动或心搏骤停。长期慢性缺氧可导致心肌纤维化、心肌硬化，肺动脉高压，最终发展为肺源性心脏病。

(3)对呼吸系统的影响。缺氧和 CO_2 潴留对呼吸的影响都是双向的，既有兴奋作用又有抑制作用。一方面，当 $PaO_2<60mmHg$ 时，可做用于颈动脉窦和主动脉体化学感受器，反射性兴奋呼吸中枢。但若缺氧缓慢加重，这种反射作用比较迟钝。另一方面，缺氧可对呼吸中枢产生直接抑制作用，且当 $PaO_2<30mmHg$ 时，抑制作用占优势。CO_2 对呼吸中枢具有强大的兴奋作用，CO_2 浓度增加时，通气量明显增加，$PaCO_2$ 每增加 $1mmHg$，通气量增加 $2L/min$。但当 $PaCO_2>80mmHg$ 时，会对呼吸中枢产生抑制和麻痹作用，通气量反而下降，此时呼吸运动主要靠缺氧的反射性呼吸兴奋作用维持。

(4)对消化系统和肾功能的影响。严重缺氧可使胃壁血管收缩，胃黏膜屏障作用降低。而 CO_2 潴留可增强胃壁细胞碳酸酐酶活性，使胃酸分泌增多，出现胃肠黏膜糜烂，坏死，溃疡和出血。缺氧可直接或间接损害肝细胞，使丙氨酸氨基转移酶上升；也可使肾血管痉挛、肾血流量减少，导致肾功能不全。

(5)对酸碱平衡和电解质的影响。严重缺氧可抑制细胞能量代谢的中间过程，使能量产生降低，并产生大量乳酸和无机磷，引起代谢性酸中毒。严重或持续缺氧可使能量产生不足，导致钠泵功能障碍，使细胞内 K 转移至血液，而 Na^+ 和 H^+ 进入细胞内，造成高钾血症和细胞内酸中毒。慢性 CO_2 潴留时肾脏排出 HCO_3^- 减少，以维持正常 pH，机体为维持血中主要阴离子的相对恒定，出现排 Cl 增加，造成低氯血症。$PaCO_2$ 增高（$>45mmHg$）可使 pH 下降（<7.35），导致呼吸性酸中毒。

(二)分类

1.按动脉血气分析分类

(1)Ⅰ型呼吸衰竭。Ⅰ型呼吸衰竭又称缺氧性呼吸衰竭，无 CO_2 潴留。血气分析特点：$PaO_2<60mmHg$，$PaCO_2$ 降低或正常，常见于换气功能障碍（通气/血流比例失调、弥散功能损害和肺动-静脉分流）疾病。

(2)Ⅱ型呼吸衰竭。Ⅱ型呼吸衰竭又称高碳酸性呼吸衰竭，既有缺氧，又有 CO_2 潴留。血气分析特点：$PaO_2<60mmHg$，$PaCO_2>50mmHg$，为肺泡通气不足所致。

2.按发病急缓分类

(1)急性呼吸衰竭。急性呼吸衰竭是指由于多种突发致病因素，使患者的通气或换气功能迅速出现严重障碍，在短时间内发展为呼吸衰竭。因机体不能很快代偿，若不能及时抢救，将危及患者生命。

(2)慢性呼吸衰竭。慢性呼吸衰竭是指由于呼吸系统和神经肌肉系统的慢性疾病，导致呼吸功能损害逐渐加重，经过较长时间发展为呼吸衰竭。由于缺氧和 CO_2 潴留逐渐加重，在早期机体可代偿适应，多能耐受少量工作及日常活动，此时称为代偿性慢性呼吸衰竭。若在此基础上并发呼吸系统感染或气道痉挛等，可出现急性加重，在短时间内 PaO_2 明显下降、$PaCO_2$ 明显升高，则称为慢性呼衰急性加重，其临床情况兼有急性呼吸衰竭的特点。

3.按发病机制分类

(1)泵衰竭。泵衰竭由呼吸泵(驱动或制约呼吸运动的神经、肌肉和胸廓)功能障碍引起，以Ⅱ型呼吸衰竭表现为主。

(2)肺衰竭。肺衰竭由肺组织及肺血管病变或气道阻塞引起，可表现为Ⅰ型或Ⅱ型呼吸衰竭。

(三)临床表现

1.呼吸困难

多数患者有明显的呼吸困难，急性呼吸衰竭早期表现为呼吸频率增加，病情严重时出现呼吸困难，辅助呼吸肌活动增加，可出现"三凹征"。慢性呼吸衰竭表现为呼吸费力伴呼气延长，严重时呼吸浅快，并发CO_2麻醉时，出现浅慢呼吸或潮式呼吸。

2.发绀

发绀是缺氧的典型表现。当SaO_2低于90％时，出现口唇、指甲和舌发绀。另外，发绀的程度与还原型血红蛋白的含量相关，故红细胞增多者发绀明显，而贫血患者则不明显。

3.精神-神经症状

急性呼吸衰竭可迅速出现精神紊乱、躁狂、昏迷、抽搐等症状。慢性呼吸衰竭随着$PaCO_2$升高，出现先兴奋后抑制的症状。

兴奋症状包括烦躁不安、昼夜颠倒甚至谵妄。CO_2潴留加重时，导致肺性脑病，出现抑制症状，表现为表情淡漠，肌肉震颤，间歇抽搐，嗜睡甚至昏迷等。

4.循环系统表现

多数患者出现心动过速，严重缺氧和酸中毒时，可引起周围循环衰竭，血压下降、心肌损害，心律失常甚至心搏骤停。CO_2潴留者出现体表静脉充盈、皮肤潮红、温暖多汗、血压升高；慢性呼吸衰竭并发肺心病时，可出现体循环淤血等右心衰竭的表现。因脑血管扩张，患者常有搏动性头痛。

5.消化系统和泌尿系统表现

严重呼吸衰竭时可损害肝、肾功能，并发肺心病时可出现尿量减少。部分患者可引起应激性溃疡而发生上消化道出血。

(四)实验室及其他检查

1.动脉血气分析

$PaO_2<60mmHg$，伴或不伴$PaCO_2>50mmHg$，pH可正常或降低。

2.影像学检查

X线胸片、胸部CT和放射性核素肺通气/灌注扫描等可协助分析呼吸衰竭的原因。

3.其他检查

肺功能的检测能判断通气功能障碍的性质及是否合并换气功能障碍，并对通气和换气功能障碍的严重程度进行判断。纤维支气管镜检查可以明确大气道情况和取得病理学证据。

(五)诊断要点

有导致呼吸衰竭的病因或诱因；有低氧血症或伴高碳酸血症的临床表现；在海平面大气压下，静息状态呼吸空气时，$PaO_2<60mmHg$，或伴$PaCO_2>50mmHg$，在排除心内解剖分流或原发性心排出量降低后,呼吸衰竭的诊断即可成立。

(六)治疗要点

1.保持呼吸道通畅

气道不通畅可加重呼吸肌疲劳,气道分泌物积聚时可加重感染,并可导致肺不张,减少呼吸面积,加重呼吸衰竭。因此,保持气道通畅是纠正缺氧和 CO 潴留最重要的措施。

(1)清除呼吸道分泌物及异物。

(2)昏迷患者用仰头提颌法打开气道并将口打开。

(3)缓解支气管痉挛。用支气管舒张药(如 β 肾上腺素受体激动剂、糖皮质激素等)缓解支气管痉挛。急性呼吸衰竭患者需静脉给药。

(4)建立人工气道。若上述方法不能有效地保持气道通畅,可采用简易人工气道或气管内导管(气管插管和气管切开)建立人工气道,简易人工气道主要有口咽通气道、鼻咽通气道和喉罩,是气管内导管的临时替代方式。

2.氧疗

任何类型的呼吸衰竭都存在低氧血症,故氧疗是呼吸衰竭患者重要的治疗措施,但不同类型的呼吸衰竭,其氧疗的指征和给氧方法不同。原则是 Ⅱ 型呼吸衰竭应给予低浓度($\leqslant 35\%$)持续吸氧;Ⅰ 型呼吸衰竭则可给予较高浓度($\geqslant 35\%$)吸氧。急性呼吸衰竭的给氧原则:在保证 PaO_2 迅速提高到 $60mmHg$ 或 SaO_2 达 90% 以上的前提下,尽量降低吸氧浓度。

3.增加通气量,减少 CO_2 潴留

宜用于以换气功能障碍为主所致的呼吸衰竭。常用药物有尼可刹米、洛贝林、多沙普仑等,以尼可刹米最常用,常规 $0.375\sim0.75g$ 静脉注射。

(2)机械通气。对于呼吸衰竭严重、经上述处理不能有效改善缺氧和 CO_2 潴留时,需考虑机械通气。

4.抗感染

感染是慢性呼吸衰竭急性加重最常见的诱因,一些非感染性因素诱发的呼吸衰竭加重也常继发感染,故需进行积极抗感染治疗。

5.纠正酸碱平衡失调

急性呼衰患者常容易合并代谢性酸中毒,应及时纠正。慢性呼吸衰竭常有 CO 潴留,导致呼吸性酸中毒,宜采用改善通气的方法纠正。如果呼吸性酸中毒的发生发展过程缓慢,机体常以增加碱储备来代偿,当呼吸性酸中毒纠正后,原已增加的碱储备会使 pH 升高,对机体造成严重危害。因此,在纠正呼吸性酸中毒的同时,需给予盐酸精氨酸和氯化钾,以防止代谢性碱中毒的发生。

6.病因治疗

在解决呼吸衰竭本身造成危害的前提下,针对不同病因采取适当的治疗措施是治疗呼吸衰竭的根本。

7.重要脏器功能的监测与支持

重症患者需转入 ICU 进行积极抢救和监测,预防和治疗肺动脉高压、肺源性心脏病、肺性脑病、肾功能不全和消化道功能障碍,尤其要注意预防多器官功能障碍综合征(MODS)的发生。

二、急性呼吸窘迫综合征概述

急性呼吸窘迫综合征(ARDS)是急性肺损伤(ALI)的严重阶段,两者为同一疾病过程的2个阶段。ALI(或 ARDS)是由心源性以外的各种肺内、外致病因素导致的急性、进行性呼吸衰竭。临床上以呼吸窘迫和顽固性低氧血症为特征,肺部影像学表现为非均一性渗出性病变。主要病理特征为肺微血管高通透性所致的高蛋白质渗出性肺水肿和透明膜形成,可伴有肺间质纤维化。病理生理改变以肺容积减少,肺顺应性降低和严重通气/血流比例失调为主。

(一)病因与发病机制

1.病因

(1)肺内因素。肺内因素是指对肺的直接损伤,包括以下因素。

化学性因素:如吸入胃内容物、毒气,烟尘及长时间吸入纯氧等。

物理性因素:如肺挫伤、淹溺。

生物性因素:如重症肺炎。

(2)肺外因素。肺外因素包括各种类型的休克、败血症、严重的非胸部创伤、大量输血、急性重症胰腺炎、药物或麻醉品中毒等。

2.发病机制

ALI 和 ARDS 的发病机制仍不十分清楚。目前认为,除上述危险因素对肺泡膜造成直接损伤外,更重要的是多种炎症细胞及其释放的炎性递质和细胞因子间接介导的肺炎症反应,激发机体产生系统性炎症反应综合征(SIRS),即机体失控的自我持续放大和自我破坏的炎症反应,导致一系列病理生理改变。

(1)细胞学机制。

中性粒细胞:中性粒细胞在 ALI 和(或)ARDS 的发生发展过程中起着十分重要的作用。一方面,中性粒细胞在肺内聚集,激活,并通过"呼吸爆发"释放氧自由基,蛋白酶和炎性介质,导致炎症反应和肺组织损伤;另一方面,很多导致 ALI 发生的因素可以延迟中性粒细胞的凋亡,使中性粒细胞持续发挥作用,引起过度和失控的炎症反应。

巨噬细胞和肺毛细血管内皮细胞:可以分泌肿瘤坏死因子α和白细胞介素-1 等炎性介质,对启动早期炎症反应和维持炎症反应起着重要作用。

(2)肺内炎性介质和抗感染递质的平衡失调。新近研究发现,在发生系统性炎症反应综合征的同时,机体启动了一系列内源性抗感染介质和抗感染性内分泌激素,引起的抗感染反应称为代偿性抗感染症反应综合征(CARS),对机体产生保护作用。在发生 ALI 和(或)ARDS 时,除炎性介质增加外,尚有抗感染介质,如 IL-4、IL-10、IL-13 等的释放不足,肺内炎性介质和抗感染介质的平衡失调。

(3)对机体的影响。在炎性细胞和炎症递质的作用下,导致肺毛细血管内皮细胞和肺泡上皮细胞损伤,肺泡膜通透性增加,使毛细血管内液体和蛋白质漏入肺间质和肺泡,引起肺间质和肺泡水肿。肺泡大量积水又可使肺泡表面物质减少,出现小气道陷闭和肺泡萎陷,使功能残气量和有效参与气体交换的肺泡数量减少,因而称 ALI/ARDS 肺为"婴儿肺"或"小肺",导致弥散和通气功能障碍、通气/血流比例失调和肺顺应性下降。另外,由于病变不均,即在重力依赖区(仰卧位时靠近背部的肺区)出现严重肺水肿和肺不张,通气功能极差;而非重力依赖区(仰卧位时靠近前胸壁的肺区)肺泡通气功能基本正常,从而进一步加重肺内分流,造成严重的低氧血症和呼吸窘迫。

3.病理

ARDS 的主要病理改变为肺广泛充血、水肿和肺泡内透明膜形成,主要有 3 个病理阶段:渗出期、增生期和纤维化期,常重叠存在。ARDS 肺组织表现为呈暗红或暗紫红的肝样变,可见水肿、出血,重量明显增加,切面有液体渗出,故有"湿肺"之称。显微镜下早期可见微血管充血、出血和微血栓,肺间质和肺泡内有炎症细胞浸润和富含蛋白质的水肿液;72 小时后形成透明膜,伴灶性或大片肺泡萎陷,可见 I 型肺泡上皮受损坏死;1～3 周后,逐渐过渡到增生期和纤维化期,可见 II 型肺泡上皮和成纤维细胞增生,胶原沉积,肺泡的透明膜经吸收消散而修复或形成纤维化。

(二)临床表现

除原发病的表现外,常在受到发病因素(严重创伤,休克、误吸胃内容物的危险等)攻击后的 12～48 小时内(偶有长达 5 天)突然出现进行性呼吸困难、发绀,常伴有烦躁、焦虑,出汗,患者常感到胸廓紧束,严重憋气,即呼吸窘迫,不能被氧疗所改善,也不能用其他心肺疾病所解释。咳嗽、咳痰,甚至出现咳血水样痰或小量咯血。早期多无阳性体征,或仅闻及少量细湿啰音;后期可闻及水泡音及管状呼吸音。

(三)实验室及其他检查

1.胸部 X 线检查

X 线胸片的表现以演变快速、多变为特点。早期无异常或出现肺纹理增多,边缘模糊。继之出现斑片状并逐渐融合成大片浸润阴影,大片阴影中可见支气管充气征。后期可出现肺间质纤维化改变。

2.动脉血气分析

ARDS 以低 PaO_2 低 $PaCO_2$ 和高 pH 为典型表现,后期可出现 $PaCO_2$ 升高和 pH 降低。肺氧合功能指标包括肺泡-动脉氧分压差[$P_{A-a}O_2$],肺内分流(Qs/Qt)、呼吸指数[$P_{A-a}O:/PaO_2$],氧合指数(PaO_2/FiO_2 以 PaO_2 的 mmHg 值除以吸入氧分数 FiO_2 获得)等,其中 PaO_2/FiO_2 为最常使用的指标,是诊断 ALI 或 ARDS 的必要条件,正常值为 400～500,ALI 时氧合指数≤300,ARDS 时氧合指数≤200。

3.床边肺功能监测

肺顺应性降低,无效腔通气量比例(VD/VT)增加,但无呼气流速受限。

4.血流动力学监测

血流动力学监测通常仅用于与左心衰竭鉴别困难时,一般肺毛细血管楔压(PCWP)＜12mmHg,若＞18mmHg 则支持左心衰竭的诊断。

(四)诊断要点

目前,仍采用中华医学会呼吸病分会 1999 年制订的诊断标准,符合下列 5 项条件者可诊断为 ALI 或 ARDS。

(1)有 ALI 和(或)ARDS 的高危因素。

（2）急性起病、呼吸频数和（或）呼吸窘迫。

（3）低氧血症，氧合指数≤300mmHg 时为 ALI，氧合指数≤200mmHg 时为 ARDS。

（4）胸部 X 线检查示两肺浸润阴影。

（5）PCWP≤18mmHg 或临床上能除外心源性肺水肿。

（五）治疗要点

ARDS 的治疗原则同一般急性呼吸衰竭，主要治疗措施包括：积极治疗原发病、氧疗、机械通气和调节液体平衡等。

1.治疗原发病

治疗原发病是治疗 ALI/ARDS 的首要原则和基础，应积极寻找原发病灶并予以彻底治疗。原因不能明确时，都应怀疑感染的可能，治疗上宜选择广谱抗生素。

2.氧疗

一般需用面罩进行高浓度（≥50％）给氧，使 PaO_2≥60mmHg 或 SaO_2≥90％。

3.机械通气

ALI 阶段的患者可使用无创正压通气，无效或病情加重时尽早应用有创机械通气，以提供充分的通气和氧合，支持器官功能。但由于 ARDS 病变的不均匀性，传统的机械通气潮气量可以使顺应性较好的处于非重力依赖区的肺泡过度充气而造成肺泡破坏，加重肺损伤；而萎陷的肺泡在通气过程中仍维持于萎陷状态，在局部扩张肺泡与萎陷肺泡之间产生剪切力，进一步加重肺损伤。目前，ARDS 机械通气的关键在于：复张萎陷的肺泡并使其维持在开放状态，以增加肺容积和改善氧合；避免肺泡随呼吸周期反复开闭所造成的损伤。因此，ARDS 患者的机械通气需采用肺保护性通气，主要措施有以下几种。

（1）呼气末正压（PEEP）。适当的 PEEP 可以使萎陷的小气道和肺泡重新开放，防止肺泡随呼吸周期反复开闭，并可减轻肺泡水肿，从而改善肺泡弥散功能和通气/血流比例，减少分流，达到改善氧合功能和肺顺应性的目的。但 PEEP 可增加胸腔正压，减少回心血量。因此，使用时应注意：对于血容量不足的患者，应补充足够的血容量，但要避免过量而加重肺水肿；从低水平开始，先用 $5cmH_2O$，逐渐增加到合适水平，一般为 $8\sim18cmH_2O$，以维持 $PaO_2>60mmHg$ 而 $FiO_2<0.6$。

（2）小潮气量。由于 ARDS 导致肺泡萎陷和功能性残气量减少，有效参与气体交换的肺泡数减少。因此，要求小潮气量通气，以防止肺泡过度充气。通气量为 $6\sim8m/kg$，使吸气平台压控制在 $30\sim35cmH_2O$。可允许一定程度的 CO_2 潴留和呼吸性酸中毒（pH7.25～7.30），酸中毒严重时需适当补碱。

（3）通气模式的选择。目前尚无统一的标准，压力控制通气可以保证气道吸气压不超过预设水平，避免肺泡过度扩展而导致呼吸机的相关肺损伤，较常用。反比通气的吸气相长于呼气相，与正常吸呼比相反，可以改善氧合，当与压力控制通气联合使用时，延长的吸气时间可以产生一延长的低压气流，从而改善气体的弥散功能。联合使用肺复张法、俯卧位辅助通气等可进一步改善氧合。

4.调节液体平衡

为了减轻肺水肿，需要以较低的循环容量来维持有效循环，保持双肺相对"干"的状态。在血压稳定的前提下,出入液量宜呈轻度负平衡。适当使用利尿剂可以促进肺水肿的消退。必要时需放置肺动脉导管监测肺动脉楔压(PAWP),指导液体管理。一般 ARDS 早期不宜输胶体液,因内皮细胞受损,毛细血管通透性增加,胶体液可渗入间质加重肺水肿。大量出血患者必须输血时,最好输新鲜血,用库存 1 周以上的血液时应加用微过滤器,避免发生微血栓而加重 ARDS。

5.营养支持与监护

ARDS 时机体处于高代谢状态,应补充足够的营养。由于在禁食 24～48 小时后就可以出现肠道菌群异位,且全静脉营养可引起感染和血栓形成等并发症。因此,宜早期开始胃肠营养。患者应安置在 ICU,严密监测呼吸,循环,水、电解质,酸碱平衡等,以便及时调整治疗方案。

6.其他治疗

糖皮质激素、表面活性物质替代治疗,吸入一氧化二氮等可能有一定的作用。

三、常见护理诊断/问题

(一)清理呼吸道无效

清理呼吸道无效与呼吸道感染、分泌物过多或黏稠、咳嗽无力,以及大量液体和蛋白质漏入肺泡有关。

(二)低效性呼吸型态

低效性呼吸型态与不能进行有效呼吸有关。

(三)焦虑

焦虑与呼吸窘迫、疾病危重,以及对环境和事态失去自主控制有关。

(四)自理缺陷

自理缺陷与严重缺氧、呼吸困难、机械通气有关。

(五)营养失调

低于机体需要量。营养低于机体需要量与气管插管和代谢增高有关。

(六)语言沟通障碍

语言沟通障碍与建立人工气道、极度衰弱有关。

(七)潜在并发症

常见的潜在并发症有误吸、呼吸机相关性肺炎、呼吸机相关性肺损伤等。

四、护理措施

(一)休息与活动

帮助患者取舒适且有利于改善呼吸状态的体位,一般呼吸衰竭的患者取半卧位或坐位,趴伏在床桌上,借此增加辅助呼吸肌的效能,促进肺膨胀。为减少体力消耗,降低氧耗量,患者需卧床休息,并尽量减少自理活动和不必要的操作。ALI/ARDS 患者在必要时可采用俯卧位辅助通气,以改善氧合。

(二)饮食护理

能够自行进食的患者应给予高蛋白、高维生素、足够热量、清淡易消化的饮食,视患者的病情可以少食多餐,保持大便通畅,避免便秘的发生。留置胃管不能自行进食的患者,应严密观察患者的胃内情况,每次鼻饲前应回抽胃液,确保胃管在胃内,同时证实患者的消化功能正常,无胃出血(应激性溃疡)的发生。摄入饮食应根据患者的能量计算,有条件时可由营养科配餐,确保患者能量供给足量。

(三)呼吸道的护理

1.保持呼吸道通畅,促进痰液引流

呼吸衰竭及 ARDS 患者的呼吸道净化作用减弱,炎性分泌物增多,痰液黏稠,引起肺泡通气不足。在氧疗和改善通气之前,必须采取各种措施,使呼吸道保持通畅。具体方法包括:指导并协助患者进行有效的咳嗽、咳痰;每 1～2 小时翻身 1 次,并给予拍背,促使痰液排出;病情严重、意识不清的患者因其口、咽及舌部肌肉松弛,咳嗽无力,分泌物黏稠不易咳出,可导致分泌物及舌后坠堵塞气道,应取仰卧位,头后仰,托起下颌,并用多孔导管经鼻或经口进行机械吸引,以清除口咽部分泌物,并能刺激咳嗽,有利于气道内的痰液咳出。若有气管插管或气管切开,则给予气管内吸痰,必要时也可用纤维支气管镜吸痰并冲洗。吸痰时应注意无菌操作。严重 ARDS 患者使用 PEEP 后常会出现"PEEP 依赖",若中断 PEEP,即使吸痰时的短时间中断也会出现严重低氧血症和肺泡内重新充满液体,此时需要更大的 PEEP 和较长的时间(≥30 分钟)才能使患者恢复到吸痰前的血氧水平。因此,宜使用密闭系统进行吸痰和呼吸治疗,保持呼吸机管道的连接状态,避免中断 PEEP;饮水、口服或雾化吸入祛痰药可湿化和稀释痰液,使痰液易于咳出或吸出。

2.促进有效通气

指导Ⅱ型呼吸衰竭的患者进行缩唇呼吸,通过腹式呼吸时膈肌的运动和缩唇呼吸促使气体均匀而缓慢地呼出,以减少肺内残气量,增加有效通气量,改善通气功能。

(四)氧疗护理

氧疗能提高肺泡内氧分压,使 PaO_2 和 SaO_2 升高,从而减轻组织损伤,恢复脏器功能;减轻呼吸做功,减少耗氧量;降低缺氧性肺动脉高压,减轻右心负荷。因此,氧疗是低氧血症患者的重要处理措施,应根据其基础疾病、呼吸衰竭的类型和缺氧的严重程度选择适当的给氧方法和吸入氧分数。Ⅰ型呼吸衰竭和 ARDS 的患者需吸入较高浓度($FiO_2 > 50\%$)的氧气,使 PaO_2 迅速提高到 60mmHg 或 $SaO_2 > 90\%$。Ⅱ型呼吸衰竭的患者一般在 $PaO_2 < 60$mmHg 时才开始氧疗,应给予低浓度($< 35\%$)持续给氧,使 PaO_2 控制在 60mmHg 或 SaO_2 在 90% 或略高,以防因缺氧完全纠正,使外周化学感受器失去低氧血症的刺激而导致呼吸抑制,反而会导致呼吸频率和幅度降低,加重缺氧和 CO_2 潴留。

1.给氧方法

常用的给氧方法有鼻导管、鼻塞和面罩给氧。鼻导管和鼻塞法使用简单、方便,不影响咳痰和进食,但吸入氧浓度不稳定,高流量时对局部黏膜有刺激,故氧流量不能大于 7L/min,用于轻度呼吸衰竭和Ⅱ型呼吸衰竭的患者。面罩包括普通面罩、无重吸面罩和文丘里面罩。使用普通面罩以 5～8L/min 的氧流量给氧时,FiO_2 分别为 40%(5L/min)、45%～50%(6L/min)和 55%～60%(8L/min),用于低氧血症比较严重的Ⅰ型呼吸衰竭和 ARDS 患者。无重吸面罩带有储氧袋,在面罩和储氧袋之间有一单向阀,患者吸气时允许氧气进入面罩内,而呼气时避免呼出废气进入储氧袋。面罩上还有数个呼气孔,并有单向皮瓣,允许患者呼气时

将废气排入空气中,并在吸气时阻止空气进入面罩内。因此,这种面罩的吸入氧分数最高,可达 90%,常用于有严重低氧血症,呼吸状态极不稳定的 I 型呼吸衰竭和 ARDS 患者。文丘里面罩能够提供准确的吸入氧分数,在面罩的底部与供氧源之间有个调节器,可以准确控制进入面罩的空气量,并通过调节氧流量精确地控制空气与氧气混合的比例,故能够按需要调节吸入氧分数,对于慢性阻塞性肺疾引起的呼吸衰竭尤其适用。

2.效果观察

在氧疗过程中,应注意观察氧疗效果:若吸氧后呼吸困难缓解、发绀减轻、心率减慢,表示氧疗有效;如果意识障碍加深或呼吸过度表浅、缓慢,可能为 CO_2 潴留加重。应根据动脉血气分析结果和患者的临床表现,及时调整吸氧流量或浓度,保证氧疗效果,防止氧中毒和 CO_2 麻醉。若通过普通面罩或无重复呼吸面罩进行高浓度氧疗后,不能有效地改善患者的低氧血症,应做好气管插管和机械通气的准备,配合医生进行气管插管和机械通气。

3.注意事项

氧疗时应注意保持吸入氧气的湿化,以免干燥的氧气对呼吸道产生刺激作用,并促进气道黏液栓形成。输送氧气的导管,面罩,气管导管等应妥善固定,使患者舒适;保持其清洁与通畅,定时更换消毒,防止交叉感染。向患者及其家属说明氧疗的重要性,嘱其不要擅自停止吸氧或变动氧流量。

(五)病情观察

呼吸衰竭和 ARDS 患者均需收住 ICU 进行严密监护,监测内容包括:

1.呼吸状况

监测呼吸的频率、节律和深度,使用辅助呼吸肌呼吸的情况及呼吸困难的程度。

2.缺氧及 CO_2

潴留情况,观察有无发绀,球结膜水肿,肺部有无异常呼吸音及啰音。

3.循环状况

监测心率、心律及血压,必要时进行血流动力学监测。

4.意识状况及神经精神症状

观察有无肺性脑病的表现,有异常应及时通知医生,昏迷者应评估瞳孔,肌张力,腱反射及病理反射。

5.液体平衡状态

观察和记录每小时尿量和液体出入量,有肺水肿的患者需适当保持负平衡。

6.实验检查结果

监测动脉血气分析和生化检查结果,了解电解质和酸碱平衡情况。备齐有关抢救用品,发现病情恶化时需及时配合抢救,赢得抢救时机,提高抢救成功率。

(六)用药护理

按医嘱及时准确给药,并观察疗效及不良反应。患者使用呼吸兴奋剂时应保持呼吸道通畅,适当提高吸入氧分数,静脉点滴时速度不宜过快,注意观察呼吸频率,节律,神志变化及动脉血气的变化,以便调节剂量。患者若出现恶心、呕吐、烦躁、面色潮红、皮肤瘙痒等现象,需减慢滴速。若经 4～12 小时未见疗效,或出现肌肉抽搐等严重不良反应时,应及时通知医生。

(七)心理支持

呼吸衰竭和 ARDS 患者因呼吸困难、预感病情危重、可能危及生命等,常会产生紧张、焦虑甚至恐惧的情绪。应多了解和关心患者的心理状况,特别是对建立人工气道和使用机械通气的患者,应经常巡视,让患者示意或写出引起或加剧焦虑的因素,指导患者应用放松、分散注意力和引导性想象技术,以缓解紧张和焦虑。

五、健康指导

(一)预防疾病

教会患者有效咳嗽、咳痰技术,以及缩唇呼吸、腹式呼吸、体位引流、叩背等方法,提高患者的自我护理能力,延缓肺功能恶化。指导并教会患者及其家属合理的家庭氧疗方法及注意事项。鼓励患者进行耐寒锻炼和呼吸功能锻炼,如用冷水洗脸等,以提高呼吸道抗感染的能力。避免吸入刺激性气体,劝告吸烟患者戒烟。告诉患者尽量少去人群拥挤的地方,避免与呼吸道感染者接触,减少感染的机会。

(二)疾病指导

向患者及其家属讲解疾病的发生,发展和转归。可借助简易图片进行讲解,使患者理解保健的意义与目的。根据患者的具体情况,协助患者制订合理的活动与休息计划,教会患者避免氧耗量较大的活动,并在活动过程中增加休息。指导患者合理安排膳食,加强营养,改善体质。避免劳累,情绪激动等不良因素刺激。

(三)随访指导

指导患者学会自我监测病情的方法。若有发热、咳痰量增加、气急、发绀加重等变化,应尽早就医。

六、预后

尽管现代复苏技术和危重疾病早期抢救水平提高,并在 ARDS 的发病机制,病理生理和呼吸支持等方面亦有显著进展,但其病死率仍有 $30\%\sim70\%$,多数(49%)患者死于多器官功能障碍综合征,单纯由于呼吸衰竭导致的死亡仅占所有死亡患者的 16%。存活者大多在 1 年内肺功能恢复到接近正常,部分患者可遗留肺纤维化,但多不影响生活质量。

第二章 消化疾病的护理

第一节 胃炎的护理

胃炎是最常见的消化系统疾病之一,是多种不同病因引起的胃黏膜急性和慢性炎症,常伴有上皮损伤和细胞再生,根据其病理生理变化和临床表现分为急性胃炎、慢性胃炎和特殊类型的胃炎。

一、急性胃炎患者的护理

急性胃炎指多种病因引起的胃黏膜急性炎症,又称急性糜烂性胃炎、出血性胃炎、急性胃黏膜病变。内镜可见胃黏膜充血、水肿、糜烂和出血等一过性病变,病理学显示胃黏膜有大量中性粒细胞浸润。

(一)病因与发病机制

1.药物

最常引起胃黏膜炎症的药物是非甾体抗感染药(non-steroidal of anti-inflammatory drugs,NSAIDs),如阿司匹林、吲哚美辛等。某些抗肿瘤药、铁剂、糖皮质激素、氯化钾口服液等也可刺激胃黏膜,破坏黏膜屏障,造成胃黏膜损伤和炎症。

2.急性应激

各种严重的脏器功能衰竭、严重创伤、大面积烧伤、大手术、颅脑病变和休克等均可引起胃黏膜糜烂出血,严重者可发生急性溃疡并大量出血。在应激状态下,交感神经及迷走神经均处于兴奋状态,前者使胃黏膜血管收缩,血流量减少,后者则使黏膜下动静脉短路开放,黏膜缺血缺氧加重,导致胃黏膜上皮损害,发生糜烂和出血。

3.乙醇

乙醇具有亲脂性和溶脂性能,导致胃黏膜糜烂、出血、炎症细胞浸润多不明显。高浓度乙醇可直接破坏黏膜屏障。

4.创伤和物理因素

留置胃管、剧烈的恶心呕吐、胃内异物、食管裂孔疝、内镜下治疗及大剂量 X 线照射均可导致胃黏膜糜烂出血,甚至溃疡。

5.其他因素

十二指肠-胃反流、胃黏膜血液循环障碍、过冷、过热、过于粗糙的食物及浓茶、咖啡、烈酒、刺激性调味品等均可损伤胃黏膜,导致胃黏膜糜烂出血。

(二)临床表现

患者多数急性起病,症状轻重不一。常有腹部饱胀、隐痛、食欲缺乏、恶心、呕吐等表现。

腹痛多位于腹部正中偏左，呈阵发性加重或持续性钝痛，伴腹部饱胀、不适。少数患者会出现剧痛。部分患者可无症状或仅表现为腹痛、腹胀、恶心等非特异性消化不良症状。本病的突出表现是上消化道出血，占上消化道出血病因的 10%～30%，常呈间歇性，患者出现呕血、黑便、脱水、酸中毒甚至休克等表现。

（三）实验室及其他检查

1.胃镜检查

胃镜检查是最有价值、最可靠的诊断手段，可直接观察胃黏膜病变及其严重程度，可见黏膜广泛充血，水肿、糜烂、出血，表面附有黏液和炎性渗出物。幽门螺杆菌（Hp）感染患者，可见到胃黏膜微小结节形成（又称胃窦小结节增生），可同时取病变部位组织进行幽门螺杆菌和病理学检查。

2.粪便检查

若有胃黏膜病变，大便潜血试验阳性。

（四）诊断要点

近期服用 NSAIDs 药物、严重疾病状态或大量饮酒者，若出现呕血和（或）黑便应考虑本病，确诊有赖于胃镜检查。

（五）治疗要点

针对病因和原发疾病对症处理。药物引起者应立即停药，并服用抑酸剂，以抑制胃酸分泌，同时配合服用硫糖铝或米索前列醇等药物保护胃黏膜；急性应激引起者在积极治疗原发病的同时，使用抑制胃酸分泌的药物，预防急性胃黏膜损害的发生；若发生大出血，应积极处理。多数胃黏膜糜烂和出血可自行愈合和止血；少数患者黏膜糜烂可发展为溃疡，并发症增多，但通常对药物治疗反映良好。

（六）常见护理诊断/问题

（1）舒适度的改变。舒适度的改变与胃黏膜受损、上腹痛有关。

（2）知识缺乏。缺乏有关疾病的病因及防治知识。

（3）潜在并发症。常见的并发症有上消化道出血。

（七）护理措施

1.休息与活动

患者应适当休息，减少活动。对急性应激所致或伴有消化道出血者应卧床休息，同时做好患者的心理疏导，减轻或解除其精神紧张状态，保证身、心两方面得以充分的休息。

2.饮食护理

饮食应定时、有规律，少量多餐，避免辛辣、生硬刺激性食物，忌暴饮暴食、饮酒等。一般进食营养丰富的温凉半流质饮食。少量出血者可给予牛奶、米汤等流质饮食，以中和胃酸，并且有利于黏膜的修复。急性大出血或呕吐频繁时应暂禁食。

3.病情观察

观察患者呕吐的次数呕吐物的性质、量等情况。一般呕吐物为消化液和食物并伴有酸臭味，混有大量胆汁时呈绿色，混有血液时呈鲜红色或棕色。及时为患者清理呕吐物、更换衣物、协助患者采取舒适体位。观察患者呕血与黑便的颜色、性状和量,必要时遵医嘱给予输血、补液、升压等治疗。

4.用药护理

指导患者正确服用阿司匹林、吲哚美辛等对胃黏膜有刺激的药物,必要时应用抑酸剂、胃黏膜保护剂等预防本病的发生。

5.心理护理

评估患者及其家属对疾病相关知识的了解情况,是否存在紧张、焦虑、恐惧等不良情绪。根据实际情况对患者及家属进行心理指导,及时解决其存在的问题,说明不良情绪对疾病的影响,使其情绪稳定,树立战胜疾病的信心。

(八)健康指导

向患者及其家属介绍急性胃炎的知识,指导患者生活规律,心情愉快,避免过度劳累;注意饮食卫生,避免过热、过冷、辛辣等刺激性食物及饮料;遵医嘱用药,停用不必要的 NSAIDs,正确应用抑酸、保护胃黏膜的药物等;出现呕血、黑便或腹痛规律变化等时,及时就诊。

二、慢性胃炎患者的护理

慢性胃炎是由多种病因引起的胃黏膜慢性炎症,黏膜层以淋巴细胞和浆细胞浸润为主。根据病理组织学改变分为慢性非萎缩性胃炎和慢性萎缩性胃炎两类。慢性萎缩性胃炎又分为多灶萎缩性胃炎和自身免疫性胃炎。

(一)病因与发病机制

1.幽门螺杆菌感染

幽门螺杆菌(Hp)感染是慢性胃炎发生最主要的病因。

(1)引起慢性胃炎的临床依据。①绝大多数慢性活动性胃炎患者胃黏膜中可检出幽门螺杆菌;②幽门螺杆菌在胃内的分布与胃内炎症分布一致;③根除幽门螺杆菌可使胃黏膜炎症消退;④从志愿者和动物模型中可复制出幽门螺杆菌感染引起的慢性胃炎。

(2)发病机制。①Hp 具有鞭毛结构:可自由活动,并黏附在上皮细胞,直接侵袭胃黏膜;②Hp 可产生蛋白酶:分解蛋白质,消化上皮细胞膜,破坏黏液屏障结构;③Hp 可产生尿素酶:将尿素分解为 NH_3,既能保护细菌的生长环境,又能损伤上皮细胞;④Hp 毒素作用:Hp 具有细胞毒素相关基因蛋白,能引起强烈的炎症反应;⑤免疫损伤:Hp 菌体细胞可作为抗原导致机体产生免疫反应,引起黏膜损伤。

2.其他病因

自身免疫疾病、胆汁及十二指肠液反流,长期食用烈酒、浓茶、咖啡、辛辣及粗糙食物,以及过饥或过饱等无规律的饮食方式均可破坏胃黏膜保护屏障而发生胃炎。服用 NSAIDs 等药物、环境、年龄等因素均可导致慢性胃炎的发生。

(二)病理

根据病变在胃内的分布,慢性胃炎分为:①胃窦炎,多由 Hp 所致,部分波及胃体;②胃体炎,多与自身免疫有关,病变主要累及胃体和胃底;③全胃炎,可由 Hp 感染扩展而来。病理变化主要表现为炎症、萎缩、肠化生和异型增生。在慢性胃炎的进展中,胃黏膜层表现为以淋巴细胞和浆细胞浸润为主的炎症反应,胃腺体完整,不伴有黏膜萎缩性改变,称非萎缩性胃炎。病变累及腺体,腺体数量减少甚至消失,黏膜变薄,伴或不伴肠化生,称慢性萎缩性胃炎。病变进一步发展,胃上皮或化生的肠上皮在再生过程中发育异常,可形成异型增生,被认为是胃癌的癌前病变。

(三)临床表现

慢性胃炎病程迁延,进展缓慢,缺乏特异性症状。大多数患者常无症状或有程度不等的消化不良,表现为上腹隐痛、食欲缺乏、餐后饱胀、反酸、恶心等。严重慢性萎缩性胃炎可有贫血、消瘦、腹泻等表现。

(四)实验室及其他检查

1.胃镜及活组织检查

胃镜检查并同时取活组织做病理组织学检查是诊断慢性胃炎的最可靠方法,包括内镜诊断和病理诊断两部分。内镜下慢性非萎缩性胃炎可见黏膜红斑、粗糙不平、出血点、轻度糜烂等表现;慢性萎缩性胃炎表现为黏膜呈颗粒状、苍白或灰白,黏膜下血管透见,易发生糜烂和出血。

2.幽门螺杆菌检测

活组织病理学检查时可同时检测幽门螺杆菌,并可在内镜检查时再多取 1 块活组织做快速尿素酶检查,以增加诊断的可靠性。根除幽门螺杆菌治疗后,可在胃镜复查时重复上述检查,亦可采用非侵入性检查,包括血清抗体检测、^{13}C 或 ^{14}C 呼气试验等。

3.血清胃泌素

G17、胃蛋白酶原Ⅰ和Ⅱ测定属于无创性检查,有助判断是否存在萎缩及萎缩的部位和程度。胃体萎缩者血清胃泌素 G17 水平显著升高、胃蛋白酶原Ⅰ和(或)胃蛋白酶原Ⅰ/Ⅱ比值下降;胃窦萎缩者血清胃泌素 G17 水平下降、胃蛋白酶原Ⅰ和胃蛋白酶原Ⅰ/Ⅱ比值正常;全胃萎缩者则两者均低。

4.胃液分析

自身免疫性胃炎时,胃酸缺乏;多灶萎缩性胃炎时,胃酸分泌正常或偏低。

(五)诊断要点

确诊必须依靠胃镜检查及胃黏膜活组织病理学检查。幽门螺杆菌检测有助于病因诊断。怀疑自身免疫性胃炎应检测相关自身抗体及血清胃泌素。

(六)治疗要点

1.祛除病因

避免服用损伤胃黏膜的药物,如阿司匹林、吲哚美辛等,戒烟、纠正不良饮食习惯等。

2.根除 Hp 治疗

慢性萎缩性胃炎、慢性胃炎伴消化不良、计划长期使用非甾体类抗感染药物及有胃癌家族史者应接受根除 Hp 治疗。目前,多采用质子泵抑制剂(PPI)或胶体铋剂为基础后加 2 种抗菌药的三联疗法。然而随着抗菌药物的大量使用,Hp 的耐药性逐渐增强,三联疗法的 Hp 根除率也逐渐下降,有研究表明,标准三联疗法的 Hp 根除率已经下降到 80% 以下。因此,在获得同等疗效的前提下,四联疗法花费的成本最低,是一种高效、安全、经济的治疗方案,可在临床推广应用作为一线方案。

3.对症治疗

无症状的慢性非萎缩性胃炎可不做任何处理。有胃黏膜糜烂和(或)以反酸、上腹痛等症状为主者,可根据病情选用抗酸剂、H_2受体拮抗剂或质子泵抑制剂(PPI)。胃酸和胃蛋白酶在胃黏膜糜烂(尤其是平坦糜烂)、反酸和上腹痛等症状的发生中起重要作用,抗酸或抑酸治疗对愈合糜烂和消除上述症状有效。萎缩性胃炎伴恶性贫血可给予维生素 B_{12} 和叶酸治疗。

(七)常见护理诊断/问题

(1)腹痛。腹痛与胃黏膜受损有关。

(2)营养失调:低于机体需要量。营养低于机体需要量与消化吸收不良等有关。

(3)焦虑。焦虑与病情反复、病程迁延有关。

(4)活动无耐力。活动无耐力与自身免疫性胃炎导致的恶性贫血有关。

(5)知识缺乏。缺乏慢性胃炎病因和预防知识。

(八)护理措施

去除致病因素,缓解胃部不适,指导患者合理摄取营养,改善营养状况并维持,减轻患者的焦虑程度,使其积极配合治疗及护理。

1.休息与活动

指导患者急性发作时卧床休息,并注意腹部保暖。病情缓解时适当锻炼以增强机体抗病能力。嘱患者生活规律,注意劳逸结合。

2.饮食护理

(1)饮食治疗原则。急性发作时可给予半流食,恢复期患者食用富含营养、易消化的食物,避免食用辛辣、生冷等刺激性食物及浓茶、咖啡等饮料。嗜酒患者嘱其戒酒。指导患者加强饮食卫生并养成良好的饮食习惯,向患者说明摄取足够营养的重要性,鼓励患者少量多餐,以进食高热量、高蛋白、高维生素、易消化的饮食为原则。

(2)制订饮食计划。与患者及其家属共同制订饮食计划,指导他们改进烹饪技巧,增加食物的色、香、味,以刺激食欲。胃酸低者应在完全煮熟食物后食用,以利于消化吸收,同时可给予刺激胃酸分泌的食物,如肉汤、鸡汤等;高胃酸者应避免进食酸性及多脂肪食物。

3.病情观察

观察并记录腹痛的部位、性质、程度、发作的时间、发作频率、持续时间、缓解方式及伴随症状。

4.用药护理

根除幽门螺杆菌感染治疗时,注意观察药物的疗效和不良反应。

(1)胶体铋剂。枸橼酸铋钾在酸性环境中方起作用,故宜在餐前半小时服用,因其可使牙齿、舌变黑,可用吸管吸至舌根后咽下。部分患者服药后出现便秘、粪便变黑,停药后可自行消失。少数患者可有恶心、一过性血清转氨酶升高等,极少数患者出现急性肾衰竭。

(2)抗菌药物。服用阿莫西林前应询问患者有无青霉素过敏史,使用过程中注意有无迟发性过敏反应,如皮疹。甲硝唑可引起恶心、呕吐等胃肠道反应,应在餐后半小时服用,可遵医嘱使用甲氧氯普胺、维生素 B_{12} 等药物。

5.心理护理

(1)减轻焦虑。提供安全舒适的环境,减少对患者的不良刺激。避免患者与其他有焦虑情绪的患者或亲属接触。指导患者散步、听音乐等,以转移其注意力。

(2)心理疏导。首先帮助患者分析产生焦虑的原因,了解患者内心的期待和要求,然后共同商讨这些要求是否能够实现,以及错误的应对机制所产生的后果。指导患者采取正确的应对机制。

(3)树立信心。向患者讲解疾病的病因及防治知识,指导患者保持合理的生活方式和去除对疾病的不利因素。可以请有过类似疾病的患者讲解采取正确应对机制所取得的良好效果。

(九)健康指导

1.疾病知识指导

介绍本病的病因,指导患者避免诱发因素。嘱患者生活规律,合理安排工作和休息,注意劳逸结合,积极配合治疗。教育患者保持良好的心理状态。

2.饮食指导

指导患者注意饮食卫生和饮食营养,养成规律的饮食习惯;避免过热、过冷、辛辣饮食及浓茶、咖啡等刺激性饮料;嗜酒者应戒酒,防止酒精损伤胃黏膜。

3.用药指导

尽量避免使用对胃黏膜有刺激的药物,必须使用时,应同时服用抑酸剂或胃黏膜保护剂;介绍药物的不良反应。

4.随访指导

定期门诊复查,若有异常及时就诊。

(十)预后

慢性胃炎可长期持续存在,但多数患者无症状。少数慢性非萎缩性胃炎可演变为慢性多灶萎缩性胃炎,极少数慢性多灶萎缩性胃炎经长期演变可发展为胃癌。15%～20%幽门螺杆菌感染引起的慢性胃炎会发生消化性溃疡。

第二节　消化性溃疡的护理

消化性溃疡(peptic ulcer,PU)是指发生在胃肠道黏膜的溃疡,主要是指胃溃疡(gastric ulcer,GU)和十二指肠溃疡(duodenal ulcer,DU)。本病是一种全球性的常见病,可发生于任何年龄,且男性多于女性。十二指肠溃疡多见于青壮年,胃溃疡多见于中老年人,十二指肠溃疡多于胃溃疡,两者之比约为 3∶1。

一、病因与发病机制

消化性溃疡主要与胃、十二指肠黏膜的防御和损伤因素失衡有关。防御因素减弱、损伤因素增强或两者同时存在,最终导致胃酸和胃蛋白酶对黏膜产生自身消化而发病。防御因素主要包括黏液/碳酸氢盐屏障、黏膜屏障、黏膜血流量、细胞更新、前列腺素、表皮生长因子等;损伤因素主要包括胃酸/胃蛋白酶、非甾体类抗感染药、胆盐、酒精、吸烟、应激等。GU 的发病主要与黏膜的防御因素减弱有关,DU 的发病主要与黏膜的损伤因素增强有关。

(一)幽门螺杆菌感染

幽门螺杆菌(Hp)感染是消化性溃疡发病和复发的主要病因,主要依据包括:①消化性溃疡患者 Hp 感染率高,DU 占 90%～100%,GU 占 80%～90%;②根除 Hp 治疗可促进溃疡愈合和显著降低溃疡的复发,抑酸治疗复发率为 50%～70%,根除 Hp 治疗复发率为 5%。此外,Hp 感染者中仅 5%发生消化性溃疡病,说明除了细菌毒力,遗传易感性也发挥了一定的作用。

(二)药物

长期服用 NSAIDs、糖皮质激素、化疗药物、氯吡格雷等药物也是引起消化性溃疡的常见原因。NSAIDs 最常见,与其对胃、肠黏膜的直接损伤和抑制前列腺素 E 的合成有关。

(三)胃酸分泌异常

胃酸及胃蛋白酶的自身消化作用在消化性溃疡的发病中起重要作用。"无酸无溃疡"的观点得到普遍认同。胃酸对消化道黏膜的损害作用只在正常黏膜防御功能遭到破坏时才发生。许多十二指肠溃疡患者存在基础胃酸排泌量(basal acid output,BAO)、夜间泌酸量、最大胃酸排泌量(maximal acid output,MAO)等增高的情况。大多胃溃疡患者胃酸分泌量正常甚至低于正常。一些神经内分泌肿瘤,如胃泌素瘤大量分泌胃泌素,导致高胃酸分泌状态,过多的胃酸成为溃疡形成的起始因素。

(四)胃排空障碍

胃排空减慢刺激胃酸分泌增加,引起胃黏膜损伤;十二指肠胃反流、胆汁、胰液和卵磷脂也能损伤胃黏膜;胃排空增快可使十二指肠的酸负荷加大,损伤黏膜。以上几种情况均可导致溃疡的发生。

(五)其他因素

遗传、应激、吸烟、长期精神紧张、高盐饮食等均与消化性溃疡的发生有关。

二、临床表现

典型的症状为慢性、周期性和节律性的上腹痛;部分患者以出血、穿孔等并发症为首发症状;少数患者无症状,主要见于老年人溃疡、维持治疗中复发性溃疡和 NSAIDs 相关性溃疡。

(一)症状

上腹疼痛或不适是本病的主要症状,疼痛的发生与胃酸刺激溃疡壁的神经末梢有关,常具有如下特点:①性质,钝痛、灼痛、胀痛甚至剧痛,或饥饿样不适感;②部位,多位于中上腹,DU 可位于中上腹偏右,GU 可位于中上腹偏左,胃或十二指肠后壁溃疡(特别是穿透性溃疡)可放射至背部;③慢性,病史可达数年至数十年;④周期性,发作周期可达数周或数月,缓解期长短不一,好发季节为秋冬和冬春之交;⑤节律性,部分患者疼痛与进餐有关,DU 疼痛多发生在餐后 2～4 小时,进食或服用抑酸药物可缓解,空腹痛或(和)夜间痛多见,GU 疼痛多在餐后 1 小时内发生,1~2 小时后逐渐缓解,直至下次进食后再次出现;⑥影响因素,疼痛常因精神刺激、过度疲劳、饮食不慎、药物和气候变化等因素诱发或加重,休息、服抑酸药可减轻或缓解。部分患者无上述典型的疼痛,仅出现腹胀、厌食、嗳气、反酸等消化不良的表现。

(二)体征

发作时剑突下可有局部压痛,缓解后无明显的体征。

(三)特殊类型的消化性溃疡

1.无症状型溃疡

患者无任何症状,仅在胃镜或 X 线钡餐检查时偶然发现,或发生出血、穿孔等并发症时,甚至于尸体解剖时才被发现。此类型以老年人多见。

2.老年人消化性溃疡

GU 多见,临床表现可不典型,多发生于高位胃体的后壁或小弯侧,应与胃癌鉴别诊断。

3.幽门管溃疡

幽门管溃疡常伴胃酸分泌过高,餐后立即出现较剧烈而无节律的疼痛,抑酸疗效差,易出现幽门梗阻、出血、穿孔等并发症。

4.球后溃疡

球后溃疡指发生于十二指肠球部以下的溃疡,多位于十二指肠乳头近端。夜间痛和背部放射性疼痛多见,常并发大量出血,药物治疗效果差。

5.复合性溃疡

复合性溃疡指胃与十二指肠同时存在溃疡,多数 DU 先于 GU 发生,幽门梗阻发生率较高。

(四)并发症

1.出血

出血是最常见的并发症,也是上消化道出血最常见的病因。DU 多于 GU,出血容易复发。临床表现取决于出血的部位、速度和出血量,典型的表现是呕血和黑便,严重者出现周围循环衰竭的表现。

2.穿孔

溃疡穿透浆膜层并发穿孔,分为急性、亚急性和慢性 3 种类型,以急性穿孔最常见。以急性穿孔后胃内容物渗入腹膜腔引起急性腹膜炎,患者表现为突发性剧烈腹痛,多自上腹部开始迅速蔓延至全腹,腹肌紧张,伴明显的压痛和反跳痛,肠鸣音减弱或消失,部分患者出现休克。亚急性穿孔为邻近后壁的穿孔或较小穿孔,只引起局限性腹膜炎,症状、体征较轻并局限。慢性穿孔为溃疡穿透至浆膜层,与邻近器官、组织粘连,胃肠内容物不流入腹腔,又称穿透性溃疡。

3.幽门梗阻

幽门梗阻多由 DU 和幽门管溃疡所致。急性梗阻多由溃疡组织水肿或幽门痉挛所致,梗阻为暂时性的,内科治疗后可缓解;慢性梗阻主要由溃疡愈合后瘢痕收缩或与周围组织粘连所致,呈持久性,需内镜下或外科手术治疗。

4.癌变

GU 癌变发生率为 1%～3%，DU 一般不会引起癌变。对中年以上、长期 GU 病史且近来疼痛节律性消失、食欲缺乏、体重明显减轻和粪便隐血持续阳性者应考虑癌变的可能。

三、实验室及其他检查

(一)内镜检查

内镜检查是诊断消化性溃疡最主要的方法。应注意溃疡的部位、形态、大小、深度及溃疡周围黏膜的情况。内镜下消化性溃疡多呈圆形、椭圆形或线形，边缘光滑、底部有灰黄色或白色渗出物，溃疡周围可充血、水肿，可见皱襞向溃疡集中。并发上消化道出血后 24～48 小时内急诊内镜检查可以提高消化性溃疡的确诊率，还可以进行内镜下止血治疗。

(二)X 线钡餐检查

钡剂填充溃疡的凹陷部分造成的龛影是诊断溃疡的直接征象。切面观，壁龛突出胃壁轮廓之外；正面观，龛影呈圆形或椭圆形的密度增深影，周围可见炎性水肿所致的透亮带。溃疡纤维组织收缩使周围黏膜皱襞呈放射状向壁龛集中。

(三)幽门螺杆菌感染检测

消化性溃疡患者应常规做尿素酶试验、组织学检测或核素标记 ^{13}C 或 ^{14}C 呼气等试验，以明确是否存在 Hp 感染。细菌培养可用于药物敏感试验和细菌学研究。血清抗体检测只应用于人群普查，不能反映是否为现症感染和 Hp 根除治疗是否有效。

四、诊断要点

病史是诊断消化性溃疡的初步依据，中上腹痛、反酸是消化性溃疡的典型症状。根据慢性病程、周期性发作和节律性上腹疼痛等特点，可做出初步诊断。腹痛发生与进餐时间的关系是鉴别胃与十二指肠溃疡的重要临床依据。内镜检查是确诊消化性溃疡最主要的手段。

五、治疗要点

(一)一般治疗

消化性溃疡活动期要注意休息，避免剧烈运动，避免刺激性饮食，戒烟戒酒。

(二)降低胃酸治疗

抑酸治疗是缓解消化性溃疡症状、愈合溃疡最主要的措施。胃内酸度降低与溃疡愈合存在直接的关系。

1.质子泵抑制剂

质子泵抑制剂是首选的抑酸药物。常用药物包括奥美拉唑、雷贝拉唑、泮托拉唑、埃索美拉唑和兰索拉唑。通常采用标准剂量的 PPI 每天 1 次口服，餐前半小时服药。十二指肠溃疡 4 周 1 个疗程，胃溃疡为 6～8 周 1 个疗程，通常胃镜下溃疡愈合率均在 90% 以上。对于存在高危因素及巨大溃疡的患者，建议适当延长疗程。PPI 的应用可减少上消化道出血等并发症的发生。对于幽门螺杆菌阳性的消化性溃疡，应常规行根除治疗，在抗幽门螺杆菌治疗结束后，仍应继续使用 PPI 至疗程结束。

2.H_2受体拮抗剂

常用药物包括西咪替丁、雷尼替丁和法莫替丁。其抑酸效果略逊于 PPI，常规采用标准剂量,每天 2 次,治疗十二指肠溃疡需要 8 周,治疗胃溃疡的时间更长。H_2 受体拮抗剂在非酸溃疡中应与胃黏膜保护药联用。

3.碱性制剂

碱性制剂(如碳酸氢钠、氢氧化铝等)具有中和胃酸的作用,目前常作为止痛的辅助用药。在用于治疗消化性溃疡时,建议与抑酸药联合应用。

(三)保护胃黏膜

1.胶体铋剂

胶体铋剂在酸性环境下与溃疡面的黏蛋白形成螯合剂并覆盖于胃黏膜上,抑制胃蛋白酶的活性、保护胃黏膜,且具有干扰幽门螺杆菌代谢的作用,可用于根除 Hp 的联合治疗。因过量聚集可引起脑病,不宜长期应用。

2.硫糖铝

硫糖铝在酸性环境下可凝聚成黏稠的糊状物、覆盖于黏膜表面,起到保护作用。

3.米索前列醇

米索前列醇可抑制胃酸分泌,增加黏膜黏液/碳酸氢盐分泌,增加黏膜血流量,加速黏膜修复,主要用于预防非甾体抗感染药所致的溃疡。

4.其他

其他药物有铝碳酸镁、替普瑞酮等。

(四)根除幽门螺杆菌

根除 Hp 是治疗消化性溃疡的基本方法,是促进溃疡愈合和预防复发的有效措施。既往标准三联疗法(PPI+克拉霉素+阿莫西林)及(PPI+克拉霉素+甲硝唑)根除率已低于或远低于 80%。因此,推荐胶体铋剂+PPI+2 种抗菌药物组成的四联疗法。其中,抗生素的组成方案:①阿莫西林+克拉霉素;②阿莫西林+左氧氟沙星;③阿莫西林+呋喃唑酮;④四环素+甲硝唑或呋喃唑酮。青霉素过敏者推荐的抗菌药物组成方案为:①克拉霉素+左氧氟沙星;②克拉霉素+呋喃唑酮;③四环素+甲硝唑或呋喃唑酮;④克拉霉素+甲硝唑。疗程为 10 天或 14 天,可选择其中的 1 种方案作为初次治疗,若初次治疗失败,可在剩余的方案中再选择1 种方案进行补救治疗。应用抗菌药物和胶体铋剂治疗的患者,应在停药至少 4 周后进行 Hp 感染检测,以评价疗效;应用抑酸剂者应在停药至少 2 周后进行检测。

(五)NSAIDs 相关溃疡的防治

NSAIDs 相关溃疡的治疗首选 PPI,能高效抑制胃酸分泌,显著改善患者的胃肠道症状,预防消化道出血,并能促进溃疡愈合。胃黏膜保护剂可增加前列腺素的合成、清除并抑制自由基、增加胃黏膜血流等作用,对 NSAIDs 相关性溃疡有一定的治疗作用。

(六)手术治疗

手术治疗适用于上消化道大出血经内科紧急处理无效者、急性穿孔、瘢痕性幽门梗阻、内科治疗无效的顽固性溃疡及胃溃疡疑有癌变的患者。

六、常见护理诊断/问题

(1)疼痛。疼痛与胃酸刺激溃疡面引起的化学性炎症反应有关。

(2)营养失调：低于机体需要量。营养低于机体需要量与机体消化吸收障碍有关。

(3)焦虑。焦虑与疾病反复发作、病程迁延有关。

(4)知识缺乏。缺乏消化性溃疡病防治知识。

(5)潜在并发症。常见的并发症有上消化道出血、穿孔、幽门梗阻等。

七、护理措施

(一)休息与活动

溃疡的活动期、症状较重、有并发症的患者应卧床休息，以缓解疼痛等症状。病情较轻者，可适当活动，正常工作。注意劳逸结合，避免过度劳累。

(二)饮食护理

1.饮食原则

给予患者易消化、营养丰富的饮食，嘱其戒烟酒。少量出血无呕吐者，可进温凉、清淡流质饮食；大出血时，暂禁食，出血停止后，可给予温凉流质饮食。

2.食物选择

以面食为主，面食柔软易消化，呈弱碱性，可中和胃酸。不习惯面食者可选择米粥或软米饭替代。蛋白质类食物具有中和胃酸作用，宜安排在两餐之间食用，但牛奶中的钙质有刺激胃酸分泌的作用，故不宜多饮，适量摄入。脂肪类食物到达十二指肠时能刺激小肠分泌抑胃肽，抑制胃酸分泌，同时又可引起胃排空减慢、胃窦扩张，致胃酸分泌增多，故脂肪摄入应适量。避免食用浓肉汤，生、冷、辛辣及粗纤维多的食物。

3.进餐方式

指导患者规律进食，避免暴饮暴食和睡前进食，使胃酸规律分泌，以维持正常消化活动的节律。溃疡活动期宜少量多餐、细嚼慢咽。

4.监测营养

了解患者的食欲、进食方式、食物种类等；评估患者的皮肤、毛发、脂肪状况；定期测量患者的体重、血清蛋白和血红蛋白等营养指标。

(三)病情观察

观察疼痛的部位、性质、程度、范围、持续时间、伴随症状及缓解方式；观察治疗效果；观察饮食是否规律及对疾病的影响；观察有无出血、梗阻、穿孔、癌变等并发症。发现异常，尽快通知医生并协助处理。

(四)疼痛的护理

(1)观察疼痛的特点及影响因素，根据疼痛特点协助患者缓解疼痛。腹痛不缓解、腹痛规律发生变化时警惕穿孔、癌变等并发症的发生。

(2)指导患者适当饮食，减少疼痛，如疼痛前或疼痛时进食碱性食物、少量多餐等。

(3)物理疗法止痛，指导患者保暖、局部热敷等，必要时针灸止痛。

(五)用药护理

1.碱性制剂

氢氧化铝凝胶应在饭后1小时或睡前服用，片剂应嚼服或碾碎后服用，乳剂在服用前应充分摇匀;避免与奶制品同时服用,二者相互作用可形成络合物,影响疗效。另外,氢氧化铝凝胶能阻碍磷的吸收,引起磷缺乏症,患者出现食欲缺乏、软弱无力,甚至可引起骨质疏松,长期大量服用还可引起严重便秘、代谢性碱中毒与钠潴留,甚至造成肾损害。镁剂易引起腹泻。用药后应注意观察上述不良反应,严重者应通知医生,进行适当处理。

2.H_2受体拮抗剂

H_2受体拮抗剂应在餐中或餐后即刻服用,也可在睡前服用。若同时服用抑酸制剂,则两药间隔时间应在1小时以上。若静脉给药,应控制输液速度,速度过快可引起低血压和心律失常。西咪替丁主要经肾排泄,对雄性激素受体有亲和力。因此,用药期间需监测肾功能,观察男性是否有乳腺发育、阳痿、性功能紊乱等不良反应。此外,应用西咪替丁,少数患者还可出现一过性肝功能损害和粒细胞缺乏,出现头晕、头痛、疲倦、皮疹、腹泻等症状。出现上述反应需及时通知医生并协助处理。西咪替丁可随母乳排出,哺乳期应停用此药。

3.质子泵抑制剂

奥美拉唑可引起头晕,尤其是用药初期,故应嘱患者用药期间避免开车等必须高度集中注意力的工作。泮托拉唑的不良反应相对较少,偶可引起头痛、腹泻。

4.胶体铋剂

此药可使舌、牙齿染黑,宜用吸管服用。部分患者服药后出现便秘和粪便变黑,停药后可自行消失。慢性肾功能不全的患者服药期间应监测肾功能。铋剂可导致铋在体内过量聚集而引起脑病,故长期使用的患者应注意神志和意识的变化。

(六)心理护理

了解患者及其家属对疾病的认识,疾病对患者及家庭的影响;评估患者是否存在焦虑、抑郁等不良心理反应。根据患者的具体情况,与患者进行有效沟通,引导其遵医嘱用药、规律饮食,积极配合治疗和护理。

八、健康指导

(一)预防疾病

指导患者规律生活,避免过度紧张、劳累,选择适当的锻炼方式,提高机体抵抗力,预防发病或复发。

(二)疾病指导

指导患者合理饮食、遵医用药、适当活动,积极配合治疗和护理。

(三)随访指导

指导患者观察病情,出现病情变化及时就诊。

九、预后

有效的药物治疗可使溃疡愈合率达95%,青壮年消化性溃疡的病死率接近于零,老年患者主要死于严重的并发症,病死率<1%。

第三节　胃癌的护理

胃癌是起源于胃黏膜上皮细胞的恶性肿瘤。胃癌是常见的恶性肿瘤之一，位居全球癌症死亡原因的前列。在我国，胃癌在各种恶性肿瘤中居首位，其发病有明显的地域性差别，西北与东部沿海地区明显高于南方地区，农村高于城市。胃癌好发年龄在 50 岁以上，男女发病率之比为 2∶1。

一、病因与发病机制

(一)环境与饮食

不同国家和地区胃癌的发病率有明显差异，提示本病与环境因素相关。流行病学研究表明，长期食用霉变、烟熏、腌制及高盐食品，可增加胃癌发病率。烟熏和腌制食品中含高浓度硝酸盐，在胃内形成亚硝酸盐，可与胺结合成致癌的亚硝胺；高盐饮食可直接损伤胃黏膜，使黏膜易感性增加，协同致癌。另外，低蛋白饮食，新鲜蔬菜、水果摄入少等也增加了胃癌的罹患风险；吸烟者的胃癌发病率为不吸烟者的 1.5～3 倍，近端胃癌(特别是胃食管连接处的肿瘤)可能与吸烟有关。

(二)感染

Hp 感染与胃癌有共同的流行病学特点，胃癌高发区人群 Hp 感染率高。幽门螺杆菌能促使硝酸盐转化成亚硝酸盐、亚硝胺而致癌；Hp 感染引起胃黏膜慢性炎症，加速黏膜上皮细胞的过度增生，导致畸变致癌；幽门螺杆菌的毒性产物可能也具有促癌作用。1994 年，世界卫生组织下属的国际癌肿研究机构将 Hp 感染定为人类Ⅰ类(即肯定)致癌原。此外，EB 病毒和其他感染因素也可能与胃癌的发生有关。

(三)癌前状态

癌前状态指容易发生癌变的疾病和胃黏膜病理组织学改变，包括癌前疾病和癌前病变。前者是指与胃癌相关的胃部良性疾病，有发生胃癌的危险；后者是指较易转变为癌组织的病理学变化。癌前疾病包括胃息肉、胃溃疡、残胃炎、慢性萎缩性胃炎；癌前病变包括胃黏膜肠上皮化生和异型增生。异型增生根据细胞的异型程度，可分为轻、中、重三度，重度异型增生与分化较好的早期胃癌有时很难区分。

(四)遗传因素

遗传与分子生物学研究表明，与胃癌患者有血缘关系的亲属，其胃癌发病率较对照组高4 倍，浸润型胃癌有更高的家族发病倾向。胃癌的癌变是一个多因素、多步骤、多阶段发展过程，涉及癌基因、抑癌基因、凋亡相关基因与转移相关基因等的改变，而基因改变的形式也是多种多样的。

二、病理

(一)发生部位

以胃窦部为主，其次是贲门部，胃体较少见。

(二)大体分型

1.早期胃癌

早期胃癌是指病变仅限于黏膜和黏膜下层,不论病灶大小或有无淋巴结转移。

2.进展期胃癌

癌组织一旦突破黏膜下层即为进展期胃癌。癌组织超出黏膜下层侵入胃壁肌层为中期胃癌;病变达浆膜下层或是超出浆膜向外浸润至邻近脏器或有转移为晚期胃癌。中、晚期胃癌统称为进展期胃癌。

(三)组织病理学

胃癌绝大多数是腺癌,极少数是腺鳞癌、鳞癌、类癌等。根据分化程度分为高分化、中分化与低分化 3 种。

(四)扩散转移方式

1.直接蔓延

侵袭至相邻器官,胃底贲门癌侵犯食管、肝及大网膜、胃体癌侵犯大网膜、肝及胰腺等。

2.淋巴结转移

胃的淋巴系统与锁骨上淋巴结相连、转移到该处时称为 Virchow 淋巴结。

3.血行转移

最常转移到肝,其次是肺、腹膜及肾上腺。

4.种植转移

癌细胞浸出浆膜层,脱落进入腹腔,种植于肠壁和盆腔。

三、临床表现

(一)早期胃癌

多无明显症状和体征,部分患者可有上腹部不适、反酸、嗳气、早饱等非特异性消化道症状及上腹部深压不适或疼痛的体征。

(二)进展期胃癌

最常见的症状是腹痛和体重减轻,常伴有食欲缺乏、厌食、软弱无力等症状。腹痛开始仅为上腹部饱胀不适,餐后加重,继之隐痛不适,进食或服用制酸剂不能缓解;部分患者可有呕血、黑便,可伴贫血。贲门附近的胃癌可有胸骨后疼痛、进行性哽噎感;幽门附近的胃癌可引起幽门梗阻。癌症转移可引起腹腔积液、黄疸、咳嗽、呃逆等症状。最常见的体征是上腹压痛,1/3 的患者上腹部可触及肿块。发生转移时可有肝大、黄疸、左锁骨上淋巴结肿大、直肠前隐窝肿块等。

(三)伴癌综合征

部分患者可出现血栓性静脉炎、黑棘皮病、多发性神经炎等表现,相应的症状、体征可在胃癌诊断前出现。

四、实验室及其他检查

(一)胃镜检查

胃镜检查是目前最可靠的诊断手段。早期胃癌可表现为小的息肉样隆起或凹陷,黏膜变色、粗糙不平呈颗粒状或不易辨认;进展期胃癌可表现为凹凸不平、表面污秽的肿块,或不规则、较大溃疡,常见渗血及溃烂。

(二)X线钡餐检查

目前,X线钡餐检查仍为诊断胃癌的常用方法。常采用气钡双重造影,通过黏膜相和充盈相的观察确定诊断。早期胃癌的主要改变为黏膜相异常,进展期胃癌的形态与胃癌大体分型基本一致。

(三)肿瘤标志物

癌胚抗原(CEA)在40%~50%的胃癌病例中升高,在随访中有一定意义。

4.腹部超声

在胃癌诊断中,腹部超声主要用于观察胃的邻近脏器(特别是肝、胰)受浸润及淋巴结转移的情况。

五、诊断要点

胃癌诊断主要依靠胃镜检查和病理活检。早期诊断是根治胃癌的前提,故对有中上部腹痛、消化不良、呕血或黑便者应及时行胃镜检查。对以下高危患者应定期复查胃镜:

(1)慢性萎缩性胃炎伴肠化生或异型增生者。

(2)良性溃疡经正规治疗2个月无效。

(3)胃切除术后10年以上者。

六、治疗要点

(一)内镜治疗

内镜治疗适用于高分化或中分化、无溃疡、直径小于2cm且无淋巴结转移者。若病理检查发现切除组织边缘癌变或侵袭到黏膜下层,应追加手术治疗。

(二)手术治疗

早期胃癌可采取胃部分切除术。进展期胃癌若无远处转移,则尽可能行根治性切除;伴远处转移或梗阻者可行姑息性手术,以保持消化道通畅。外科手术切除加区域淋巴结清扫是目前进展期胃癌的主要治疗手段。

(三)化学治疗

化学治疗用于根治性手术的术前、术中和术后,可延长生存期。晚期胃癌患者适量化疗,能减缓肿瘤的发展速度,改善症状,有一定的近期效果。早期胃癌根治术后原则上不必辅助化疗,有下列情况者应行辅助化疗:病理类型恶性程度高;肿瘤直径>5cm;多发癌灶;年龄低于40岁。进展期胃癌根治术、姑息手术后、术后复发者需要化疗。胃癌化疗给药途径有口服、静脉、腹膜腔给药及动脉插管区域灌注给药等。常用的化疗药物有替加氟、氟尿嘧啶、丝裂霉素、顺铂、多柔比星(阿霉素)、依托泊苷等。近年来,紫杉醇、草酸铂、拓扑酶抑制剂、希罗达等新的化疗药物开始用于胃癌。

(四)其他治疗

其他治疗包括放疗、热疗、免疫治疗、中医中药治疗等。胃癌的免疫治疗包括:非特异性,物反应调节剂,如卡介苗、香菇多糖等;细胞因子,如白细胞介素、干扰素、肿瘤坏死因子等。抗血管形成基因是研究较多的基因治疗方法,可能在胃癌的治疗中发挥作用。

七、常见护理诊断/问题

(1)焦虑、恐惧。焦虑、恐惧与对疾病的发展缺乏了解、担忧癌症预后有关。

(2)疼痛。疼痛与胃黏膜受损、癌细胞浸润有关。

(3)营养失调:低于机体需要量。营养低于机体需要量与摄入不足及消耗增加有关。

(4)潜在并发症。常见的并发症有出血、感染、吻合口瘘、消化道梗阻、倾倒综合征和低血糖综合征等。

(5)知识缺乏。缺乏与胃癌综合治疗相关的知识。

八、护理措施

(一)休息与活动

保持安静、整洁和舒适的环境,有利于睡眠和休息。早期胃癌患者经过治疗后可从事一些轻工作和锻炼,应注意劳逸结合。中、晚期胃癌患者需卧床休息,以减少体力消耗。恶病质患者做好皮肤护理,定时翻身并按摩受压部位。做好生活护理和基础护理,使患者能心情舒畅地进行治疗。禁食或进行胃肠减压患者,予以静脉输液,以维持营养需要。恶心、呕吐的患者,进行口腔护理。

(二)饮食护理

给予高热量、高蛋白、丰富维生素与易消化的食物,禁食霉变、腌制、熏制食品。宜少量多餐,选择患者喜欢的烹调方式来增加其食欲。化疗患者往往食欲缺乏,应多鼓励进食。

(三)病情观察

观察患者生命体征的变化,观察腹痛、腹胀及呕血、黑便的情况,观察化疗前后症状及体征改善情况。晚期胃癌患者抵抗力下降,身体各部分易发生感染,应加强护理与观察,保持口腔、皮肤的清洁。疼痛患者注意观察疼痛特点及用药效果,出现剧烈腹痛和腹膜刺激征,应考虑胃穿孔或肠穿孔,及时通知医师并协助处理。长期卧床患者要定期翻身、按摩,指导并协助进行肢体活动,以预防压疮及血栓性静脉炎的发生。

(四)疼痛的护理

1.一般护理

保持环境安静、舒适,减少对患者的不良刺激和心理压力;认真倾听患者对疼痛的感受,及时做出适当的回应和处理;指导患者深呼吸、听音乐、冥想等分散注意力,进行按摩、热敷等物理治疗、降低疼痛和疼痛的敏感性。协助患者日常活动,避免诱发和加重疼痛。

2.药物止痛的护理

遵医嘱按照 WHO 推荐的三阶梯疗法给予止痛药,即首选非麻醉性镇痛药,再依次加用弱麻醉性、强麻醉性镇痛药,并配合使用辅助性镇痛药物。治疗中避免止痛药物用量过大增加不良反应或者用量不足不能缓解疼痛。

3.患者自控镇痛的护理

该方法是用计算机化的注射泵,经由静脉、皮下或椎管内连续性输注止痛药,患者可自行间歇性给药。治疗前应向患者及家属说明注射泵的使用方法及注意事项,指导患者根据疼痛规律给药。

(五)化疗期间的护理

严密观察药物引起的局部及全身反应,如恶心、呕吐、白细胞降低及肝、肾功能异常等,并应及时与医生联系,及早采取处理措施。化疗期间还应保护好血管,避免药液外漏引起的血管及局部皮肤损害。一旦发生静脉炎,立即予以 2％利多卡因局部封闭或 50％硫酸镁湿敷、热敷、理疗等。若有脱发,可让患者戴帽或用假发,以满足其对自我形象的要求。

(六)心理护理

当患者及家属得知疾病诊断后,往往无法很坦然地面对。患者情绪上常表现出否认、悲伤、退缩和愤怒的情绪,甚至拒绝接受治疗,而家属也常出现焦虑、无助的情绪,有的甚至挑剔医护活动。护理人员应给予患者及家属心理上的支持。根据患者的性格、人生观及心理承受能力来决定是否告知病情真相。耐心做好解释工作,了解患者各方面的要求并予以满足,调动患者的主观能动性,使之能积极配合治疗。对晚期患者,应予以临终关怀,使患者能愉快地度过最后时光。

九、健康指导

(一)预防疾病

在人群中大力宣传饮食与胃癌的关系,多食新鲜水果、蔬菜,饮用绿茶,正确贮藏食物;避免大量进食烟熏、腌制、高盐食品。患胃息肉、萎缩性胃炎、胃溃疡的患者应定期检查,做到对胃癌的早发现、早治疗。

(二)疾病指导

胃癌患者应保持情绪稳定,生活规律、适当活动、合理饮食,遵医嘱用药,进行病情监测,定期复诊。

十、预后

进展期胃癌若不治疗,存活时间平均约为 1 年。根治术后 5 年存活率取决于胃壁受累深度、淋巴结受累范围和肿瘤生长方式。早期胃癌预后良好,术后 5 年存活率可达 90％～95％;侵及肌层或深达浆膜层者,预后不佳。

第四节　炎症性肠病的护理

炎症性肠病(inflammatory bowel disease,IBD)是一种病因未明的慢性非特异性肠道炎症性疾病,有终身复发倾向,包括溃疡性结肠炎(ulcerative colitis,UC)和克罗恩病(Crohn disease,CD)。IBD 是北美和欧洲的常见病,好发于青壮年期。近 30 年来,日本 IBD 发病率亦呈逐步增高趋势。我国虽尚无普通人群的流行病学资料,但 10 多年来,本病就诊人数呈逐步增加趋势，IBD 在我国已成为消化系统常见病。本病好发年龄为 15～30 岁，男、女发病率均无明显差异。

一、病因与发病机制

本病病因尚未完全明确，已知肠道黏膜免疫异常所导致的炎症反应在 IBD 发病中起重要作用，环境遗传、感染等因素也参与疾病的发病。总之，本病的发生是多因素相互作用的结果。

(一)环境因素

炎症性肠病的发病率有明显的地域差异，提示环境因素与本病的发病有关。近年来，发达国家 IBD 发病率持续增高。另外，吸烟、服用避孕药等因素也与疾病的发生有关。

(二)遗传因素

炎症性肠病有明显的家族聚集性和种族差异，是一种多基因遗传性疾病。白种人发病率较高，黑人、拉丁美洲及亚洲人群发病率相对较低；患者一级亲属发病率显著高于普通人群，而其配偶的发病率不增加。单卵双胞胎的发病率显著高于双卵双胞胎。

(三)感染因素

目前认为，多种微生物参与了 IBD 的发生、发展。IBD 是针对自身正常肠道菌群的异常免疫反应性疾病。有研究认为，副结核分枝杆菌及麻疹病毒与克罗恩病有关。

(四)免疫因素

一般认为，炎症性肠病与免疫异常有关，参与免疫炎症过程的因子和介质很多，但相互作用的机制还不完全清楚。

总之，IBD 是环境因素作用于遗传易感者，在肠道菌群的参与下，启动了发作与缓解交替的肠道天然免疫及获得性免疫反应，导致肠黏膜屏障损伤、溃疡经久不愈、炎性增生等病理改变。溃疡性结肠炎和克罗恩病是同一疾病的不同亚型，组织损伤的基本病理过程相似，由于致病因素不同，发病的具体环节不同，最终导致组织损害的表现不同。

二、溃疡性结肠炎概述

溃疡性结肠炎又称非特异性溃疡性结肠炎，是一种病因不明的直肠和结肠的慢性炎症性疾病，以 20～30 岁的青年最多见。

(一)病理

病变主要位于直肠和乙状结肠，可扩展至降结肠、横结肠，少数可累及全结肠及末段回肠。病变呈连续性和弥散性分布，一般仅限于黏膜和黏膜下层，少数重症者可累及肌层。病变反复发作，可出现炎性息肉、急性穿孔、瘢痕形成甚至肠腔狭窄等。少数患者有结肠癌变。

(二)临床表现

本病多数起病缓慢，少数急骤。病情轻重不一，易反复发作。精神刺激、劳累、饮食失调、感染等可诱发本病。

1.消化道症状

(1)腹泻。腹泻是本病最主要的症状，活动期有黏液脓血便。轻者每天排便 2～4 次；重者每天排便可达 10 次以上，呈水样便。病变局限在直肠和乙状结肠的患者，偶有腹泻与便秘交替的现象。

(2)腹痛。腹痛位于左下腹或下腹,也可涉及全腹,呈阵发性,有疼痛—便意—便后缓解的规律。严重者有恶心、呕吐、食欲缺乏、里急后重等表现。

2.全身症状

常有轻度贫血、低热或中等度热,急性重型患者可因失血致严重贫血,高热伴全身毒血症状多提示有并发症或见于急性暴发型。重症患者可出现衰弱、消瘦、低蛋白血症、水和电解质平衡紊乱等营养不良的表现。

3.体征

轻型或缓解期患者多无阳性体征。重型患者可有发热、脉速,左下腹或全腹压痛,常触及硬如管状的降结肠或乙状结肠。若出现腹部膨隆、叩诊鼓音,触诊腹肌紧张、压痛、反跳痛、肠鸣音减弱,提示并发肠穿孔、中毒性结肠扩张等。直肠指检常有触痛,指套染血。

4.肠外表现

肠外表现可表现为口腔复发性溃疡、结节性红斑、外周关节炎、坏疽性脓皮病、巩膜睫状体炎、前葡萄膜炎等。

5.并发症

不多见,可并发中毒性巨结肠、直肠结肠癌变、大出血、急性肠穿孔、肠梗阻等。

6.临床分型

(1)根据病情严重程度分型。①轻型,多见,腹泻每天 4 次以下,便血轻或无,无发热、脉速,贫血轻或无,血沉正常;②重型,腹泻每天 6 次以上,并有明显的黏液脓血便,体温>37.5℃,脉搏>90次/min,血红蛋白<100g/L,血沉>30mm/h;③中型,介于轻型和重型之间。

(2)根据病变部位分型。可分为直肠炎、直肠乙状结肠炎、左半结肠炎、广泛性或全结肠炎。

(三)实验室及其他检查

1.结肠镜检查

结肠镜检查是最重要的诊断手段之一。病变多从直肠开始,呈连续性、弥散性分布;黏膜血管模糊、充血、水肿及附有脓性分泌物,呈细颗粒状;严重病变呈弥散性糜烂和多发溃疡。

2.X 线钡剂灌肠

①结肠黏膜紊乱和(或)颗粒样改变,结肠袋形加深;②多发性浅溃疡,表现为肠壁外廓毛刺或锯齿状及龛影,也可有息肉引起的多个小的圆形或卵圆形充盈缺损;③晚期结肠缩短,结肠袋消失,管壁强直呈铅管状,管腔狭窄。

3.实验室检查

贫血常见。活动期血沉和 C 反应蛋白增高。重症患者可有血清蛋白下降、电解质紊乱等。粪便肉眼可见黏液脓血,显微镜检可见红细胞、脓细胞和巨噬细胞。

(四)诊断要点

根据慢性起病,反复发作的腹痛、腹泻、排黏液血便、体重下降、贫血、发热等表现,结合 X线、结肠镜及病理组织学检查的特征性改变,即可确诊本病。但需排除细菌性痢疾、阿米巴痢疾、血吸虫病、肠结核及克罗恩病、放射性肠炎等特异性结肠炎症。

(五)治疗要点

1.一般治疗

强调休息和营养支持,给予营养丰富的少渣饮食,病情严重者禁食,给予肠外营养治疗。

2.氨基水杨酸制剂

氨基水杨酸制剂是治疗轻度 UC 的主要药物,包括柳氮磺吡啶(SASP)和 5-氨基水杨酸(5-ASA)制剂,适用于轻、中度患者或经糖皮质激素治疗已缓解的患者,可口服或睡前保留灌肠,其中柳氮磺吡啶最常用。其他如美沙拉嗪、奥沙拉嗪和巴柳氮是控释剂型,不良反应较少,但价格较贵。

3.糖皮质激素

糖皮质激素通过抑制 T 细胞激活及细胞因子分泌发挥抗感染作用,适用于急性发作期及对氨基水杨酸制剂疗效不佳的患者,特别适用于重度患者及急性爆发型的患者,可口服或静脉给药,也可保留灌肠。

4.免疫抑制剂

通过阻断淋巴细胞增生、活化或效应机制而发挥作用,适用于对激素治疗效果不佳或对激素依赖的患者,如硫唑嘌呤或巯嘌呤。

5.生物制剂

英夫利昔单抗(IFX)是目前治疗 IBD 应用时间较长的生物制剂,能使包括儿童在内的大部分患者得到长期维持缓解、组织愈合。其他药物包括阿达木单抗、赛妥珠单抗。生物制剂有激活潜在的结核菌及乙型肝炎感染的风险,可影响机体免疫监视功能,增加肿瘤发生率。

6.手术治疗

中毒性巨结肠、内科不能控制的大出血需及时手术,并发癌变、肠穿孔、肠梗阻、瘘管与脓肿形成等需手术治疗。

三、克罗恩病概述

克罗恩病是一种原因不明的肠道炎症性疾病,可发生于胃肠道的任何部位,好发于末端回肠和右半结肠。克罗恩病以腹痛、腹泻、肠梗阻为主要症状且有发热、营养障碍等肠外表现。病程多迁延,常有反复。

(一)病理

病变多见于末段回肠和邻近结肠,回肠及空肠也可受累,呈节段性或跳跃式分布。当病变累及肠壁全层,肠壁增厚变硬,肠腔狭窄,可发生肠梗阻。溃疡穿孔可致局部脓肿,或穿透至其他肠段、器官、腹壁,形成内瘘或外瘘,慢性穿孔可引起粘连。

(二)临床表现

克罗恩病的临床表现与 UC 类似,一般起病缓慢,少数急骤。本病病情轻重不一,易反复发作。精神刺激、过度疲劳、饮食失调、继发感染等因素可诱发 CD 急性加重。

1.消化系统表现

(1)腹痛。腹痛是最常见的症状,以右下腹痛多见,其次为脐周或全腹痛。腹痛常于餐后加重,排便或肛门排气后缓解。若腹痛持续,则提示腹膜炎症或腹腔内脓肿形成。少数患者首发症状是肠梗阻或肠穿孔。

（2）腹泻。腹泻是 CD 的常见症状，与 UC 相比便血量少，多数每天 2～6 次，粪便呈糊状，一般无黏液和脓血。病变累及直肠者，可有里急后重；累及肛门，有肛门内隐痛，可伴肛周脓肿、肛瘘等。

（3）腹部包块。腹部包块以右下腹和脐周多见，系肠粘连、肠壁和肠系膜增厚、肠系膜淋巴结肿大所致，内瘘形成及腹内脓肿均可引起腹部包块。因透壁性炎性病变穿透肠壁全层至肠外组织或器官而形成瘘管，是 CD 的临床特征之一。

（4）其他。其他表现有恶心、呕吐、食欲缺乏、体重减轻等。

2.全身表现

患者可有轻度贫血，急性起病、大量便血时可出现严重贫血；约 1/3 的患者有中度热或低热，间歇出现，为肠道活动性炎症及组织破坏后毒素吸收所致；肠道吸收障碍和消耗过多常引起消瘦、贫血、低蛋白血症等。年幼发病者可有生长发育迟缓。

3.肠外表现

肠外表现包括关节炎、虹膜睫状体炎、肝功能障碍和皮肤病变。

4.并发症

并发症以肠梗阻最常见，其次为急性穿孔、腹腔内脓肿、便血，直肠或结肠受累者可发生癌变。

（三）实验室及其他检查

1.实验室检查

血常规常有白细胞增高，红细胞及血红蛋白降低，血细胞比容降低，血沉增快。便常规可见红、白细胞，隐血试验呈阳性。血生化检查黏蛋白增加，清蛋白降低。血清钾、钠、钙、镁等可下降。

2.影像学检查

肠道钡餐造影可了解末端回肠或其他小肠的病变情况。病变呈节段性分布，有炎性改变，如裂隙状溃疡、"卵石征"、假息肉、单发或多发性狭窄、瘘管形成等。钡剂灌肠有助于结肠病变的诊断，气钡双重造影可提高诊断率。腹部 CT 检查能确定是否有增厚且相互分隔的肠袢，对腹腔内脓肿的鉴别诊断有一定价值。

3.内镜检查

内镜检查是确诊疾病的主要方法。结肠镜检查表现为纵行或阿弗他溃疡、鹅卵石样增生、肠腔狭窄僵硬等改变，而周围黏膜正常。胶囊内镜发现早期小肠黏膜表面病变的敏感性更高。

（四）诊断要点

有典型临床表现为疑诊 CD，若符合结肠镜或影像学检查中的一项，可为拟诊。若有非干酪样肉芽肿、裂隙性溃疡和瘘管、肛门部病变特征性改变之一，则可以确诊。初发病例、临床表现和结肠镜改变均不典型者应列为疑诊而随访。

（五）治疗要点

治疗目的在于控制病情，缓解症状，减少复发，防治并发症。

1.氨基水杨酸制剂

氨基水杨酸制剂包括柳氮磺胺吡啶(SASP)、巴柳氮、奥沙拉嗪及美沙拉嗪。其中,末段回肠型和回肠型应使用美沙拉嗪。对中度活动性 CD 疗效不确切。

2.糖皮质激素

糖皮质激素是中度活动性 CD 治疗的首选。病变局限于回盲部者可考虑使用布地奈德,以减少不良反应,但疗效不如全身激素治疗。病情严重者并发症多,手术率及病死率高,应及早采取积极有效措施,确定有无并发胀肿或肠梗阻、全身并发症(如机会感染),并做相应处理。治疗上可考虑口服或静脉用激素。

3.免疫抑制剂

激素无效或激素依赖时加用硫嘌呤类药物或氨甲蝶呤(MTX)。这类免疫抑制剂对诱导活动性 CD 缓解与激素有协同作用,但起效较慢,硫唑嘌呤要在用药 12～16 周时才达到最大疗效。

4.生物制剂

英夫利昔单抗(IFX)用于激素及上述免疫抑制剂治疗无效或激素依赖者,或不能耐受上述药物治疗者。对于病情较重者亦可一开始就应用。

5.其他内科治疗

环丙沙星和甲硝唑仅用于有合并感染者。

6.外科治疗

激素治疗无效者可考虑手术治疗。但手术治疗不能治愈疾病,多次手术的概率很大。

四、常见护理诊断/问题

(1)腹泻。腹泻与肠道炎症有关。

(2)急性/慢性疼痛:腹痛。腹痛与肠道炎症、溃疡、痉挛有关。

(3)营养失调:低于机体需要量。营养低于机体需要量与长期腹泻及吸收障碍有关。

五、护理措施

(一)休息与活动

为患者提供安静、舒适的休息环境,病室没有卫生间的应给患者留置便器。重症患者应卧床休息,轻症患者应适当休息,减少活动,避免劳累。

(二)饮食护理

以高热量、高蛋白、高维生素、少纤维素、易消化的饮食为主,避免生冷、辛辣、乳制品、多纤维素饮食。活动期患者给予流质或半流质饮食,病情好转后改为易消化的少渣饮食,病情严重者应禁食,给予肠外营养。

(三)用药护理

严格掌握用药剂量和疗程,注意观察药物的疗效及不良反应。柳氮磺胺吡啶可引起恶心、呕吐、皮疹、粒细胞减少及再生障碍性贫血等,糖皮质激素对胃肠道有刺激,长期应用可引起高血压、高血糖、水钠潴留、向心性肥胖等,相当部分患者表现为激素依赖,多因减量或停药而复发,免疫抑制剂可引起白细胞减少等骨髓抑制作用。因此,柳氮磺胺吡啶和糖皮质激素应饭后服用,以减少消化道不良反应,用药期间注意监测血常规、血压、血糖,向患者说明遵医嘱用药的重要性,不可随意停药和减量,以防疾病复发。

(四)对症护理

1.腹泻

应注意观察腹泻的次数、性状及伴随的症状,注意腹部保暖,可用热水袋进行腹部热敷,以减少腹部不适;做好肛周皮肤护理,排便后用清水清洗肛周,必要时涂抹凡士林或抗生素软膏;保持清洁卫生,及时清理污染的衣服及床上物品,维护患者的尊严。

2.腹痛

应注意观察患者腹痛的性质、部位和程度,指导患者放松、分散注意力、局部热疗等,以减轻腹痛;腹痛剧烈者,遵医嘱给予止痛药物,用药后注意观察止痛效果及有无口干、恶心、呕吐等不良反应。注意观察患者病情,一旦出现大出血、肠梗阻、肠穿孔等并发症的征象,立即通知医生并协助抢救。

(五)心理护理

向患者介绍疾病的相关知识,使患者做好长期治疗准备。进行心理疏导,使患者学会自我控制不良情绪,减少精神因素对疾病的影响。

六、健康指导

指导患者保持情绪稳定,积极面对疾病;生活规律,合理饮食,合理休息与活动;遵医嘱用药,不随意换药或停药;观察病情,按时复诊。

第五节　肝硬化的护理

肝硬化是由多种病因引起的,以肝组织弥散性纤维化、假小叶和再生结节形成特征的慢性进行性肝病。疾病代偿期无明显的症状,失代偿期以肝功能损害和门静脉高压为主要表现,晚期常出现消化道出血、感染、肝性脑病等严重并发症。本病是常见病,以青壮年男性多见,35～50岁为发病高峰年龄。

一、病因与发病机制

(一)病因

在我国,病毒性肝炎是引起肝硬化的主要原因,占全部肝硬化的 $60\%\sim80\%$;在欧美国家,酒精性肝硬化占全部肝硬化的 $50\%\sim90\%$。

1.病毒性肝炎

病毒性肝炎多数由慢性肝炎引起,少数由急性或亚急性肝炎发展为肝硬化。最常见的病因是乙型病毒性肝炎,其次是丙型病毒性肝炎,甲型和戊型病毒性肝炎一般不演变为肝硬化。

2.酒精

长期大量饮酒,乙醇及其代谢产物可损伤肝细胞,引起肝脏脂肪沉积,进而发展为酒精性肝炎、肝脏纤维化,最终导致酒精性肝硬化。

3.胆汁淤积

各种原因引起的肝内、外胆管阻塞,导致胆汁淤积持续存在,均可使肝细胞变性、坏死,引起原发性或继发性胆汁性肝硬化。

4.循环障碍

慢性心力衰竭、缩窄性心包炎、肝静脉和(或)下腔静脉阻塞等,可致肝脏淤血、肝细胞变性及纤维化,最终发展为淤血性肝硬化。

5.药物或化学毒物

长期服用甲基多巴、双醋酚汀、异烟肼等损伤肝脏的药物,或长期接触四氯化碳、磷、砷等化学毒物,可引起中毒性肝炎,最终演变为肝硬化。

6.其他

长期营养不良、肥胖或糖尿病导致的脂肪肝均可发展为肝硬化。部分患者发病原因不能确定,称隐源性肝硬化。

(二)发病机制

各种肝硬化的病理变化和发展演变过程基本一致,一般为:肝细胞变性、坏死→正常的肝小叶结构破坏→再生结节和假小叶形成→肝脏纤维化、肝内血管增生和循环紊乱。此外,由于血管增生,使肝内门静脉、肝静脉和肝动脉三系血管之间失去正常关系,出现交通吻合支,这不仅是门静脉高压形成的基础,也是加重肝细胞营养障碍、促进肝硬化发展:的重要机制。

二、临床表现

本病通常起病隐匿,进展缓慢,潜伏期可达 3～5 年或更长。临床上将肝硬化分为肝功能代偿期和失代偿期。

(一)代偿期

代偿期患者多数无症状或症状较轻,常有腹部不适、疲乏无力、食欲减退、消化不良等表现,多呈间歇性,常于劳累、精神紧张或伴发其他疾病时出现,休息或治疗后可缓解。肝轻度肿大,质变硬,有压痛,脾脏轻、中度肿大。肝功能正常或轻度异常。

(二)失代偿期

失代偿期患者症状较明显,主要表现为肝功能减退和门静脉高压,常伴其他系统症状。

1.肝功能减退

(1)全身表现。患者一般状况较差,易出现疲倦、乏力、精神不振;营养状况较差,表现为消瘦、面色灰暗(肝病面容)、皮肤干枯粗糙、水肿、舌炎、口角炎等;可有不规则发热,常与病情活动、感染有关。

(2)消化道症状。食欲减退最常见,甚至出现厌食。患者表现为上腹不适、恶心、呕吐,餐后加重,进食油腻食物易引起腹泻。

(3)黄疸。表现为皮肤、巩膜黄染,尿色加深,肝细胞进行性或广泛坏死;肝衰竭时,黄疸持续加重,多系肝细胞性黄疸。

(4)出血倾向和贫血。患者常有皮肤紫癜、鼻出血、牙龈出血或胃肠道出血等,这与肝合成凝血因子减少、脾功能亢进和毛细血管壁脆性增加有关。贫血与营养不良、肠道吸收障碍、消化道出血、脾功能亢进等因素有关。

(5)内分泌紊乱。肝功能减退对雌激素的灭活减少,使雌激素水平升高,雄激素和肾上腺皮质激素合成减少。男性患者常出现性欲减退、睾丸萎缩、乳房发育等;女性患者出现月经失调、闭经、不孕等症状;部分患者出现肝掌和蜘蛛痣,主要分布在面颈部、上胸部、肩部、上肢等上腔静脉引流区域。

2.门静脉高压

腹腔积液,侧支循环的建立和开放,脾大、脾功能亢进是门静脉高压的三大临床表现。

(1)腹腔积液。腹腔积液是肝硬化失代偿期最突出的临床表现。患者常有腹胀,饭后明显;大量腹腔积液使腹壁皮肤绷紧发亮,腹部高度膨隆、横膈抬高,可导致脐疝的发生及呼吸运动受限,患者可出现呼吸困难、心悸。叩诊可呈移动性浊音阳性。腹腔积液的形成是肝功能减退和门脉高压的共同结果,与下列因素有关:①门静脉压力增高,腹腔内脏血管床静水压增高,致组织液回吸收减少而漏入腹腔,是腹腔积液形成的决定性因素;②低清蛋白血症,血浆清蛋白低于 30g/L,血浆胶体渗透压降低,致使血管内血液成分漏入腹腔或组织间隙;③有效循环血容量不足,循环血容量不足使肾血流量降低,激活肾素-血管紧张素-醛固酮系统导致体内水钠潴留;④肝淋巴液生成增多,肝静脉回流受阻,肝淋巴液生成增多,超过胸导管回吸收的能力;⑤肝对醛固酮和抗利尿激素灭活减少,继发性的醛固酮和抗利尿激素增多,进一步加重体内水钠潴留。

(2)侧支循环的建立和开放。在正常情况下,门静脉与腔静脉系统之间的交通支细小。门静脉高压时,腹腔脏器的回心血流经肝受阻,导致门静脉与腔静脉系统之间建立侧支循环。临床上重要的侧支循环包括:①食管和胃底静脉曲张,由门静脉系的胃冠状静脉和腔静脉系的食管静脉、奇静脉之间沟通开放形成,曲张的静脉破裂出血是肝硬化门静脉高压最常见的并发症,病死率高;②腹壁静脉曲张,由于门静脉高压,出生后闭合的脐静脉与脐旁静脉重新开放,其血流经腹壁静脉分别进入上、下腔静脉,导致腹壁静脉曲张;③痔静脉扩张,门静脉系的直肠上静脉与下腔静脉的直肠中、下静脉沟通扩张形成痔核,破裂时引起便血。

(3)脾大、脾功能亢进。脾大、脾功能亢进是肝硬化门静脉高压较早出现的体征。门静脉高压引起脾静脉回流受阻,使脾脏淤血肿大,单核-巨噬细胞增生,引起脾大和脾功能亢进。

(三)并发症

1.上消化道出血

上消化道出血是最常见的并发症,主要的原因是食管或胃底静脉曲张破裂,多由进食粗糙食物、腹内压增高等因素诱发,常突然发生大量呕血或黑便,可造成出血性休克或诱发肝性脑病。另外,急性胃黏膜糜烂、消化性溃疡及门静脉高压胃病也可引起上消化道出血。

2.感染

感染以自发性腹膜炎多见,其他有肺部感染、肠道感染、胆道感染和尿路感染。

3.肝性脑病

肝性脑病是晚期肝硬化的最严重并发症,也是肝硬化患者最常见的死亡原因。

4.肝肾综合征

肝硬化时,由于有效循环血容量减少,导致肾皮质缺血和肾小球滤过率下降而引发肾衰竭。常在难治性腹腔积液、进食减少、利尿剂应用不当、自发性腹膜炎、肝衰竭时诱发,表现为少尿、无尿、氮质血症、稀释性低钠血症。

5.肝肺综合征

严重肝病、肺内血管扩张和动脉血氧合功能障碍称为肝肺综合征(hepatopulmonary syndrome,HPS),晚期肝病患者的发生率为 13%~47%。肝硬化时,一氧化氮、胰高血糖素等内源性扩血管物质增加,使肺内毛细血管扩张,肺间质水肿、肺动静脉分流及胸腹腔积液压迫引起通气障碍,导致通气/血流比例失调和弥散功能下降。临床上主要表现为呼吸困难、发绀和杵状指。吸氧只能缓解症状,不能逆转病程,预后较差。

三、实验室及其他检查

(一)血常规

代偿期多正常;失代偿期可有贫血,脾功能亢进时白细胞和血小板计数减少。

(二)尿液检查

代偿期尿常规无明显异常;失代偿期尿中可有管型、蛋白和红细胞;黄疸时尿胆红素呈阳性,尿胆原增加。

(三)肝功能检查

代偿期正常或轻度异常,失代偿期多有异常。肝细胞轻度损伤,转氨酶轻、中度增高,并以谷丙转氨酶(ALT)增高显著;肝细胞损伤、坏死严重,转氨酶增高以谷草转氨酶(AST)为主,甚至出现转氨酶不高,胆红素显著增高的酶-胆分离现象。蛋白质代谢检查示清蛋白降低、球蛋白增高,血氨升高。凝血酶原时间可延长,重症患者还可出现血胆红素增高、胆固醇降低等异常。

(四)免疫功能检查

IgG 增高最为显著,T 淋巴细胞常低于正常,部分患者体内出现抗核抗体等。病毒性肝炎肝硬化患者,乙型、丙型、丁型肝炎病毒标志物可呈阳性反应。

(五)腹腔积液检查

常规检查包括:一般性状检查,如颜色、透明度、比重和凝固性;化学检查,如蛋白定量定性、葡萄糖、乳酸及乳酸脱氢酶;细菌学检查等。腹腔积液多为漏出液,若合并原发性腹膜炎、结核性腹膜炎或癌变时,腹腔积液性质可发生相应的变化。

(六)胃镜检查

可观察食管、胃底静脉有无曲张及其程度和范围,并发消化道出血的患者,通过内镜检查不仅明确病因,还可同时进行止血治疗。

(七)其他检查

X 钡餐检查、超声波检查、肝穿刺活组织检查、腹腔镜检查均可用来观察肝、脾情况。

四、诊断要点

根据病毒性肝炎、长期饮酒、血吸虫病等相关病史,以及肝功能减退、门静脉高压的症状、体征,结合肝功能检查,一般能对肝硬化失代偿期进行诊断;但肝硬化代偿期的诊断不容易,故对原因不明的肝、脾大,慢性病毒性肝炎,长期大量饮酒者应定期随访,肝穿刺活组、织检查有利于早期确诊。

五、治疗要点

目前无特效治疗方法。对代偿期的患者,以延长代偿期、预防肝细胞肝癌为目标;对失代偿期的患者,以改善肝功能、治疗并发症、延缓或减少对肝移植的需求为目标。

(一)保护或改善肝功能

1.去除或减轻病因

复制活跃的乙型肝炎病毒(HBV)是促进肝硬化进展最重要的因素之一,对 HBVDNA 阳性的肝硬化代偿期的患者应积极抗 HBV 治疗,常用药物有阿德福韦、恩替卡韦及拉米夫定等口服核苷类似物。对丙型肝炎后肝硬化代偿期的患者,可在严密观察的情况下,采用聚乙二醇干扰素 α 联合利巴韦林,或普通干扰素联合利巴韦林抗丙型肝炎病毒(HCV)治疗,失代偿期患者不宜使用干扰素。对其他原因引起的肝硬化也要积极进行病因治疗。

2.保护肝细胞

避免使用对肝有损害的药物;胆汁淤积时,可通过微创方式解除胆道梗阻或口服熊去氧胆酸,减少疾病对肝细胞的破坏;适量使用保护肝细胞的药物,如多烯磷脂酰胆碱、水飞蓟宾片、还原性谷胱甘肽、甘草酸二铵等。

3.维护肠内营养

肝功能异常时,保证机体足够的营养供应对维持正氮平衡和恢复肝功能十分重要。肠内营养是机体获得能量的最好方式,是维护肝功能、防止肠源性感染的有效手段。只要肠功能尚可,应尽量采取肠内营养,减少肠外营养。肝硬化患者常有消化不良表现,应进食高热量、高蛋白高维生素、易消化的饮食,可给予适量的胰酶助消化。患者不能耐受、肝衰竭或有肝性脑病先兆时,应限制蛋白质的摄入。

(二)腹腔积液治疗

1.限制水、钠的摄入

进水量<1000mL/d,低钠血症者应限制在 500mL/d 以内;氯化钠限制在 1.2~2g/d(钠 500~800mg/d)。部分患者通过水、钠限制可自发性利尿、加速腹腔积液的消退。

2.利尿

利尿是目前用于腹腔积液治疗最广泛的方法,常联合使用保钾和排钾利尿剂。常用的保钾利尿剂有螺内酯和氨苯蝶啶;排钾利尿剂有呋塞米和氢氯噻嗪。首选螺内酯 60mg/d 加呋塞米 40mg/d,逐渐增加至螺内酯 120mg/d 加呋塞米 40mg/d,单独使用排钾利尿剂应注意补钾,利尿速度不宜过快,以每天体重减轻不超过 0.5kg 为宜,以免诱发肝性脑病、肝肾综合征等。利尿效果不满意时,酌情静脉输注清蛋白。

3.经颈静脉肝内门-体分流术

经颈静脉肝内门-体分流术(transjugular intrahepatic portosystemic shunt,TIPS)是经颈静脉放置导管,建立肝静脉与肝内门静脉之间的分流通道,以降低门静脉压力,减少腹腔积液生成。

4.放腹腔积液加输注清蛋白

放腹腔积液加输注清蛋白用于不具备 TIPS 技术或有 TIPS 禁忌证的大量腹腔积液患者，一般放腹腔积液 1000mL，同时输注清蛋白 80g，继续使用利尿剂。该方法效果较好，可重复使用。但缓解症状时间短，易诱发肝性脑病、肝肾综合征等并发症。因此，应在患者无感染、消化道出血、凝血功能正常情况下使用。

5.腹腔积液浓缩回输

腹腔积液浓缩回输是将放出的腹腔积液超滤或透析浓缩，回输到患者的静脉内，从而减轻水钠潴留，提高血浆清蛋白浓度及增加有效循环血量，改善微循环。但感染性腹腔积液、癌性腹腔积液不能回输。此法有发生感染、电解质紊乱、DIC 等风险，使用时应严格掌握适应证。

(三)食管胃底静脉曲张破裂出血的治疗和预防

1.针对食管胃底静脉曲张尚未出血患者的治疗

①病因治疗。②口服 PPI 或 H_2 受体拮抗剂，减少胃酸对曲张静脉壁的损伤。③使用非选择性 β 受体拮抗剂，如普萘洛尔、卡地洛尔等，通过收缩内脏血管降低门静脉压力。④内镜结扎治疗(EVL)，经内镜用橡皮圈结扎曲张的静脉，使其局部缺血坏死，肉芽组织增生后形成瘢痕，封闭曲张静脉，适用于中度食管静脉曲张不伴胃底静脉曲张者。

2.针对食管胃底静脉曲张出血患者的治疗

首次出血后，再次出血率可达 60%，病死率可达 33%。因此，应重视食管胃底静脉曲张出血的预防和治疗，主要措施包括：①急性出血期间已行 TIPS，止血后不给予预防静脉出血的药物，但应采用多普勒超声了解分流是否通畅；②急性出血期间未行 TIPS，预防再出血的方法有TIPS、部分脾动脉栓塞、内镜结扎治疗等措施。

(四)手术治疗

手术治疗包括治疗门静脉高压的各种分流、断流及限流手术。但由于 TIPS 具有微创、精准、可重复和有效性，已成为延长生存期的有效方法。肝移植是终末期肝硬化治疗的最佳选择。

六、常见护理诊断/问题

(1)营养失调：低于机体需要量。营养低于机体需要量与肝功能减退，消化、吸收障碍有关。

(2)体液过多。体液过多与门静脉高压、低蛋白血症引起的水钠潴留有关。

(3)有感染的危险。有感染的危险与肝硬化导致的机体抵抗力低下有关。

(4)潜在并发症。常见的潜在并发症有上消化道出血、肝性脑病、肝肾综合征等。

(5)有皮肤完整性受损的危险。有皮肤完整性受损的危险与皮肤瘙痒、水肿及长期卧床有关。

七、护理措施

(一)休息与活动

适当的休息与活动可减少能量消耗，减轻肝脏负担，增加肝脏血流量，改善肝循环，促进肝细胞修复。肝硬化代偿期的患者可适度活动，避免过度疲劳；失代偿期的患者以卧床休息为主,合并感染、出血等并发症的患者应绝对卧床休息。

(二)饮食护理

合理饮食是改善肝功能、延缓病情进展的基本措施。饮食原则为高热量、高蛋白、高维生素、易消化饮食,严禁饮酒,适当摄入脂肪,并根据病情随时调整饮食结构。血氨升高的患者应限制或禁食蛋白质,并以含较多支链氨基酸的植物蛋白为主;腹腔积液患者应限制水、钠的摄入,进水量应低于 1000mL/d(低钠血症者应低于 500mL/d),食盐摄入量限制在 1.2～2g/d(钠 500～800mg/d),可在食物中添加食醋、柠檬汁等调味品增加食欲;食管胃底静脉曲张的患者,应进食流质或半流质饮食,进餐时细嚼慢咽,切勿混入鱼刺、甲壳、硬屑、糠皮等坚硬、粗糙的食物。

(三)病情观察

1.监测生命体征

密切观察患者的血压、脉搏、意识状态及皮肤的温、湿度。消化道出血时,患者出现血压降低、脉搏增快、皮肤湿冷、出汗等表现,应警惕失血性休克;患者出现性格、行为改变应警惕肝性脑病。患者出现生命体征变化时应及时通知医生,并做好抢救准备。

2.监测营养状态

观察患者的食欲,进食的种类、量;监测患者的体重、血清蛋白;观察患者的皮肤、毛发、肌肉、脂肪状态。对营养不良的患者,应积极寻找原因并对症处理。

3.监测治疗及护理效果

监测患者的尿量、体重、腹围,了解水、钠限制及利尿剂的利尿效果;分析患者肝功能检查结果,了解肝功能状况;了解患者有无呕血、黑便、电解质紊乱、呼吸困难、意识障碍等;了解患者有无并发症的发生;观察患者的皮肤、黏膜有无损伤,了解皮肤护理效果。病情变化及时报告医生并协助处理。

(四)对症护理

1.腹腔积液

(1)体位。轻度腹腔积液者可采取平卧位,以增加肝、肾的血流量;大量腹腔积液者取半卧位,使横膈下降,以减轻呼吸困难。避免腹压突然增加,如剧烈咳嗽、用力排便等。下肢水肿者可抬高下肢,阴囊水肿可用托带托起阴囊。

(2)限制水、钠摄入。

(3)用药护理。遵医嘱使用利尿剂,防止水、电解质平衡紊乱。

(4)皮肤护理。保持皮肤清洁、干燥,衣着柔软、宽大,定时更换体位,以防压疮。皮肤瘙痒者不要用力搔抓皮肤,可用温水擦洗、涂抹润滑油等减轻瘙痒。

(5)腹腔穿刺放腹腔积液的护理。①术前护理:向患者解释治疗目的、操作过程及配合方法,测体重、腹围、生命体征,排空膀胱以免误伤,必要时建立静脉通路以备用药或抢救。②术中护理:监测生命体征,了解患者有无不适,患者出现面色苍白、血压下降甚至意识障碍等反应时,立即停止放腹腔积液并配合医生抢救。③术后护理:术毕用无菌敷料覆盖穿刺部位,并用多头腹带缚紧,以防腹内压骤降;记录抽出腹腔积液的量、性质和颜色,及时送检标本;指导患者穿刺对侧侧卧位,保持穿刺部位干燥,必要时更换敷料。

2.消化道出血

(1)休息与体位。少量出血者卧床休息,大量出血者采取中凹体位,保证脑部供血。呕吐时头偏向一侧,防止窒息或误吸,必要时使用负压吸引器清除呼吸道分泌物、血液及呕吐物,保持呼吸道通畅。

(2)积极配合抢救。备好各种抢救物品及药品。患者出血后快速建立静脉通路,遵医嘱补液、输血、应用各种血管活性药物。

(3)饮食护理。少量出血者给予温凉、清淡、易消化饮食。出血较多者应暂禁食,遵医嘱通过静脉补充营养。

(五)用药护理

利尿剂尽量日间服用,以免夜间给药后利尿影响患者睡眠;使用排钾利尿剂应注意补钾,口服氯化钾宜饭后服用,以免引起消化道反应;记录尿量,定期测量体重和腹围,观察利尿效果;利尿速度不宜过快,以每天体重减轻不超过 0.5kg 为宜,以免诱发肝性脑病、肝肾综合征等;监测出入量、电解质变化,防止水、电解质和酸碱平衡紊乱。对患者强调遵医嘱用药的重要性,不宜服用可能有肝损害的药物,防止加重肝脏损伤。

(六)心理护理

向患者及其家属介绍本病相关的知识,说明稳定的情绪、良好的心态对疾病预后的影响。引导患者积极乐观地面对疾病,配合治疗和护理;对有明显的焦虑、抑郁的患者,应加强巡视并积极干预,以免发生意外。

八、健康指导

(一)预防疾病

积极预防并治疗可引起肝硬化的疾病,尤其是病毒性肝炎,尽量减少酒精的摄入,不滥用药物,防治血吸虫病等。

(二)疾病指导

根据病情及时调整饮食,避免饮食不当加重体内水钠潴留,诱发上消化道出血、肝性脑病等;严格禁酒,避免进一步损伤肝脏;代偿期的患者可从事轻体力的工作,失代偿期的患者宜卧床休息;保持情绪稳定,减轻心理压力。

(三)减少或避免传染

乙型肝炎及丙型肝炎患者可与他人共餐。应避免血液途径传染,不宜共用剃须刀等可能有创的生活用品;接触患者开放伤口时应戴手套。

(四)预防感染

适当活动,增强抵抗力;保持个人和居室卫生,避免着凉及不洁食品,尽量减少到公共场所活动。

(五)随访

病情稳定者,每 3 个月至半年到医院随诊。病情变化及时就诊。

九、预后

本病预后与病因、病理类型、营养状况、肝功能代偿能力等关系密切,与患者治疗和护理的依从性也有关系。一般来讲,病毒性肝炎后肝硬化预后较差;持续黄疸、难治性腹腔积液、低蛋白血症、持续或严重的凝血功能障碍以及存在并发症的患者、高龄患者预后较差。

第六节 原发性肝癌的护理

原发性肝癌简称肝癌,是指肝细胞或肝内胆管细胞所发生的癌症,是我国常见恶性肿瘤之一。据统计,目前肝癌的病死率为 20.37/10 万,在恶性肿瘤的病死率中居第 2,在城市中仅次于肺癌,农村中仅次于胃癌。在世界范围内,肝癌的发病率以东南亚及非洲的撒哈拉沙漠以南地区最高,欧美及大洋洲较低。在我国,肝癌的发病率沿海高于内地,东南和东北高于西北和西南,每年死于肝癌的患者约为 11 万人,占全球肝癌死亡人数的 45%。本病多见于中年男性,男女之比约为 5:1。

一、病因与发病机制

本病病因尚未明确,根据高发区流行病学调查的结果显示,可能与下列因素有关。

(一)病毒性肝炎

在我国,特别是东南沿海地区的肝癌高发区,90%肝癌患者有乙型肝炎病毒感染。日本、欧洲的肝癌患者则以丙型肝炎病毒感染多见,其丙型肝炎病毒抗体阳性率显著高于普通人群。以上提示乙型肝炎和丙型肝炎病毒感染与肝癌的发病有关。其发病机制可能与病变过程中肝细胞反复损伤和再生,以及激活癌基因有关。

(二)肝硬化

临床上,原发性肝癌合并肝硬化的患者占 50%～90%。演变过程多数是病毒感染→慢性肝炎→肝硬化→肝癌,部分患者可从慢性肝炎直接发展为肝癌。在欧美国家,肝癌多在酒精性肝硬化的基础上发生。

(三)食物

流行病学调查显示,粮油、食品受黄曲霉素污染严重的地区,肝癌发病率高,长期食用霉变的食物与肝癌的发生密切相关。其中黄曲霉素的代谢产物黄曲霉素 B_1 是强烈的致癌物质。长期大量饮酒导致酒精性肝病,在此基础上发展的肝硬化可能引发肝癌。另外,长期食用含亚硝胺的食物及食物中缺乏微量元素,也与肝癌的发生有关。

(四)饮用水污染

有研究表明,长期饮用池塘水会较其他人群罹患肝癌的风险高。池塘水中含有多种致癌或促进基因突变的物质,其中滋生的蓝绿藻可产生藻类毒素,具有促癌或致癌作用。

(五)毒物与寄生虫

偶氮芥类、有机氯农药等为可疑致癌物质。血吸虫感染也与肝癌的发生有关。

(六)遗传因素

肝癌的家族聚集现象与遗传易感性有关,也与家族相似的饮食习惯和生活环境有关。不同种族人群的肝癌发病率不同。

二、病理

(一)大体型态分型

1.块状型

块状型最多见,分单个、多个或融合成块 3 个亚型。肿瘤直径为 5~10cm。

2.结节型

结节型直径<5cm。单个癌结节直径<3cm;或相邻 2 个癌结节直径之和<3cm,称小肝癌。

3.弥散型

弥散型少见,有米粒至黄豆大小的癌结节散在全肝,不易与肝硬化区别。

(二)组织学分型

1.肝细胞癌

肝细胞癌最多见,占原发性肝癌的 90%,癌细胞来自肝细胞,癌组织的肝动脉供血超过 90%。

2.胆管细胞癌

胆管细胞癌较少见,癌细胞由胆管上皮细胞发展而来,纤维组织较多,血窦较少。

3.混合型肝癌

混合型肝癌最少见,同时具有上述的 2 种结构。

(三)转移途径

1.肝内转移

肝内转移发生最早、最常见,是肝癌切除术后早期复发的主要原因。肝癌易侵犯门静脉分支形成癌栓,脱落后在肝内形成多发转移灶,少数癌栓阻塞导致门静脉高压及顽固性腹腔积液。

2.肝外转移

肝外血行转移最常转移至肺,其他部位有胸、肾、肾上腺、骨骼等;淋巴转移常转移至肝门淋巴结,也可达胰、脾、锁骨上淋巴结等;种植转移少见。

三、临床表现

本病多在肝硬化的基础上发生,或以转移灶的症状为首发表现,疾病早期缺乏典型的表现。经甲胎蛋白(AFP)普查检出者称亚临床肝癌。出现症状来院就诊的患者多属于中、晚期,其主要表现如下。

(一)症状

1.肝区疼痛

肝区疼痛最常见,呈持续性胀痛或钝痛,疼痛的原因与肿瘤迅速增长牵拉肝包膜有关。肿瘤生长缓慢者,无痛或有轻度钝痛;肿瘤侵犯膈肌,疼痛可放射至右肩;肝表面癌结节破裂,可引起突然剧痛,从肝区迅速蔓延至全腹,出现急腹症的表现,出血量大时可出现失血性休克。

2.消化道症状

消化道症状常有食欲缺乏、消化不良、恶心、呕吐等。腹腔积液或门静脉癌栓可导致腹胀、腹泻等症状。

3.全身表现

全身表现常有乏力、营养不良、进行性消瘦、恶病质等,部分患者有低热,极少数可有高热。有肺、骨、脑、淋巴结、腹腔等转移者,可出现相应的症状。

(二)体征

1.肝大

肝大为最常见的特征性体征。肝脏常呈进行性肿大,质地坚硬,表面凹凸不平,呈结节状,边缘不规则,可有不同程度的触痛。肿瘤突出于右肋弓或剑突下,上腹部呈现局部隆起或饱满;肿瘤位于膈面,则表现为膈抬高而肝下界不下移。

2.黄疸

黄疸一般出现在肝癌晚期,多为阻塞性黄疸,少数为肝细胞性黄疸。前者常因肿瘤或肝门转移性淋巴结肿大压迫胆管所致,后者可因癌组织广泛浸润、肝硬化、肝炎引起。

3.肝硬化征象

肝硬化征象是指在肝硬化基础上发病的患者有基础疾病的临床表现,患者可迅速出现难治腹腔积液,一般为漏出液,可有血性腹腔积液。

(三)并发症

1.肝性脑病

肝性脑病是肝癌终末期最严重的并发症,是 1/3 肝癌患者死亡的原因。

2.上消化道出血

上消化道出血多数因食管胃底静脉曲张破裂出血所致,晚期患者可因胃肠道黏膜糜烂合并凝血功能障碍而引发广泛出血,可诱发肝性脑病。

3.癌结节破裂出血

约 10% 的肝癌患者发生癌结节破裂出血。癌结节破裂仅限于肝包膜下,可有局部疼痛,出血量大时可形成压痛性肿块;若破裂出血进入腹腔则引起急腹症表现。

4.继发感染

患者抵抗力低下,易继发肺炎、败血症、肠道感染、自发性腹膜炎等。

(四)临床分期

临床分期是判断预后和选择治疗方法的重要参考依据。

Ⅰa 期:单个肿瘤最大直径≤3cm,无癌栓、腹腔淋巴结及远处转移;肝功能分级 Child-Pugh A。

Ⅰb 期:单个或 2 个肿瘤最大直径之和≤5cm,在半肝,无癌栓、腹腔淋巴结及远处转移;肝功能分级 Child-Pugh A。

Ⅱa 期:单个或 2 个肿瘤最大直径之和≤10cm,在半肝或多个肿瘤最大直径之和≤5cm,在左、右两半肝,无癌栓、腹腔淋巴结及远处转移;肝功能分级 Child-PughA。

Ⅱb 期:单个或 2 个肿瘤最大直径之和>10cm,在半肝或多个肿瘤最大直径之和>5cm,在左、右两半肝,无癌栓、腹腔淋巴结及远处转移;肝功能分级 Child-PughA,或无论肿瘤情况,有门静脉分支、肝静脉或胆管癌栓和(或)肝功能分级 Child-PughB。

Ⅲa期：无论肿瘤情况，有门静脉主干或下腔静脉癌栓、腹腔淋巴结及远处转移；肝功能分级 Child-Pugh A 或 Child-Pugh B。

Ⅲb期：无论肿瘤、癌栓、转移情况，肝功能分级 Child-PughC。

四、实验室及其他检查

(一)肝癌标志物检测

1.甲胎蛋白

甲胎蛋白(AFP)是肝细胞癌诊断的特异性标志物，阳性率约为70%。现已广泛用于肝癌的普查、诊断及治疗效果的判断。AFP 浓度通常与肝癌大小呈正相关。在排除妊娠和生殖腺胚胎癌的基础上，AFP＞400μg/L 为诊断肝癌的条件之一。对于 AFP 逐渐升高不降或 AFP＞200μg/L,持续 8 周以上，应结合临床综合分析或动态观察。

2.其他标志物

γ-谷氨酰转移酶同工酶Ⅱ(γ-GT$_2$)、岩藻糖苷酶(AFU)、异常凝血酶原(APT)等，对 AFP 阴性肝癌患者的诊断和鉴别诊断也有辅助意义。

(二)影像学检查

1.超声显像

B超检查是目前筛查肝癌首选的检查方法，可显示直径＞1cm 的占位病变。AFP 结合 B 超检查对肝癌早期定位诊断有较大价值。

2.CT 检查

CT 检查是肝癌诊断的重要手段，是临床肝癌疑诊者和确诊后拟进行手术者的常规检查。螺旋 CT 增强扫描使 CT 检查肝癌的敏感性进一步提高，甚至可发现 1cm 以下的肿瘤。

3.MRI 检查

MRI 检查能清楚显示肝细胞癌内部的结构，对肿瘤直径 1cm 左右的肝癌的检出率＞80%,是诊断和确定治疗策略的重要手段。

4.肝动脉血管造影

对 CT、MRI 不能确诊的病例，选择性肝动脉造影具有重要诊断价值。对肿瘤直径 1～2cm 的小肝癌，肝动脉造影诊断正确率＞90%。

(三)肝穿刺活组织检查

在超声或 CT 引导下，进行肝穿刺组织学检查是确诊肝癌最可靠的方法。但此项检查属于创伤性检查，上述方法不能明确诊断时，可考虑采用。

五、诊断要点

满足下列 3 项中的 1 项即可确诊为肝癌：①具有 2 项典型影像学表现(超声、增强 CT、MRI 或选择性肝动脉造影)，病灶＞2cm；②具有 1 项典型影像学表现，病灶＞2cm,AFP＞400μg/L；③肝脏活组织检查呈阳性。

六、治疗要点

肝癌对化疗和放疗不敏感，常用的治疗方法有手术切除、血管介入、射频消融术、肝移植等。其中，手术切除仍是目前根治本病的最好方法。

(一)手术治疗

有手术指征的患者应及早进行手术切除,开腹后不适于切除的,可做肝动脉插管进行局部化学药物灌注治疗,其效果优于全身治疗,也可采用液氮冷冻、激光、微波凝固治疗肿瘤。

(二)局部治疗

1.经皮穿刺瘤内注射无水乙醇(PEI)

在超声或 CT 引导下,将无水乙醇直接注入癌组织中,使癌细胞脱水、变性、凝固性坏死。PEI 适用于肿瘤＜3cm 的患者,可达到治疗性切除的目的。

2.射频消融术(RF)

在超声引导或开腹的条件下,将电极插入肝癌组织内,应用电流热效应等多种物理方法毁损癌组织,同样能达到治疗性切除的目的。

3.肝动脉栓塞治疗

肝动脉栓塞治疗(TACE)是指经皮穿刺,将栓塞剂(常用颗粒吸收性明胶海绵和碘化油)注入滋养肿瘤的肝动脉内,阻断肿瘤的供血,使其发生缺血性坏死,同时也可进行化学治疗。此种方法具有靶向性好、创伤小、可重复、患者易接受的特点,是目前非手术治疗中、晚期肝癌的常用方法。

(三)肝移植

将整个病肝切除并进行肝移植,是治疗肝癌和肝硬化的有效手段。

(四)并发症治疗

肝癌结节破裂时,应行结扎肝动脉、紧急肝动脉栓塞等治疗,合并感染者应及时给予抗生素。

七、常见护理诊断/问题

(1)疼痛:腹痛。腹痛与肿瘤增长牵拉肝包膜或肝动脉栓塞术后综合征有关。

(2)活动无耐力。活动无耐力与肝功能减退、营养不良、肿瘤消耗等有关。

(3)悲伤。悲伤与患者知道疾病预后不佳有关。

八、护理措施

(一)休息与活动

为患者创造舒适、安静的休息环境。大量腹腔积液、黄疸时患者应卧床休息,以减少机体消耗;病情稳定时适当活动,以增强抵抗力。

(二)饮食护理

给予高蛋白、高维生素、易消化的饮食。肝性脑病倾向者应限制蛋白质的摄入;腹腔积液患者应限制水、钠摄入;肝癌晚期患者遵医嘱给予肠内、肠外营养支持,维持机体代谢需求。

(三)病情观察

密切观察患者的生命体征及病情变化,如肝区疼痛、黄疸、发热、腹腔积液、恶心、呕吐是否存在,有无肝性脑病、上消化道出血、癌结节破裂等并发症。

(四)对症护理

1.疼痛的护理

注意观察患者疼痛的部位、性质及规律。认真倾听患者对疼痛的感受,并及时做出适当的回应。指导患者减轻或缓解疼痛的方法,如听音乐、看书报、与病友聊天等分散注意力,做深呼吸、冥想等;适当按摩,咳嗽时用手轻按肝区以减轻疼痛。遵医嘱使用止痛药物,应遵循世界卫生组织(WHO)提倡的三阶梯给药法。患者采用自控镇痛时,指导患者根据病情控制止痛药物的用量和用药间隔。

2.肝动脉栓塞化疗患者的护理

(1)术前护理。向患者介绍肝动脉栓塞化疗的方法和意义,使其配合手术治疗;完善各项检查;进行碘和普鲁卡因过敏试验;做好物品和药品准备;患者术前6小时禁食,术前半小时遵医嘱给予镇静剂。

(2)术后护理。①饮食护理:术后禁食2~3天,恢复饮食后,从流食逐渐过渡到普通饮食,少量多餐。②穿刺局部护理:压迫止血15分钟后加压包扎,沙袋压迫6小时,防止穿刺点出血。③体位:嘱患者取平卧位,穿刺侧肢体伸直24小时,观察穿刺侧肢端皮肤的颜色、温度及足背动脉搏动,出现异常时通知医生进行处理。④栓塞后综合征的护理:栓塞后综合征指术后由于肝动脉供血突然减少引起的腹痛、发热、恶心呕吐、肝功能异常等表现。腹痛为肝脏水肿、肝包膜张力增加所致,一般术后48小时缓解,若剧烈疼痛持续3~4天,应考虑误伤其他脏器并坏死,未明确诊断时慎用止痛药物;由于机体对坏死组织的吸收作用,术后4~8小时可出现低至中等度发热,给予物理降温或遵医嘱使用解热药物;术后1天多出现恶心、呕吐等消化道反应,为化疗药物的不良反应,给予止吐剂等进行对症处理,并注意水、电解质平衡状况。术后1周应遵医嘱补充葡萄糖、清蛋白及其他液体,保持体液平衡。

(五)用药护理

遵医嘱用药,注意观察用药效果及不良反应。准确评估患者的疼痛程度和规律,配合医生使用药物缓解患者疼痛。化疗前,遵医嘱给患者使用止吐药物,减少消化道症状;化疗后监测患者血常规及病情变化,出现感染、出血等骨髓抑制现象时配合医生进行处理。

(六)心理护理

护士应重视心理护理对患者的影响,根据患者的具体情况决定是否采取保护性医疗制度和心理护理的方法。为患者创造发泄情绪、表达内心感受的环境和机会,护士应认真倾听并表示理解和同情,根据具体情况给予相应的心理疏导。对处于愤怒和忧伤期的患者,要加强监控,并取得家属的配合,避免意外发生。协助患者建立家庭和社会支持系统,鼓励家属陪伴患者,指导家属、同事、朋友与患者进行良好交流,以增强患者战胜疾病的信心。

九、健康指导

(一)疾病预防指导

注意食物和饮水卫生,预防粮食霉变,改进饮用水质量。应用乙型和丙型病毒疫苗,预防病毒性肝炎和肝硬化。对肝癌高发区定期普查,做到早发现早治疗。

(二)疾病知识指导

指导患者生活规律,合理饮食,适当活动,避免肝脏受外力冲击或压迫,以免肿瘤破裂;保持情绪稳定,有条件者可参加社会性抗癌活动;遵医嘱用药,避免服用有肝损害的药物;观察病情,定期复查。

十、预后

小肝癌根治性切除者 5 年存活率可达 69.4%；姑息性切除术 5 年存活率可达 12.5%；药物治疗很少见生存 5 年者；瘤体小、包膜完整、无癌栓形成者，分化好、机体免疫状态好者预后好；中、晚期合并肝硬化、转移、并发出血、肝癌破裂、ALT 显著增加者预后差。

第七节　肝性脑病的护理

肝性脑病（hepatic encephalopathy，HE）又称肝性昏迷（hepatic coma），是严重肝病引起的、以代谢紊乱为基础的中枢神经系统功能失调综合征。肝性脑病的主要临床表现是意识障碍、行为失常和昏迷。若肝性脑病的发生是由于门静脉高压、广泛门-腔静脉侧支循环所致，则称为门体分流性肝性脑病（porto-systemic encephalopathy，PSE）。无明显临床表现和生化异常，仅能用精细的智力实验和（或）电生理监测才能确定诊断的肝性脑病，称为亚临床或隐性肝性脑病。

一、病因与发病机制

（一）病因

多种病因可引起肝性脑病，并常有明显的诱因，特别是门体分流性肝性脑病。常见的诱因有上消化道出血、高蛋白饮食、大量使用排钾利尿剂、放腹腔积液、使用催眠镇静药和麻醉药、便秘、感染、尿毒症、低血糖、外科手术等。肝性脑病的常见病因有肝硬化、门体分流术、暴发性肝衰竭、肝癌、妊娠期急性脂肪肝。

（二）发病机制

肝性脑病的发病机制迄今尚未完全明确。一般认为，本病的发生是由于肝细胞功能衰竭和门-腔静脉侧支循环形成，使来自肠道的许多毒性代谢产物未被肝解毒和清除便经侧支进入体循环，透过血-脑屏障而进入脑部，引起大脑功能紊乱。关于肝性脑病发病机制的学说，主要有以下几种。

1.氨中毒学说

血氨主要是指来自肠道、肾和骨骼肌生成的氨，其中胃肠道是氨进入机体内的主要途径。机体清除氨的主要途径为：①肝脏是氨排泄的主要场所，来自肠道的氨经门静脉进入肝脏，在肝脏形成尿素并通过肾脏排出体外；②肾脏在排酸的同时，也以 NH_4^+ 的形式排出大量的氨；③肝、脑、肾等组织消耗氨合成谷氨酸和谷氨酰胺；④血氨过高时，可从肺部呼出少量的氨。肝衰竭时，肝脏将氨合成尿素的能力减退；门体分流存在时，肠道的氨未经肝解毒而直接进入体循环，使血氨升高。氨对大脑的毒性作用主要是干扰大脑的能量代谢和神经传导。

2.假神经递质学说

神经冲动传导是通过递质来完成的。传导正常时，兴奋性递质与抑制性递质保持生理平衡。肝衰竭时，β-多巴胺和苯乙醇胺增多。β-多巴胺和苯乙醇胺的化学结构与正常兴奋性神经递质去甲肾上腺素相似,但传导神经冲动的能力仅有正常神经递质的 1%,故称为假性神经递质。当假性神经递质被脑细胞摄取而取代正常递质时,神经传导发生障碍,兴奋冲动不能正常传至大脑皮质而产生异常抑制,出现意识障碍或昏迷。

3.γ-氨基丁酸神经递质学说

GABA 是抑制性神经递质,门体分流和肝衰竭时,在氨的作用下,GABA 可绕过肝脏直接进入体循环,透过血-脑屏障,激活 GABA 受体,造成大脑功能紊乱。

4.氨基酸代谢不平衡学说

肝硬化失代偿期患者血浆芳香族氨基酸(如苯丙氨酸、酪氨酸、色氨酸)增多而支链氨基酸(如缬氨酸、亮氨酸、异亮氨酸)减少。使芳香族氨基酸更多地进入脑组织,形成假性神经递质,从而抑制神经冲动的传导。

二、临床表现

肝性脑病的临床表现常因原有肝病的性质,肝细胞损害的轻重缓急以及诱因的不同而很不一致。一般根据意识障碍的程度、神经系统表现和脑电图改变,将肝性脑病由轻到重分为 5 期。

(一)0 期(潜伏期)

0 期(潜伏期)又称轻微肝性脑病,患者无行为、性格的异常,无神经系统病理特征。患者脑电图正常,只在心理测试或智力测试时有轻微异常。

(二)一期(前驱期)

一期患者有轻度性格改变和行为异常,如欣快激动或淡漠少言、衣冠不整或随地便溺。应答尚准确,但语言不清楚且较缓慢。扑翼样震颤存在,脑电图多正常。此期历时数日或数周。有时症状不明显,易被忽视。

(三)二期(昏迷前期)

二期(昏迷前期)以意识错乱、睡眠障碍、行为异常为主要表现。患者定向力及理解力均减退,对时间、地点、人物的概念混乱,不能完成简单的计算和智力构图,言语不清、书写障碍、举止反常,并多有睡眠倒错。腱反射亢进、肌张力增高、踝阵挛及巴宾斯基征阳性。此期扑翼样震颤存在,脑电图异常。患者可出现不随意运动及运动失调。

(四)三期(昏睡期)

三期(昏睡期)以昏睡和精神错乱为主,但可以唤醒,醒时尚可应答,但常有神志不清和幻觉。各种神经体征持续或加重,肌张力增高,四肢被动运动常有抵抗,锥体束征常呈阳性。扑翼样震颤仍可引出,脑电图异常。

(五)四期(昏迷期)

四期患者神志完全丧失,不能唤醒。浅昏迷时,对疼痛等强刺激尚有反应,腱反射和肌张力仍亢进,扑翼样震颤无法引出;深昏迷时,各种反射消失,肌张力降低,瞳孔常散大,可出现阵发性惊厥、踝阵挛。脑电图明显异常。

以上各期的分界常不清楚,其临床表现可有重叠,程度可因病情发展或治疗好转而变化。少数肝性脑病患者还可出现永久性智力减退、共济失调。锥体束征呈阳性或截瘫。

三、实验室及其他检查

(一)血氨及血浆氨基酸

正常人空腹静脉血血氨为 $40\sim70\mu g/dl$。慢性肝性脑病患者多有血氨增高。急性肝衰竭所致的肝性脑病,血氨多数正常。

(二)脑电图检查

脑电图检查的典型改变为节律变慢,主要出现普遍性每秒 $4\sim7$ 次 θ 波或者三相波,也可有每秒 $1\sim3$ 次的 δ 波。对诊断和预后的判断有意义。

(三)简易智力测验

测验内容包括书写、构词、画图、搭积木、用火柴搭五角星等,常规使用数字连接试验,其结果容易计量,便于随访。简易智力测验对于诊断早期肝性脑病(包括亚临床肝性脑病)最有价值。

(四)影像学检查

行 CT 或 MRI 检查,急性肝性脑病患者可有脑水肿,慢性肝性脑病患者可有脑萎缩。

四、诊断要点

肝性脑病的主要诊断依据为:①严重肝病和(或)广泛门-体静脉侧支循环;②精神紊乱、昏睡或昏迷;③肝性脑病的诱因;④明显肝功能损害或血氨增高;⑤扑翼样震颤和典型的脑电图改变。

五、治疗要点

(一)消除诱因

禁用麻醉、镇痛、催眠、镇静药物、控制感染及上消化道出血,避免快速、大量排钾利尿和放腹腔积液,纠正水、电解质和酸碱平衡失调等。

(二)减少肠内毒物的生成和吸收

①饮食:开始数日内禁食蛋白质。食物以糖类为主,加用必需氨基酸,每天供给热量 $5.0\sim6.7kJ$ 和足量维生素。神志清醒后,可逐渐增加蛋白质至 $40\sim60g/d$,以植物蛋白为好。②灌肠和导泻:清除肠内积食、积血或其他含氮物质,可用生理盐水或弱酸性溶液灌肠,或口服33％硫酸镁导泻,也可口服乳果糖或山梨醇。其中,乳果糖稀释后灌肠为首选。③抑制肠道细菌生长:口服新霉素 $2\sim4g/d$;或甲硝唑 $0.2g$,每天 4 次,也可选巴龙霉素、去甲万古霉素、利福昔明。④益生菌制剂:含双歧杆菌、乳酸杆菌的微生态制剂可通过调节肠道菌群结构,抑制产氨、产尿素酶细菌的生长,对减少氨的生成有一定作用。

(三)纠正氨基酸代谢紊乱,调节神经递质

①降氨药物:门冬氨酸鸟氨酸静脉滴注,促进鸟氨酸循环,降低血氨;谷氨酸钾、谷氨酸钠或精氨酸静脉滴注,可促进尿素合成而降低血氨;口服苯甲酸钠,治疗急性门体分流性脑病的效果与乳果糖相当。②纠正氨基酸代谢紊乱药物:口服或静脉输注以支链氨基酸为主的氨基酸混合液,可纠正氨基酸代谢不平衡,有利于恢复患者的正氮平衡。③GABA/BZ 复合受体拮抗药:氟马西尼是受体拮抗剂,通过抑制 GABA/BZ 受体发挥作用,剂量为 $1\sim2mg$,静脉注射。④人工肝:用活性炭、树脂等进行血液灌流可清除血氨,对于肝性脑病有一定疗效。

(四)营养支持

营养支持的目的在于促进机体的合成代谢,抑制分解代谢,保持正氮平衡,为患者提供足够的热量、蛋白质、维生素等营养成分。其中,氨基酸以支链氨基酸为主,饮食中的蛋白质以植物蛋白为主,急性起病的患者应控制蛋白质的摄入。

(五)对症治疗

①纠正水、电解质和酸碱失衡:每天液体总入量以不超过 2500mL 为宜。肝硬化腹腔积液患者一般以尿量加 1000mL 为标准控制入液量,以免稀释血液,导致血钠过低而加重昏迷。注意纠正低钾和碱中毒,及时补充氯化钾或静脉滴注精氨酸溶液。②保护脑细胞功能:可用冰帽降低颅内温度。③保持呼吸道通畅:深昏迷者应做气管切开排痰、给氧。④防止脑水肿:静脉滴注高渗葡萄糖、甘露醇等脱水剂。

(六)人工肝、肝移植

人工肝是应用血液灌流或血液透析方法清除血氨和其他毒性物质,对肝性脑病可有一定疗效;肝移植是治疗各种终末期肝病的有效方法。

六、常见护理诊断/问题

(1)意识模糊。意识模糊与血氨增高,干扰脑细胞能量代谢和神经传导有关。

(2)照顾者角色困难。照顾者角色困难与患者意识障碍、照顾者缺乏有关照顾知识及经济负担过重有关。

(3)营养失调:低于机体需要量。营养低于机体需要量与肝功能减退、消化吸收障碍,以及控制蛋白摄入有关。

(4)活动无耐力。活动无耐力与肝功能减退、营养摄入不足有关。

(5)有感染的危险。有感染的危险与长期卧床、营养失调、抵抗力低下有关。

七、护理措施

(一)休息与运动

保持病室安静、舒适,护理操作尽量集中进行,避免对患者进行不必要的刺激。去除患者的义齿、发夹,加用床栏,必要时使用束带,防止坠床、撞伤等意外。病情平稳后可适当活动,但应注意劳逸结合。

(二)饮食护理

因食物中的蛋白质可被肠菌的氨基酸氧化酶分解产生氨,故肝性脑病患者应限制蛋白质的摄入。在发病开始数日内禁食蛋白质,每天供给足够的热量和维生素,以糖类为主要食物,可口服蜂蜜、葡萄糖、果汁、面条、稀饭等。昏迷患者以鼻饲 25% 葡萄糖液供给热量,以减少体内蛋白质分解,有利于降低血氨。注意胃排空不良时应停止鼻饲,改用深静脉插管滴注 25% 葡萄糖溶液维持营养。患者神志清楚后,可逐步增加蛋白质,每天 20g,以后每 3~5 天增加 10g,但短期内不超过 40~50g/d,以植物蛋白为好。因植物蛋白含支链氨基酸较多,且能增加粪氮排泄。不宜用维生素 B_6,因其可使多巴在周围神经处转为多巴胺,影响多巴进入脑组织,减少中枢神经系统正常传导递质。

(三)病情观察

密切注意肝性脑病的早期征象,如患者有无冷漠或欣快、理解力和近期记忆力减退、行为异常(哭泣、叫喊、当众便溺)及扑翼样震颤,观察患者思维及认识的改变,采用给患者刺激、定期唤醒等方法判断其意识障碍的程度。监测并记录患者的生命体征及瞳孔变化,定期复查血氨,肝、肾功能,电解质。

(四)对症护理

1.及时去除或避免诱发因素

应协助医生迅速去除本次发病的诱发因素,并注意避免其他诱发因素。①避免应用镇静催眠药、麻醉药等。②避免快速利尿和大量放腹腔积液,及时处理严重的呕吐和腹泻,加重肝脏损害。③防止感染,应遵医嘱及时、准确地应用抗生素,有效控制感染。④禁止大量输液,过多液体可引起低血钾、稀释性低血钠、脑水肿等,从而加重肝性脑病。⑤保持大便通畅,防止便秘。可采用灌肠和导泻的方法切除肠内毒物。灌肠应使用生理盐水 1~2L 加用食醋 100mL,忌用肥皂水,因其为碱性,可增加氨的吸收。⑥积极预防和控制上消化道出血,上消化道出血可使肠道产氨增多,使血氨增高而诱发本病,出血停止后应灌肠和导泻,以清除肠道内积血,减少氨的吸收。

2.患者昏迷时,做好昏迷患者的护理

①患者取仰卧位,头略偏向一侧,以防舌后坠阻塞呼吸道。②保持呼吸道通畅,深昏迷患者应做气管切开以排痰,保证氧气的供给。③做好口腔、眼部护理。保持床褥干燥、平整,定时协助患者翻身,按摩受压部位,防止压疮。④尿潴留患者给予留置尿管,并详细记录尿量、颜色、气味。⑤给患者做肢体的被动运动,防止静脉血栓形成及肌肉萎缩。

(五)用药护理

(1)应用谷氨酸钾和谷氨酸钠时,两者比例应根据血清钾、钠浓度和病情而定。患者尿少时少用谷氨酸钾。

(2)应用精氨酸时,滴注速度不宜过快,否则可出现流涎、呕吐、面色潮红等反应。因精氨酸呈酸性,含氯离子,不宜与碱性溶液配伍使用。

(3)乳果糖因在肠内产气较多,可引起腹胀、腹绞痛、恶心、呕吐及电解质紊乱等,应用时应从小剂量开始。

(4)长期服用新霉素的患者中少数可出现听力或肾功能损害,故服用新霉素不宜超过 1 个月,用药期间应做好听力和肾功能的监测。

(5)大量输注葡萄糖的过程中,必须警惕低钾血症、心力衰竭和脑水肿。

(六)心理护理

1.患者心理护理

提供感情支持,尽量安排专人护理,训练患者的定向力,利用电视、收音机、报纸、探视者等提供环境刺激。烦躁患者可加床档,必要时使用约束带,防止发生坠床及撞伤等意外。在患者清醒时向其讲解意识模糊的原因,安慰患者,尊重患者的人格,切忌嘲笑患者的异常行为。

2.照顾者心理护理

①评估照顾者存在的困难和应对能力,与照顾者建立良好的关系,了解他们的基本情况。②给照顾者提供各种社会支持,对照顾者表示关心和信任,给予其感情上的支持。对其照顾患

者所起的重要作用给予积极肯定,使其确定自我价值。③协助照顾者制订照顾计划,与照顾者一起讨论护理问题,让其了解本病的特点,做好充分的心理准备。帮助照顾者合理安排时间,制订一个切实可行的照顾计划,将各种需要照顾的内容和方法进行讲解和示范,帮助照顾者进入角色。

八、健康指导

(一)疾病预防指导

向患者和家属介绍肝脏疾病和肝性脑病的有关知识,指导其认识诱发因素,使患者自觉避免,如限制蛋白质的摄入,不滥用对肝有损害的药物,保持大便通畅,避免各种感染,戒烟酒等。

(二)疾病知识指导

指导患者遵医嘱用药和饮食,加强自我保健意识,树立战胜疾病的信心;引导患者和家属认识疾病的严重性,及早识别肝性脑病发生的早期征象,病情变化时及时就诊。

九、预后

肝性脑病的预后主要取决于肝衰竭的严重程度。诱因明确且易消除者预后较好;肝功能较好的门体分流性脑病预后较好;肝功能差者预后较差;暴发性肝衰竭所致的肝性脑病预后最差。

第八节 急性胰腺炎的护理

急性胰腺炎(acute pancreatitis,AP)是多种病因导致胰酶在胰腺内被激活,引起胰腺及周围组织自身消化、水肿、出血,甚至坏死的炎症反应。临床上以急性上腹痛、恶心、呕吐及血、尿淀粉酶增高为特点。

一、病因与发病机制

(一)病因

本病病因较多,我国以胆道疾病为常见病因,西方国家则以大量饮酒引起的多见。

1.胆道疾病

胆道疾病是急性胰腺炎的主要病因。胆石症、胆道感染、胆道蛔虫等均可引起急性胰腺炎,其中以胆石症最常见。胆石症、胆道感染、胆道蛔虫等因素致 Oddi 括约肌水肿、痉挛,使十二指肠壶腹部出口梗阻,胆道压力增高,胆汁逆流入胰管,使胰管黏膜完整性受损,消化酶进入胰实质,引起急性胰腺炎;胆石症、胆道感染引起 Oddi 括约肌松弛,使十二指肠液反流入胰管引起急性胰腺炎;胆道感染时细菌毒素、游离胆酸、非结合胆红素等通过胆胰间淋巴管交通支扩散到胰腺,激活胰酶,引起急性胰腺炎。

2.酗酒和暴饮暴食

大量饮酒和暴饮暴食均可致胰液分泌增加,并刺激 Oddi 括约肌痉挛,十二指肠乳头水肿,使胰管内压增高,胰液排出受阻,引起急性胰腺炎。慢性酗酒者常有胰液蛋白沉淀,形成蛋白栓阻塞胰管,致胰液排泄障碍。

3.胰管阻塞

胰管结石、狭窄、炎症、肿瘤等均可引起胰管阻塞,使胰液排泄出现障碍,胰管内压力增高,进而使胰管小分支和胰腺腺泡破裂,胰酶激活并渗入间质,引起急性胰腺炎。

4.手术与创伤

腹腔手术,尤其是胰、胆、胃部手术,以及腹部钝挫伤等可直接或间接导致胰腺组织损伤和血液循环障碍,从而引起胰腺炎。内镜逆行胰胆管造影术(ERCP)检查时,插管导致的十二指肠乳头水肿、重复注射造影剂或注射压力过高等均可引发本病。

5.其他

十二指肠乳头邻近部位的病变,如穿透性球后溃疡、十二指肠乳头憩室等;某些内分泌、代谢和感染性疾病,如高脂血症、高钙血症、流行性腮腺炎、传染性单核细胞增多等;某些药物,如硫唑嘌呤、噻嗪类利尿剂,肾上腺皮质激素等均与急性胰腺发病有关。

进食高脂饮食是急性胰腺炎发病的诱因。近30年来,单纯由于过度饮食引起的急性胰腺炎已显著减少。

(二)发病机制

各种原因导致的胰管内压力增高,使酶原在腺泡细胞内提前激活,引起胰腺自身消化、炎症反应和循环障碍。炎症过程中产生各种炎症介质如肿瘤坏死因子、白细胞介素-1、前列腺素、活性氧等均可增加血管通透性,导致大量渗出;胰腺循环障碍使胰腺出血、坏死。参与炎症过程的各种因素相互作用,使炎症逐级扩大,并向全身扩展,造成多器官炎性损伤和功能障碍。

二、病理

急性胰腺炎的病理变化一般分为急性水肿型和出血坏死型。急性水肿型可发展为急性出血坏死型,但部分出血坏死型在起病初期即发生出血及坏死。

(一)急性水肿型

急性水肿型较多见,表现为胰腺肿大、充血、水肿和炎症细胞浸润,可有轻微的局部坏死。

(二)急性出血坏死型

急性出血坏死型相对较少,胰腺内有脂肪组织坏死,出血严重者胰腺呈棕黑色并伴有新鲜出血,坏死灶外周有炎症细胞浸润。常见表现有静脉炎和血栓,病程长者有胰腺脓肿、假性囊肿等。

三、临床表现

急性胰腺炎的临床表现与其病因、病理类型和治疗是否及时等因素有关。水肿型胰腺炎症状相对较轻、有自限性;出血坏死型胰腺炎起病急骤,症状严重,可于数小时内猝死。

(一)症状

1.腹痛

腹痛为本病的首发症状和主要表现,常在大量饮酒或暴饮暴食后突然发生。腹痛常位于中上腹部,可向腰背部呈带状放射;疼痛剧烈而持久,呈钝痛、钻痛、绞痛或刀割样痛,可有阵发性加剧,进食后疼痛加重,一般用胃肠解痉药无效,弯腰抱膝可减轻疼痛;轻症患者腹痛3～5

天后可缓解,重症患者疼痛持续时间较长;腹痛的发生与炎性渗出和胰液对胰腺包膜、腹膜及腹膜后组织的刺激,肿胀胰腺对胰腺包膜的牵拉,病变累及肠道引起肠胀气、肠麻痹,以及胆囊炎、胆石症、胰管阻塞性疾病等因素有关。

2.恶心、呕吐与腹胀

发病后多数患者出现恶心、呕吐,呕吐物为胃内容物,重者可含有胆汁或咖啡渣样液体,呕吐后腹痛不减轻。呕吐多伴有腹胀,重者可出现麻痹性肠梗阻,腹胀明显。

3.发热

轻症患者可有中度发热,一般持续 3～5 天。重症患者可有重度发热,且持续时间较长。若发热持续 1 周以上并伴有白细胞计数升高应考虑胆道感染、胰腺脓肿等继发感染。

4.低血压或休克

重症患者多见,表现为烦躁不安、脉搏加快、血压下降、皮肤湿冷、面色苍白等,常在起病后数小时发生,少数患者突然发生,甚至猝死。低血压或休克提示胰腺有大片坏死,病情严重,与有效循环血容量减少、胰腺坏死释放心肌抑制因子、并发感染、消化道出血等有关。

5.水、电解质及酸碱平衡紊乱

轻症患者多有脱水,呕吐频繁者可有代谢性碱中毒。重症患者常有明显脱水和代谢性酸中毒,伴低钾、低镁、低钙血症,部分患者可有血糖升高,偶可发生糖尿病酮症酸中毒或高渗昏迷。

(二)体征

1.轻症急性胰腺炎

腹部体征较轻,多数有上腹部轻压痛、腹胀和肠鸣音减弱。

2.重症急性胰腺炎

患者表情痛苦,脉搏增快,呼吸急促,血压降低;全腹膨隆,并有明显压痛、腹肌紧张和反跳痛;伴麻痹性肠梗阻患者肠鸣音减弱或消失;可有移动性浊音,腹腔积液多呈血性;少数患者由于胰酶及坏死组织液沿腹膜后间隙渗入腹壁下,使腹部两侧皮肤呈灰紫色,称 Grey-Turner 征,脐周皮肤呈青紫色,称 Cullen 征;胰腺脓肿或(和)囊肿形成时,上腹部可触及肿块;胰头水肿压迫胆总管,可出现黄疸;低血钙可有手足抽搐,示预后不良。

(三)并发症

1.局部并发症

局部并发症包括胰腺脓肿和假性囊肿。胰腺脓肿多于起病后 2～3 周发生,因胰腺及其周围组织继发感染而成,常有持续的高热、腹痛、白细胞计数升高,伴有消瘦、营养不良等表现。囊肿多在发病后的 3～4 周形成,初期只是液体积聚,此后由纤维组织或肉芽组织构成囊壁,但无上皮组织,可区别于真性囊肿。

2.全身并发症

重症急性胰腺炎常出现多种并发症和多器官功能衰竭,主要包括急性呼吸窘迫综合征、急性肾衰竭、心力衰竭、消化道出血、胰性脑病、败血症、高血糖和多器官功能衰竭等,常危及生命,病死率高。

四、实验室及其他检查

(一)白细胞计数

白细胞增多、核左移。

(二)淀粉酶测定

血清淀粉酶于发病后 2～12 小时开始升高,48 小时开始下降,持续 3～5 天。尿淀粉酶一般在发病后 12～24 小时开始升高,持续 1～2 周,其升高水平受尿量影响。由于唾液腺也可产生淀粉酶,当患者无急腹症而有淀粉酶升高,应考虑其来源于唾液腺。胰源性胸、腹腔积液和胰腺假性囊肿患者的血淀粉酶常明显升高。

(三)血清脂肪酶测定

血清脂肪酶常在发病后的 24～72 小时开始升高,持续 7～10 天,其特异性较高。

(四)血生化检查

C 反应蛋白是急性时的相反应蛋白,大于 150mg/L 时提示机体存在炎症反应,病情严重;空腹血糖高于 11.2mmol/L 或(和)血钙低于 2mmol/L,提示胰腺坏死严重;血清 TB、ALT、AST 升高,清蛋白降低提示胆道梗阻或(和)肝脏损伤;血尿素氮和肌酐升高,提示休克和肾功能不全。此外,患者还可出现电解质、酸碱平衡失调等其他生化异常。

(五)影像学检查

腹部 B 超是急性胰腺炎的常规筛查方法,在入院 24 小时内进行,有助于探测胰腺、胆囊和胆管的情况,发生胰腺囊肿时,可协助穿刺定位并作为随访的方法;腹部 CT 对急性胰腺炎的诊断和鉴别诊断,病情严重程度的评估,有无胸腔积液、腹腔积液等具有重要价值。

五、诊断要点

急性胰腺炎的诊断主要依据临床表现,血、尿淀粉酶检查和影像学检查,一般具备下列 3 条中的任意 2 条可以确诊:①急性、持续中上腹疼痛;②血淀粉酶或脂肪酶大于正常值上限的 3 倍;③出现急性胰腺炎典型的影像学改变。

六、治疗要点

本病的治疗原则为减轻腹痛、减少胰腺分泌、控制感染、防治并发症和去除病因。

(一)监护

急性胰腺炎从炎症反应至器官功能衰竭,病情变化复杂,需要加强监护,重症患者应安排在重症监护病房(ICU)。根据患者的症状、体征、实验室检查结果、影像学变化等了解病情变化,高龄、肥胖、妊娠等患者为高危人群,应引起重视。

(二)维持水、电解质平衡

胰腺周围组织渗出严重可导致大量液体丢失,应积极补充液体和电解质,并根据病情补充清蛋白、血浆或血浆代用品、碳酸氢钠等。轻症患者给予吸氧,重症患者给予机械通气,力争动脉血氧饱和度＞95％。急性肾功能不全的患者通过连续性的血液净化清除体内有害的代谢产物或外源性毒物,达到净化血液的目的。

(三)减少胰液分泌

禁食和胃肠减压可减少胃酸和食物刺激胰液分泌,从而减轻呕吐、腹痛和腹胀;生长抑素及其拟似物奥曲肽具有抑制胰腺分泌和胰酶合成的作用,可用生长抑素 $250\mu g/h$ 或奥曲肽 $25\sim50\mu g/h$ 维持静脉滴注,疗程 3～7 天;通过给予 H_2 受体拮抗剂或质子泵抑制剂抑制胃酸分泌,进而减少胰液分泌。

(四)止痛

多数患者静脉滴注生长抑素或奥曲肽后,腹痛明显缓解。对严重腹痛患者可肌内注射哌替啶止痛,由于吗啡可使 Oddi 括约肌收缩,阿托品可诱发或加重肠麻痹,故不宜使用。

(五)内镜或外科手术治疗

内镜下逆行胰胆管造影术(endoscopic retrograde cholangiopancreatography,ERCP)是在内镜下经十二指肠乳头插管注入造影剂,对胰胆管进行造影的技术。在 ERCP 的基础上,可以进行 Oddi 括约肌切开术、取石术、鼻胆汁引流术等介入治疗。对胆源性胰腺炎应尽早进行ERCP 治疗,以降低胰管内的压力和迅速控制感染。大部分患者可通过内镜治疗得到康复,并减少复发。对内科和内镜治疗无效的患者,应进行外科手术治疗。

(六)预防和抗感染

急性胰腺炎极易感染,可采取导泻清洁肠道、口服抗生素预防胰腺感染。胰腺感染时推荐使用亚胺培南或美罗培南。疑真菌感染可经验性使用抗真菌药物。

(七)营养支持

对轻症患者,在短期禁食期间通过静脉补充能量即可;对重症患者,在肠蠕动尚未恢复前应给予全胃肠外营养(TPN),若无肠梗阻,应尽早行空肠插管,过渡到肠内营养(EN),以增强肠道黏膜屏障功能。

(八)局部并发症治疗

胰腺脓肿通常在发病后 2 周出现,在充分抗生素治疗后,若脓肿不能吸收,可行腹腔引流或灌洗,仍不能控制者应实施坏死组织清除和引流术;小于 4cm 的胰腺假性囊肿几乎均可吸收,大于 6cm 的囊肿或多发囊肿自行吸收的机会较少,观察 6～8 周后若不缓解,应进行经皮穿刺引流、内镜引流或外科引流。

七、常见护理诊断/问题

(1)疼痛:腹痛。腹痛与胰腺及其周围组织炎症、水肿或出血坏死有关。

(2)潜在并发症。常见的并发症有低血容量性休克、急性呼吸窘迫综合征等。

(3)体温过高。体温过高与胰腺组织坏死、继发感染等有关。

(4)知识缺乏。缺乏本病的病因和防治的知识。

八、护理措施

(一)休息与活动

嘱患者绝对卧床休息,减轻胰腺负担,促进组织修复;协助患者采取屈膝半卧位、弯腰前倾卧位;因剧痛辗转不安者,要防止坠床,保证安全。

(二)饮食护理

早期行禁食和胃肠减压,注意保持胃管通畅和口腔护理;当腹痛减轻、体温正常、白细胞无明显升高、淀粉酶下降后给予少量无脂流食,逐渐恢复到正常饮食,避免刺激性强、产气多、高脂饮食,禁止饮酒。进行 TPN 或 EN 时,防止感染、误吸、空气栓塞等并发症的发生。

(三)病情观察

密切观察患者的生命体征,记录 24 小时液体出入量,注意有无脉搏细弱、呼吸急促、尿量减少等血容量不足的表现;观察皮肤、黏膜的色泽、弹性,判断患者有无失水及失水程度;监测血、尿淀粉酶,血糖,血钙,血气分析等实验室检查结果,动态观察患者病情。

(四)低血容量休克的抢救

备好静脉切开包、气管切开包、人工呼吸机等物品,以及羧甲淀粉、升压药等药品。协助患者取平卧位或中凹卧位,注意保暖,给予吸氧。迅速开放静脉通路,根据病情补液和使用各种血管活性药物,必要时测定中心静脉压作为补液的依据。禁食患者每天液体量常需在3000mL 以上;使用升压药物时要根据血压调整药量。

(五)用药的护理

遵医嘱给予解痉、止痛药物,如山莨菪碱(654-2)、布桂嗪等,不宜使用吗啡和阿托品,以免引起 Oddi 括约肌痉挛、诱发或加重肠麻痹。用药中注意观察药物止痛效果及药物不良反应,效果不佳时报告医生,以便进行下一步处理。

(六)心理护理

向患者及家属解释引起疼痛的原因及主要治疗护理措施,安慰患者,帮助其减少或去除腹痛加剧的因素,指导并协助患者采取松弛疗法、分散注意力等非药物止痛手段,保持情绪稳定,积极配合治疗及护理。

九、健康指导

(一)配合治疗和护理

说明禁食、胃肠减压、补液、机械通气、血液净化、肠内营养等治疗的重要性,使患者配合治疗和护理。

(二)寻找及去除病因

向患者介绍本病的发病原因,使其协助寻找病因并接受治疗。

(三)合理饮食

嘱患者食用低脂、高蛋白、易消化饮食,限制饮酒、茶、咖啡、刺激性食物,避免暴饮暴食。

(四)定期随访

有脓肿、假性囊肿等局部并发症患者,应遵医嘱定期随访。

十、预后

水肿型胰腺炎 1 周内恢复,不留后遗症;坏死型胰腺炎预后差,病死率高;部分患者遗留胰功能不全,极少数演变为慢性胰腺炎;年龄大、血压低、清蛋白低、低血钙、并发症多的患者预后差。

第九节　上消化道出血的护理

上消化道出血(upper gastrointestinal hemorrhage)是指屈氏韧带以上的消化道,包括食管、胃、十二指肠、胰腺、胆道及胃空肠吻合术后的空肠病变等的出血。根据出血的速度和出血量分为慢性隐性出血、慢性显性出血和急性出血。本节重点介绍上消化道急性大出血。上消化道急性大出血是指在数小时内失血量超过1000mL或占循环血容量的20%,患者主要表现为呕血和(或)黑便,常伴有急性周围循环衰竭,甚至引起失血性休克而危及生命,是临床常见的急症。上消化道急性大出血的病死率约为10%,老年人,伴有其他严重疾病的患者病死率可达25%~30%。尽早识别出血征象、及时有效的治疗和护理,是抢救患者生命的重要环节。

一、病因与发病机制

上消化道出血的病因很多,最常见的是消化性溃疡、食管胃底静脉曲张破裂、急性糜烂出血性胃炎和胃癌,这些疾病占上消化道出血病因的80%~90%。

(一)胃肠道疾病

1.食管疾病和损伤

常见的有食管炎、食管癌、食管溃疡;食管物理性损伤,如器械检查、食管异物或放射性损伤;食管化学性损伤,如强酸、强碱或其他化学品引起的损伤。

2.胃、十二指肠疾病

常见的有消化性溃疡、胃癌、急性胃炎、慢性胃炎、急性胃扩张、胃扭转、十二指肠炎等病变;胃部手术、胃镜检查或治疗等引起的损伤。

3.空肠疾病

常见的有胃肠吻合术后空肠溃疡、空肠克罗恩病等。

(二)门静脉高压引起的食管胃底静脉曲张破裂

门静脉炎、门静脉血栓形成、邻近肿块压迫所致的门静脉阻塞等均可引起食管胃底静脉曲张破裂出血。

(三)上消化道邻近器官或组织疾病

1.胆道疾病

常见的胆道疾病有胆管或胆囊结石、胆道蛔虫症、术后胆管引流、胆道肿瘤等引起胆道受压坏死;肝癌、肝脓肿或肝动脉瘤破裂出血,由胆道流入十二指肠等。

2.胰腺疾病

常见的胰腺疾病有胰腺癌、急性胰腺炎并发胰腺脓肿破裂出血流入十二指肠等。

(四)全身性疾病

1.血管性疾病

常见的有动脉粥样硬化、过敏性紫癜、遗传性出血性毛细血管扩张症、系统性红斑狼疮等疾病。

2.血液病

常见的有白血病、过敏性紫癜、血小板减少性紫癜、弥散性血管内凝血及血友病等。

3.应激性胃黏膜损伤

常见的有严重感染、休克、创伤、手术、精神刺激、脑血管意外、重症心力衰竭等应激状态下,产生的急性糜烂出血性胃炎、应激性溃疡等。

二、临床表现

上消化道出血的临床表现主要取决于出血量、出血速度、出血部位及性质,还与患者的年龄、基础疾病及全身状态有关。

(一)呕血与黑便

呕血与黑便是上消化道出血的特征性表现。上消化道大出血后均会出现黑便。出血部位在幽门以上者,常有呕血伴黑便,但出血量小、出血速度慢者可仅有黑便;幽门以下出血者,多仅有黑便,若出血量大且速度快,血液反流入胃也可有呕血。呕血多呈咖啡渣样,是血液与胃酸作用形成正铁血红素所致;若出血量大,血液与胃酸未能充分混合,呕血可呈鲜红色或含凝血块。黑便是血红蛋白经肠内硫化物作用形成硫化铁所致。若出血量大,血液在肠内推进较快,粪便可呈暗红或鲜红色。

(二)失血性周围循环衰竭

上消化道大量出血时,循环血容量迅速减少,导致心排出量降低,常出现急性周围循环衰竭,其严重程度与出血量及出血速度有关,患者可出现头晕、乏力、心悸、出汗、口渴、昏厥等一系列组织缺血的表现。失血性休克早期,患者可有脉搏增快、脉压变小,血压可因机体的代偿功能正常或一时偏高,此时应密切观察血压变化并予以对症处理,否则血压会迅速下降。出现休克状态时,患者可有面色苍白、口唇发绀、呼吸急促、脉搏细速、皮肤湿冷、体表静脉塌陷、烦躁不安或意识不清,血压明显下降,尿量减少或无尿。补足血容量后仍少尿或无尿,应考虑并发急性肾衰竭。

(三)氮质血症

上消化道大出血后肠道血液中的血红蛋白分解后被大量吸收,引起血尿素氮增高,称为肠源性氮质血症。同时,出血导致的循环血量减少,使肾血流量和肾小球滤过率减少,导致血尿素氮升高为肾前性氮质血症,出血停止并补足循环血量,血尿素氮可降至正常水平。若血容量基本补足,尿量仍少、血尿素氮不能恢复到正常水平,则应考虑因长时间休克或缺血加重了原有肾脏病变而导致急性肾衰竭,此种氮质血症为肾性氮质血症。

(四)发热

在上消化道大出血后,多数患者在 24 小时内出现低热,一般不超过 38.5℃,可持续 3～5 天。发热超过 39℃,持续 7 天以上,应考虑有并发症存在。

(五)贫血及血常规变化

急性失血早期血常规常无变化。出血 3～4 小时后,由于组织液渗入血管,血液稀释出现贫血,24～72 小时最明显。

三、实验室及其他检查

(一)实验室检查

测定血红蛋白、白细胞、血小板计数、网织红细胞及肝功能、肾功能等,有助于评估出血量、监测病情、判断治疗效果和病因诊断。

(二)内镜检查

胃镜为上消化道出血病因诊断的首选方法,应于出血后 24～48 小时进行,直视下观察病灶部位、出血情况,还可进行止血治疗。

(三)X 线钡餐造影

X 线钡餐造影对明确病因亦有价值,应在出血停止且病情稳定数日后进行,主要适用于不宜或不接受胃镜检查的患者。

(四)其他

选择性动脉造影或放射性核素扫描适用于内镜检查或 X 线钡餐造影未能确诊及病情严重不宜做内镜检查者。

四、诊断要点

根据患者呕血、黑便、周围循环衰竭的临床表现及血常规变化,结合胃镜检查可确诊。需要注意以下几点:①排除口、鼻、咽喉部出血;②排除咯血;③排除下消化道出血;④排除食物、药物引起的黑便;⑤及早发现出血,部分患者因出血速度快,可先出现周围循环衰竭而无呕血及黑便,若不能排除上消化道大出血,应做直肠指检,及早发现尚未排出的黑便;⑥明确病因。

五、治疗要点

(一)补充血容量

抗休克及补充血容量是治疗的首选措施。患者出血后应立即建立静脉通路、交叉配血,迅速补充血容量。输液宜先快后慢,可用平衡液、葡萄糖盐水或胶体进行扩容,以尽快恢复和维持有效血容量,防止微循环障碍引起的脏器功能衰竭。根据病情确定输液的速度和量,原有心脏病或老年患者以中心静脉压为依据,应避免输液过快引起肺水肿。必要时输入浓缩红细胞,收缩压<90mmHg、心率>120 次/min、血红蛋白<70g/L 是输注浓缩红细胞的指征,输血量以血红蛋白达到 70g/L 左右为宜。肝硬化患者应输新鲜血,以免血钾升高诱发肝性脑病。

(二)止血

1.食管胃底静脉曲张破裂出血

(1)药物止血。①生长抑素及其拟似物:此类药物能明显减少内脏血流量,对全身血流动力学影响小,短期使用无严重不良反应,生长抑素和奥曲肽是目前治疗食管胃底静脉曲张的常用药物。生长抑素首剂负荷量为 250μg 缓慢静脉注射后,以 250μg/h 维持静脉滴注;奥曲肽首剂负荷量 100ug 缓慢静脉注射后,以 25～50μg/h 维持静脉滴注。由于此药半衰期短,应持续给药。

②血管升压素:通过收缩内脏血管达到降低门静脉及侧支循环压力的目的。该药可引起腹痛、血压升高、心律失常、心绞痛甚至心肌梗死。年老患者应同时使用硝酸甘油,以减轻大量

使用血管升压素的不良反应,且硝酸甘油有协调降低门静脉压力的作用。

(2)三(四)腔二囊管压迫止血。对药物治疗无效的上消化道大出血者可暂时使用此法,为进一步内镜止血等治疗争取时间。气囊压迫止血效果肯定,但患者痛苦大、并发症多,可能导致吸入性肺炎、窒息、食管炎、食管黏膜坏死、心律失常等疾病,并且停用后早期再出血的发生率高。因此,本法不宜长期使用,合并充血性心力衰竭、呼吸衰竭、心律失常的患者也不宜使用此法。

(3)内镜治疗。当有中等量以下的出血时,应紧急进行内镜止血。内镜止血多数能达到止血的目的,可有效预防早期再出血是本病治疗的重要手段。①食管曲张静脉硬化剂注射治疗:注射硬化剂至曲张的食管静脉,达到止血效果。常用的硬化剂包括1‰乙氧硬化醇和5%鱼肝油酸钠;②食管曲张静脉套扎治疗:用橡皮圈结扎出血或曲张的静脉,使血管闭合;③胃底曲张静脉组织胶注射治疗:组织胶和血接触后立刻发生聚合反应,从液态转为固态,即刻堵塞静脉腔,达到即时止血的效果。

(4)手术治疗。食管胃底静脉曲张破裂大量出血内科治疗无效时,应考虑外科手术或肝颈静脉门体分流术。

2.非曲张静脉出血

非曲张静脉出血指除食管胃底静脉曲张破裂出血之外的上消化道出血,最常见的病因是消化性溃疡。

(1)抑制胃酸分泌。抑制胃酸分泌,提高胃内 pH 具有止血作用。质子泵抑制剂可以使胃内 pH 稳定在 6~7,并且静脉滴注效果优于单次快速静脉推注。持续静脉滴注质子泵抑制剂,对预防消化性溃疡再出血也有显著效果。因此,大出血时一般使用质子泵抑制剂静脉给药。

(2)内镜治疗。约 80%的消化性溃疡出血的患者能自行止血,若有活动性出血或暴露血管的溃疡应进行内镜止血。对局部黏膜糜烂、溃疡渗血的患者,可于内镜下喷洒止血药物。另外,还可采取高频电灼、激光、微波等止血治疗。

(3)介入治疗。对内镜治疗不成功者,可选择肠系膜动脉造影进行血管栓塞治疗。

(4)手术治疗。药物、内镜及介入治疗仍不能止血时,应选择手术治疗。

六、常见护理诊断/问题

(1)体液不足。体液不足与上消化道出血有关。

(2)有受伤的危险。有受伤的危险与呕血反流入气管、气囊压迫过久有关。

(3)活动无耐力。活动无耐力与上消化道出血致贫血有关。

(4)恐惧。恐惧与消化道出血对健康的威胁有关。

(5)知识缺乏。缺乏预防上消化道出血的知识。

七、护理措施

(一)休息与活动

嘱患者大出血时绝对卧床休息,取舒适体位或中凹体位,保证脑部供血。呕血时,嘱患者头偏向一侧,防止误吸导致窒息;床边配备吸引器,及时清除气道内的血液及呕吐物,保持呼吸道通畅,遵医嘱吸氧。少量出血的患者增加卧床休息时间,可适当活动,但避免过劳。

(二)饮食护理

急性大出血的患者应禁食,少量出血者给予温凉流质饮食,这对消化性溃疡患者尤为重要,因进食可中和胃酸并减少胃的收缩运动。出血停止 24~48 小时后,给予半流食饮食,逐渐过渡到正常饮食。饮食应营养丰富、易消化,少量多餐,不同的疾病参照相关疾病进行护理。

(三)病情观察

1.估计出血程度

①观察呕血及黑便状况:大便隐血试验阳性提示出血量为 5mL,黑便提示出血量为 50~100mL;呕血提示胃内积血量为 250~300mL。②观察周围循环状况:生命体征及周围循环状况对估计出血量具有重要价值,应密切观察患者的血压、心率、神志状态、皮肤色泽及温、湿度等。患者若出现血压下降、心率增快、烦躁不安、面色苍白、皮肤湿冷等症状,提示微循环灌注不足,应立即通知医生并配合抢救。患者血压、脉搏恢复正常,皮肤由湿冷转暖、出汗停止则提示微循环灌注好转。③监测液体出入量:准确观察并记录 24 小时液体出入量,必要时留置尿管观察尿量,出量大于入量、少尿、无尿均提示血容量不足。

2.判断出血是否停止

肠道内积存的血液需经数日才能排尽,故不能单以黑便作为上消化道继续出血的指标。出现以下情况应考虑有消化道活动性出血:①反复呕血,或呕吐物由咖啡渣样转为鲜红色提示出血增加;黑便次数增多,色泽转为暗红色甚至鲜红色,伴肠鸣音亢进。②周围循环衰竭的表现经充分补液后未见好转,或好转后又恶化,血压波动,中心静脉压不稳定。③血红蛋白浓度、红细胞计数持续下降,网织红细胞计数持续增高,提示继续出血。④补液充足,尿量正常,血尿素氮继续增高或再次增高。⑤肝硬化上消化道大出血时,肿大的脾脏可暂时缩小,补足血容量后脾脏未恢复肿大。

(四)三(四)腔二囊管气囊压迫止血的护理

1.插管前的护理

向患者介绍插管的操作步骤及配合方法。检查三(四)腔二囊管,确保管道通畅,气囊无漏气,然后抽尽囊内气体备用。

2.插管中的护理

用液体石蜡润滑管道,协助医生经鼻腔或口腔进行插管。插管过程中关心、安慰患者,指导其深呼吸和配合吞咽动作,尽量减少患者的不适。

3.置管期间的护理

①观察止血效果,记录引流液的性状、颜色及液量。②定时冲洗胃腔,清除积血,预防肝性脑病的发生。③清洁口腔和鼻腔,并涂抹液状石蜡保持润滑,减少黏膜损伤。④预防创伤,胃囊内的压力维持在 50~70mmHg,食管囊内的压力维持在 35~45mmHg,避免压力过大损伤黏膜,或压力过小而起不到止血作用。气囊压迫 12~24 小时放松牵引 15~30 分钟,若出血未止,再注气加压,以免压迫过久导致食管、胃黏膜缺血、坏死。⑤防止窒息:胃囊充气不足或破

裂时,食管囊和胃囊向上移动阻塞喉部,引起呼吸困难甚至窒息,一旦发生应立即抽出囊内气体,拔出管道。⑥防止误吸:及时抽吸食管内的液体,指导患者将口腔分泌物流入备好的弯盘,不要下咽,以免误吸引起吸入性肺炎。

4.拔管的护理

出血停止后,放出囊内气体,继续观察 24 小时,未再出血可考虑拔管。拔管前口服液状石蜡 20～30mL,以缓慢、轻巧的动作拔管。气囊压迫一般以 3～4 日为限,仍有出血者可适当延长。

(五)用药护理

1.补充血容量

迅速建立静脉通路,及时、准确地补液、输血、应用止血药物等。补液应先快后慢,必要时测量中心静脉压,以调整输液的量和速度,以免输液、输血过多、过快引起急性肺水肿。

2.生长抑素类药物

本品半衰期短,需要维持滴注。在输注过程中,应严格控制药物的浓度和输入速度,以维持药物的有效浓度,最好使用微量注射泵。在治疗过程中,若中断 5 分钟以上,应重新注射首次剂量。

3.血管升压素

该类药物不仅收缩内脏血管,对冠状动脉和子宫也有收缩作用。用药后可出现腹痛、血压升高、心律失常、心绞痛、心肌梗死等不良反应,需严格控制输注速度,遵医嘱配合使用扩张冠状动脉的药物,密切观察用药效果及不良反应,发现问题及时通知医生并积极处理。

4.其他

肝病患者禁用肥皂水灌肠,禁用镇静、催眠类药物,以免诱发肝性脑病。肝、胆疾病患者禁用吗啡止痛,以防加重 Oddi 括约肌痉挛。

(六)心理护理

保持环境安静、舒适,护理及时、有序,给患者以信任和安全感;积极主动地与患者进行沟通交流,鼓励其表达内心的感受和要求,并耐心解答患者提出的问题;呕血或黑便后及时清除血迹、污物,以减少对患者的不良刺激;留置三腔二囊管给患者带来不适或痛苦,会导致患者,尤其是有过插管经历的患者出现恐惧心理,故应对患者进行耐心的解释和安慰,说明治疗中配合的方法,以取得患者的合作,解释各项检查,对患者家属做好相关的健康教育,使其理解患者并配合治疗和护理工作。

八、健康指导

(一)配合治疗及护理

向患者说明补液、使用生长抑素、留置三腔二囊管、内镜治疗、禁食、负压吸引等治疗和护理的作用,使其积极配合治疗和护理。

(二)注意安全

指导患者防止误吸、黏膜损伤、坠床等,不私自调整输液速度等。

(三)观察病情

向患者及家属说明上消化道出血、肺水肿、误吸的表现,发现病情变化应及时通知医生或护士。

(四)预防复发

向患者说明遵医嘱用药、合理饮食、适当休息等的重要性,介绍避免诱发因素的方法。

(五)定期复诊

告知患者遵医嘱进行复查,病情变化时及时就诊。

第十节　反流性食管炎的护理

反流性食管炎(reflux esophagitis,RE),是指胃、十二指肠内容物反流入食管所引起的食管黏膜炎症、糜烂、溃疡和纤维化等病变,甚至引起咽喉、气道等食管以外的组织损害。其发病男性多于女性,男女比例大约为 3∶2,发病率为 1.92%。随着年龄的增长,食管下段括约肌收缩力的下降,胃、十二指肠内容物自发性反流,而使老年人反流性食管炎的发病率有所增加。

一、病因与发病机制

(一)抗反流屏障削弱

食管下括约肌是指食管末端 3～4cm 长的环形肌束。正常人静息时压力为 10～30mmHg(1.3～4.0kPa),为一高压带,防止胃内容物反流入食管。由于年龄的增长,机体老化导致食管下括约肌的收缩力下降引起食物反流。一过性食管下括约肌松弛也是反流性食管炎的主要发病机制。

(二)食管清除作用减弱

正常情况下,一旦发生食物的反流,大部分反流物通过 1～2 次食管自发和继发性的蠕动性收缩将食管内容物排入胃内,即容量清除,剩余的部分则由唾液缓慢地中和。老年人食管蠕动缓慢和唾液产生减少,影响了食管的清除作用。

(三)食管黏膜屏障作用下降

反流物进入食管后,可以凭借食管上皮表面黏液、不移动水层和表面 HCO_3^-、复层鳞状上皮等构成上皮屏障,以及黏膜下丰富的血液供应构成的后上皮屏障,发挥其抗反流物对食管黏膜损伤的作用。随着机体老化,食管黏膜逐渐萎缩,黏膜屏障作用下降。

二、护理评估

(一)健康史

询问患者的饮食结构及习惯、有无长期服用药物史。

(二)身体评估

1.反流症状

反酸、反胃(指胃内容物在无恶心和不用力的情况下涌入口腔)、嗳气等,多在餐后明显或加重,平卧或躯体前屈时易出现。

2.反流物引起的刺激症状

患者胸骨后或剑突下有烧灼感、胸痛、吞咽困难等。由胸骨下段向上伸延,常在餐后 1 小时出现,平卧、弯腰或腹压增高时可加重。反流物刺激食管痉挛导致胸痛,常发生在胸骨后或剑突下。严重时可为剧烈刺痛,可放射到后背、胸部、肩部、颈部、耳后,有的酷似心绞痛的特点。

3.其他症状

咽部不适,有异物感、棉团感或堵塞感,可能与酸反流引起食管上段括约肌压力升高有关。

4.并发症

(1)上消化道出血:因食管黏膜炎症、糜烂及溃疡可以导致上消化道出血。

(2)食管狭窄:食管炎反复发作致使纤维组织增生,最终导致瘢痕性狭窄。

(3)Barrett 食管:在食管黏膜的修复过程中,食管-贲门交界处 2cm 以上的食管鳞状上皮被特殊的柱状上皮取代,称之为 Barrett 食管。Barrett 食管发生溃疡时,又称 Barrett 溃疡。Barrett 食管是食管癌的主要癌前病变,其腺癌的发生率较正常人高 30～50 倍。

(三)辅助检查

1.内镜检查

内镜检查是反流性食管炎最准确、最可靠的诊断方法,能判断其严重程度和有无并发症,结合活检可与其他疾病相鉴别。

2.24 小时食管 pH 监测

应用便携式 pH 记录仪在生理状态下对患者进行 24 小时食管 pH 监测,可提供食管是否存在过度酸反流的客观依据。在进行该项检查前 3 天,应停用抑酸药与促胃肠动力的药物。

3.食管吞钡 X 线检查

对不愿意接受或不能耐受内镜检查者行该检查。严重患者可发现阳性 X 线征。

(四)心理-社会状况

反流性食管炎长期持续存在,病情反复、病程迁延,因此患者会出现食欲缺乏,体重下降,导致患者心情烦躁、焦虑;合并消化道出血时会使患者紧张、恐惧。应注意评估患者的情绪状态及对本病的认知程度。

三、常见护理诊断及问题

(一)疼痛:胸痛

胸痛与胃食管黏膜炎性病变有关。

(二)营养失调:低于机体需要量

低于机体需要量与害怕进食、消化吸收不良等有关。

(三)有体液不足的危险

体液不足的危险与合并消化道出血引起活动性体液丢失、呕吐及液体摄入量不足有关。

(四)焦虑

焦虑与病情反复、病程迁延有关。

(五)知识缺乏

缺乏对反流性食管炎病因和预防知识的了解。

四、诊断要点与治疗原则

(一)诊断要点

临床上有明显的反流症状;内镜下有反流性食管炎的表现,过度酸反流的客观依据即可做出诊断。

(二)治疗原则

以药物治疗为主,对药物治疗无效或发生并发症者可做手术治疗。

1.药物治疗

目前多主张采用递减法,即开始使用质子泵抑制剂加促胃肠动力药,迅速控制症状,待症状控制后再减量维持。

(1)促胃肠动力药:目前主要常用的药物是西沙必利。常用量为每次 5～15mg,每天 3～4 次,疗程 8～12 周。

(2)抑酸药:①H_2受体拮抗剂(H_2RA):西咪替丁 400mg、雷尼替丁 150mg、法莫替丁 20mg,每天 2 次,疗程 8～12 周;②质子泵抑制剂(PPI):奥美拉唑 20mg、兰索拉唑 30mg、泮托拉唑 40mg、雷贝拉唑 10mg 和埃索美拉唑:20mg,一天 1 次,疗程 4～8 周;③抗酸药:仅用于症状轻、间歇发作的患者作为临时缓解症状用。反流性食管炎有并发症或停药后很快复发者,需要长期维持治疗。组胺 H_2受体拮抗剂(H_2RA)、西沙必利、PPI 均可用于维持治疗,其中以 PPI 效果最好。维持治疗的剂量因患者而异,以调整至患者无症状的最低剂量为合适剂量。

2.手术治疗

手术为不同式式的胃底折叠术。手术指征为:①经内科治疗无效;②虽经内科治疗有效,但患者不能忍受长期服药;③经反复扩张治疗后仍反复发作的食管狭窄;④确证由反流性食管炎引起的严重呼吸道疾病。

3.并发症的治疗

(1)食管狭窄:大部分狭窄可行内镜下食管扩张术治疗。扩张后予以长程 PPI 维持治疗可防止狭窄复发。少数严重瘢痕性狭窄需行手术切除。

(2)Barrett 食管:药物治疗是预防 Barrett 食管发生和发展的重要措施,必须使用 PPI 治疗及长期维持。

五、护理措施

(一)一般护理

为减少平卧时及夜间反流可将床头抬高 15～20cm。避免睡前 2h 内进食,白天进餐后也不宜立即卧床。应避免食用使食管下括约肌压力降低的食物和药物,如高脂肪、巧克力、咖啡、浓茶及硝酸甘油、钙拮抗剂等。应戒烟及禁酒。减少一切影响腹压增高的因素,如肥胖便秘、紧束腰带等。

(二)用药护理

遵医嘱给予药物治疗,注意观察药物的疗效及不良反应。

1.H₂受体拮抗剂

药物应在餐中或餐后即刻服用,若需同时服用抗酸药,则两药应间隔1小时以上。若静脉给药应注意控制速度,过快可引起低血压和心律失常。西咪替丁对雄性激素受体有亲和力,可导致男性乳腺发育、阳痿以及性功能紊乱,应做好解释工作。该药物主要通过肾排泄,用药期间应监测肾功能。

2.质子泵抑制剂

奥美拉唑可引起头晕,应嘱患者用药期间避免开车或做其他必须高度集中注意力的工作。兰索拉唑的不良反应包括荨麻疹、皮疹、瘙痒、头痛、口苦、肝功能异常等,轻度不良反应不影响继续用药,较严重时应及时停药。泮托拉唑的不良反应较少,偶可引起头痛和腹泻。

3.抗酸药

该药在饭后1小时和睡前服用。服用片剂时应嚼服,乳剂给药前应充分摇匀。抗酸剂应避免与奶制品、酸性饮料及食物同时服用。

(三)饮食护理

(1)指导患者有规律地进餐,饮食不宜过饱,选择营养丰富、易消化的食物。避免摄入过咸、过甜、过辣的刺激性食物。

(2)制订饮食计划:与患者共同制订饮食计划,指导患者及家属改进烹饪技巧,增加食物的色、香、味,引起患者食欲。

(3)观察并记录患者每天进餐次数、量、种类,以了解其摄入营养素的情况。

六、健康指导

(一)疾病知识的指导

向患者及家属介绍本病的有关病因,避免诱发因素。保持良好的心理状态,平时生活要有规律,合理安排工作和休息时间,注意劳逸结合,积极配合治疗。

(二)饮食指导

指导患者加强饮食卫生和饮食营养,养成有规律的饮食习惯;避免过冷、过热、辛辣等刺激性食物及浓茶、咖啡等饮料;嗜酒者应戒酒。

(三)用药指导

根据病因及病情进行指导,嘱患者长期维持治疗,介绍药物的不良反应,如有异常及时复诊。

第十一节　溃疡性结肠炎的护理

溃疡性结肠炎是一种病因尚不十分明确的直肠和结肠慢性非特异性炎症性疾病。病变主要限于大肠黏膜与黏膜下层。临床表现为腹泻、黏液脓血便、腹痛。病情轻重不等,多呈反复发作的慢性疾病。本病可发生在任何年龄,多见于20～40岁,也可见于儿童或老年。男女发病率无明显差别。

一、症状

(一)腹泻

腹泻为最主要的症状,黏液脓血便是本病活动期的重要表现。大便次数及便血的程度可反映病情轻重,轻者每天排便 2~4 次,便血轻或无;重者每天 10 次以上,脓血显见,甚至大量便血。

(二)腹痛

轻型患者可无腹痛或仅有腹部不适。一般诉有轻度至中度腹痛,多为左下腹或下腹的阵痛,也可涉及全腹。有疼痛-便意-便后缓解的规律及有里急后重。

(三)其他症状

可有腹胀,或严重病例有食欲缺乏、发热、恶心、呕吐等。

二、体征

患者呈慢性病容,精神状态差,重者呈消瘦、贫血貌。轻者仅有左下腹轻压痛,有时可触及痉挛的降结肠或乙状结肠。重型和暴发型患者常有明显压痛和鼓肠。若有腹肌紧张、反跳痛、肠鸣音减弱应注意中毒性巨结肠、肠穿孔等并发症。

三、评估要点

(一)一般情况

患者呈慢性病容,精神状态差,重者呈消瘦、贫血等不同程度的全身症状。

(二)专科情况

(1)腹痛的特点,是否间歇性疼痛,有无腹部绞痛,疼痛有无规律、有无关节痛。

(2)评估排便次数、颜色、量、性质是否正常。

(3)评估患者的出入量是否平衡,水、电解质是否平衡。

(三)实验室及其他检查

1.血液检查

可有红细胞和血红蛋白减少,活动期白细胞计数增高,血沉增快和 C 反应蛋白增高是活动期的标志。

2.粪便检查

肉眼检查常见血、脓和黏液,显微镜检查见多量红细胞、白细胞或脓细胞。

3.结肠镜检查

结肠镜检查是本病诊断的最重要的手段,可直接观察病变肠黏膜并取活检。

4.X 线钡剂灌肠检查

可见黏膜粗乱或有细颗粒改变。

四、护理措施

(1)休息与活动:在急性发作期或病情严重时均应卧床休息,缓解期也应适当休息,注意劳逸结合。

(2)病情观察:严密观察腹痛的性质、部位以及生命体征的变化,以了解病情的进展情况。

(3)用药护理:遵医嘱给予柳氮磺吡啶(SASP)和(或)糖皮质激素,以减轻炎症,使腹痛缓解。注意药物的疗效及不良反应。嘱患者餐后服药,服药期间定期复查血常规;应用糖皮质激素者,要注意激素的不良反应,不可随意停药,防止停药反应。

(4)给患者安排舒适、安静的环境,同时注意观察大便的量、性状、次数并做好记录,保持肛周皮肤的清洁和干燥。

(5)由于本病为慢性反复发作性的过程,患者会产生各种不良情绪,护士应做好心理疏导;指导患者及家属正确对待疾病,让患者保持情绪稳定,树立战胜疾病的信心。

第十二节　肠梗阻的护理

肠腔内容物不能正常运行或通过肠道发生障碍时,称为肠梗阻,是外科常见的急腹症之一。

一、疾病概要

(一)病因和分类

1.按梗阻发生的原因分类

(1)机械性肠梗阻:最常见,是由各种原因引起的肠腔变窄、肠内容物通过有障碍。主要原因:①肠腔堵塞:如寄生虫、粪块、异物等。②肠管受压:如粘连带压迫、肠扭转、嵌顿性疝等。③肠壁病变:如先天性肠道闭锁、狭窄、肿瘤等。

(2)动力性肠梗阻:较机械性肠梗阻少见。肠管本身无病变,梗阻原因是神经反射和毒素刺激引起肠壁功能紊乱,致肠内容物不能正常运行。可分为:①麻痹性肠梗阻:常见于急性弥散性腹膜炎、腹部大手术、腹膜后血肿或感染等。②痉挛性肠梗阻:由于肠壁肌肉异常收缩所致,常见于急性肠炎或慢性铅中毒。

(3)血运性肠梗阻:较少见。由于肠系膜血管栓塞或血栓形成,使肠管血运障碍,继而发生肠麻痹,肠内容物不能通过。

2.按肠管血运有无障碍分类

(1)单纯性肠梗阻:无肠管血运障碍。

(2)绞窄性肠梗阻:有肠管血运障碍。

3.按梗阻发生的部位分类

高位性肠梗阻(空肠上段)和低位性肠梗阻(回肠末段和结肠)。

4.按梗阻的程度分类

完全性肠梗阻(肠内容物完全不能通过)和不完全性肠梗阻(肠内容物部分可通过)。

5.按梗阻发生的缓急分类

急性肠梗阻和慢性肠梗阻。

(二)病理生理

1.肠管局部的病理生理变化

(1)肠蠕动增强:单纯性机械性肠梗阻,梗阻以上的肠蠕动增强,以克服肠内容物通过的障碍。

(2)肠管膨胀:肠腔内积气,积液所致。

(3)肠壁充血水肿、血运障碍,严重时可导致坏死和穿孔。

2.全身性病理生理变化

(1)体液丢失和电解质、酸碱平衡失调。

(2)全身性感染和毒血症,甚至发生感染中毒性休克。

(3)呼吸和循环功能障碍。

(三)临床表现

1.症状

(1)腹痛:单纯性机械性肠梗阻的特点是阵发性腹部绞痛;绞窄性肠梗阻表现为持续性剧烈腹痛伴阵发性加剧;麻痹性肠梗阻呈持续性胀痛。

(2)呕吐:早期常为反射性,呕吐胃内容物,随后因梗阻部位不同,呕吐的性质各异。高位肠梗阻呕吐出现早且频繁,呕吐物主要为胃液、十二指肠液、胆汁;低位肠梗阻呕吐出现晚,呕吐物常为粪样物。若呕吐物为血性或棕褐色,常提示肠管有血运障碍;麻痹性肠梗阻呕吐多为溢出性。

(3)腹胀:高位肠梗阻,腹胀不明显;低位肠梗阻及麻痹性肠梗阻则腹胀明显。

(4)停止肛门排气排便:完全性肠梗阻时,患者多停止排气、排便,但在梗阻早期,梗阻以下肠管内尚存的气体或粪便仍可排出。

2.体征

(1)腹部:视诊,单纯性机械性肠梗阻可见腹胀、肠型和异常蠕动波,肠扭转时腹胀多不对称;触诊:单纯性肠梗阻可有轻度压痛但无腹膜刺激征,绞窄性肠梗阻可有固定压痛和腹膜刺激征;叩诊:绞窄性肠梗阻时腹腔有渗液,可有移动性浊音;听诊:机械性肠梗阻肠鸣音亢进,可闻及气过水声或金属音,麻痹性肠梗阻肠鸣音减弱或消失。

(2)全身:单纯性肠梗阻早期多无明显全身性改变,梗阻晚期可有口唇干燥、眼窝凹陷、皮肤弹性差、尿少等脱水征。严重脱水或绞窄性肠梗阻时,可出现脉搏细速、血压下降、面色苍白、四肢发冷等中毒和休克征象。

3.辅助检查

(1)实验室检查:肠梗阻晚期,血红蛋白和血细胞比容升高,并伴随水、电解质及酸碱平衡失调。绞窄性肠梗阻时,白细胞计数和中性粒细胞比例明显升高。

(2)X线检查:一般在肠梗阻发生4~6小时后,立位或侧卧位X线平片可见肠胀气及多个液气平面。

(四)治疗原则

1.一般治疗

(1)禁食。

(2)胃肠减压:是治疗肠梗阻的重要措施之一。通过胃肠减压,吸出胃肠道内的气体和液体,从而减轻腹胀、降低肠腔内压力,改善肠壁血运,减少肠腔内的细菌和毒素。

(3)纠正水、电解质及酸碱平衡失调。

（4）防治感染和中毒。

（5）其他：对症治疗。

2.解除梗阻

分为非手术治疗和手术治疗两大类。

（五）常见几种肠梗阻

1.粘连性肠梗阻

是肠粘连或肠管被粘连带压迫所致的肠梗阻，较为常见。主要由于腹部手术、炎症、创伤、出血、异物等所致，以小肠梗阻为多见，多为单纯性不完全性梗阻。粘连性肠梗阻多采取非手术治疗，若无效或发生绞窄性肠梗阻时应及时手术治疗。

2.肠扭转

指一段肠管沿其系膜长轴旋转而形成的闭襻性肠梗阻，常发生于小肠，其次是乙状结肠。①小肠扭转：多见于青壮年，常在饱餐后立即进行剧烈活动时发病。表现为突发腹部绞痛，呈持续性伴阵发性加剧，呕吐频繁，腹胀不明显。②乙状结肠扭转：多见于老年人，常有便秘习惯，表现为腹部绞痛，明显腹胀，呕吐不明显。肠扭转是较严重的机械性肠梗阻，可在短时间内发生肠绞窄、坏死，一经诊断，应手术治疗。

3.肠套叠

指一段肠管套入与其相连的肠管内，以回结肠型（回肠末端套入结肠）最多见。肠套叠多见于 2 岁以下婴幼儿。典型表现为阵发性腹痛、果酱样血便和腊肠样肿块（多位于右上腹），右下腹触诊有空虚感。用 X 线空气或钡剂灌肠显示空气或钡剂在结肠内受阻，梗阻端的钡剂影像呈"杯口状"或"弹簧状"阴影。早期肠套叠可试行空气灌肠复位，无效者或病期超过 48 小时、怀疑有肠坏死或肠穿孔者，应进行手术治疗。

4.蛔虫性肠梗阻

由于蛔虫聚集成团并刺激肠管痉挛导致肠腔堵塞，多见于 2～10 岁儿童，驱虫不当常为诱因。

主要表现为阵发性脐部周围腹痛，伴呕吐，腹胀不明显。部分患者腹部可触及变形、变位的条索状团块。少数患者可并发肠扭转或肠壁坏死穿孔，蛔虫进入腹腔引起腹膜炎。单纯性蛔虫堵塞多采用非手术治疗，包括解痉挛止痛、禁食、酌情胃肠减压、输液、口服植物油驱虫等，若无效或并发肠扭转、腹膜炎时，应进行手术取虫。

二、肠梗阻患者的护理

（一）护理诊断/问题

1.疼痛

疼痛与肠内容物不能正常运行或通过障碍有关。

2.体液不足

体液不足与呕吐、禁食、胃肠减压、肠腔积液有关。

3.潜在并发症

肠坏死、腹腔感染、休克。

（二）护理措施

1.非手术治疗的护理

（1）饮食：禁食，梗阻缓解 12 小时后可进少量流质饮食，忌甜食和牛奶；48 小时后可进半流食。

（2）胃肠减压，做好相关护理。

（3）体位：生命体征稳定者可取半卧位。

（4）解痉挛、止痛：若无肠绞窄或肠麻痹，可用阿托品解除痉挛、缓解疼痛，应禁用吗啡类止痛药，以免掩盖病情。

（5）输液：纠正水、电解质和酸碱失衡，记录 24 小时出入液量。

（6）防治感染和中毒：遵照医嘱应用抗生素。

（7）严密观察病情变化：出现下列情况时应考虑有绞窄性肠梗阻的可能，应及早采取手术治疗：①腹痛发作急骤，为持续性剧烈疼痛，或在阵发性加重之间仍有持续性腹痛，肠鸣音不亢进。②容易导致休克。③呕吐早、剧烈而频繁。④腹胀不对称，腹部有局部隆起或触及有压痛的包块。⑤明显的腹膜刺激征，体温升高、脉快、白细胞计数和中性粒细胞比例增高。⑥呕吐物、胃肠减压抽出液、肛门排出物为血性或腹腔穿刺抽出血性液。⑦腹部 X 线检查可见孤立、固定的肠襻。⑧经非手术治疗后症状、体征无明显改善者。

2.手术前后的护理

（1）术前准备：除上述非手术护理措施外，按腹部外科常规进行术前准备。

（2）术后护理：①病情观察：观察患者生命体征、腹部症状和体征的变化、伤口敷料及引流情况，及早发现术后并发症。②卧位：麻醉清醒、血压平稳后取半卧位。③禁食、胃肠减压，待排气后，逐步恢复饮食。④防止感染：遵照医嘱应用抗生素。⑤鼓励患者早期活动。

第十三节 胆道感染的护理

胆道感染是临床上常见的疾病，按发生部位分为胆囊炎和胆管炎。按发病急缓和病程经过分为急性、亚急性和慢性炎症。胆道感染与胆石症互为因果关系。胆石症引起胆道梗阻胆汁淤积，细菌繁殖致胆道感染，胆道感染的发作又是胆石形成的重要的致病因素和促发因素。

急性胆囊炎是胆囊发生的急性化学性或细菌性炎症。约 95％的患者合并有胆囊结石，称结石性胆囊炎，发病原因为结石导致胆囊管梗阻以及继发细菌感染所致。致病菌可通过胆道逆行侵入胆囊，或经血循环或淋巴途径进入胆囊，致病菌主要为革兰阴性杆菌，以大肠埃希菌最常见，其次有肠球菌、铜绿假单胞菌、厌氧菌等。5％的患者未合并有胆囊结石，称非结石性胆囊炎，发病原因尚不十分清楚，易发生在严重创伤、烧伤、手术后及危重患者中，可能是这些患者都有不同程度的低血压和组织低血流灌注，胆囊也受到低血流灌注损害，导致黏膜糜烂，胆囊壁受损。急性胆囊炎病理过程分为急性单纯性胆囊炎、急性化脓性胆囊炎和急性坏疽性胆囊炎三个阶段。

慢性胆囊炎是急性胆囊炎反复发作的结果,70%～95%的患者合并胆囊结石。

急性梗阻性化脓性胆管炎(AOSC)又名急性重症胆管炎(ACST),是急性胆管炎和胆道梗阻未解除,感染未控制,病情进一步发展的结果。由于胆管内压力持续升高,管腔内充满脓性胆汁,高压脓性胆汁逆流入肝,大量细菌和毒素经肝窦入血,导致脓毒症和感染性休克。

一、护理评估

(一)健康史

注意询问患者饮食习惯和饮食种类,发病是否有与饱食和高脂饮食有关,既往有无胆囊结石、胆囊炎、胆管结石、胆管炎及黄疸病史。

(二)身体状况

1.急性胆囊炎

(1)腹痛:急性发作典型表现是突发右上腹阵发性绞痛,常在饱餐、进油腻食物后,或在夜间发作。疼痛常放散到右肩部、肩胛部和背部。病变发展可出现持续性疼痛并阵发性加重。

(2)发热:患者常有轻度发热,通常无寒战。如果胆囊积脓、穿孔或合并急性胆管炎,可出现明显的寒战高热。

(3)消化道症状:疼痛时常伴有恶心、呕吐、厌食等消化道症状。

(4)体格检查:右,上腹部可有不同程度和范围的压痛、反跳痛及肌紧张,墨菲征(Murphy)阳性,可扪及肿大的胆囊。

(5)并发症:胆囊积脓、胆囊穿孔、弥散性腹膜炎、急性化脓性胆管炎、急性坏死性胰腺炎。

2.慢性胆囊炎

临床症状常不典型,多数患者有胆绞痛病史,尔后有厌油腻、腹胀、嗳气等消化道症状,右上腹部和肩背部隐痛,一般无畏寒、高热和黄疸。体格检查右上腹胆囊区轻压痛或不适感,Murphy征可呈阳性。

3.急性梗阻性化脓性胆管炎

发病急骤、病情发展迅速、并发症凶险。除一般胆道感染的夏柯三联征(腹痛、寒战高热、黄疸)外,患者迅速出现休克、中枢神经系统受抑制表现,即雷诺五联征,如果患者不及时治疗,可迅速死亡。查体可有不同程度的上腹部压痛和腹膜刺激征。

(三)心理-社会状况

患者因即将面临手术、担心预后、疾病反复发作等因素引起患者及其亲属的焦虑与恐惧。急性梗阻性化脓性胆管炎患者,因病情危重,患者及其亲属常难以应对。

(四)辅助检查

1.实验室检查

胆囊炎患者白细胞计数和中性粒细胞比例增高;急性梗阻性化脓性胆管炎患者,白细胞计数$>10×10^9/L$,中性粒细胞比例增高,胞质可出现中毒颗粒。血小板计数降低,凝血酶原时间延长。

2.B超检查

急性胆囊炎可见胆囊肿大、壁厚、囊内有结石。慢性胆囊炎囊壁厚或萎缩,其内有结石或胆固醇沉着。急性梗阻性化脓性胆管炎患者可在床旁检查,能及时了解胆道梗阻的部位和病变性质,以及肝内外胆管扩张情况。

(五)治疗要点

1.非手术治疗

包括禁食、输液、纠正水、电解质及酸碱失衡,全身支持疗法,选用有效的抗生素控制感染,解痉止痛等处理。大多数急性胆囊炎患者病情能控制,待以后行择期手术。而急性梗阻性化脓性胆管炎患者,如病情较轻,可在 6 小时内试行非手术治疗,若无明显好转,应紧急手术治疗。

2.手术治疗

(1)急性胆囊炎发病在 72 小时内、经非手术治疗无效且病情恶化或有胆囊穿孔、弥散性腹膜炎、急性化脓性胆管炎、急性坏死性胰腺炎等并发症者,均应急诊手术。争取行胆囊切除术,但高危患者,或局部炎症水肿、粘连重,解剖关系不清者,应选用胆囊造口术,3 个月后再行胆囊切除术。

(2)其他胆囊炎患者均应在患者情况处于最佳状态时择期行胆囊切除术。

(3)急性梗阻性化脓性胆管炎手术的目的是抢救生命,应力求简单有效,常采用胆总管切开减压 T 形管引流。其他方法还有经皮经毛细胆管引流术(PTCD)、经内镜鼻胆管引流术(ENAD)等。

二、护理诊断及合作性问题

(一)焦虑与恐惧

与疼痛、病情反复发作、手术有关。

(二)急性疼痛

与疾病本身和手术伤口有关。

(三)体温升高

与术前感染、术后炎症反应有关。

(四)营养失调

低于机体需要量与胆道功能失调,胆汁排出受阻,或手术后胆汁引流至体外导致消化不良、食欲缺乏、肝功能受损有关。

(五)体液不足

与 T 形管引流、呕吐、感染性休克有关。

(六)潜在并发症

胆囊穿孔、弥散性腹膜炎、急性化脓性胆管炎、急性坏死性胰腺炎、感染性休克等。

三、护理目标

患者情绪平稳,积极配合治疗,疼痛缓解,体温正常,营养得到改善,能维持体液平衡,无胆囊穿孔、弥散性腹膜炎、急性化脓性胆管炎、急性坏死性胰腺炎、感染性休克等并发症发生。

四、护理措施

(一)非手术疗法及术前护理

(1)心理护理:加强与患者沟通,介绍胆囊炎的有关知识,解释术前准备的目的和必要性,使之配合。急性梗阻性化脓性胆管炎患者应将其病情的严重性告知患者亲属,使其理解配合。

(2)病情观察:应密切观察体温、脉搏、血压、黄疸、神志、腹痛程度及腹部体征,发现异常,及时通知医生。

(3)禁食、输液:急性胆囊炎需禁食,补充水、电解质和纠正酸碱紊乱。凝血酶原低者,补充维生素 K,若紧急手术者,可输全血供给凝血酶原。

(4)营养支持:向慢性胆囊炎患者解释进食低脂饮食的意义,提供低脂、高热量饮食。

(5)抗感染与对症处理:遵医嘱应用解痉、镇痛及抗感染药物,高热者用物理或药物降温。

(6)急性梗阻性化脓性胆管炎患者应及时完成手术前各项准备工作,如扩容、广谱、足量、联合使用抗生素,视病情使用激素、血管活性药物等抗休克措施,争取尽快手术。

(二)术后护理

同胆石症患者术后护理,急性梗阻性化脓性胆管炎患者仍需严密观察病情变化,继续积极抗休克治疗。

(三)健康指导

指导患者宜进低脂、高热量、高维生素易消化饮食,如出现发热、腹痛、黄疸等情况,及时来医院就诊。

五、护理评价

患者是否情绪平稳,是否积极配合治疗,疼痛是否缓解,体温是否恢复正常;营养是否得到改善,能否维持体液平衡,有无胆囊穿孔、弥散性腹膜炎、急性化脓性胆管炎、急性坏死性胰腺炎、感染性休克等并发症发生。

第十四节 胆囊结石的护理

一、概述

胆囊结石是指原发于胆囊的结石,是胆石症中最多的一种疾病。近年来,随着卫生条件的改善以及饮食结构的变化,胆囊结石的发病率呈升高趋势,已高于胆管结石。胆囊结石以女性多见,男女之比为 1:(3~4);其以胆固醇结石或以胆固醇为主要成分的混合性结石为主。少数结石可经胆囊管排入胆总管,大多数存留于胆囊内,且结石越聚越大,可呈多颗小米粒状,在胆囊内可存在数百粒小结石,也可呈单个巨大结石;有些终身无症状而在尸检中发现(静止性胆囊结石),大多数反复发作腹痛症状,一般小结石容易嵌入胆囊管发生阻塞引起胆绞痛症状,发生急性胆囊炎。

二、诊断

(一)症状

1.胆绞痛

胆绞痛是胆囊结石并发急性胆囊炎时的典型表现,多在进油腻食物后胆囊收缩,结合移位并嵌顿于胆囊颈部,胆囊压力升高后强力收缩而发生绞痛。小结石通过胆囊管或胆总管时可发生典型的胆绞痛,疼痛位于右上腹,呈阵发性,可向右肩背部放射,伴恶心、呕吐,呕吐物为胃内容物,吐后症状并不减轻。存留在胆囊内的大结石堵塞胆囊腔时并不引起典型的胆绞痛,故胆绞痛常反映结石在胆管内的移动。急性发作特别是坏疽性胆囊炎时还可出现高热、畏寒等显著的感染症状,严重病例由于炎性渗出或胆囊穿孔可引起局限性腹膜炎,从而出现腹膜刺激症状。胆囊结石一般无黄疸,但30%的患者因伴有胆管炎或肿大的胆囊压迫胆管,肝细胞损害时也可有一过性黄疸。

2.胃肠道症状

大多数慢性胆囊炎患者有不同程度的胃肠道功能紊乱,表现为右上腹隐痛不适、厌食油腻、进食后上腹饱胀感,常被误认为"胃病"。有近半数的患者早期无症状,称为静止性胆囊结石,此类患者在长期随访中仍有部分出现腹痛等症状。

(二)体征

1.一般情况

无症状期间患者大多一般情况良好,少数急性胆囊炎患者在发作期可有黄疸,症状重时可有感染中毒症状。

2.腹部情况

如无急性发作,患者腹部常无明显异常体征,部分患者右上腹可有深压痛;急性胆囊炎患者可有右上腹饱满、呼吸运动受限、右上腹触痛及肌紧张等局限性腹膜炎体征,Murphy 征阳性。有 1/3~1/2 的急性胆囊炎患者,在右上腹可扪及肿大的胆囊或由胆囊与大网膜粘连形成的炎性肿块。

(三)检查

1.化验检查

胆囊结石合并急性胆囊炎有白细胞计数升高,少数患者丙氨酸氨基转移酶也升高。

2.B 超检查

B 超检查简单易行,价格低廉,且不受胆囊大小、功能、胆管梗阻或结石含钙多少的影响,诊断正确率可达 96% 以上,是首选的检查手段。典型声像特征是胆囊腔内有强回声光团并伴声影,改变体位时光团可移动。

3.胆囊造影

能显示胆囊的大小及形态并了解胆囊收缩功能,但易受胃肠道功能、肝功能及胆囊管梗阻的影响,应用很少。

4.X 线检查

腹部 X 线平片对胆囊结石的显示率为 10%~15%。

5.十二指肠引流

有无胆汁可确定是否有胆囊管梗阻,胆汁中出现胆固醇结晶提示结石存在,但此项检查目前已很少用。

6.CT、MRI、ERCP、PTC 检查

在 B 超不能确诊或者怀疑有肝内胆管、肝外胆管结石或胆囊结石术后多年复发又疑有胆

管结石者,可选用其中某一项或几项诊断方法。

(四)诊断要点

1.症状

20%～40%的胆囊结石可终生无症状,称"静止性胆囊结石"。有症状的胆囊结石的主要临床表现:进食后,特别是进油腻食物后,出现上腹部或右上腹部隐痛不适、饱胀,伴嗳气、呃逆等。

2.胆绞痛

胆囊结石的典型表现,疼痛位于,上腹部或右上腹部,呈阵发性,可向肩胛部和背部放射,多伴恶心、呕吐。

3.Mirizzi 综合征

持续嵌顿和压迫胆囊壶腹部和颈部的较大结石,可引起肝总管狭窄或胆囊管瘘,以及反复发作的胆囊炎、胆管炎及梗阻性黄疸,称"Mirizzi 综合征"。

4.Murphy 征

右上腹部局限性压痛、肌紧张,Murphy 征阳性。

5.B 超检查

胆囊暗区有一个或多个强回声光团,并伴声影。

(五)鉴别诊断

1.肾绞痛

胆绞痛需与肾绞痛相鉴别,后者疼痛部位在腰部,疼痛向外生殖器放射,伴有血尿,或尿路刺激症状。

2.胆囊非结石性疾病

胆囊良、恶性肿瘤、胆囊息肉样病变等,B 超、CT 等影像学检查可提供鉴别线索。

3.胆总管结石

可表现为高热、黄疸、腹痛,超声等影像学检查可以鉴别,但有时胆囊结石可与胆总管结石并存。

4.消化性溃疡性穿孔

多有溃疡病史,腹痛发作突然并很快波及全腹,腹壁呈板状强直,腹部 X 线平片可见膈下游离气体。较小的十二指肠穿孔,或穿孔后很快被网膜包裹,形成一个局限性炎性病灶时,易与急性胆囊炎混淆。

5.内科疾患

一些内科疾病如肾盂肾炎、右侧胸膜炎、肺炎等,也可发生右上腹疼痛症状,根据实验室检查可鉴别。

三、治疗

(一)一般治疗

饮食宜清淡,防止急性发作,对无症状的胆囊结石应定期 B 超随诊;伴急性炎症者宜进食,注意维持水、电解质平衡。

(二)药物治疗

溶石疗法服用鹅去氧胆酸或熊去氧胆酸对胆固醇结石有一定溶解效果,主要用于胆固醇结石。但此种药物有肝毒性,服药时间长,反应大,价格贵,停药后结石易复发。其适应证为:胆囊结石直径在 2cm 以下;结石为含钙少的 X 线能够透过的结石;胆囊管通畅;患者的肝脏功能正常,无明显的慢性腹泻史。目前多主张采取熊去氧胆酸单用或与鹅去氧胆酸合用,不主张单用鹅去氧胆酸。鹅去氧胆酸总量为 15mg/(kg·d),分次口服。熊去氧胆酸为 8～10mg/(kg·d),分餐后或晚餐后 2 次口服。疗程 1～2 年。

(三)手术治疗

对于无症状的静止胆囊结石,一般认为无须施行手术切除胆囊。但有下列情况时,应进行手术治疗:①胆囊造影胆囊不显影;②结石直径超过 2～3cm;③并发糖尿病且在糖尿病已控制时;④老年人或有心肺功能障碍者。

腹腔镜胆囊切除术适于无上腹创伤及手术史者,无急性胆管炎、胰腺炎和腹膜炎及腹腔脓肿的患者。对并发胆总管结石的患者应同时行胆总管探查术。

1.术前准备

胆囊切除术手后引起死亡的最常见原因是心血管疾病。这强调了详细询问病史发现心绞痛和仔细进行心电图检查注意有无心肌缺血或以往心肌梗死证据的重要性。此外,还应寻找脑血管疾病特别是一过性缺血发作的症状。若病史阳性或有问题时应做非侵入性颈动脉血流检查。此时胆囊切除术应当延期,按照指征在冠状动脉架桥或颈动脉重新恢复血管流通后施行。除心血管病外,引起胆囊切除术后第二位的死亡原因是肝胆疾病,主要是肝硬化。除了术中出血外,还可发生肝衰竭和败血症。自从在特别挑选的患者中应用预防性措施以来,胆囊切除术后感染中毒性并发症的发生率已有显著下降。慢性胆囊炎患者胆汁内的细菌滋生率占 10%～15%;而在急性胆囊炎消退期患者中则高达 50%。细菌菌种为肠道菌如大肠埃希菌、产气克雷白杆菌和粪链球菌,其次也可见到产气荚膜杆菌、类杆菌和变形杆菌等。胆管内细菌的发生率随年龄而增长,故主张年龄在 60 岁以上、曾有过急性胆囊炎发作刚恢复,术前应预防性使用抗生素。

2.手术治疗

已成定论对有症状胆石症的治疗是建议腹腔镜胆囊切除术。虽然此技术的常规应用时间尚短,但是其结果十分突出,以致仅在不能施行腹腔镜手术或手术不安全时,才选用开腹胆囊切除术,包括无法安全地进入腹腔完成气腹,或者由于腹内粘连,或者解剖异常不能安全地暴露胆囊等。

外科医师在遇到胆囊和胆管解剖不清以及遇到止血或胆汁渗漏而不能满意地控制时,应当及时中转开腹。目前,中转开腹率在 5% 以下。

(四)其他治疗

体外震波碎石适用于胆囊内胆固醇结石,直径不超过 3cm,且胆囊具收缩功能。治疗后部分患者可发生急性胆囊炎或结石碎片进入胆总管而引起胆绞痛和急性胆管炎,此外碎石后仍不能防止结石的复发。因并发症多,疗效差,现已基本不用。

四、护理措施

(一)术前护理

1.饮食

指导患者选用低脂肪、高蛋白质、高糖饮食。因为脂肪饮食可促进胆囊收缩排出胆汁,加剧疼痛。

2.术前用药

严重的胆石症发作性疼痛可使用镇痛剂和解痉剂,但应避免使用吗啡,因吗啡有收缩胆总管的作用,可加重病情。

3.病情观察

应注意观察胆石症急性发作患者的体温、脉搏、呼吸、血压、尿量及腹痛情况,及时发现有无感染性休克征兆。注意患者皮肤有无黄染及粪便颜色变化,以确定有无胆管梗阻。

(二)术后护理

1.症状观察及护理

定时监测患者生命体征的变化,注意有无血压下降、体温升高及尿量减少等全身中毒症状,及时补充液体,保持出入量平衡。

2.T 形管护理

胆总管切开放置 T 形管的目的是为了引流胆汁,使胆管减压:①T 形管应妥善固定,防止扭曲、脱落;②保持 T 形管无菌,每天更换引流袋,下地活动时引流袋应低于胆囊水平,避免胆汁回流;③观察并记录每天胆汁引流量、颜色及性质,防止胆汁淤积引起感染;④拔管:如果 T 形管引流通畅,胆汁色淡黄、清澄、无沉渣且无腹痛无发热等症状,术后 10~14 天可夹闭管道。开始每天夹闭 2~3 小时,无不适可逐渐延长时间,直至全日夹管。在此过程中要观察患者有无体温增高,腹痛,恶心,呕吐及黄疸等。经 T 形管造影显示胆管通畅后,再引流 2~3 天,以及时排出造影剂。经观察无特殊反应,可拔除 T 形管。

3.健康指导

进少油腻、高维生素、低脂饮食。烹调方式以蒸煮为宜,少吃油炸类的食物。

第三章　神经疾病的护理

第一节　帕金森病的护理

帕金森病由 James Parkinson 首先描述,旧称震颤麻痹,是发生于中年以上的中枢神经系统慢性进行性变性疾病,病因至今不明。多缓慢起病,逐渐加重。其病变主要在黑质和纹状体。其他疾病累及锥体外系统也可引起同样的临床表现者,则称为震颤麻痹综合征或帕金森综合征。65 岁以上人群患病率为 1000/10 万,随年龄增高,男性稍多于女性。

一、临床表现

(一)震颤

肢体和头面部不自主抖动,这种抖动在精神紧张时和安静时尤为明显,病情严重时抖动呈持续性,只有在睡眠后消失。

(二)肌肉僵直,肌张力增高

表现手指伸直,掌指关节屈曲,拇指内收,腕关节伸直,头前倾,躯干俯屈,髋关节和膝关节屈曲等特殊姿势。

(三)运动障碍

运动减少,动作缓慢,写字越写越小,精细动作不能完成,开步困难,步态慌张,走路前冲,呈碎步,面部缺乏表情。

(四)其他症状

多汗、便秘,油脂脸,直立性低血压,精神抑郁症状等,部分患者伴有智力减退。

二、体格检查

(一)震颤

检查可发现静止性、姿势性震颤,手部可有搓丸样动作。

(二)肌强直

患肢肌张力增高,可因均匀的阻力而出现"铅管样强直",如伴有震颤则似齿轮样转动,称为"齿轮样强直"。四肢躯干颈部和面部肌肉受累出现僵直,患者出现特殊姿态。

(三)运动障碍

平衡反射、姿势反射和翻正反射等障碍以及肌强直导致的一系列运动障碍,写字过小症以及慌张步态等。

(四)自主神经系统体征

仅限于震颤一侧的大量出汗和皮脂腺分泌增加等体征,食管、胃及小肠的功能障碍导致吞咽困难和食管反流,以及顽固性便秘等。

三、辅助检查

(一)MRI

唯一的改变为在 T_2 相上呈低信号的红核和黑质网状带间的间隔变窄。

(二)正电子发射计算机断层扫描(PET)

可检出纹状体摄取功能下降,其中又以壳核明显,尾状核相对较轻,即使症状仅见于单侧的患者也可查出双侧纹状体摄功能降低。尚无明确症状的患者,PET 若检出纹状体的摄取功能轻度下降或处于正常下界,以后均发病。

四、诊断

(一)诊断思维

(1)帕金森病实验室检查及影像学检查多无特殊异常,临床诊断主要依赖发病年龄、典型临床症状及治疗性诊断(即应用左旋多巴有效)。

(2)帕金森病诊断明确后,还须进行 UPDRS 评分及分级,来评判帕金森病的严重程度并指导下步治疗。

(二)鉴别诊断

1.脑炎后帕金森综合征

通常所说的昏睡性脑炎所致帕金综合征,已近 70 年未见报道,因此该脑炎所致脑炎后帕金森综合征也随之消失。近年报道病毒性脑炎患者可有帕金森样症状,但本病有明显感染症状,可伴有颅神经麻痹、肢体瘫痪、抽搐、昏迷等神经系统损害的症状,脑脊液可有细胞数轻中度增高、蛋白增高、糖减低等。病情缓解后其帕金森样症状随之缓解,可与帕金森病鉴别。

2.肝豆状核变性

隐性遗传性疾病、约 1/3 有家族史、青少年发病、可有肢体肌张力增高、震颤、面具样脸、扭转痉挛等锥体外系症状。具有肝脏损害,角膜 K-F 环及血清铜蓝蛋白降低等特征性表现,可与帕金森病鉴别。

3.特发性震颤

属显性遗传病,表现为头、下颌、肢体不自主震颤,震颤频率可高可低,高频率者甚似甲状腺功能亢进,低频者甚似帕金森震颤。本病无运动减少、肌张力增高及姿势反射障碍,并于饮酒后消失,普萘洛尔治疗有效等,可与原发性帕金森病鉴别。

4.进行性核上性麻痹

本病也多发于中老年,临床症状可有肌强直、震颤等锥体外系症状。但本病有突出的眼球凝视障碍,肌强直以躯干为重,肢体肌肉受累轻而较好地保持了肢体的灵活性,颈部伸肌张力增高致颈项过伸与帕金森病颈项屈曲显然不同,均可与帕金森病鉴别。

5.Shy-Drager 综合征

临床常有锥体外系症状,但因有突出的自主神经症状,如昏厥、直立性低血压、性功能及膀胱功能障碍,左旋多巴制剂治疗无效等,可与帕金森病鉴别。

6.药物性帕金森综合征

过量服用利血平、氯丙嗪、氟哌啶醇及其他抗抑郁药物均可引起锥体外系症状,因有明显的服药史,并于停药后减轻可资鉴别。

7.良性震颤

良性震颤指没有脑器质性病变的生理性震颤(肉眼不易觉察)和功能性震颤。功能性震颤包括:①生理性震颤加强(肉眼可见):多呈姿势性震颤,与肾上腺素能的调节反应增强有关;也见于某些内分泌疾病,如嗜铬细胞瘤、低血糖、甲状腺功能亢进;②可卡因和乙醇中毒以及一些药物的不良反应;癔症性震颤,多有心因性诱因,分散注意力可缓解震颤;③其他:情绪紧张时和做精细动作时出现的震颤。良性震颤临床上无肌强直、运动减少和姿势异常等帕金森病的特征性表现。

五、治疗

(一)一般治疗

因本病的临床表现为震颤、强直、运动障碍、便秘和生活不能自理,故家属及医务人员应鼓励 PD 早期患者多做主动运动,尽量继续工作,培养业余爱好,多吃蔬菜水果或蜂蜜,防止摔跤,避免刺激性食物和烟酒。对晚期卧床患者,应勤翻身,多在床上做被动运动,以防发生关节固定、压疮及坠积性肺炎。

(二)药物治疗

PD 宜首选内科治疗,多数患者可通过内科药物治疗缓解症状。

各种药物治疗虽能使患者的症状在一定时期内获得一定程度的好转,但皆不能阻止本病的自然发展。药物治疗必须长期坚持,而长期服药则药效减退和不良反应难以避免。虽然有相当一部分患者通过药物治疗可获得症状改善,但即使目前认为效果较好的左旋多巴或复方多巴(美多芭及信尼麦),也有 15% 左右患者根本无效。用于治疗本病的药物种类繁多,现今最常用者仍为抗胆碱能药和多巴胺替代疗法。

1.抗胆碱能药物

该类药物最早用于帕金森病的治疗,常用者为苯海索 2mg,每天 3 次口服,可酌情增加;东莨菪碱 0.2mg,每天 3~4 次口服;甲磺酸苯扎托品 2~4mg,每天 1~3 次口服等。因甲磺酸苯扎托品对周围副交感神经的阻滞作用,不良反应多,应用越来越少。

2.多巴胺替代疗法

此类药物主要补充多巴胺的不足,使乙酰胆碱-多巴胺系统重获平衡而改善症状。最早使用的是左旋多巴,但其可刺激外周多巴胺受体,引起多方面的外周不良反应,如恶心、呕吐、厌食等消化道症状和血压降低、心律失常等心血管症状。目前不主张单用左旋多巴治疗,用它与苄丝肼或卡比多巴的复合制剂。常用的药物有美多芭、息宁或帕金宁。

(1)美多芭:是左旋多巴和苄丝肼 4:1 配方的混合剂。对病变早期的患者,开始剂量可用 62.5mg,每日 3 次。如患者开始治疗时症状显著,则开始剂量可为 125mg,每天 3 次;如效果不满意,可在第 2 周每天增加 125mg,第 3 周每天再增加 125mg。如果患者的情况仍不满意,则应每隔 1 周每天再增加 125mg。如果美多芭的日剂量>1000mg,需再增加剂量只能每月增加 1 次。该药明显减少了左旋多巴的外周不良反应,但却不能改善其中枢不良反应。

(2)息宁:是左旋多巴和卡比多巴 10:1 的复合物,开始剂量可用 125mg,日服 2 次,以后根据病情逐渐加量。其加药的原则和上述美多芭的加药原则是一致的。帕金宁是左旋多巴和卡比多巴 10:1 的复合物的控释片,它可使左旋多巴血浓度更稳定并达 4 小时以上,有利于减少左旋多巴的剂末现象、开始现象和剂量高峰多动现象。但是,控释片也有一些缺陷,如起效慢,并且由于在体内释放缓慢,有可能在体内产生蓄积作用,反而有时出现异动症的现象,改用美多芭后消失。

3.多巴胺受体激动剂

多巴胺受体激动剂能直接激动多巴胺能神经细胞突触受体,刺激多巴胺释放。

(1)溴隐亭:最常用,对震颤疗效好,对运动减少和强直均不及左旋多巴,常用剂量维持量为每天 15～40mg。

(2)协良行:患者使用时应逐步增加剂量,以达到不出现或少出现不良反应的目的。一般来讲,增加到每天 0.3mg 是比较理想的剂量,但对于个别早期的患者,可能并不需要增加到这个剂量,那么可以在你认为合适的剂量长期服用而不再增加。如果效果不理想,还可以根据病情的需要及对药物的耐受情况,每隔 5d 增加 0.025mg 或 0.05mg。

(3)泰舒达:使用剂量是每天 100～200mg。可以从小剂量每天 50mg 开始,可逐渐增加剂量。在帕金森病的早期,可以单独使用泰舒达治疗帕金森病,剂量最大可增加至每天 150mg。如果和左旋多巴合并使用,剂量可以维持在每天 50～150mg。一般每使用 250mg 左旋多巴,可考虑合并使用泰舒达 50mg 左右。

(三)外科手术治疗

1.立体定向手术治疗

立体定向手术包括脑内核团毁损、慢性电刺激和神经组织移植。

(1)脑内核团毁损。①第一次手术适应证:长期服药治疗无效或药物治疗不良反应严重者;疾病进行性缓慢发展已超过 3 年以上;年龄在 70 岁以下;工作能力和生活能力受到明显限制(按 Hoehn 和 Yahr 分级为Ⅱ～Ⅳ级);术后短期复发,同侧靶点再手术。②第二次对侧靶点毁损手术适应证:第一次手术效果好,术后震颤僵直基本消失,无任何并发症者;手术近期疗效满意并保持在 12 个月以上;年龄在 70 岁以下;两次手术间隔时间要 1 年;目前无明显自主神经功能紊乱症状或严重精神症状,病情仍维持在Ⅱ～Ⅳ级。禁忌证:症状很轻,仍在工作者;年老体弱;出现严重关节挛缩或有明显精神障碍;严重的心、肝、肾功能不全,高血压脑动脉硬化者或有其他手术禁忌者。

(2)脑深部慢性电刺激(DBS):目前 DBS 最常用的神经核团为丘脑腹中间核(VIM),丘脑底核(STN)和苍白球腹后部(PVP)。慢性刺激术控制震颤的效果优于丘脑腹外侧核毁损术,后者发生并发症也常影响手术的成功。通过改变刺激参数可减少不必要的不良反应,远期疗效可靠。该法尚可用于非帕金森性震颤,如多发硬化和创伤后震颤。

丘脑底核(STN)也是刺激术时选用的靶点。有学者(1994 年)报道应用此方法观察治疗一例运动不能的 PD 患者。靶点定位方法为脑室造影,并参照立体定向脑图谱,同时根据慢性电极刺激和电生理记录进行调整。发现神经元活动自发增多的区域位于 AC-PC 平面下 2～4mm,AC-PC 线中点旁 10mm。对该处进行 130Hz 刺激,可立即缓解运动不能症状(主要在对侧肢体),但不诱发半身舞蹈症等运动障碍。上述观察表明,对 STN 进行慢性电刺激可用于治疗运动严重障碍的 PD 患者。

2.脑细胞移植和基因治疗

帕金森病脑细胞移植术和基因治疗已在动物实验上取得很大成功,但最近临床研究显示,胚胎脑移植只能轻微改善 60 岁以下患者的症状,并且 50％的患者在手术后出现不随意运动的不良反应,因此,目前此手术还不宜普遍采用。基因治疗还停留在实验阶段。

六、护理

(一)护理评估

1.健康史评估

(1)询问患者职业,农民的发病率较高,主要是他们与杀虫剂、除草剂接触有关。

(2)评估患者家族中有无患此病的人,PD 与家族遗传有关,患者的家族发病率为 7.5％～94.5％。

(3)评估患者居住、生活、工作的环境,农业环境中神经毒物(杀虫剂、除草剂),工业环境中暴露重金属等是 PD 的重要危险因素。

2.临床观察评估

帕金森病常为 50 岁以上的中老年人发病,发病年龄平均为 55 岁,男性稍多,起病缓慢,进行性发展,首发症状多为动作不灵活与震颤,随着病程的发展,可逐渐出现下列症状和体征。

(1)震颤:常为首发症状,多由一侧上肢远端(手指)开始,逐渐扩展到同侧下肢及对侧肢体,下颌、口唇、舌及头部通常最后受累,典型表现是静止性震颤,拇指与屈曲的食指间呈"搓丸样"动作,安静或休息时出现或明显,随意运动时减轻或停止,紧张时加剧,入睡后消失。

(2)肌强直:肌强直表现为屈肌和伸肌同时受累,被动运动关节时始终保持增高的阻力,类似弯曲软铅管的感觉,故称"铅管样强直";部分患者因伴有震颤,检查时可感到在均匀掌的阻力中出现断续停顿,如同转动齿轮感,称为"齿轮样强直",是由于肌强直与静止性震颤叠加所致。

(3)运动迟缓:表现为随意动作减少,包括行动困难和运动迟缓,并因肌张力增高,姿势反射障碍而表现一系列特征性运动症状,如起床、翻身、步行、方向变换等运动迟缓;面部表情肌活动减少,常常双眼凝视,瞬目运动减少,呈现"面具"脸;手指做精细动作如扣钮、系鞋带等困难;书写时字越写越小,呈现"写字过小征"。

(4)姿势步态异常:站立时呈屈曲体姿,步态障碍甚为突出,患者自坐位、卧位起立困难,迈步后即以极小的步伐向前冲去,越走越快,不能及时停步或转弯,称慌张步态。

(5)其他症状:反复轻敲眉弓上缘可诱发眨眼不止。口、咽、腭肌运动障碍,讲话缓慢,语音低沉、单调,流涎,严重时可有吞咽困难。还有顽固性便秘、直立性低血压等;睡眠障碍;部分患者疾病晚期可出现认知功能减退、抑郁和视幻觉等,但常不严重。

3.诊断性检查评估

(1)头颅 CT:CT 可显示脑部不同程度的脑萎缩表现。

(2)生化检测:采用高效液相色谱(HPLC)可检测到脑脊液和尿中 HVA 含量降低。

(3)基因检测:DNA 印迹技术、PCR、DNA 序列分析等在少数家族性 PD 患者可能会发现基因突变。

(4)功能显像检测:采用 PET 或 SPECT 与特定的放射性核素检测,可发现 PD 患者脑内

DAT功能显著降低,且疾病早期即可发现,D_2型DA受体(D_2R)活性在疾病早期超敏、后期低敏,以及DA递质合成减少,对PD的早期诊断、鉴别诊断及病情进展监测均有一定的价值。

(二)护理问题

1.运动障碍

帕金森病患者由于其基底核或黑质发生病变,以致负责运动的锥体外束发生功能障碍,患者运动的随意肌失去了协调与控制,产生运动障碍并随之带来一定的意外伤害。

(1)跌倒:震颤、关节僵硬、动作迟缓,协调功能障碍常是患者摔倒的原因。

(2)误吸:舌头、唇、颈部肌肉和眼睑亦有明显的震颤及吞咽困难。

2.营养摄取不足

患者常因手、头不自主的震颤,进食时动作太慢,常常无法独立吃完一顿饭,以致未能摄取日常所需热量,因此,约有70%的患者有体重减轻的现象。

3.便秘

由于药物的不良反应、缺乏运动、胃肠道中缺乏唾液(因吞咽能力丧失,唾液由口角流出)、液体摄入不足及肛门括约肌无力,所以大多数患者有便秘。

4.尿潴留

吞咽功能障碍以致水分摄取不足,贮存在膀胱的尿液不足$200\sim300mL$则不会有排尿的冲动感;排尿括约肌无力引起尿潴留。

5.精神障碍

疾病使患者协调功能不良、顺口角流唾液,而且又无法进行日常生活的活动,因此患者会有心情抑郁、产生敌意、罪恶感或无助感等情绪反应。由于外观的改变,有些患者还会发生因自我形象的改变而造成与社会隔离的问题。

(三)护理目标

(1)患者未发生跌倒或跌倒次数减少。

(2)患者有足够的营养;患者进食水时不发生呛咳。

(3)患者排便能维持正常。

(4)患者能维持部分自我照顾的能力。

(5)患者及家属的焦虑症状减轻。

(四)护理措施

1.安全护理

(1)安全配备,由于患者行动不便,在病房楼梯两旁、楼道、门把附近的墙上,增设沙发或木制的扶手,以增加患者开、关门的安全性;配置牢固且高度适中的座厕、沙发或椅。以利于患者坐下或站起,并在厕所、浴室增设可供扶持之物,使患者排便及穿脱衣服方便;应给患者配置助行器辅助设备;呼叫器置于患者床旁,日常生活用品放在患者伸手可及处。

(2)定时巡视,主动了解患者的需要,既要指导和鼓励患者增强自我照顾能力,做力所能及的事情,又要适当协助患者洗漱、进食、沐浴、如厕等。

(3)防止患者自伤。患者动作笨拙,常有失误,应谨防其进食时烫伤。端碗持筷困难者,尽量选择不易打碎的不锈钢餐具,避免使用玻璃和陶瓷制品。

2.饮食护理

(1)增加饮食中的热量、蛋白质的含量及容易咀嚼的食物;吃饭少量多餐。定时监测体重变化;在饮食中增加纤维与液体的摄取,以预防便秘。

(2)进食时,营造愉快的气氛,因患者吞咽困难及无法控制唾液,所以有的患者喜欢单独进食;应将食物事先切成小块或磨研,并给予粗大把手的叉子或汤匙,使患者易于把持;给予患者充分的进食时间,若进食中食物冷却了,应予以温热。

(3)吞咽障碍严重者,吞咽可能极为困难,在进食或饮水时有呛咳的危险,而造成吸入性肺炎,故不要勉强进食,可改为鼻饲喂养。

3.保持排便畅通

给患者摄取足够的营养与水分,并教导患者解便与排尿时,吸气后闭气,利用增加腹压的方法解便与排尿。另外,依患者的习惯,在进食后半小时应试着坐于马桶上排便。

4.运动护理

告之患者运动锻炼的目的在于防止和推迟关节僵直和肢体挛缩,与患者和家属共同制订锻炼计划,以克服运动障碍的不良影响。

(1)尽量参与各种形式的活动,如散步、太极拳、床边体操等。注意保持身体和各关节的活动强度与最大活动范围。

(2)对于已出现某些功能障碍或坐起已感到困难的患者,要有目的有计划地锻炼。告诉患者知难而退或由他人包办只会加速功能衰退。如患者感到坐立位变化有困难,应每天做完一般运动后,反复练习起坐动作。

(3)必须指导患者注意姿势,以预防畸形。应小心观察头与颈部是否有弯曲的倾向。正确姿势有助于头、颈直立。躺于床上时,不应垫枕头,且患者应定期俯卧。

(4)本病常使患者起步困难和步行时突然僵住,因此嘱患者步行时思想要放松。尽量跨大步伐;向前走时脚要抬高,双臂摆动,目视前方而不要注视地面;转弯时,不要碎步移动,否则会失去平衡;护士和家属在协助患者行走时,不要强行拖着患者走;当患者感到脚黏在地上时,可告诉患者先向后退一步,再往前走,这样会比直接向前容易。

(5)过度震颤者让他坐在有扶手的椅子上,手抓着椅臂,可以稍加控制震颤。

(6)晚期患者出现显著的运动障碍时。要帮助患者活动关节,按摩四肢肌肉,注意动作轻柔,勿给患者造成疼痛。

(7)鼓励患者尽量试着独立完成日常生活的活动,自己安排娱乐活动,培养兴趣。

(8)让患者穿轻便宽松的衣服,可减少流汗与活动的束缚。

5.合并抑郁症的护理

帕金森病患者的抑郁与帕金森疾病程度呈正相关,即患者的运动障碍愈重对其神经心理的影响愈严重。在护理患者时要教会患者一些心理调适技巧:重视自己的优点和成就;尽量维持过去的兴趣和爱好,积极参加文体活动,寻找业余爱好;向医生、护士及家人倾诉内心想法,疏泄郁闷,获得安慰和同情。

6.睡眠异常的护理

(1)创造良好的睡眠环境:建议患者要有舒适的睡眠环境,如室温和光线适宜;床褥不宜太软,以免翻身困难;为运动过缓和僵直较重的患者提供方便上下床的设施;卧室内放尿壶及便器,有利于患者夜间如厕等。避免在有限的睡眠时间内实施影响患者睡眠的医疗护理操作,必须进行的治疗和护理操作应穿插于患者的自然觉醒时,以减少被动觉醒次数。

(2)睡眠卫生教育:指导患者养成良好的睡眠习惯和方式,建立比较规律的活动和休息时间表。

(3)睡眠行为干预:①刺激控制疗法:只在有睡意时才上床;床及卧室只用于睡眠,不能在床上阅读、看电视或工作;若上床15~20分钟不能入睡,则应考虑换别的房间,仅在又有睡意时才上床(目的是重建卧室与睡眠间的关系);无论夜间睡多久,清晨应准时起床;白天不打瞌睡。②睡眠限制疗法:教导患者缩短在床上的时间及实际的睡眠时间,直到允许躺在床上的时间与期望维持的有效睡眠时间一样长。当睡眠效率超过90%时,允许增加15~20分钟卧床时间。睡眠效率低于80%,应减少15~20分钟卧床时间。睡眠效率80%~90%,则保持卧床时间不变。最终,通过周期性调整卧床时间直至达到适度的睡眠时间。③依据睡眠障碍的不同类型和药物的半衰期遵医嘱有的放矢地选择镇静催眠药物。并主动告知患者及家属使用镇静催眠药的原则,即最小剂量、间断、短期用药,注意停药反弹、规律停药等。

7.治疗指导

药物不良反应的观察:

(1)遵医嘱准时给药,预防或减少"开关"现象、剂末现象、异动症的发生。

(2)药物治疗初起可出现胃肠不适,表现为恶心、呕吐等,有些患者可出现幻觉。但这些不良反应可以通,过逐步增加剂量或降低剂量的办法得到克服。特别值得指出的是,有一部分患者过分担心药物的不良反应,表现为尽量推迟使用治疗帕金森病的药物,或过分地减少药物的服用量,这不仅对疾病的症状改善没有好处,长期如此将导致患者的心、肺、消化系统等出现严重问题。

(3)精神症状:服用苯海索、金刚烷胺药物后,患者易出现幻觉,当患者表述一些离谱事时,护士应考虑到是服药引起的幻觉,立即报告医生,遵医嘱给予停药或减药,以防其发生意外。

8.功能神经外科手术治疗护理

(1)手术方法:外科治疗方法目前主要有神经核团细胞毁损手术与脑深部电刺激器埋置手术两种方式。原理是为了抑制脑细胞的异常活动,达到改善症状的目的。

(2)手术适应证:诊断明确的原发性帕金森病患者都是手术治疗的适合人群,尤其是对左旋多巴(美多巴或息宁)长期服用以后疗效减退,出现了"开关"波动现象、异动症和"剂末"恶化效应的患者。

(3)手术并发症:因手术靶点的不同,会有不同的并发症。苍白球腹后部(PVP)切开术可能出现偏盲或视野缺损,丘脑腹外侧核(VIM)毁损术可出现感觉异常如嘴唇、指尖麻木等,丘脑底核(STN)毁损术可引起偏瘫。

(4)手术前护理。①术前教育:相关知识教育。②术前准备:术前一天头颅备皮;对术中术后应用的抗生素遵医嘱做好皮试;嘱患者晚12:00后开始禁食水药;嘱患者清洁个人卫生,并在术前晨起为患者换好干净衣服。③术前30分钟给予患者术前哌替啶25mg肌内注射;并将一片美巴多备好交至接手术者以便术后备用。④患者离病房后为其备好麻醉床、无菌小巾、一次性吸痰管、心电监护。

（5）手术后护理。①交接患者：术中是否顺利、有无特殊情况发生、术后意识状态、伤口的引流情况等。②安置患者于麻醉床上，头枕于无菌小巾上，取平卧位，嘱患者卧床 2 天，减少活动，以防诱发颅内出血；嘱患者禁食、水、药 6 小时后逐渐改为流食、半流食、普通饮食。③术后治疗效果观察：原有症状改善情况并记录。④术后并发症的观察：术后患者会出现脑功能障碍、脑水肿、颅内感染、颅内出血等并发症。因此术后严密观察患者神志、瞳孔变化，有无高热、头疼、恶心、呕吐等症状；有无偏盲、视野变窄及感知觉异常；观察患者伤口有无出血及分泌物等。⑤心电监测、颅脑监测 24 小时，低流量吸氧 6 小时。

9.给予患者及家属心理的支持

对于心情抑郁的患者，应鼓励其说出对别人依赖感的感受。对于怀有敌意、罪恶感或无助感的患者，应给予帮助与支持，提供良好的照顾。寻找患者有兴趣的活动，鼓励患者参与。

10.健康教育

（1）指导术后服药（参见本章节治疗中所述），针对手术的患者，要让患者认识到手术虽然改善运动障碍，但体内多巴胺缺乏客观存在，仍需继续服药。

（2）指导日常生活中的运动训练告知患者运动锻炼的目的在于防止和推迟关节僵直和肢体挛缩，与患者和家属共同制订锻炼计划，以克服运动障碍的不良影响。①关节活动度的训练：脊柱、肩、肘、腕、指、髋、膝、踝及趾等各部位都应进行活动度训练。对于脊柱，主要进行前屈后伸、左右侧屈及旋转运动。②肌力训练：上肢可进行哑铃操或徒手训练；下肢股四头肌的力量和膝关节控制能力密切相关，可进行蹲马步或反复起坐练习；腰背肌可进行仰卧位的桥式运动或俯卧位的燕式运动；腹肌力量较差行仰卧起坐训练。③姿势转换训练：必须指导患者注意姿势，以预防畸形。应小心观察头与颈部是否有弯曲的倾向。正确姿势有助于头颈直立。躺于床上时，不应垫枕头，且患者应定期俯卧，注意翻身、卧位转为坐位、坐位转为站位训练。④重心转移和平衡训练：训练坐位平衡时让患者重心在两臀间交替转移，也可训练重心的前后移动；训练站立平衡时双足分开 5～10cm，让患者从前后方或侧方取物，待稳定后便可突然施加推或拉外力，最好能诱发患者完成迈步反射。⑤步行步态训练：对于下肢起步困难者，最初可用脚踢患者的足跟部向前，用膝盖推挤患者腘窝使之迈出第一步，以后可在患者足前地上放一矮小障碍物，提醒患者迈过时方能起步。抬腿低可进行抬高腿练习，步距短的患者行走时予以提醒；步频快则应给予节律提示。对于上下肢动作不协调的患者，一开始嘱患者做一些站立相的两臂摆动，幅度可较大；还可站于患者身后，两人左、右手分别共握一根体操棒，然后喊口令一起往前走，手的摆动频率由治疗师通过体操棒传给患者。⑥让患者穿轻便宽松的衣服，可减少流汗与活动的束缚。

第二节　痴呆的护理

一、临床表现

记忆障碍、认知障碍、精神症状等。

二、病情观察

(1)观察有无性格改变、情感障碍和记忆力障碍等。

(2)观察有无局灶性脑部表现,如缺血性脑血管疾病的症状等。

三、专科护理

(1)由于智能下降、记忆减退,应重点看护,保证患者安全。

(2)对年老、体弱、步态不稳患者,做好防跌倒护理。

(3)患者精神出现异常时,尽量使其离开刺激源。如有幻觉并出现行为异常时,为患者提供保护性约束或看护,防止自伤或伤及他人。

四、一般护理

(1)注意休息,劳逸结合。根据气温变化,随时为老人增减衣服,预防感冒。

(2)饮食宜清淡、富营养、易于消化。若吃鱼、虾,应将鱼刺取出,虾壳剥掉,以免鱼刺哽喉。

五、健康教育

(1)指导家属让患者随身带有家人电话号码,以便走失时联系。

(2)不宜给老人饮酒,吸烟,喝浓茶、咖啡,以免影响睡眠质量。

(3)老人感觉迟钝,加上精神状态异常,有了病痛不会及时诉说,因此要观察有无脸红发热、面部痛苦表情。发现异常,及时就诊,以免病情加重,危及生命。

第三节　癫痫的护理

癫痫不是单一疾病,而是一组疾病或综合征,病因很多,也很复杂。

一、病因

(一)特发性癫痫

在这类患者的脑部并无可以解释症状的结构变化或代谢异常,而和遗传因素有较密切的关系。目前约占整个癫痫症的 60%,但随着医药水平的不断提高,本组比例会日趋缩小。

(二)症状性癫痫

1.先天性疾病

如染色体异常、遗传性代谢障碍、脑畸形、先天性脑积水等。

2.产前期和围生期疾病

产伤是婴儿期癫痫的常见病因。脑挫伤、水肿、出血和梗死也能导致局部脑硬化,若干年后形成癫痫灶。脑性瘫痪患者也常伴发癫痫。

3.高热惊厥后遗

严重和持久的高热惊厥可以导致包括神经元缺失和胶质增生的脑损害,主要在颞叶内侧面,尤其在海马体。

4.外伤

颅脑损伤后遗癫痫者,以伴有凹陷骨折、硬脑膜撕裂、局部神经系统体征、长期外伤后记忆障碍以及外伤后数周内即发生早期痫性发作的病例发作最多。

5.感染

见于各种细菌性脑膜炎、脑脓肿、肉芽肿、病毒性脑炎以及脑寄生虫病,如猪囊虫、血吸虫、弓形虫等感染。

6.中毒

铅、汞、一氧化碳、乙醇、士的宁、异烟肼中毒以及全身性疾病如妊娠高血压综合征、尿毒症等。

7.颅内肿瘤

在成年期开始发作的症状性癫痫中,除外伤外,幕上肿瘤也是常见原因,尤其是生长于额叶及中央回皮质附近的少突胶质细胞瘤、脑膜瘤、星形细胞瘤和转移性癌肿等。

8.脑血管疾病

除脑血管畸形和蛛网膜下隙出血产生癫痫时年龄较轻外,卒中后癫痫多见于中、老年,尤其是脑血栓形成和多发性腔隙性梗死发作。高血压脑病也常伴有癫痫。

9.营养、代谢性疾病

儿童佝偻病时常发生癫痫。在成人中,胰岛细胞瘤所致低血糖、糖尿病、甲亢、甲状旁腺功能减退和B族维生素缺乏症等均可产生发作。

10.变性疾病

阿尔茨海默病和皮克病也常伴有癫痫。

二、影响癫痫性发作的因素

(一)遗传因素

在特发性癫痫的近亲中,患病率为2%～6%,高于一般人口的0.5%～1%。特发性癫痫实际上包含多种疾病和综合征,具有不同的遗传方式,牵涉一个或数个基因。在大多数疾病中。所遗传者仅为痫性发作的预致性,其外显率也受年龄限制,即如以脑电图上3Hz棘-慢波组合为特征的儿童期失神癫痫,其兄弟姐妹在适龄时(5～16岁)有40%以上呈现同样异常脑电图(EEG),但其中仅1/4发生临床发作,提示环境因素的作用。在症状性癫痫患者的近亲中,癫痫患病率为1.5%,也略高于常人,指示同样罹病时,癫痫预致性的作用。

(二)环境因素

1.年龄

有多种特发性癫痫的遗传因素,其外显率和年龄密切相关。在另一方面,脑的发育过程也影响癫痫的表现形式。例如儿童期失神癫痫,多在六七岁开始,表现为频繁失神发作,青春期后常转化为全面性强直-阵挛发作。

2.内分泌

在女性患者中,任何类型的发作通常在经期和排卵期加频。实验证明雌激素低落时和黄体酮急降时最易发作。少数患者仅在经期内有发作,称为经期性癫痫。更有少数患者仅在妊娠早期有发作,称为妊娠性癫痫。

3.睡眠

特发性全面性强直阵挛发作常在晨醒后发生,婴儿痉挛症也有类似现象。良性儿童期中央-颞部癫痫大多在睡眠中发作。颞叶癫痫常在日间表现精神运动发作,而在夜间发生强直痉挛发作。此外,睡眠缺乏常会诱发发作。

4.诱发因素

除缺睡外,疲劳、饥饿、便秘、饮酒、情感冲动以及各种一过性代谢紊乱和过敏反应,都能激发患者的发作。过度换气对于失神发作,过度饮水对于强直痉挛发作,闪光对于肌阵挛发作,也有诱发作用。有些患者仅在某种特定条件下方始发作,例如闪光、音乐、惊吓、心算、阅读、下棋、玩牌、沐浴、刷牙、起步、外耳道刺激等,统称为反射性癫痫。

三、分类

国际上癫痫的分类有两种,即癫痫发作的国际分类和癫痫及癫痫综合征的国际分类。癫痫发作的国际分类仅限于描述癫痫发作的具体类型;癫痫和癫痫综合征国际分类是对癫痫发作国际分类的补充。一种癫痫综合征就是以一组通常同时出现的症状和体征为其特征的癫痫疾患,包括发作类型、病因、解剖、促发因素、起病年龄、严重程度、病程、预后等。1981年国际防治癫痫联盟的分类和命名委员会提出了一个癫痫发作的临床和脑电图分类修改草案,一直为国际上沿用至今。1985年国际防治癫痫联盟从病因和部位各方面提出了一个癫痫和癫痫综合征的分类,经过实践后,1989年国际防治癫痫联盟的分类和命名委员会又推出了一个新修改的癫痫和癫痫综合征分类建议。

(一)癫痫发作的临床和脑电图国际分类方案

1.部分性(局灶性、局限性)发作

一般说来,部分性发作是指第一个临床和脑电图改变提示开始的神经元激活限于一个大脑半球的某个部分。部分性发作主要根据发作时意识是否受损而分类,意识不改变者称为单纯部分性发作;意识有障碍者称为复杂部分性发作。意识障碍可能为首发征象,或者由单纯部分性发作演变成复杂部分性发作。患者有意识障碍者还可出现行为异常(自动症),部分性发作可能并不终止而进展成全身运动性发作。这里的意识障碍是指因为觉醒和(或)反应性改变而对外界刺激无力做正常反应。大量证据说明,单纯部分性发作通常为单侧大脑半球受累,有两侧半球影响者罕见,然而复杂部分性发作常为双侧半球损害。

(1)单纯部分性发作:不伴意识障碍。发作时和发作间脑电图癫痫性放电在症状对侧皮层的相应区域。①有运动症状者:a.局限性运动性发作:为一系列的局部重复抽搐动作,大多见于一侧口角、眼睑、手指和足趾,也可涉及整个一侧面部或一个肢体的远端。较严重的发作后,发作部位可能遗留下暂时性的瘫痪,称为Todd瘫痪。该处如原已有瘫痪,也可有暂时性加重。局部抽搐偶然持续数小时、数日,甚至数周,则形成持续性部分性癫痫。病灶在运动区或其邻近额叶。Jackson癫痫为上述发作自一处开始后,按大脑皮层运动区的顺序缓慢地移动,例如一侧拇指沿手指、腕、肘、肩部扩展,病灶在运动区。b.旋转性发作:双眼突然向一侧偏斜,也可包括头部和躯干;偶然造成全身旋转。病灶在对侧额部,偶在枕部,少数在同侧皮层。c.姿势性发作:一侧上肢外展,肘部半屈,伴有向该侧手部注目动作。病灶多在附加运动区。d.发音发作:为喉部发声,不自主重复单音或单词;也偶然表现为言语抑制。病灶在言语区。②有体觉或特殊感觉症状的发作:a.体觉性发作:是由司躯体感觉功能的皮质异常放电所致。一般描述为针刺感或麻木感。偶尔出现本性感觉或空间知觉障碍。和运动发作一样,体觉发作也可扩散犹如 Jackson 发作,并可扩展成复杂部分性发作或全身强直-阵挛性发作。b.视觉性发作:取决于放电在视觉皮质或其联合区而有不同表现,从闪光到结构性视幻现象,包括人物、景色等。c.听觉性发作:与视觉性发作相似,可以是简单的音响直到高级的整合功能表现(如音乐)。d.嗅觉性发作:往往为难闻或不愉快的气味。e.味觉性发作:可以是美味或臭味的幻觉发作,从简单的咸、酸、甜、苦到复杂的味觉,常被描述为"金属味"。f.眩晕性发作:其症状包括空间坠落感、漂动感或在水平或垂直面的运动眩晕。③有自主神经症状者:如胃气上升感、呕吐、多汗、苍白、潮红、肠鸣、竖毛、瞳孔散大、小便失禁等。病灶在杏仁核、岛回或扣带回。④有精神症状者:这些常发展为复杂部分性发作。a.言语障碍性发作:表现为部分性失语或重复言语。病灶在颞叶外侧面。b.记忆障碍性发作:常见者为似曾相识感,即对生疏事物感到曾经历过;似不相识感,即对熟悉事物感到陌生。偶有快速回顾往事,或强迫思维。病灶多在海马体。c.认识障碍性发作:如对环境失真感、脱离接触感、梦样状态等。病灶多在海马体。d.情感性发作:发作时可有极度愉快或不愉快的感觉、恐惧、强烈忧郁感伴自责及抵制感。这种忧郁与精神病忧郁不同,发作仅数分钟。偶见暴怒,但与发脾气不同,癫痫性发怒明显的是无缘无故的,且迅速消失。恐惧是最常见的症状,突然发生,往往是无缘无故的,并可导致患者逃跑。恐惧常可伴发客观的自主神经活动征,包括瞳孔散大、苍白、潮红、竖毛、心悸及血压升高。e.错觉性发作:这是一种知觉的歪曲,表现为物体变形。多种视觉错觉,如单眼复视、视物变大变小,变远变近。同样,也见声音错觉,如声音变响及变轻,可出现人格解体,好像他不在自己的身上,也可见肢体大小及重量改变的错觉。f.结构幻觉性发作:幻觉可以是体觉性、视觉性、听觉性、嗅觉性或味觉性。如果发作起于初级感觉区,则幻觉是比较简单初级的,例如视觉为闪光,听觉为突发的噪声。累及视觉或听觉联合区则见更复杂带有活动记忆痕迹的发作,为成形的幻觉,如风景、人物、语句或音乐。这些知觉的性质可以是正规的或歪曲的。

(2)复杂部分性发作:伴有意识障碍,可能自单纯性发作转化而来,发作时和发作间脑电图显示一侧或双侧不同步的颞部或颞额部局灶性异常,也称精神运动性发作。①先有单纯部分性发作,继有意识障碍。a.仅有意识障碍:可为嗜睡状态。b.有自动症:为在意识模糊状态中的不自主动作;事后不能记忆。患者可能机械地重复原来的动作,或出现其他动作,如吸吮、咀嚼、舔唇、清喉,或是搓手、拂面、解扣、脱衣、摸索衣裳、挪动桌椅,甚至游走、奔跑、乘车、上船;也可有自动言语或叫喊、歌唱等。自动症也偶见于其他类型的癫痫性发作。其病灶部位不定,但均牵涉边缘系统。②开始即有意识障碍:a.仅有意识障碍;b.有自动症。

(3)部分性发作发展成全面性发作:这可能表现为强直-阵挛性发作、强直性发作或阵挛性发作迅速扩散。醒后能记得部分发作时某个症状,即称先兆。先兆是癫痫发作在意识丧失前发作的一部分,且是在发作过后尚能回忆起的部分。对于单纯部分性发作来说,整个发作也可看成是先兆,如果接着有意识丧失,那么先兆实际上是复杂部分性发作的一种信号性症状。所以先兆是一个在发作结束后回顾性的名称。①单纯性部分发作继发全面性发作。②复杂部分性发作继发全面性发作。③单纯部分性发作发展成复杂部分性发作,然后继发全面性发作。

2.全身性(全面性)发作

全身性发作是指第一个临床变化提示两侧半球从开始即同时受累。意识障碍可以是最早的表现。运动症状及发作的脑电图变化均为双侧性,表明神经元放电广泛分布于双侧半球。

(1)失神发作与不典型失神发作:①失神发作:发作时脑电图通常为规则而对称的3Hz(也可能为2～4Hz)棘-慢复合波及多棘-慢复合波,异常为双侧性。发作间脑电图往往正常,然可有阵发性活动(如棘波或棘-慢复合波)这种活动一般规则而对称。失神发作的特点是突然起病,中断正在进行的活动,茫然呆视,可能有双眼短暂上翻,如果患者正在说话,则可变慢且中断;如正在走路,可突然站立不动呆若木鸡;如正在进食,则食物在送往口里的途中突然停止。此时与之说话往往无反应。有些患者当和他说话时可使发作流产。发作持续数秒至半分钟,然后和开始一样迅速消失。a.仅有意识障碍的失神:发作表现如上所述,发作时无其他活动。b.有轻微阵挛成分的失神:发作起病与上述单纯失神一样,但可出现眼睑、口角或其他肌群的阵挛性动作,其程度可由不易觉察的动作到全身肌阵挛性跳动,手中所持之物可以跌落。c.有失张力成分的失神:发作时可有维持姿势和四肢的肌肉张力减低,导致头下垂,偶有躯干前倾、双臂下坠,紧握则可放松,偶尔张力减低到使患者跌倒。d.有肌强直成分的失神:发作时肌肉可有强直性收缩,引起伸肌或屈肌张力对称性或非对称性增高。如患者正站立时,头可向后仰,躯干后弓,导致突然后退。也可有头可强直性拉向一侧。e.有自动症的失神:自动症表现如前述。在失神发作时,还可见似有目的性的动作,如舔唇、吞咽、抚弄衣服或无目的地行走等。如与之说话,则可咕哝作声或头转向说话声音处,当触碰或弄痒患者,则他可以来抚摸。自动症可十分复杂,也可很简短,致使随便观察不易发现,常出现混合性失神。f.有自主神经成分的失神。以上情况可单独或共同出现。②不典型失神发作:发作时脑电图较杂乱,可包括不规则棘慢复合波,快活动或其他阵发性活动。异常为两侧性,但常不规则和不对称。发作间脑电图的背景往往不正常,发作性电活动(如棘波或棘-慢复合波)常不规则和不对称。可有:a.有肌张力改变,较失神发作更明显;b.起病和(或)停止均非突然。

(2)肌阵挛性发作:发作时脑电图为多棘慢波,或有时为棘慢波或尖慢波。发作间的脑电图同发作时。肌阵挛性跳动(单个或多数的)为突然、短暂、触电样肌肉收缩,可以遍及全身或限于面部及躯干或一个或数个肢体,甚至个别肌肉或肌群。肌阵挛性跳动可迅速反复,或相对地单个发生。其可在将入睡或醒觉时发生,可以被意志性动作所加重(动作性肌阵挛),有时可能很规则地重复发生。有许多肌阵挛性跳动及动作性肌阵挛不能诊断为癫痫发作。由脊髓疾病、小脑性协同失调性肌阵挛、皮质下节段性肌阵挛、多发性肌阵挛状态及眼阵挛-肌阵挛综合征所引起的肌阵挛性跳动必须和癫痫发作相鉴别。

(3)阵挛性发作:发作时脑电图为快活动(10Hz或以上)和慢波,偶见棘-慢波型。发作间的脑电图为棘-慢波或多棘-慢波放电。全身惊厥性发作有时没有强直成分,其特征为反复阵挛性跳动,在阵挛频率减少时,跳动的幅度不变。发作后期往往较短,某些全身惊厥性发作开始为阵挛期,后转为强直期,结果变为"阵挛-强直-阵挛性"发作。

(4)强直性发作:脑电图在发作时为低幅快活动或 9～10Hz 以上的快节律,频率渐减而波幅渐高。发作间或多或少有节律性尖-慢波放电,有时不对称,背景活动对年龄来说是异常的。依据 Cowers 的意见,强直性发作是一种僵硬的、强烈的肌收缩,使肢体固定在某种紧张的位置,眼和头常转向一侧,有时还进展到整个身体转动,有时实际上引起患者转动可达 2～3 次。面色开始不变,很快变苍白,然后潮红,最后由于痉挛使胸腔固定而呼吸停止时,面色变青紫。眼睁开或紧闭,眼结膜对刺激不敏感,发绀发展时瞳孔散大。痉挛继续时,不同部位相对强度变化而使肢体的位置略有改变。强直性体轴性发作可以有头、颈和躯干的伸展。

(5)强直-阵挛性发作:全身性发作中最常见的是全身强直-阵挛性发作,也就是所谓大发作。有些患者经历一种含糊的、描述不清的预兆,但大多数意识丧失前无任何先兆,以意识丧失和全身抽搐为特征。发作可分为 3 期。①强直期:所有的骨骼肌呈现持续性收缩。上睑抬起,眼球上窜。喉部痉挛,发出叫声。口部先强张而后突闭,可能咬破舌尖。颈部和躯干先屈曲而后反张。上肢自上抬、后旋,转变为内收、前旋。下肢自屈曲转为强烈伸直。强直期持续10～20s 后,在肢端出现细微的震颤。②阵挛期:待至震颤幅度增大并延及全身,成为间歇的痉挛,即进入阵挛期。每次痉挛都继有短促的肌张力松弛,阵挛频率逐渐减慢,松弛期逐渐延长。本期持续 30～60 秒。最后一次强烈痉挛后,抽搐突然停止。在以上两期中,并出现心率增快、血压升高,汗、唾液和支气管分泌物增多,瞳孔扩大等自主神经征象。呼吸暂时中断,皮肤自苍白转为发绀。瞳孔对光反射和深浅反射消失,跖反射伸性。③惊厥后期:阵挛期以后,尚有短暂的强直痉挛,造成牙关紧闭和大、小便失禁。呼吸首先恢复:口鼻喷出泡沫或血沫。心率、血压、瞳孔等恢复正常。肌张力松弛,意识逐渐苏醒。自发作开始至意识恢复历时5～10分钟。醒后感到头痛、全身酸痛和疲乏,对抽搐全无记忆。不少患者在意识障碍减轻后进入昏睡。个别患者在完全清醒前有自动症或情感变化,如暴怒、惊恐等。在药物不全控制下,发作的强度和时程可能减少。在强直期,脑电图表现为振幅逐渐增强的弥散性 10Hz 波。阵挛期表现为逐渐变慢的弥散性慢波,附有间歇发生的成群棘波。惊厥后期呈低平记录。GTCS 若在短期内频繁发生,以致发作间隙中意识持续昏迷者,称为癫痫持续状态。常伴有高热、脱水、白细胞增多和酸中毒。

(6)失张力性发作:脑电图在发作时为多棘慢波或平坦或低幅快活动。发作间为多棘-慢波。肌张力突然丧失,可以是部分肌肉,导致头下垂及下颌松弛,一个肢体的下垂,或所有肌肉张力均丧失而跌倒于地。当这些发作非常短暂时称为"跌倒发作",如果意识丧失,也是非常短暂的,头和躯干的姿势性张力突然丧失可被凸出的物体所伤,面部尤易受影响。较长时间的失张力发作时则为逐步倒下,持续的松弛状态。所谓跌倒发作可以在非癫痫中见到,如脑干缺血和发作性睡病猝倒综合征。

3.不能分类的癫痫发作

包括所有因资料不充足或不完全,迄今分类标准尚无法归类的发作。此中包括一些新生儿发作,诸如节律性眼运动、咀嚼动作、游泳动作、颤抖和呼吸暂停。

4.附录

反复癫痫发作在某些情况下发生。

(1)没有任何明显诱发因素的,没有预料到的偶然发作。

(2)或多或少地有规律的间隔的周期性发作(如与月经周期或与睡眠觉醒周期有关的)。

(3)由非感觉因素(疲劳,乙醇、情绪等),或感觉因素,有时指的是反射性发作持久或反复发作(癫痫持续状态)。"癫痫持续状态"一词是用于当发作持续一相当长时间或频繁反复,在两次发作间并不恢复者。癫痫持续状态可以分为部分性或全身性(即失神状态或强直-阵挛状态)。当非常局限的运动发作持续,则指的是部分性癫痫连续发作(为局灶运动征的单纯部分性发作),不进行扩散,始终为身体该部的阵挛性痉挛,持续数小时或数天发作,很少或无间断。意识通常保留,但常有明显的发作后无力。

(二)癫痫发作的国内分类

1.部分性发作(局限性、局灶性)

(1)单纯部分性发作无意识障碍:运动性(局限性、扩展性、转动性等)、感觉性(躯体性、特殊感觉性)、自主神经性、精神性(见复杂部分性发作)。

(2)复杂部分性发作伴有意识障碍:仅有意识障碍、精神症状(感知、情感、记忆、错觉、幻觉等)、自动症。

(3)部分性发作发展至全身性发作。

2.全身性发作(普遍性)

非局限开始。

(1)全身强直-阵挛发作(大发作)。

(2)失神发作(小发作)典型或不典型。

(3)其他肌阵挛发作、阵挛发作强直发作、失张力发作。

3.不能分类

因资料不足或不能归于上述各类的发作。

4.附录

(1)癫痫持续状态:①全身强直-阵挛发作持续状态;②失神发作持续状态;③复杂部分发作持续状态;④局限性癫痫连续发作。

(2)在某些特定情况下发生的发作:①反射性癫痫;②各种诱发因素引起的发作(如饮酒、疲劳、情绪等);③周期性发作(如月经、觉醒睡眠周期)。

(三)癫痫与癫痫综合征的国内分类

1.表现为部分(局限)发作的癫痫

(1)原发性(特发性):①具有中央-颞棘波灶的小儿良性癫痫;②具有枕区发放的小儿癫痫。

(2)继发性(症状性)或隐源性:①儿童慢性进行性局限型连续性癫痫状态;②额、颞、顶或枕叶癫痫。

2.表现为全身发作的癫痫

(1)原发性(特发性):①良性家族性新生儿惊厥;②良性新生儿惊厥;③良性婴儿肌阵挛型癫痫;④小儿失神癫痫;⑤少年失神癫痫;⑥少年肌阵挛性癫痫;⑦觉醒时强直阵挛大发作性癫痫。

(2)继发性(症状性)或隐源性:①小婴儿癫痫性脑病伴爆发抑制(大田原综合征);②婴儿

痉挛;③Lennox-gastaut 综合征;④肌阵挛站立不能性癫痫。

3.尚不能确定是部分或全身发作的癫痫

(1)婴儿期严重肌阵挛型癫痫。

(2)发生于慢波睡眠时有持续性棘-慢复合波的癫痫。

(3)获得性失语性癫痫。

4.各种诱发因素促发的癫痫及特殊综合征

(1)热性惊厥。

(2)反射性癫痫。

(3)其他。

四、临床表现

(一)全身性发作

1.强直-阵挛发作

强直-阵挛发作系通常称的大发作,临床表现特点为意识丧失、全身抽搐。此型可发生于任何年龄,但以婴儿或青少年(14～17 岁)最为常见。典型的强直-阵挛发作分为以下几期。

(1)先兆期:本型发生率较低,有报道约 15%患者有先兆,常见为上腹部不适、眩晕、情绪不稳、感觉异常等。

(2)强直期:患者突然出现意识丧失并跌倒,全身呈强直性肌肉收缩,其表现为头后仰,双上肢呈屈曲性强直性肌肉收缩,双下肢呈强直性伸直,常因口先张开后又闭合而咬伤舌唇或颊部。由于呼吸肌(膈肌、肋间肌)强直收缩,将肺内空气压出,同时伴有喉头痉挛,致使咽喉狭窄发出尖锐的叫声,称此为痫叫。此期有瞳孔散大,血压升高。初表现皮肤等发红,后因呼吸肌痉挛收缩致呼吸暂停,出现口唇及全身皮肤发绀,此期经 10～20 秒进入阵挛期。此期常因突发意识障碍跌倒造成意外伤害,如颅脑外伤等。

(3)阵挛期:此期全身肌肉因强直和松弛交替出现呈节律性收缩。多先从头面部或肢体远侧开始,由细微的震颤,幅度逐渐增大而扩延至全身,呈间歇性屈曲痉挛,其频率逐渐减慢,松弛期逐渐延长,此期持续时间达 1～3 分钟。最后一次强烈地痉挛发作后,抽搐突然停止。此期伴有心率快、血压升高、唾液和汗液增多,呼吸急促并喷吐出唾液泡沫(或呈血性),瞳孔散大,瞳孔对光反射消失,深浅反射亦不能引出,大小便失禁等。

(4)恢复期:患者呈昏睡状态,经十多分钟清醒或继续睡眠数小时不等。此后患者逐渐清醒,生命体征均已恢复。清醒后对发作情况全然不能记忆,只感头痛、疲乏和全身肌肉酸痛。有的患者在清醒前表现精神异常、兴奋躁动,甚至乱跑等。

2.小发作

临床特点为短暂意识丧失,多见于儿童和少年期。15 岁以后罕见。根据临床表现分为以下几种类型:

(1)典型小发作(亦称失神发作):突然发作和突然短暂(5～30 秒)意识丧失。其表现突然动作停止或静止不动、无语、双目凝视或上视,眼睑可有细微抽动,有时表现面色苍白。发作后可继续原来的活动,但对其发作不能回忆。于发作时脑电图显示双侧对称性同步的爆发性高波幅 3C/S 棘慢综合波。

（2）非典型小发作：多见于 1～3 岁儿童，类似失神发作，开始发作和停止均很急骤，约有 5 秒，意识障碍较轻。脑电图为双侧同步但不对称高波幅、不规则 1～2.5C/S 棘慢综合波。多数患儿有弥散性脑病和智力障碍。

（3）复合发作（即意识障碍伴有运动或自主神经症状）。①失神伴肌阵挛：患者有失神发作同时伴有轻微的肌阵挛发作，表现在面部，如眼、眼睑、眼球向上，多为轻微的有节律的肌阵挛，肢体则以屈肌阵挛为主，发作时可以跌倒。脑电图显示与肌阵挛同步的弥散性 3C/S 棘-慢波或多棘慢波。②失神伴发肌张力增加：即肌群间的张力不协调，表现偏侧或不对称，导致患者可表现前俯性失神，或后仰性失神、旋转性失神，有时也表现一侧或双侧肢体短暂性强直。③失神伴发肌张力减退：由于肌张力突然减退加之患者失神发作而跌倒，甚至造成颅脑外伤。患者跌倒后很快恢复，称此为跌倒发作。轻微的发作无跌倒，只表现头向下一点，称此为点头发作。脑电图为与发作同步 3C/S 慢波。④失神伴发自动症：亦称自动性失神发作，其表现如吸吮、咀嚼、吞咽动作、理衣、行走或其他无目的动作。⑤失神伴发自主神经症状：患者失神发作时伴有呼吸或心率加快或减慢、腹痛、腹泻、肠鸣、出汗、流涎、瞳孔散大或缩小、尿失禁、皮肤潮红、青紫等。

3.强直性发作

强直性发作多见于儿童及少年期，常在睡眠中发作，表现肌肉呈缓慢持续性收缩。依其发作的不同表现分为 3 型。①躯干型：颈部肌肉先收缩，头及下颌固定，眼球及眼睑上抬，而后则呼吸肌及腹肌收缩。由于声门痉挛，呼气时发生叫喊。②干肢型：即在躯干型发作时伴有四肢侧端肌收缩，表现上肢屈曲上抬。③全身型：即全身肌肉强直性收缩，因而可致跌倒，同时伴有意识障碍和自主神经功能紊乱，发作持续时间为数秒或数十秒。脑电图在发作时多呈低平波，少数示快波或高幅 10C/S 波。

4.阵挛性发作

阵挛性发作多见于婴儿及幼童，患儿先有意识障碍和肢体肌张力松弛导致跌倒，发作时全身无强直性肌肉收缩，只有重复的阵挛抽动。临床一侧肢体或一个肢体阵挛性抽搐多见，抽搐的幅度时有变更，发作后很快恢复，一般发作持续时间为数秒至数分钟。脑电图在发作时显示不规则的棘慢波活动。

5.失张力性发作

失张力性发作多见于儿童，临床表现突然意识障碍和全身肌张力消失而跌倒，常致头面部受伤。患者发作时意识丧失短暂，称此为跌倒发作（亦可见于椎-基底动脉缺血发作、发作性睡病、猝倒综合征等），脑电图可有弥散性慢活动。

（二）部分性发作

部分性发作是以大脑皮层局部功能紊乱为特征的症状，此种发作亦可扩延为全身性发作。按临床发作的特点分为单纯性和复合性两种。

1.单纯性部分发作

本型：相当于局灶性发作，或称局灶性癫痫。发作无意识障碍，持续时间一般不超过 1 分钟。多见于脑组织器质性病变，如脑外伤、产伤、颅内感染、肿瘤和脑血管意外等。

（1）运动性发作。①局灶性运动发作：系指肢体局限性阵挛性抽搐动作。如病灶位于前中央回中下部皮层,多见于口角、眼睑、手指或上肢短暂的抽搐发作,无意识障碍。此种发作可沿前中央皮层扩延到同一侧肢体或整个半身,称此为 Jackson 癫痫发作。严重的局灶性痉挛发作后可遗留该肢体暂时性瘫痪,称 Todd 瘫痪。一般多在 24 小时内恢复正常。有的病例发作偶然持续数小时或数日,则称为部分性癫痫持续状态。②旋转性发作:此种发作最多见眼球向一侧强直性同向偏斜,同时伴头和躯干转向一侧。有的病例偶有转圈的表现。病灶多见于额叶前部或额中回后部、颞叶和顶叶。③姿势性发作:患者头眼旋转伴同侧上肢外展、屈曲和同侧下肢、对侧上肢伸直,称此为 Magnus 和 Kleijn 现象。病灶位于额叶内侧面的附加运动区或大脑皮层的凸面。④语言性发作:患者于发作时间发出单调语言或重复发作前所说字句,后者称癫痫性重复语言。有的病例出现类似笑声发作,称发笑性癫痫。病灶位于附加运动区或额叶中部。⑤失语发作:是不常见的一种局灶性癫痫发作。病灶位于优势半球的额下回后部,其表现为发作性语言不能,但意识清楚;如病灶在优势半球颞上回后部(即感觉性语言中枢)表现为感觉性失语。

(2)感觉性发作。①局灶性感觉发作:发作时表现感觉异常,如麻木、蚁走感、触电感、针刺感等。病灶位于中央后回。癫痫性活动可沿中央后回扩延到半身或产生运动性发作。②视觉性发作(视幻觉):病灶位于对侧枕叶或其附近皮层,表现闪光、视野缺损或复杂图形。③听觉性发作(听幻觉):病灶位于颞上回,对侧耳或双耳表现为单调音响,如铃声、滴答声、隆隆声等或表现短暂意识丧失。④嗅觉性发作(嗅幻觉):病灶位于沟回,表现幻嗅,如闻到特殊臭味或不易描述的难闻恶臭味,称此为沟回发作。

(3)自主神经发作是由于某种病因引起的下丘脑发作性功能紊乱,临床表现以发作性自主神经症状为主,其中以胃肠道症状居多。现主要将腹型癫痫和头痛型癫痫分别叙述如下。①腹型癫痫:多见于儿童及青少年,以发作性腹痛为主要症状。临床表现为突然发作性腹痛,其部位多在脐周或上腹部,少数病例可放射至下腹部,疼痛性质剧烈,呈绞痛、刀割样疼痛,持续时间一般为数分钟,也可长达数小时以上。发作时可有一定程度的意识障碍,但无完全性意识丧失,如表现定向障碍、知觉障碍或神志模糊等。患者常伴有食欲缺乏、恶心、呕吐、腹泻等胃肠症状,还可有其他自主神经症状,如面色苍白或潮红、多汗、血压不稳定、体温异常改变等。以上发作一小时内可有多次发作。脑电图主要为颞叶有癫痫样改变,如阵发性快波或慢波,阵发性棘波,棘-慢综合波等。②头痛型癫痫:本型多见于儿童及青少年,以反复发作性头痛为主要临床表现。头痛为发作性起止突然,有的患者可有先兆,如情绪激惹、头晕、恶心等。头痛部位多见于前额,其次为颞区、顶区、眼眶等。头痛性质多为搏动性,其次为胀痛或刺痛。通常头痛较剧烈,常伴有恶心、呕吐、视物模糊、意识障碍、半身麻木、多汗等。每次头痛发作持续时间为数分钟或数十分钟,也有的病例可长达 1 小时以上。头痛发作频率每分钟 1~2 次,或每天数次不等。发作间歇无异常,神经系统无阳性体征。本征亦可合并其他癫痫发作,如小发作、大发作。脑电图为阵发性高波幅慢波,或棘-慢综合波、尖波等。此型患者头痛用止痛药无效,而对抗癫痫药有明显效果。

2.复杂性部分发作

本型又称精神运动性发作,伴有意识障碍。临床表现是在基本的感觉和运动的基础症状上形成复杂症状。因病灶多在颞叶,故又称颞叶癫痫。本型癫痫发作较常见,仅次于全身性强直-阵挛发作。现将临床症状分述如下。

(1)仅有意识障碍:本型多见于儿童,亦称颞叶性失神或假性小发作。临床主要表现是突然意识中断,双眼凝视,面色苍白,全身呈虚脱状,约持续数分钟或数十分钟短暂入睡或恢复正常。以上发作与失神小发作不同在于本型意识障碍持续时间在 1 分钟以上,脑电图无失神小发作的 3C/S 棘慢综合波。少数病例发作时意识清晰度低下,表现恍惚、呆滞、注意力不集中等;也有的患者出现意识障碍状态,表现阵发性兴奋躁动、外出乱跑、毁物、自伤、伤人等,持续时间从数天至三周不等。

(2)精神症状。①精神感觉性发作:表现对陌生人或物产生熟悉的感觉或对熟悉的人和物产生陌生感觉;对周围环境失真感,表现如在梦境。有的出现视、听幻觉,视幻觉表现视觉的清晰度、距离、形状、大小、移动度等;听幻觉表现对音调的高低、距离和性质感知的错误等。②自动症:即精神运动症状,患者表现先瞪视不动,然后做出无任何意义的动作,发作后不能回忆。

(三)癫痫持续状态

癫痫持续状态(亦称癫痫状态)系指持续频繁的癫痫发作,而形成了固定的癫痫状态。包括一次癫痫发作持续 30 分钟以上或连续发作,发作间期意识不恢复者。癫痫状态常见于症状性癫痫的初期及特发性癫痫持续 10 年以上的病例。常见的病因有颅内感染、脑血管病、脑外伤,其次为代谢性脑病、中枢神经系统萎缩、变性疾病等。以持续状态为首发症状者多见于脑肿瘤,尤其额叶肿瘤更为多见。任何一种癫痫均可引起持续状态,有下列 8 种。

1.强直-阵挛性癫痫持续状态

强直-阵挛性癫痫持续状态最常见,大发作连续反复出现,间歇期昏迷,症状逐渐加重,时间延长,间歇缩短,昏迷加深,出现严重自主神经症状,包括高热、大汗、心动过速或心律失常、呼吸加快或不规则、血压早期升高、后期下降,上呼吸道堵塞致发绀,常有瞳孔散大、对光反射消失、全身张力增高,50%有病理反射,可有 Todds 麻痹。症状轻重和反复发作次数及持续时间呈正相关。检查血周围白细胞增高,血尿素氮增高、二氧化碳结合力下降,脑电图可弥散性高幅慢波。病死率高达 20%,主要死因为肺部感染休克、脑水肿、尿毒症及呼吸循环衰竭。

2.强直性癫痫持续状态

强直性癫痫持续状态为强直发作但无阵挛,呈角弓反张型发作,上述自主神经症状显著。多有大发作、失神性发作或脑发育不全史,预后较好。

3.肌阵挛性癫痫持续状态

肌阵挛性癫痫持续状态为规律性反复阵挛,常无意识障碍。有时常伴有各型脑病,如小脑性肌阵挛共济失调,进行性肌阵挛性癫痫(如 Lafora 病),或伴有脂质或肝肾代谢性脑病,亦可见于肺性脑病或安眠药中毒。EEG 为高峰节律异常。

4.失神性癫痫持续状态

失神性癫痫持续状态为规律性发作性失神性昏睡。10 岁以前原有癫痫患儿为多见,20 岁前男性多,60 岁后女性多。50%病例发作持续时间在 12 小时以内,但亦有持续发作数天,甚至数月者。50%病例合并有肌阵挛发作,意识障碍持续较长者可有记忆力丧失。EEG 示爆发性或弥散性棘慢波,亦可有 6 和 9 复合节律。

5.单侧性癫痫持续状态

单侧性癫痫持续状态多数为一侧阵挛发作,少数为一侧强直状态,后者多见于婴儿,72%在3岁前发病。常表现为贾克森发作;有时可左右交替出现,意识常清,抽搐侧常有暂时性偏瘫。50%可有确切病因,包括呼吸道感染、中耳炎、脑膜炎、脑外伤或先天性脑血管畸形。EEG常一侧病理波,严重者须进一步行影像检测,可有智能减退及局部脑萎缩。

6.部分性运动性癫痫持续状态

部分性运动性癫痫持续状态为身体某一部分抽搐,可数小时或数天,常无意识障碍。多因大脑皮层中央区局限性病灶引起,亦可波及皮层下;病因以炎症、肿瘤、结节性硬化症、外伤及代谢性异常为多见;脑波常示局限性异常。本型发作持续时间较长,药物不易控制,但因影响范围小,故预后较好。

7.精神运动性癫痫持续状态

精神运动性癫痫持续状态为持续性精神异常、自动症或神游。成年人发病者多见,可持续数天,发作时有较复杂的精神异常如幻觉妄想,伴较复杂的动作或行为异常,甚至可有犯罪行为。EEG示一侧颞叶棘-慢波综合,后向对侧扩散。因病灶重点在海马区,故近记忆减退较突出,脑电可示6Hz方顶波。

8.婴儿癫痫持续状态

婴儿癫痫持续状态有新生儿及婴幼儿两类。新生儿期发作较常见,临床症状不典型,多呈肢体轻微抽搐,呼吸暂停,发作形式易变,可由一侧转为对侧;病因75%有产伤或窒息史,但有明确脑结构异常引起的仅为10%。EEG示连续性1~4Hzδ波,伴有阳或阴性棘波;亦可有2~6Hz棘慢波综合。本组预后较差,致残或病死率高。婴幼儿常有单侧阵挛性癫痫持续状态,常见于4岁以下儿童。病因急性者以感染或代谢性疾病为多见,慢性者以产伤或先天畸形为主,预后较新生儿好,但致残率达37%,病死率31%;且发病年龄越早则预后越差,出生后6个月内发病者,78%留有永久性神经损害,6个月至3岁者为58%,3岁以上者则为45%。

五、诊断和鉴别诊断

(一)癫痫的诊断

因癫痫并非单一疾病,临床表现复杂,病因各异,故此首先要确定是否为癫痫,属于何种类型,其次找出它的病因是脑部或脑外。至今,癫痫的临床诊断依然主要依靠详尽可靠的病史,但是,作为辅助手段,电生理及影像学的发展,已能为诊断提供十分重要的资料。

(1)病史的采集:详细而准确的病史采集是诊断的主要根据,而且是临床检查不可替代的。由于患者癫痫发作后不能回忆,需向目睹者了解整个发作过程,包括发作的环境,持续的时间,有无肢体的抽搐和其发作的大致顺序,有无怪异行为和精神失常等。发作的开始部位及其扩散的程度对于病变的定位有价值。

(2)详细的体格检查与神经系统检查。

(3)实验室检查以及脑电图、脑部影像学(CT、MRI、SPECT、PET等)可检出癫痫灶。其他各种化验也有助于病因的发现。脑电图检查对癫痫的诊断有很大的价值。目前CT扫描仪及MRI检测对原发性癫痫亦无法确诊;而EEG检测是检查脑功能的特殊手段,可记录到癫痫发作的特异病理波形,如爆发性棘波、尖波、棘或尖慢波综合、6Hz方顶波等即可明确为癫痫症。

(4)原发性癫痫与继发性癫痫的判断如临床已确诊为癫痫,必须分清是原发性还是继发性。以下几点可以帮助区别。①原发性癫痫多有家族史,而继发性者则少有。②病因:原发性癫痫找不出致病的原因;而继发性者可根据病史、伴随症状、体征及有关的辅助检查明确病因。③发病年龄:原发性者多于幼年或青少年发病,如在 25 岁以后发病者多数为继发性。④发作类型:原发性多表现为全身性发作(或称大发作)和小发作;部分性(或局限性)发作(除良性中央回癫痫外)均为继发性。⑤体征表现:原发性癫痫神经系统检查无阳性定位体征;继发性者于癫痫发作时或发作后均可有神经系统阳性体征所见。

(二)癫痫的鉴别诊断

1.昏厥

(1)昏厥与癫痫大发作的鉴别如下。①昏厥发作常无先兆,癫痫大发作多有先兆。②昏厥引起的惊厥呈角弓反张式的全身痉挛,多发生于意识丧失 10s 以后;癫痫大发作表现为强直-阵挛,而且持续时间较长,抽搐与意识丧失几乎同时发生。③昏厥发作少见咬破舌头或尿失禁,而癫痫大发作则多见。④昏厥恢复较快,无明显后遗症;癫痫大发作后恢复较慢,常有嗜睡、头痛及精神错乱等。

(2)昏厥与小发作的鉴别如下。①昏厥发作多伴有倒地,而癫痫小发作则无。②昏厥发作时血压下降、面色苍白并且持续到昏厥后期;癫痫小发作无明显的血压改变,也无面色苍白的表现。③昏厥发作及终止相对较癫痫小发作慢。④昏厥发作后全身无力,而癫痫小发作则不明显。

(3)脑电图对昏厥与癫痫的鉴别有一定价值:昏厥发作时脑电图一般表现为广泛同步性慢波,发作间期脑电图多为正常;癫痫大发作时脑电图多出现棘波、尖波或高波幅节律;癫痫小发作脑电图出现特有的每秒三次棘-慢综合波。癫痫发作间期脑电图也多有癫痫波。

2.癔病

癔病又称癔症或歇斯底里,多因某种精神刺激、情绪或情感的异常,而突然发病,表现感觉、运动、自主神经功能紊乱或暂时的精神异常等多种多样的表现。多于有他人在场时发病,神志不丧失,并非强直性及阵挛性抽搐而为随意运动(如挥臂踢腿),握拳时大拇指在拳外,瞳孔和跖反射并无改变,面色如常或潮红,大多无咬舌、跌伤或大小便失禁,每次发作常历时几十分钟至数小时,经他人抚慰或治疗后中止,患者能描述发作经过。

3.偏头痛

(1)多在青春期起病。

(2)周期性的血管性头痛,常见于一侧。

(3)头痛发作时伴有明显的自主神经症状。

(4)应用血管收缩剂,如麦角制剂有显效。

4.短暂性脑缺血发作

40 岁以上的患者突然出现脑局部症状,并在 24 小时内恢复正常,且有同样症状的反复发作者,即可诊断为短暂性脑缺血(TIA)。但要与局限性癫痫发作鉴别。特别是局限性癫痫感觉性发作或失语发作与 TIA 鉴别比较困难。除病因和发病年龄有一定的不同外,脑电图表现是主要的鉴别依据。局限癫痫脑电图有局限性尖波及棘-慢波。

5.发作性睡病

发作性睡病是一种病因不明的睡眠障碍,可能与下丘脑及网状结构功能紊乱有关。主要表现为长期的警醒程度减退和发作性的不可抗拒的睡眠。大多数患者伴有一种或数种其他症状,包括猝倒症、睡瘫症和入睡后幻觉等,以上可称为发作性睡病四联症。在不适宜的地点与时间反复发生不可克制的睡眠是本病的特征,如在病程中伴有猝倒症、睡眠瘫痪及入睡时幻觉则可明确发作性睡病的诊断。本病应与癫痫小发作鉴别:癫痫小发作多见于儿童,而且发病年龄较发作性睡病早。癫痫小发作的临床表现是突然意识丧失,也可伴有失肌张力,而且持续时间短暂,一般仅数秒钟,而非睡眠的表现。脑电图 3C/S 棘-慢综合波,是癫痫小发作特征性脑电图异常改变,而且有重要的鉴别诊断价值。

6.高热惊厥

高热惊厥为 3 岁以下儿童因患某种急性高热性疾病而产生,这是由于幼儿神经调节机能不良的一种表现,预后大部分都不再发作,仅少数可发生癫痫。

六、治疗

(一)病因治疗

积极治疗引起癫痫发作的原发性疾病,如脑肿瘤、脑炎、脑寄生虫病以及全身性其他疾病等。例如纠正某种内分泌或代谢障碍、摘除脑肿瘤等,对精神运动性发作必要时切除颞叶等。

(二)药物治疗

临床上应用抗癫痫药物时,总的原则是使用最少的药物和最小的药物剂量能完全控制癫痫发作,并在应用药物的过程中又不产生明显或严重的毒性反应或不良反应。

1.用药原则

(1)诊断一旦确立,即应开始积极治疗。治疗越早,效果越好,每1~2年发作一次者则属例外。

(2)参照发作类型和治疗效果选择适当药物,一般自小剂量开始,逐渐调整到能控制发作而又不出现毒性反应为止。扑痫酮更应自小剂量开始。

(3)开始最好单独应用一种药物,达最大耐受量而无效时,再改用其他药物,最后再考虑合并用药。单独用药易于明确药物是否有效,减少不良反应和避免药物相互作用。

(4)更换药物应逐渐过渡,更换期间可先在原用药物基础上加用新药,逐渐减少及停止原用药物。突然调换药物或停药均有可能导致持续状态,应该特别注意。

(5)应耐心坚持较长时间的治疗,至完全控制癫痫发作达 2~3 年后才可考虑逐渐停药。减药过程亦需 3~6 个月,切忌短期或突然停药,病程越长,剂量越大,停药越要缓慢。停药后如果复发,则重新给药如前。少数可能需终生服药。

(6)定期检查血常规和肝、肾功能。卡马西平可能降低白细胞数,丙戊酸钠可能影响肝功能。有条件者可定期检测抗癫痫药的血浓度,因有些药物有效浓度范围甚窄,代谢速度又因人而异,难以估计有效剂量和中毒剂量。如苯妥英钠的有效血浓度为 $10\sim20\mu g/mL$,而且其代谢遵循饱和代谢动力学,即浓度达到 $15\mu g$ 左右时,增加很小剂量可使血浓度急剧上升,出现中毒症状,从而误以为患者对此药过于敏感而停用之,但在血浓度监测条件下,可以有效地控制发作而不发生中毒。理想的剂量是既能完全控制又不产生严重的毒副反应。但如两者不能兼得,而又无其他有效药物,则宁可满足于部分控制。

(7)争取患者及其家属与医务人员紧密合作,使患者能坚持遵照医嘱服药,切勿随意更动治疗方案,切忌杂药乱投。

2.常用抗癫痫药物的分类

(1)巴比妥类:苯巴比妥、去氧苯巴比妥、甲基苯巴比妥(扑米酮)、甲苯比妥。

(2)乙丙酰脲类:苯妥英钠、美芬妥英、乙苯妥英。

(3)不含氮原子的药物:丙戊酸钠(镁)、丙戊酰胺。

(4)琥珀酰亚胺类:乙琥胺、苯琥胺、甲琥胺。

(5)地西泮类:安定(地西泮)、硝西泮、氯硝西泮。

(6)亚氨基芪类:卡马西平。

(7)磺胺类:磺胺噻嗪、乙酰唑胺。

(8)恶唑烷双酮类:三甲双酮、甲乙双酮。

(三)癫痫发作时的治疗

对大发作患者,要注意防止跌伤和碰伤。应及早使其卧倒,解松衣领及裤带,以利于呼吸畅通。在患者张口时,可将折叠成条状的手巾或缠以纱布的压舌板塞入上下白齿之间,以免咬伤舌头。抽搐时不可用力按压患者的肢体,以免骨折或脱臼。惊厥停止后,应使患者的头部偏向一侧,尽量让唾液和呕吐物流出口外,防止被吸入肺内而致窒息。发作大都能在几分钟内自行中止,无须采取特殊的治疗措施。对精神运动性发作的某些自动症,应防止其自伤、伤人或毁物。

(四)癫痫持续状态的治疗

癫痫持续状态是一严重而紧急的情况,必须设法于最短时间内中止发作,并保持 24～48 小时不再复发,选用有效、足量的抗癫痫药,力求一次大剂量处理于发作后 20 分钟内控制发作。切忌少量多次地反复给药。维持生命功能,预防及控制并发症,应特别注意处理脑缺氧、脑水肿,注意防止脑疝形成。及时治疗酸中毒、呼吸循环衰竭、高热、感染和纠正水电失调等。积极寻找病因,进行针对性的检查和治疗,是刻不容缓的程序。发作控制后,应给予抗癫痫药物的维持量,依据病情及时调整长期治疗方案,包括选用合适抗痫剂及其剂量。同时,选用下列药物。①安定:是控制各型癫痫持续状态的首选药物,既可静脉或肌内注射又可口服做长期治疗;能迅速通过血脑屏障,注射后 1～3 分钟即可生效,故用负荷量使脑内很快达到有效浓度,无呼吸抑制的不良反应。用量 10～20mg(总量)静脉注射,速度 2mg/min(老年人 1mg/min)。儿童用量 0.3～0.5mg/kg(如无法计体重则每岁 1mg,每次再加 1mg),维持疗效血浓度为150mg/mL。但注射半衰期短,0～60 分钟,血浆浓度可下降 50%。为维持疗效可在静脉注射后继以安定 100mg＋5% 葡萄糖液 500mL,以 40mL/h 速度静脉滴注,使血浓度达 200mg/mL,可使难治癫痫持续状态由 35%减低达 12%。安定静注太快可致呼吸停止。②苯妥英钠:既可静脉注射又可口服,由于可迅速通过血脑屏障,故可较快达脑内所需浓度,无呼吸抑制或降低醒觉水平的不良反应;用量 15～30mg/kg 静脉注射,生理盐水溶剂,速度 50mg/min,以避免发生低血压、心搏骤停,慢性心率或呼吸暂停,老年及心肺疾病者不宜超过 5～10mg/min。约80%患者在 20～30 分钟停止发作。但本剂半衰期为 22 小时,较长,且达稳态浓度较慢,脑部达所需浓度须 15～30 分钟,故和安定静脉注射联合应用则较合宜。③氯硝西泮:为广谱抗癫痫持续状态药物,一般剂量为 1～4mg 静脉缓慢注射,75％各型持续状态可获满意效果,维持药效可达 24 小时,但对心、肺功能抑制则强于安定,注射不宜过快,特别是老年患者。④苯巴比妥钠:虽有效及易于使用,但对呼吸有抑制及对意识有影响,故在持续状态不做第一线药物使用。每次 5～10mg/kg,肌内注射后 20～60 分钟可达血浓度高峰,故可在安定静注后联合应用。⑤阿米安钠:为中速巴比妥类药物,可静脉或肌内注射,成人剂量 0.25～0.5g,用 20mL特制蒸馏稀释液,以每 2 分钟注入 0.1g 的速度缓慢静注,多数患者可立即停止发作:由于本剂对呼吸中枢有抑制作用,且较显著,故不宜快速注射,须边注射边观察呼吸状态。⑥磷苯妥英:本剂是苯妥英的前体药,其合成可增加水溶性及其他药物等性质,故可克服苯妥英水溶性差的不足,但和其他静脉注射溶液混合后有明显沉淀的缺点。其剂量为 25mg/kg,注射速度75mg/min,在 19 分钟后达有效血浓度。本剂注射局部刺激性小,且对心、肺功能不良反应亦少于苯妥英。⑦利多卡因:当上述一线药物无效时,可用利多卡因静脉注射,先用 50～100mg直接注射,然后可用 2～4mg/(kg·h)静脉滴注 1～3 天,但静脉滴注时应行心电监护。本剂特点为奏效迅速,约 20 分钟即奏效,但维持时间仅 20 分钟,不降低意识水平。

(五)癫痫的外科治疗

临床用药物治疗癫痫发作的控制率可达 75％～80％,但仍有 20％～25％的癫痫患者,特别是顽固性癫痫,难以用药物控制,可以进行外科手术治疗,其有效率可达 60％～80％。手术治疗的目的,主要是减少脑细胞对异常放电的应激性或激活力,抑制或破坏已形成的癫痫发作环路,切除异常放电灶,使癫痫得以控制、减轻或增加药物的效果,同时又不产生严重的脑神经功能障碍。

1.适应证

(1)药物难治的顽固性癫痫:目前认为,凡符合下列条件者即属于顽固性癫痫。①癫痫病程在 3～4 年以上。②每月发作 4 次以上。③经长期、系统的多种抗癫痫药物治疗,即使在血液药物浓度监测下,仍不能控制癫痫发作。④因癫痫发作频繁,严重致残,影响工作、学习和生活者。尽早地在第一线抗癫痫药物治疗后进行手术为最好。

(2)继发性(症状性)癫痫:继发性癫痫常呈进行性发展,常使癫痫发作频繁或更严重,发作间歇期可出现行为紊乱,并可使发育延迟和精神发育迟缓。颞叶内侧癫痫的复杂部分性发作常在青春期后变得难以治疗,癫痫发作还可引起远隔部位的脑结构形成新的致痫灶和引起脑损害。频繁的癫痫发作能影响未成熟脑的发育和成长。尤其是随着 CT 和 MRI、SPECT、PET、MEG 的应用,脑内存在的致痫病变容易被发现,通过手术切除,效果优良。

2.禁忌证

相对禁忌证有进行性内科或神经系疾病、严重的行为障碍(影响术后康复)、严重内科疾病(增加手术致残或病死率)、智商低于 70(仅局部切除手术)、病灶对侧半球记忆功能障碍、术前检查因行为和智力障碍不合作的患者、活动性精神病(与发作期无关)。绝对禁忌证有原发性全身性型癫痫、不影响生活的轻微的癫痫发作。

3.手术种类

手术种类分 3 类:①切除癫痫源病灶和癫痫源区;②阻断癫痫放电的扩散径路;③刺激癫

痛抑制结构,如慢性小脑刺激术等。手术具体方法一般分为大脑皮层癫痫灶切除术、颞前叶切除术、大脑半球切除术、大脑联合切断术、选择性杏仁核海马切除术、小脑电刺激术以及癫痫的立体定向手术和 γ 刀或 X 刀的立体定向放射治疗。

4.国际癫痫外科手术疗效判断分级

国际癫痫外科手术疗效判断分为五级。

Ⅰ:不服抗癫痫药,无发作。

Ⅱ:并服抗癫痫药,无发作。

Ⅲ:发作频率减少 50% 以上。

Ⅳ:发作频率减少 10%～50%。

Ⅴ:同术前。

依据国内外的手术经验,半球切除术疗效优于颞叶切除及局部病灶切除,而后者又优于胼胝体切开术。

七、护理措施

(1)保持呼吸道通畅及氧供,取头低侧卧或平卧头偏向一侧,下颌稍向前,解开衣领及腰带,取下活动性义齿,防止舌后坠阻塞呼吸道,及时清除口鼻分泌物,以利呼吸道通畅。癫痫持续状态者及早置胃管鼻饲,防止误吸,必要时可置口咽通气道或气管切开,及时给氧。

(2)告知患者有前驱症状时立即平卧,用压舌板缠纱布或牙垫放在上下磨牙之间,防止咬伤舌及颊部,两手托住患者下颌,以免下颌脱臼,若发作之前未能放入,待患者强直期张口时再放入,阵挛期不要强行放入,以免伤害患者。发作未停时,一定要专人守护,床加护栏,躁动者给予约束带适当约束,易擦伤部位加棉垫或软垫,避免碰伤、擦伤、咬伤、坠床,避免约束过度造成骨折。

(3)严格记录每次发作持续时间(包括意识丧失时间、抽搐时间),要注意观察先抽搐的部位,是局部还是全身,是否伴有意识丧失及两目上视、二便失禁等,发作前后的表现、发作频率、时间及发作过程中行为、智能等方面的信息,为合理准确用药提供依据。

(4)发现癫痫患者烦躁、焦虑、恐惧、头痛、头晕时,要及时给予安慰,使其平静,预防发作。

(5)心理支持:告知患者疾病相关知识和预后的正确信息及药物治疗知识,帮助掌握自我护理的方法,尽量减少发作次数,避免促发因素,导致为难治性癫痫和发生癫痫持续状态。关心理解尊重患者,避免采用损伤患者自尊心的言行;鼓励患者表达生气、焦虑或无能为力的心理感受,告知患者紧张疲劳、感情冲动、缺睡可致诱发;指导其保持良好的心态,树立战胜疾病的信心,配合长期治疗。

(6)严格在医生指导下用药,详细记录剂量、时间、用法并观察药物不良反应。告知患者抗癫痫药物治疗的原则以及药物疗效与不良反应的观察,指导患者按医嘱坚持长期正确有规律的服药。

(7)备好抢救物品和安全防护措施,如开口器、缠好纱布的压舌板或牙垫、口咽通气道、氧气、吸引器、人工呼吸器以及药物、床档、安全带等。准备好复苏设施和其他急救用品。

(8)要选择富有营养易于消化的食品,多吃些蔬菜,适当地限制水分和盐分。儿童患者要多吃脂肪、少糖类之食物,对于消除发作和减少发作频度有一定作用。要避免暴饮暴食,禁用烟、酒、浓茶等刺激性食品。

第四节 脑血管疾病的护理

脑血管疾病是指脑部血管病变和(或)全身血液循环紊乱所致的脑组织供血障碍、脑功能异常或结构破坏的脑部疾病的总称,是神经系统的常见病、多发病。

急性脑血管疾病临床分为缺血性脑血管疾病和出血性脑血管疾病两大类。常见病因有血管壁病变(高血压性动脉硬化最常见)、心脏病及血流动力学改变、血液成分改变及其他如栓子、脑血管痉挛、受压、外伤等,部分原因不明。

一、缺血性脑血管疾病

缺血性脑血管疾病主要包括短暂性脑缺血发作、脑梗死(脑血栓形成、脑栓塞、腔隙性梗死)。短暂性脑缺血发作是局灶性脑缺血导致突发短暂性、可逆性神经功能障碍。发作持续数分钟,通常30分钟内完全恢复,CT或MRI大多正常,超过2小时常遗留轻微神经功能缺损表现。传统TIA定义时限为24小时内恢复。

脑血栓形成是脑动脉主干或皮质支动脉粥样硬化导致血管增厚、管腔狭窄闭塞和血栓形成,引起脑局部血流减少或供血中断,脑组织缺血、缺氧导致软化坏死,出现局灶性神经系统症状体征。

脑栓塞是各种栓子随血流进入颅内动脉,使血管腔急性闭塞,引起相应供血区脑组织缺血坏死及脑功能障碍。

TIA的治疗目的是消除病因、减少和预防复发、保护脑功能,对短时间内反复发作病例应采取有效治疗,防止脑梗死发生。脑梗死的治疗,主要是挽救缺血半暗带,防治再灌注损伤,控制脑水肿及保护脑细胞功能,争取在3～6小时时间窗内溶栓,采取整体化治疗,治疗方案个体化。

(一)护理评估

1.健康史

询问有无动脉硬化、高血压或低血压、风湿性心脏病及冠心病、糖尿病病史,有无不良饮食习惯,如高盐、高脂、酗酒及吸烟等;了解既往是否有类似发作,其发病时间、主要表现、诊治情况等;询问本次发病的情况,如有无诱因、前驱症状、起病情况和主要症状等。

脑血栓形成多于安静或睡眠状态下发病,脑栓塞多在活动时,急剧发病,症状多在数秒或数分钟内达高峰,是脑血管疾病起病最快的一种,多属完全性卒中,可反复发作。

2.身体状况

(1)短暂性脑缺血发作无意识障碍,脑梗死通常意识清楚或伴轻度意识障碍,生命体征一般无明显改变。若梗死面积大、进展迅速,可因颅内压增高出现昏迷,甚至死亡。主要表现为局灶神经症状。

（2）神经系统体征视脑血管闭塞的部位及梗死的范围而定,常为各种类型的运动障碍、视力障碍、失语及感觉障碍。

短暂性脑缺血发作:以椎-基底动脉系统缺血发作多发,常见眩晕、平衡障碍,特征性症状有跌倒发作、短暂性全面遗忘和双眼视力障碍。

脑血栓形成及脑栓塞:常见于颈内动脉和大脑中动脉。大脑中动脉主干闭塞导致病灶对侧中枢性面舌瘫（均等性偏瘫）、偏身感觉障碍及偏盲（即三偏）,优势半球受累出现失语症,非优势半球受累出现体象障碍。

3.心理-社会评估

平时有头痛、头昏、高血压、糖尿病及冠心病,不被重视,对突发失语、瘫痪而产生自卑、恐惧感。

4.辅助检查

（1）神经影像学检查。①CT 检查:一般病后 24 小时逐渐显示低密度梗死灶。②MRI 检查:可清晰显示早期缺血性梗死,梗死后数小时即出现 T_1 低信号、T_2 高信号病灶。

（2）病因检查:①经颅多普勒发现颈动脉和颈内动脉狭窄、动脉粥样硬化斑、血栓形成,超声心动图检查发现心脏附壁血栓、心房黏液瘤、二尖瓣脱垂等;②血液生化检查血糖、血脂、血液流变学检查等。

(二)护理诊断及合作性问题

1.感知改变

与缺血性脑血管病致感觉接受、传导障碍有关。

2.有皮肤完整性受损的危险

与缺血性脑血管病致感觉迟钝或消失、肢体瘫痪有关。

3.自理缺陷

进食、卫生、如厕与肢体活动能力,部分或完全丧失有关。

4.言语沟通障碍

与缺血性脑血管病损害语言功能区,致使语言的接受或表达发生障碍,损害锥体系导致发音肌肉瘫痪有关。

(三)预期目标

保持皮肤完好无损,防治并发症,掌握肢体功能训练技巧,早期进行功能训练,减少后遗症,预防复发。

(四)护理措施

1.一般护理

（1）休息:病室内保持安静、清洁,保证患者充分休息。

（2）饮食护理:应给予高热量、高蛋白、高维生素、适量纤维素、低盐、低糖、低脂和低胆固醇的食物。若有饮水呛咳、吞咽困难,是可予糊状流质或半流质小口慢慢喂食。必要时,鼻饲流质。糖尿病患者给予糖尿病饮食。

2.心理护理

患者因偏瘫、失语而产生消极、自卑的心理,因生活不能自理而性情急躁,会使病情加重。

护士应主动关心患者,从思想上开导患者,训练患者定期排便,嘱家属要给予患者物质和精神上的支持,消除患者异常心理。

3.病情观察

注意观察患者症状变化,有无加重或缓解,有无并发症出现。

4.对症护理

(1)高血压:起病后 24～48 小时收缩压超过 29.3kPa(220mmHg)、舒张压超过 16.0kPa(120mmHg)或平均动脉压超过 17.3kPa(130mmHg)时,可遵医嘱使用降压药。严密监测血压,切忌过度降压,导致脑灌注压降低。

(2)脑水肿:发病后 48 小时至 5 天,为脑水肿高峰期,可根据病情使用脱水剂。

(3)高血糖:血糖宜控制在 6～9mmol/L,若高于 10mmol/L 宜用胰岛素治疗,并注意水、电解质平衡。

(4)感染:有意识障碍者可适当使用抗生素,预防呼吸道感染、尿路感染和压疮。

5.用药护理

(1)抗血小板聚集药:抗血小板聚集剂用于短暂性脑缺血发作和脑血栓形成的防治,常用阿司匹林、噻氯匹定、氯吡格雷。阿司匹林一般剂量治疗时不良反应较少,选用肠溶片、小剂量服用不良反应更少;噻氯匹定常见消化道反应,餐后服用,可减轻其不良反应,偶有粒细胞、血小板减少和肝功能损害,服药期间要监测血常规和肝功能;氯吡格雷常见腹泻和皮疹等不良反应。

(2)溶栓、抗凝和降纤药物:溶栓、抗凝和降纤药物主要用于脑血栓形成患者的治疗,脑栓塞慎用抗凝治疗,腔隙性梗死禁用溶栓和抗凝治疗。溶栓药物常用尿激酶、组织型纤溶酶原激活剂(t-PA),能迅速溶解血栓,使闭塞的血管再通;抗凝药物常用肝素、双香豆素、华法林,主要防止血栓扩延和新的血栓发生;降纤药物常用降纤酶、巴曲酶等。以上药物均可导致出血倾向,溶栓药还能引起严重头痛、呕吐、血压急剧升高。必须严格遵医嘱,准确给药;密切观察生命体征变化和出血倾向,尤其是颅内出血;定时监测出血和凝血时间;备有维生素 K 等拮抗剂,以便及时处理继发性出血;当出现严重并发症,应立即告之医师进行紧急处理。

(3)扩血管药:TIA 患者视病情选择使用扩血管药;脑梗死急性期不宜使用或慎用扩血管药,宜在亚急性期(2～4 周)使用。

(五)健康教育

(1)低脂、低胆固醇、高维生素饮食,禁烟、酒,控制体重,适量运动。

(2)对危险因素积极干预,做好二级预防,加强康复护理。

(3)避免精神紧张及操劳过度,保持情绪稳定。

二、出血性脑血管病

出血性脑血管疾病主要包括脑出血和蛛网膜下腔出血。脑出血系指原发性脑实质内出血。多见于 50 岁以上的中老年人,大多发生于基底节区,表现为意识障碍、头痛及神经系统定位体征。

常并发感染(呼吸道及泌尿道)、应激性溃疡、稀释性低钠血症、中枢性高热、痫性发作及下肢深静脉血栓形成。轻型脑出血经治疗后,可明显好转,重症患者病死率高。

蛛网膜下隙出血是指脑底或脑表面的血管破裂，血液直接进入蛛网膜下隙。本病多见于中青年人，表现为突然剧烈头痛及呕吐，伴一过性意识障碍、脑膜刺激征阳性、血性脑脊液。再出血、脑血管痉挛、交通性脑积水是常见的并发症。

脑出血急性期治疗主要是防止进一步出血，降低颅内压，控制脑水肿，维持生命功能，防止并发症；恢复期治疗主要是进行功能恢复，改善脑功能，减少后遗症及预防复发。蛛网膜下隙出血急性期治疗主要是去除出血的原因，防治继发性脑血管痉挛，制止继续出血和防止复发。

(一)护理评估

1.健康史

(1)询问有无高血压及动脉粥样硬化或脑动脉瘤、脑血管畸形以及出血性疾病病史。

(2)了解本次发病前有无情绪激激动、过分紧张、劳累、用力排便及其他体力活动过度等诱因。

(3)了解起病情况及主要表现，包括头痛、运动障碍、感觉障碍和意识障碍等。

2.身体状况

(1)全身表现：主要表现在以下几个方面。

生命体征异常：呼吸一般较快，病情重者呼吸深而慢，或呈潮式呼吸、叹息样呼吸等；出血早期血压往往升高，血压不稳和持续下降是循环功能衰竭征象；出血后常引发高热。若始终低热者，可能为出血后的吸收热。

头痛与呕吐：神志清楚或轻度意识障碍者，常述有头痛；意识模糊或浅昏迷患者，可用健侧手触摸病灶侧头部；呕吐多为喷射性，呕吐物为咖啡色胃内容物。

意识障碍：轻者，躁动不安、意识模糊不清；重者，进入昏迷状态，鼾声大作，眼球固定于正中位，面色潮红或苍白，大汗，尿失禁或尿潴留等。

瞳孔变化：早期双侧瞳孔可时大时小；若病灶侧瞳孔散大，对光反应迟钝或消失，是小脑幕切迹疝形成的征象；若双侧瞳孔均逐渐散大，对光反应消失，是双侧小脑幕切迹疝、枕骨大孔疝或深昏迷的征象；若两侧瞳孔缩小或呈针尖样，提示脑桥出血。

(2)局灶性神经体征。

约70%的高血压脑出血发生在基底节区。基底节区出血表现为病灶对侧出现不同程度的偏瘫、偏身感觉障碍和偏盲，病理反射阳性。双眼球常偏向病灶侧。优势半球出血者，还可有失语、失用等症状。

(3)蛛网膜下隙出血：①突发劈裂样剧烈头痛；②不同程度的意识障碍或过性意识丧失；重者，可有谵妄、昏迷等；③脑膜刺激征阳性。

3.心理-社会评估

患者易产生忧郁、紧张、焦虑、悲观和绝望，对治疗失去信心。家属是否积极配合治疗、能否为患者提供正确的照顾十分重要。社区卫生服务机构能否为患者提供出院后连续的医疗服务，其环境条件是否适应患者的康复训练亦很重要。

4.辅助检查

(1)头颅 CT 检查：为首选检查项目，可显示出血部位呈高密度影，并确定血肿部位、大小、形态以及是否破入脑室。SAH 显示大脑外侧裂池、前纵裂池、鞍上池、脑桥小脑三角池、环池和后纵裂池高密度出血征象。

(2)头颅 MRI 检查:对急性出血性脑血管病的检测不如脑(脑池内高密度影)梗死明显,但也能发现出血病灶。

(3)数字减影脑血管造影(DSA):可检出脑血管的改变。

(4)脑脊液检查:蛛网膜下隙出血脑脊液压力增高,多呈均匀血性,但局限性脑出血脑脊液外观也可正常。

(二)护理诊断及合作性问题

1.意识障碍

与脑出血有关。

2.疼痛

头痛与出血性脑血管疾病致颅内压增高有关。

3.躯体移动障碍

与出血性脑血管疾病致瘫痪有关。

4.语言沟通障碍

与出血性脑血管疾病病变累及语言中枢有关。

5.体温过高

与出血性脑血管疾病病变累及体温调节中枢、抵抗力下降继发感染有关。

6.潜在并发症

如脑疝、上消化道出血、压疮。

(三)预期目标

维持生命功能,防止并发症,早期进行功能训练,减少后遗症,预防复发。

(四)护理措施

1.一般护理

(1)休息:病室内保持安静、清洁、温度适宜、空气新鲜。头痛患者的室内光线应柔和,要限制探视,保证患者充分休息。脑出血患者急性期绝对卧床,尤其在发病 24～48 小时内应尽量避免搬动。必须搬动时,要保持身体长轴在一条直线上,避免牵动头部,加重出血。蛛网膜下隙出血需绝对卧床休息 4～6 周,避免一切可能引起血压和颅内压增高的因素。

(2)饮食:应给予高热量、高蛋白、高维生素,适量纤维素、低盐、低糖、低脂和低胆固醇的食物。意识障碍或消化道出血者,宜禁食 24～48h 后给予鼻饲流质。

(3)给氧:凡有呼吸困难、发绀、意识障碍及严重脑组织血供障碍者,可给予一般氧浓度鼻导管、鼻塞或面罩给氧,以缓解组织缺氧。

(4)保持呼吸道通畅:发生呕吐时,头偏一侧;意识不清时,取出义齿,以防误吸而阻塞呼吸道;昏迷时肩下垫高,防止舌根后坠阻塞呼吸道;当痰液排出困难时,可根据具体情况采用有效咳嗽、叩击胸部、湿化呼吸道、机械吸痰的方法,及时清除呼吸道分泌物。

(5)口腔护理:注意清洁口腔,早晚刷牙,饭后及时漱口。

2.心理护理

在护理过程中要细致耐心,态度和蔼,消除患者紧张情绪。给予患者足够的关爱和精神支持,指导患者进行自我心理调整,以减轻焦虑。

3.病情观察

注意观察意识、头痛、瞳孔等变化情况,监测体温、呼吸、心率、心律、血压的变化;准确记录24h出入液量;加强病房巡视,一旦发现病情变化,及时报告医师。

4.对症护理

(1)血压升高的护理:血压升高主要分以下两种情况。

脑出血:急性期收缩压低于22kPa(165mmHg)或舒张压低于12.7kPa(95mmHg),无须降血压治疗;收缩压在22.7～26.7kPa(170～200mmHg)或舒张压在13.3～14.7kPa(100～110mmHg),暂时可不必使用降压药,先脱水降颅内压,并严密观察血压情况。必要时,再用降压药;收缩压高于29.3kPa(220mmHg)、舒张压高于16kPa(120mmHg)或平均动脉压大于17.3kPa(130mmHg)时,在降颅内压的同时行平稳降血压治疗,使血压维持在略高于发病前水平或24/14kPa(180/105mmHg)左右,血压降低幅度不宜过大,否则可能会造成脑低灌注。

蛛网膜下隙出血:平均动脉压超过16.7kPa(125mmHg)或收缩压超过24kPa(180mmHg),可在血压监测下,降压至正常或者起病前水平。

(2)颅内压增高及脑疝的护理:①绝对卧床休息,将床头抬高15°～30°,以减轻脑水肿;②限制液体输入,遵医嘱快速静脉滴入脱水剂,如20%甘露醇,或静脉推注50%葡萄糖等,以控制脑水肿,降低颅内压;③密切观察有无脑疝先兆,及时发现呼吸、心搏骤停,并立即实施心肺复苏术。

(3)消化道出血的护理:每次鼻饲时,应抽吸胃液,若患者有呃逆、腹胀、胃液呈咖啡色或解黑便,应考虑消化道出血,需立即通知医师给予止血药物。

(4)失语护理:非语言沟通是失语患者有效的交流方式,可借助手势、表情、点头或摇头、文字卡片、书写、实物等进行。

(5)压疮的护理:协助患者经常更换体位,嘱患者穿质地软、宽松的衣服,保持床褥软、平整而无皱褶。保持皮肤清洁。

(6)排便护理:①尿失禁时,应及时清洗会阴部,更换内裤、被褥,清理污物,使用护垫,以保持会阴部清洁和干燥;②便秘者,应给予高纤维素食物与充足的水分摄入;可从升结肠开始顺结肠方向进行腹部按摩;必要时,使用缓泻剂或灌肠,但对颅内压增高的患者,忌大量液体灌肠,防止颅内压进一步增高。

5.用药护理

(1)控制脑水肿,降低颅内压:常用有脱水剂(20%甘露醇、10%甘油果糖)和利尿药(呋塞米)。这些药物常引起水、电解质失衡。用药时,应主要观察出入量及血清电解质变化。甘露醇与甘油果糖交替使用,可减少甘露醇用量,减轻甘露醇不良反应。甘油果糖无肾功能损害,进入体内代谢后可提供能量,且无须胰岛素,尤其适合高血糖患者。

(2)止血药:高血压脑出血一般不用止血药物,脑室出血和蛛网膜下隙出血常规使用止血药物。常用抗纤溶药如氨基己酸(6-氨基己酸)、氨甲苯酸(止血芳酸)、巴曲酶(蛇凝血素酶)等,注意预防肾功能损害及深静脉血栓形成。

(3)钙通道阻断药:能减轻脑血管痉挛,改善脑血供,常用尼莫地平、盐酸氟桂利嗪等。但此药可出现头痛、头晕、乏力、血压下降、心率增快等不良反应,使用时应观察血压变化,缓慢改变体位。血压过低时,慎用或遵医嘱用多巴胺、间羟胺(阿拉明)等药升压。

(五)健康教育

(1)向患者及其家属解释高血压、动脉粥样硬化、脑动脉瘤、脑血管畸形、血液病与出血性脑血管病关系密切,应保持心情舒畅,避免紧张、兴奋和用力过猛等。

(2)戒烟忌酒,多吃富含维生素的食物,养成良好的排便习惯。

(3)培养患者对病后生活的适应能力。病情稳定后,尽早锻炼;进入恢复期后,指导患者训练生活自理能力。

三、腰椎穿刺术的护理

腰椎穿刺术是将腰椎穿刺针通过腰椎间隙刺入蛛网膜下隙进行抽取脑脊液和注射药物的一种临床诊疗技术,是神经科临床常用的检查方法之一。腰椎穿刺术对神经系统疾病的诊断和治疗有重要价值,简便易行,也比较安全。

(一)适应证及禁忌证

1.适应证

(1)脑血管病变。

(2)各种中枢神经系统的炎性病变。

(3)脑肿瘤。

(4)中枢神经系统白血病。

(5)脊髓病变。

2.禁忌证

(1)穿刺部位的皮肤、皮下软组织或脊柱有感染。

(2)颅内压明显增高或已出现脑疝迹象。

(3)高颈段脊髓肿物或脊髓外伤的急性期。

(4)有全身严重感染性疾病病情危重躁动不安者等。

(二)诊疗操作的护理配合

1.术前准备

(1)物品准备:腰椎穿刺包(内有腰椎穿刺针、5mL及10mL注射器、7号注射针头、洞巾、纱布、试管、测压管)、2%利多卡因注射液、消毒盘、手套、胶布。根据需要,可准备培养基。

(2)患者准备:向患者介绍腰椎穿刺术的目的及注意事项,家属签字同意穿刺;患者排空大小便;消除患者紧张心理。

(3)环境准备:安静、清洁、温暖,有屏风遮挡。

2.术中配合

(1)安排患者卧于硬板床或将其身下垫一硬板。

(2)协助医师保持患者腰穿体位,暴露穿刺部位。

(3)配合进行穿刺部位消毒、术者戴手套、铺巾及2%利多卡因行局部麻醉。

(4)当穿刺成功,应观察脑脊液是否缓缓流出。

(5)询问患者有无不适,观察患者面色、呼吸、脉搏、瞳孔等,发现异常立即通知医师,停止穿刺并做相应处理。若患者感到下肢电击样疼痛,应告之为针尖碰击马尾所致,无须处理。

(6)收集脑脊液 3～5mL 于无菌试管中,送检。若需做细菌培养,试管及棉塞应在火焰下灭菌。

(7)术毕,当拔出穿刺针后,穿刺点用碘附消毒后覆盖纱布,胶布固定。整理用物。

3.术后护理

(1)嘱患者去枕平卧 4～6 小时,不要抬头,但可翻身,防止发生低颅压性头痛。

(2)出现头痛,可静脉滴注等渗盐水,将卧床时间延长至 24 小时。

(3)观察穿刺点有无脑脊液渗漏、出血或感染。若有异常,通知医师做相应处理。

(三)操作方法

1.体位

患者去枕弯腰抱膝侧卧位,背垂直于床面,腰部尽量后凸,使椎间隙拉宽。

2.穿刺点

一般取第 3 或第 4 腰椎间隙作为穿刺部位,相当于两髂后上棘连线与后正中线的交点。

3.操作

(1)穿刺部位消毒,术者戴手套、铺巾及 2％利多卡因行局部麻醉。

(2)左手固定穿刺处皮肤,右手用无菌纱布包裹穿刺针(套上针心)从椎间隙缓慢进针,与脊柱成垂直方向,针尖略偏向头端,成人进针深度为 4～6cm,儿童为 2～4cm。当均匀进针过程中感到阻力突然消失,说明针尖已刺入蛛网膜下隙。将针芯缓慢抽出,防止脑疝形成。

(3)测定颅内压时,应接上测压管[正常脑脊液压力为 7.85～17.65kPa(80～180mmH$_2$O)或每分钟 40～50 滴];若需做动力试验(压颈试验)了解蛛网膜下隙有无阻塞,即在测压后,压迫一侧颈静脉约 10 分钟。正常时,脑脊液压力立即上升,解除压迫后 10～20 秒又降至原来水平,称动力试验阴性,表示蛛网膜下隙通畅;若压迫颈静脉后,不能使脑脊液压力上升,则为动力试验阳性,表示蛛网膜下隙阻塞;若压迫颈静脉后,脑脊液压力缓慢上升,放松压力缓慢下降,也为动力试验阳性,表示蛛网膜下隙未完全阻塞。

(4)移去测压管,收集脑脊液 3～5mL 分置 2～3 个试管,及时送检。

(5)术毕,先将针芯插入再拔出穿刺针,针孔做无菌处理,敷料覆盖。

第五节　面神经炎的护理

面神经炎又称 Bell 麻痹,系面神经在茎乳孔以上面神经管内段的急性非化脓性炎症。

一、病因

病因不明,一般认为面部受冷风吹袭、病毒感染、自主神经功能紊乱造成面神经的营养微血管痉挛,引起局部组织缺血、缺氧所致。近年来也有认为可能是一种免疫反应。膝状神经节综合征则系带状疱疹病毒感染,使膝状神经节及面神经发生炎症所致。

二、临床表现

无年龄和性别差异,多为单侧,偶见双侧,多为格林巴利综合征。发病与季节无关,通常急性起病,数小时或1~3日达到高峰。病前1~3日患侧乳突区可有疼痛。同侧额纹消失,眼裂增大,闭眼时,眼睑闭合不全,眼球向外上方转动并露出白色巩膜,称Bell现象。病侧鼻唇沟变浅,口角下垂。不能作噘嘴和吹口哨动作,鼓腮时病侧口角漏气,食物常滞留于齿颊之间。

若病变波及鼓索神经,尚可有同侧舌前2/3味觉减退或消失。镫骨肌支以上部位受累时,出现同侧听觉过敏。膝状神经节受累时除面瘫、味觉障碍和听觉过敏外,还有同侧唾液、泪腺分泌障碍,耳内及耳后疼痛,外耳道及耳郭部位带状疱疹,称膝状神经节综合征。一般预后良好,通常于起病1~2周后开始恢复,2~3个月内痊愈。发病时伴有乳突疼痛、老年患有糖尿病和动脉硬化者预后差。可遗有面肌痉挛或面肌抽搐。可根据肌电图检查及面神经传导功能测定判断面神经受损的程度和预后。

三、诊断与鉴别诊断

根据急性起病的周围性面瘫即可诊断。但需与以下疾病鉴别。

格林-巴利综合征:可有周围面瘫,多为双侧性,并伴有对称性肢体瘫痪和脑脊液蛋白-细胞分离。中耳炎迷路炎乳突炎等并发的耳源性面神经麻痹,以及腮腺炎肿瘤下颌化脓性淋巴结炎等所致者多有原发病的特殊症状及病史。

颅后窝肿瘤或脑膜炎引起的周围性面瘫:起病较慢,且有原发病及其他脑神经受损表现。

四、治疗

(一)急性期治疗

以改善局部血液循环,消除面神经的炎症和水肿为主。如系带状疱疹所致的Hunt综合征,可口服阿昔洛韦5mg/(kg·d),每天3次,连服7~10日。①类固醇皮质激素:泼尼松(20~30mg)每天1次,口服,连续7~10日。②改善微循环,减轻水肿:706代血浆(羟乙基淀粉)或低分子右旋糖酐250~500mL,静脉滴注每天1次,连续7~10日,亦可加用脱水利尿药。③神经营养代谢药物的应用:维生素$B_1$50~100mg,维生素B_{12}500μg,胞磷胆碱250mg,辅酶Q_{10}5~10mg等,肌内注射,每天1次。④理疗:茎乳孔附近超短波透热疗法,红外线照射。

(二)恢复期治疗

以促进神经功能恢复为主。①口服维生素B_1、维生素B_{12}各1~2片,每天3次;地巴唑10~20mg,每天3次。亦可用加兰他敏2.5~5mg,肌内注射,每天1次。②中药,针灸,理疗。③采用眼罩,滴眼药水,涂眼药膏等方法保护暴露的角膜。④病后2年仍不恢复者,可考虑行神经移植治疗。

五、护理

(一)一般护理

(1)病后两周内应注意休息,减少外出。

(2)本病一般预后良好,约80%患者可在3~6周内痊愈,因此应向患者说明病情,使其积极配合治疗,解除心理压力,尤其年轻患者,应保持健康心态。

(3)给予易消化、高热能的半流饮食,保证机体足够营养代谢,增加身体抵抗力。

(二)观察要点

面神经炎是神经科常见病之一,在护理观察中主要注意以下两方面的鉴别。

1.分清面瘫属中枢性还是周围性瘫痪

中枢性面瘫系由对侧皮质延髓束受损引起的,故只产生对侧下部面肌瘫痪,表现为鼻唇沟浅、口角下坠、露齿、鼓腮、吹口哨时出现肌肉瘫痪,而皱额、闭眼仍正常或稍差。哭笑等情感运动时,面肌仍能收缩。周围性面瘫所有表情肌均瘫痪,不论随意或情感活动,肌肉均无收缩。

2.正确判断患病一侧

面肌挛缩时病侧鼻唇沟加深,眼裂缩小,易误认健侧为病侧。如让患者露齿时可见挛缩侧面肌不收缩,而健侧面肌收缩正常。

(三)保护暴露的角膜及防止结膜炎

由于患者不能闭眼,因此必须注意眼的清洁卫生。①外出必须戴眼罩,避免尘沙进入眼内;②每天抗生素眼药水滴眼,入睡前用眼药膏,以防止角膜炎或暴露性角结膜炎;③擦拭眼泪的正确方法是向上,以防止加重外翻。④注意用眼卫生,养成良好习惯,不能用脏手、脏手帕擦泪。

(四)保持口腔清洁防止牙周炎

由于患侧面肌瘫痪,进食时食物残渣常停留于患侧颊齿间,故应注意口腔卫生。①经常漱口,必要时使用消毒漱口液;②正确使用刷牙方法,应采用"短横法或竖转动法"两种方法,以去除菌斑及食物残片;③牙齿的邻面与间隙容易堆积菌斑而发生牙周炎,可用牙线紧贴牙齿颈部,然后在邻面作上下移动,每个牙齿 4～6 次,直至刮净;④牙龈乳头萎缩和齿间空隙大的情况下可用牙签沿着牙龈的形态线平行插入,不宜垂直插入,以免影响美观和功能。

(五)家庭护理

1.注意面部保暖

夏天避免在窗下睡觉,冬天迎风乘车要戴口罩,在野外作业时注意面部及耳后的保护。耳后及病侧面部给予温热敷。

2.平时加强身体锻炼

增强抗风寒侵袭的能力,积极治疗其他炎性疾病。

3.瘫痪面肌锻炼

因面肌瘫痪后常松弛无力,患者自己可对着镜用手掌贴于瘫痪的面肌上做环形按摩,每天3～4 次,每次 15 分钟,以促进血液循环,并可减轻患者面肌受健侧的过度牵拉。当神经功能开始恢复时,鼓励患者练习病侧的各单个面肌的随意运动,以促进瘫痪肌的早日康复。

第六节 三叉神经痛的护理

三叉神经痛是指三叉神经分布范围内反复发作短暂性剧烈疼痛,分为原发性及继发性两种。前者病因未明,可能是某些致病因素使三叉神经脱髓鞘而产生异位冲动或伪突触传递,近年来由于显微血管减压术的开展，多数认为主要原因是邻近血管压迫三叉神经根所致。继发性三叉神经痛常见原因有鼻咽癌颅底转移、中颅窝脑膜瘤、听神经瘤、半月节肿瘤、动脉瘤压迫、颅底骨折、脑膜炎、颅底蛛网膜炎、三叉神经节带状疱疹病毒感染等。

一、病因和发病机制

近年来由于显微血管减压术的开展，认为三叉神经痛的病因是邻近血管压迫了三叉神经根所致。绝大部分为小脑上动脉从三叉神经根的上方或内上方压迫了神经根，少数为小脑前下动脉从三叉神经根的下方压迫了神经根。血管对神经的压迫，使神经纤维挤压在一起，逐渐使其发生脱髓鞘改变，从而引起相邻纤维之间的短路现象，轻微的刺激即可形成一系列的冲动通过短路传入中枢，引起一阵阵剧烈的疼痛。

二、临床表现

多发生于40岁以上，女略多于男，多为单侧发病。突发闪电样、刀割样、钻顶样、烧灼样剧痛，严格限三叉神经感觉支配区内，伴有面部抽搐，又称"痛性抽搐"，每次发作持续数秒钟至1~2分钟即骤然停止，间歇期无任何疼痛。在疲劳或紧张时发作较频。

三、治疗原则

三叉神经痛，无论原发性或继发性，在未明确病因或难以查出病因的情况下均可用药物治疗或封闭治疗，以缓解症状，倘若一旦确诊病因，应针对病因治疗，除非因高龄、身患严重疾患等因素难以接受者或病因去除治疗后仍疼痛发作，可继续采用药物治疗或封闭疗法。若服药不良反应大者亦可先选择封闭疗法。

四、治疗

（一）药物治疗

三叉神经痛的药物治疗，主要用于患者发病初期或症状较轻者。经过一段时间的药物治疗，部分患者可达到完全治愈或症状得到缓解，表现在发作程度碱轻、发作次数减少。

目前应用最广泛的、最有效的药物是抗癫痫药。在用药方面应根据患者的具体情况进行具体分析，各药可单独使用，亦可互相联合应用。在采用药物治疗过程中，应特别注意各种药物不良反应，联合应用。在采用药物治疗过程中，应特别注意各种药物不良反应，进行必要的检测，以免发生不良反应。

1.痛痉宁

痛痉宁亦称卡马西平、痛可宁等。该药对三叉神经脊束核及丘脑中央内侧核部位的突触传导有显著的抑制作用。用药达到有效治疗量后多数患者于24小时内发作性疼痛即消失或明显减轻，文献报道，卡马西平可使70%以上的患者完全止痛，20%患者疼痛缓解，此药需长期服用才能维持疗效，多数停药后疼痛再现。不少患者服药后疗效有时会逐渐下降，需加大剂量。此药不能根治三叉神经痛，复发者再次服用仍有效。

用法与用量：口服开始时一次0.1~0.2g，每天1~2次，然后逐日增加0.1g。每天最大剂量不超过1.6g，取得疗效后，可逐日逐次地减量，维持在最小有效量。如最大剂量应用2周后疼痛仍不消失或减轻时，则应停止服用，改用其他药物或治疗方法。

不良反应有眩晕、嗜睡、步态不稳、恶心，数天后消失，偶有白细胞减少、皮疹，可停药。

2.苯妥英钠

苯妥英钠为一种抗癫痫药,在未开始应用卡马西平之前,该药曾被认为是治疗三叉神经痛的首选药物,本药疗效不如卡马西平,止痛效果不完全,长期使用止痛效果减弱,因此,目前已列为第二位选用药物。本品主要通过增高周围神经对电刺激的兴奋阈值及抑制脑干三叉神经脊髓束的突触间传导而起作用。其疗效仅次于卡马西平,文献报道有效率为 88%~96%,但需长期用药,停药后易复发。

用法与用量:成人开始时每次 0.1g,每天 3 次口服。如用药后疼痛不见缓解,可加大剂量到每天 0.2g,每天 3 次,但最大剂量不超过 0.8g/d。取得疗效后再逐渐递减剂量,以最小量维持。肌内注射或静脉注射:一次 0.125~0.25g,每天总量不超过 0.5g。临用时用等渗盐水溶解后方可使用。

不良反应为长期服用该药或剂量过大,可出现头痛、头晕、嗜睡、共济失调以及神经性震颤等。一般减量或停药后可自行恢复。本品对胃有刺激性,易引起厌食、恶心、呕吐及上腹痛等症状。饭后服用可减轻上述症状。长期服用可出现黏膜溃疡,多见于口腔及生殖器,并可引起牙龈增生,同时服用钙盐及抗过敏药可减轻。苯妥英钠并可引起白细胞减少、视力减退等症状。大剂量静脉注射,可引起心肌收缩力减弱、血管扩张、血压下降,严重时可引起心脏传导阻滞,心搏骤停。

3.氯硝西泮

本品为抗癫痫药物,对三叉神经痛也有一定疗效。服药 4~12 天后,血浆药浓度达到稳定水平,为 30~60μg/mL。口服氯硝西泮后,30~60 分钟作用逐渐显著,维持 6~8 小时,一般在最初 2 周内可达最大效应,其效果次于卡马西平和苯妥英钠。

用法与用量:氯硝西泮药效强,开始 1mg/d,分 3 次服,即可产生治疗效果。而后每 3 日调整药量 0.5~1.0mg,直至达到满意的治疗效果,至维持剂量为 3~12mg/d。最大剂量为20mg/d。

不良反应有嗜睡、行为障碍、共济失调、眩晕、言语不清、肌张力低下等,对肝肾功能也有一定的损害,有明显肝脏疾病的禁用。

4.山莨菪碱

山莨菪碱为从我国特产茄科植物山莨菪中提取的一种生物碱,其作用与阿托品相似,可使平滑肌松弛,解除血管痉挛(尤其是微血管),同时具有镇痛作用。本药对治疗三叉神经痛有一定疗效,近期效果满意,据文献报道有效率为 76.1%~78.4%,止痛时间一般为 2~6 个月,个别达 5 年之久。

用法与用量:①口服:每次 5~10mg,每天 3 次,或每次 20~30mg,每天 1 次。②肌内注射:每次 10mg,每天 2~3 次,待疼痛减轻或疼痛发作次数减少后改为每次 10mg,每天一次。

不良反应有口干、面红、轻度扩瞳、排尿困难、视近物模糊及心率增快等反应。以上反应多在 1~3 小时内消失,长期用药不会蓄积中毒。有青光眼和心脏病患者忌用。

5.巴氯芬

巴氯芬化学名[β-(P-氯苯基)γ-氨基丁酸]是抑制性神经递质 γ 氨基丁酸的类似物,临床实验研究表明本品能缓解三叉神经痛。用法:巴氯芬开始每次 10mg,每天 3 次,隔日增加每天

10mg，直到治疗的第 2 周结束时，将用量递增至每天 60～80mg。每天平均维持量：单用者为 50～60mg，与卡马西平或苯妥英钠合用者为 30～40mg。文献报道，治疗三叉神经痛的近期疗效，巴氯芬与卡马西平几乎相同，但远期疗效不如卡马西平，巴氯芬与卡马西平或苯妥英钠均具有协同作用，且比卡马西平更安全，这一特点使巴氯芬在治疗三叉神经痛方面颇受欢迎。

6.麻黄碱

本品可以兴奋脑啡肽系统，因而具有镇痛作用，其镇痛程度为吗啡的 1/12～1/7。用法：每次 30mg，肌内注射，每天 2 次。甲亢、高血压、动脉硬化、心绞痛等患者禁用。

7.硫酸镁

本品在眶上孔或眶下孔注射可治疗三叉神经痛。

8.维生素 B_{12}

文献报道，用大剂量维生素 B_{12}，对治疗三叉神经痛确有较好疗效。方法：维生素 B_{12} 4000μg 加维生素 B_1 200mg 加 2％普鲁卡因 4mL 对准扳机点作深浅上下左右四点式注药，对放射的始端作深层肌下进药，放射的终点作浅层四点式进药，药量可根据疼痛轻重适量进入。但由于药物作用扳机点可能变位，治疗时可酌情根据变位更换进药部位。

9.哌咪清（匹莫齐特）

文献报道，用其他药物治疗无效的顽固性三叉神经痛患者本品有效，且其疗效明显优于卡马西平。开始剂量为每天 4mg，逐渐增加至每天 12～14mg，分 2 次服用。不良反应以锥体外系反应较常见，亦可有口干、无力、失眠等。

10.维生素 B_1

在神经组织蛋白合成过程中起辅酶作用，参与胆碱代谢，其止痛效果差，只能作为辅助药物。用法与用量：①肌内注射 1mg/d，每天 1 次，10 日后改为每周 2～3 次，持续 3 周为一个疗程。②三叉神经分支注射：根据疼痛部位可做眶上神经、眶下神经、上颌神经和下颌神经注射。剂量 500～1000μg/次，每周 2～3 次。③穴位注射：每次 25～100μg，每周 2～3 次。常用颊车、下关、四白及阿是穴等。

11.激素

原发性三叉神经痛和继发性三叉神经痛的病例，其病理改变在光镜和电镜下都表现为三叉神经后根有脱髓鞘改变。在临床治疗中发现，许多用卡马西平、苯妥英钠等治疗无效的患者，改用泼尼松、地塞米松等治疗有效。这种激素治疗的原理与治疗脱髓鞘疾病相同，利用激素的免疫抑制作用达到治疗三叉神经痛的目的。由于各学者报告的病例少，只是对一部分卡马西平、苯妥英钠治疗无效者应用有效，其长期效果和机理有待进一步观察。剂量与用量：①泼尼松（强的松，去氧可的松），5mg/次，每天 3 次。②地塞米松（氟美松），0.75mg/次，每天 3 次。注射剂：5mg/支，5mg/次，每天 1 次，肌肉或静脉注射。

（二）神经封闭法

神经封闭法主要包括三叉神经半月节及其周围支酒精封闭术和半月节射频热凝法，其原理是通过酒精的化学作用或热凝的物理作用于三叉神经纤维，使其发生坏变，从而阻断神经传导达到止痛目的。

1.三叉神经酒精封闭法

封闭用酒精一般在浓度80％左右(因封闭前注入局麻,故常用98％浓度)。

(1)眶上神经封闭:适用于三叉神经第1支痛。方法为:患者取坐或卧位,位于眶上缘中内1/3交界处触及切迹,皮肤消毒及局麻后,用短细针头自切迹刺入皮肤直达骨面,找到骨孔后刺入,待患者出现放射痛时,先注入2％利多卡因0.5～1.0mL,待眶上神经分布区针感消失,再缓慢注入酒精0.5mL左右。

(2)眶下神经封闭:在眶下孔封闭三叉神经上颌支的眶下神经。适用于三叉神经第2支痛(主要疼痛局限在鼻旁、下眼睑、上唇等部位)。方法为:患者取坐或卧位,位于距眶下缘约1cm,距鼻中线3cm,触及眶下孔,该孔走向与矢状面成40°～45°角,长约1cm,故穿刺时针头由眶下孔作40°～45°角向外上、后进针,深度不超过1cm,患者出现放射痛时,以下操作同眶上神经封闭。

(3)后上齿槽神经封闭:在上颌结节的后上齿槽孔处进行。适用于三叉神经第二支痛(痛区局限在上白齿及其外侧黏膜者)。方法为:患者取坐或卧位,头转向健侧,穿刺点在颧弓下缘与齿槽嵴成角处,即相当于过眼眶外缘的垂线与颧骨下缘相交点,局部消毒后,先用左手指将附近皮肤向下前方拉紧,继之以4～5cm长穿刺针自穿刺点稍向后上方刺入直达齿槽嵴的后侧骨面,然后紧贴骨面缓慢深入2cm左右,即达后上齿槽孔处,先注入2％利多卡因,后再注入酒精。

(4)颏神经封闭:在下颌骨的颏孔处进行,适用于三叉神经第三支痛(主要局限在颏部、下唇)。方法为:在下颌骨上、下缘间之中点相当于咬肌前缘和颏正中线之间中点找到颏孔,然后自后上方并与皮肤成45°角向前下进针刺入骨面,插入颏孔,以下操作同眶上神经封闭。

(5)上颌神经封闭:用于三叉神经第二支痛(痛区广泛及眶下神经封闭失效者)。上颌神经主干自圆孔穿出颅腔至翼腭窝。方法常用侧入法:穿刺点位于眼眶外缘至耳道间连线中点下方,穿刺针自该点垂直刺入深约4cm,触及翼突板,继之退针2cm左右稍改向前方15角重新刺入,滑过翼板前缘,再深入0.5cm即入翼胯窝内,患者有放射痛时,回抽无血后,先注入2％利多卡因,待上颌部感觉麻后,注入酒精1mL。

(6)下颌神经封闭:用于三叉神经第3支痛(痛区广泛及眶下神经封闭失效者)。下颌神经主干自卵圆孔穿出。方法常用侧入法,穿刺点同上颌神经穿刺点,垂直进针达翼突板后,退针2cm再改向上后方15°角进针,患者出现放射痛后,注药同上颌神经封闭。

(7)半月神经节封闭:用于三叉神经2、3支痛或1、2、3支痛,方法常用前入法:穿刺点在口角上方及外侧约3cm处,自该点进针,方向后、上、内即正面看应对准向前直视的瞳孔,从侧面看朝颧弓中点,约进针5cm处达颅底触及试探,当刺入卵圆孔时,患者即出现放射痛(下颌区),则再推进0.5cm,上颌部亦出现剧痛即确入半月节内。回抽无血、无脑脊液,先注入2％利多卡因0.5mL同侧面部麻木后,再缓慢注入酒精0.5mL。

以上酒精封闭法的治疗效果差异较大,短者数月,长者可达数年。复发者可重复封闭,但难以根治。

2.三叉神经半月节射频热凝法

该法首先由Sweat提出,它通过穿刺半月节插入电极后用电刺激确定电极位置,从而有选择地用射频温控定量灶性破坏法,达到止痛目的。方法如下。

（1）半月节穿刺：同半月节封闭术。

（2）电刺激：穿入成功后，插入电极通入 0.2～0.3V，用 50～75w/s 的方波电流，这时患者感觉有刺激区的蚁行感。

（3）射频温探破坏：电刺激准确定位后，打开射频发生器，产生射频电场，此时为进一步了解电极位置，可将温度控制在 42℃～44℃之间，这种电流可造成可逆性损伤并刺激产生疼痛，一旦电极位置无误，则可将温度增高每次 5℃至 60～80℃，每次 30～60 秒，在破坏第 1 支时，则稍缓慢加热并检查角膜反射。此方法有效率为 85％左右，但仍复发而不能根治。

3.三叉神经痛的 γ 刀放射疗法

1991 年，有学者利用 MRI 定位像输入 HP-9000 计算机，使用 Gammaplan 进行定位和定量计算，选择三叉神经感觉根进脑干区为靶点照射，达到缓解症状目的，其疗效尚不明确。

五、护理

（一）护理评估

1.健康史评估

（1）原发性三叉神经痛是一种病因尚不明确的疾病。但三叉神经痛可继发于脑桥、小脑脚占位病变压迫三叉神经以及多发硬化等所致。因此，应询问患者是否患有多发硬化，检查有无占位性病变，每次面部疼痛有无诱因。

（2）评估患者年龄。此病多发生于中老年人。40 岁以上起病者占 70％～80％，女略多于男，为（2～3）∶1。

2.临床观察与评估

（1）评估疼痛的部位、性质、程度、时间。通常疼痛无预兆，大多数人单侧，开始和停止都很突然，间歇期可完全正常。发作表现为电击样、针刺样、刀割样或撕裂样的剧烈疼痛，每次数秒至 1～2 分钟。疼痛以面颊、上下颌及舌部最为明显；口角、鼻翼、颊部和舌部为敏感区。轻触即可诱发，称为扳机点；当碰及触发点如洗脸、刷牙时疼痛发作。或当因咀嚼、呵欠和讲话等引起疼痛。以致患者不敢做这些动作。表现为面色憔悴、精神抑郁和情绪低落。

（2）严重者伴有面部肌肉的反复性抽搐、口角牵向患侧，称为痛性抽搐。并可伴有面部发红、皮温增高、结膜充血和流泪等。严重者可昼夜发作，夜不成眠或睡后痛醒。

（3）病程可呈周期性。每次发作期可为数日、数周或数月不等；缓解期亦可数日至数年不等。病程愈长，发作愈频繁愈重。神经系统检查一般无阳性体征。

（4）心理评估。使用焦虑量表评估患者的焦虑程度。

（二）患者问题

1.疼痛

主要由于三叉神经受损引起面颊、上下颌及舌疼痛。

2.焦虑

与疼痛反复、频繁发作有关。

(三)护理目标

(1)患者自感疼痛减轻或缓解。

(2)患者述舒适感增加,焦虑症状减轻。

(四)护理措施

1.治疗护理

(1)药物治疗:原发性三叉神经痛首选卡马西平治疗。其不良反应为头晕、嗜睡、口干、恶心、皮疹、再生障碍性贫血、肝功能损害、智力和体力衰弱等。护理者必须注意观察,每1～2个月复查肝功和血常规。偶有皮疹、肝功能损害和白细胞减少,需停药;也可按医生建议单独或联合使用苯妥英钠、氯硝西泮、巴氯芬、野木瓜等治疗。

(2)封闭治疗:三叉神经封闭是注射药物于三叉神经分支或三叉神经半月节上,阻断其传导,导致面部感觉丧失,获得一段时间的止痛效果。注射药物有无水乙醇、甘油等。封闭术的止痛效果往往不够满意,远期疗效较差,还有可能引起角膜溃疡、失明、颅神经损害、动脉损伤等并发症。且对三叉神经第一支疼痛不适用。但对全身状况差不能耐受手术的患者、鉴别诊断以及为手术创造条件的过渡性治疗仍有一定的价值。

(3)经皮选择性半月神经节射频电凝治疗:在 X 线监视下或经 CT 导向将射频电极针经皮插入半月神经节,通电加热至 $65\sim75\,^{\circ}\!C$ 维持 1 分钟,可选择性地破坏节后无髓鞘的传导痛温觉的 Aβ 和 C 细纤维,保留有髓鞘的传导触觉的 Aα 和粗纤维,疗效可达 90% 以上,但有面部感觉异常、角膜炎、咀嚼无力、复视和带状疱疹等并发症。长期随访复发率为 21%～28%,但重复应用仍有效。本方法尤其适用于年老体弱不适合手术治疗的患者、手术治疗后复发者以及不愿意接受手术治疗的患者。

射频电凝治疗后并发症的观察护理:观察患者的恶心、呕吐反应,随时处理污物,遵医嘱补液补钾;询问患者有无局部皮肤感觉减退,观察其是否有同侧角膜反射迟钝、咀嚼无力、面部异样不适感觉。并注意给患者进餐软食,洗脸水温要适宜。如有术中穿刺方向偏内、偏深误伤视神经引起视力减退、复视等并发症,应积极遵医嘱给予治疗并防止患者活动摔伤、碰伤。

(4)外科治疗:①三叉神经周围支切除及抽除术:两者手术较简单,因神经再生而容易复发,故有效时间短,目前较少采用,仅限于第一支疼痛者姑息使用。②三叉神经感觉根切断术:经枕下入路三叉神经感觉根切断术,三叉神经痛均适用此种入路,手术操作较复杂,危险性大,术后反应较多,但常可发现病因,可很好保护运动根及保留部分面部和角膜触觉,复发率低,至今仍广泛使用。③三叉神经脊束切断术:此手术危险性太大,术后并发症严重,现很少采用。④微血管减压术:已知大约有 85%～96% 的三叉神经痛患者是由于三叉神经根存在血管压迫所致,用手术方法将压迫神经的血管从三叉神经根部移开,疼痛则会消失,这就是微血管减压术,因为微血管减压术是针对三叉神经痛的主要病因进行治疗,去除血管对神经的压迫后,约 90% 的患者疼痛可以完全消失,面部感觉完全保留,而达到根治的目的,微血管减压术可以保留三叉神经功能,运用显微外科技术进行手术,减小了手术创伤,很少遗留永久性神经功能障碍,术中手术探查可以发现引起三叉神经痛的少见病因,如影像学未发现的小肿瘤、蛛网膜增厚及粘连等,因而成为原发性三叉神经痛的首选手术治疗方法。

三叉神经微血管减压术的手术适应证:正规药物治疗一段时间后,药物效果不明显或疗效明显减退的患者;药物过敏或严重不良反应不能耐受;疼痛严重,影响工作、生活和休息者。

微血管减压术治疗三叉神经痛的临床有效率为 90%～98%,影响其疗效的因素很多,其中压迫血管的类型、神经受压的程度及减压方式的不同对其临床治疗和预后的判断有着重要的意义。微血管减压术治疗三叉神经痛也存在 5%～10% 的复发率,不同术者和手术方法的不同差异很大。研究表明,患者的性别、年龄、疼痛的支数、疼痛部位、病程、近期疗效及压迫血管的类型可能与复发存在一定的联系。导致三叉神经痛术后复发的主要原因有:①病程大于 8 年;②静脉为压迫因素;③术后无即刻症状消失者。三叉神经痛复发最多见于术后 2 年内,2 年后复发率明显降低。

2.心理支持

由于本病为突然发作的反复的阵发性剧痛,易出现精神抑郁和情绪低落等表现,护士应关心、理解、体谅患者,帮助其减轻心理压力,增强战胜疾病的信心。

3.健康教育

指导患者生活有规律,合理休息、娱乐;鼓励患者运用指导式想象、听音乐、阅读报刊等分散注意力,消除紧张情绪。

第七节　急性脊髓炎的护理

一、概述

脊髓炎系指由于感染或毒素侵及脊髓所致的疾病,更因其在脊髓的病变常为横贯性者,故亦称横贯性脊髓炎。

二、病因

脊髓炎不是一个独立的疾病,它可由许多不同的病因所引起,主要包括感染与毒素两类。

(一)感染

感染是引致脊髓炎的主要原因之一。可以是原发的,亦可以为继发的。原发性者最为多见,即指由于病毒所引致的急性脊髓炎而言。继发性者为起病于急性传染病,如麻疹、猩红热、白喉、流行性感冒、丹毒、水痘、肺炎、心内膜炎、淋病与百日咳等病的病程中,疫苗接种后或泌尿系统慢性感染性疾病时。

(二)毒素

无论外源毒素或内源毒素,当作用于脊髓时均可引致脊髓炎。较为常见可能引起脊髓炎的外源毒素有下列几种:即一氧化碳中毒、二氧化碳中毒、脊髓麻醉与蛛网膜下隙注射药物等。脊髓炎亦偶可发生妊娠或产后期。

三、病理

脊髓炎的病理改变,主要在脊髓本身。

(一)急性期

脊髓肿胀、充血、发软、灰质与白质界限不清。镜检则可见细胞浸润,小量出血,神经胶质增生,血管壁增厚,神经细胞和纤维变性改变。

(二)慢性期

脊髓萎缩、苍白、发硬,镜检则可见神经细胞和纤维消失,神经胶质纤维增生。

四、临床表现

病毒所致的急性脊髓炎多见于青壮年,散在发病。起病较急,一般多有轻度前驱症状,如低热、全身不适或上呼吸道感染的症状,脊髓症状急骤发生。可有下肢的麻木与麻刺感,背痛并放射至下肢或围绕躯体的束带状感觉等,一般持续1～2日(罕有持续数小时者),长者可至1周,即显现脊髓横贯性损害症状,因脊髓横贯性损害可为完全性者,亦可为不完全性者,同时因脊髓罹患部位的不同,故其症状与体征亦各异,胸节脊髓最易罹患,此盖因胸髓最长与循环功能不全之故,兹依脊髓罹患节段,分别论述其症状与体征如下。

(一)胸髓

胸髓脊髓炎患者的最初症状是下肢肌力弱,可迅速进展而成完全性瘫痪。病之早期,瘫痪为弛缓性者,此时肌张力低下,浅层反射与深层反射消失,病理反射不能引出,是谓脊髓休克,为痉挛性截瘫。与此同时出现膀胱与直肠的麻痹,故初为尿与大便潴留,其后为失禁。因病变的横贯性,故所有感觉束皆受损,因此病变水平下的各种感觉皆减退或消失。感觉障碍的程度,决定于病变的严重度。瘫痪的下肢可出现血管运动障碍,如水肿与少汗或无汗。阴茎异常搏起偶可见到。

由于感觉消失,营养障碍与污染,故压疮常发生于骶部,股骨粗隆,足跟等骨骼隆起处。

(二)颈髓

颈髓脊髓炎患者,弛缓性瘫痪见于上肢,而痉挛性瘫痪见于下肢。感觉障碍在相应的颈髓病变水平下,病变若在高颈髓(颈髓3、4)则为完全性痉挛性四肢瘫痪且并有膈肌瘫痪,可出现呼吸麻痹,并有高热,可导致死亡。

(三)腰骶髓

严重的腰骶髓脊髓炎呈现下肢的完全性弛缓性瘫痪,明显的膀胱与直肠功能障碍,下肢腱反射消失,其后肌肉萎缩。

五、实验室检查

血液中白细胞数增多,尤以中性多形核者为甚。脑脊髓液压力可正常,除个别急性期脊髓水肿严重者外,一般无椎管阻塞现象。脑脊髓液外观无色透明,白细胞数可增高,主要为淋巴细胞,蛋白质含量增高、糖与氯化物含量正常。

六、诊断与鉴别诊断

确定脊髓炎的部位与病理诊断并不困难,其特点包括起病急骤,有前驱症状,迅即发生的脊髓横贯性损害症状与体征以及脑脊髓液的异常等。但欲确定病因则有时不易,详细的病史非常重要,例如起病前不久曾疫苗接种,则其脊髓炎极可能与之有关。

本病需与急性硬脊膜外脓肿,急性多发性神经根神经炎,视神经脊髓炎和脊髓瘤相鉴别。

七、病程与预后

本病的病程与预后,因病变部位、范畴与严重程度的不同而各异。一般而论,除非延髓或高颈髓罹患,罕有死于脊髓炎本身者。因脊髓炎常可并发广泛性压疮与严重的膀胱炎,故若干患者死于继发性感染者。如病变不持续进展,且病变本身已不甚严重时,本病可逐渐好转。

八、治疗

一切脊髓炎患者在急性期皆应绝对卧床休息。急性期可应用糖皮质激素,如氢化可的松100～200mg 或地塞米松 5～10mg 静脉滴注,每天 1 次,连续 10 天,以后改为口服泼尼松,已有并发感染或为预防感染,可选用适当的抗生素,并应加用维生素 B_1、B_{12} 等。

有呼吸困难者应注意呼吸道通畅,勤翻身,定时拍背,务使痰液尽量排出,如痰不能咳出或有分泌物储积,可行气管切开。

必须采取一切措施预防压疮的发生,患者睡衣与被褥必须保持清洁、干燥、柔软、且无任何皱褶。骶部应置于裹有白布的橡皮圈上,体位应定时变换,受压部分的皮肤亦应涂擦滑石粉。若压疮已发生,可局部应用氧化锌粉、代马妥或鞣酸软膏。

尿潴留时应使用留置导尿管,每 3～4 小时放尿一次,每天应以 3% 硼酸或 1% 呋喃西林或者 1% 高锰酸钾液,每次 250mL 冲洗灌注,应停留 0.5 小时再放出,每天冲洗 1～2 次,一有功能恢复迹象时则应取去导尿管,训练患者自动排尿。

便秘时应在食物中增加蔬菜,给予缓泻剂,必要时灌肠。

急性期时应注意避免屈曲性截瘫的发生以及注意足下垂的预防,急性期后应对瘫痪肢进行按摩、全关节的被动运动与温浴,可改善局部血循环与防止挛缩。急性期后仍为弛缓性瘫痪时,可应用平流电治疗。

九、急性脊髓炎的护理

(一)评估要点

1.一般情况

了解患者起病的方式、缓急;有无接种疫苗、病毒感染史;有无受凉、过劳、外伤等明显的诱因和前驱症状。评估患者的生命体征有无改变,了解对疾病的认识。

2.专科情况

(1)评估患者是否存在呼吸费力、吞咽困难和构音障碍。

(2)评估患者感觉障碍的部位、类型、范围及性质。观察双下肢麻木、无力的范围、持续时间;了解运动障碍的性质、分布、程度及伴发症状。评估运动和感觉障碍的平面是否上升。

(3)评估排尿情况:观察排尿的方式、次数与量,了解膀胱是否膨隆。区分是尿潴留还是充溢性尿失禁。

(4)评估皮肤的情况:有无皮肤破损、发红等。

3.实验室及其他检查

(1)肌电图是否呈失神经改变;下肢体感诱发电位及运动诱发电位是否异常。

(2)脊髓 MRI 是否有典型的改变,即病变部位脊髓增粗。

(二)护理诊断

1.躯体移动障碍

与脊髓病变所致截瘫有关。

2.排尿异常

与自主神经功能障碍有关。

3.低效性呼吸形态

与高位脊髓病变所致呼吸肌麻痹有关。

4.感知改变

与脊髓病变、感觉传导通路受损有关。

5.潜在并发症

压疮、肺炎、泌尿系统感染。

(三)护理措施

1.心理护理

双下肢麻木、无力易引起患者情绪紧张,护理人员应给予安慰,向患者及家属讲解疼痛过程。教会患者分散注意力的方法,如听音乐、看书。多与患者进行沟通,树立战胜疾病的信心,提高疗效。

2.病情观察

(1)监测生命体征:如血压偏低、心率慢、呼吸慢、血氧饱和度低、肌张力低,立即报告医生,同时建立静脉通道,每15分钟监测生命体征1次,直至正常。

(2)观察双下肢麻木、无力的范围、持续时间。

(3)监测血常规、脑脊液中淋巴细胞及蛋白、肝功能、肾功能情况,并准确记录。

3.皮肤护理

每1～2h翻身1次,并观察受压部位皮肤情况。保持皮肤清洁、干燥,床单柔软、平坦、舒适,受压部位皮肤用软枕、海绵垫悬空,防止压疮形成。保持肢体的功能位置,定时活动,防止关节挛缩和畸形,避免屈曲性痉挛的发生。

4.饮食护理

饮食上给予清淡、易消化、营养丰富的食物,新鲜的瓜果和蔬菜,如苹果、梨、香蕉、冬瓜、木耳等,避免辛辣刺激性强和油炸食物。

5.预防并发症

(1)预防压疮,做到"七勤"。如已发生压疮,应积极换药治疗。

(2)做好便秘、尿失禁、尿潴留的护理,防治尿路感染。

(3)注意保暖,避免受凉。经常拍背,帮助排痰,防止坠积性肺炎。

(四)应急措施

如患者出现呼吸费力、呼吸动度减小、呼吸浅慢、发绀、吞咽困难时,即刻给予清理呼吸道,吸氧,建立人工气道,应用简易呼吸器进行人工捏球辅助呼吸,有条件者给予呼吸机辅助呼吸;建立静脉液路,按医嘱给予抢救用药,必要时行气管插管或气管切开。

(五)健康教育

1.入院教育

(1)鼓励患者保持良好的心态,关心、体贴、尊重患者,树立战胜疾病的信心。

(2)告知本病的治疗、护理及预后等相关知识。

(3)病情稳定后及早开始瘫痪肢体的功能锻炼。

2.住院教育

(1)指导患者按医嘱正确服药,告知药物的不良反应与服药注意事项。

(2)给予高热量、高蛋白、高维生素饮食,多吃酸性及纤维素丰富的食物,少食胀气食物。

(3)告知患者及家属膀胱充盈的表现及尿路感染的表现,鼓励多饮水,2500~3000mL/d,保持会阴部清洁。保持床单及衣物整洁、干燥。

(4)指导患者早期进行肢体的被动与主动运动。

3.出院指导

(1)坚持肢体的功能锻炼和日常生活动作的训练,忌烟酒,做力所能及的家务和工作,促进功能恢复。

(2)患者出院后,继续遵医嘱服药。

(3)定期门诊复查,一旦发现肢体麻木、乏力、四肢瘫痪等情况,立即就医。

第八节 重症肌无力的护理

重症肌无力(MG)是乙酰胆碱受体抗体(AchR-Ab)介导的,细胞免疫依赖及补体参与者的神经-肌肉接头处传递障碍的自身免疫性疾病。病变主要累及神经-肌肉接头突触后膜上乙酰胆碱受体(AchR)。临床特征为部分或全身骨骼肌易疲劳,通常在活动后加重、休息后减轻,具有晨轻暮重等特点。MG 在一般人群中发病率为(8~20)/10 万,患病率约为 50/10 万。

一、病因

(1)重症肌无力确切的发病机制目前仍不明确,但是有关该病的研究还是很多的,其中,研究最多的是有关重症肌无力与胸腺的关系,以及乙酰胆碱受体抗体在重症肌无力中的作用。大量的研究发现,重症肌无力患者神经-肌肉接头处突触后膜上的乙酰胆碱受体(AchR)数目减少,受体部位存在抗 AchR 抗体,且突触后膜上有 IgG 和 C_3 复合物的沉积。

(2)血清中的抗 AchR 抗体的增高和突触后膜上的沉积所引起的有效的 AchR 数目的减少,是本病发生的主要原因。而胸腺是 AchR 抗体产生的主要场所,因此,本病的发生一般与胸腺有密切的关系。所以,调节人体 AchR,使之数目增多,化解突触后膜上的沉积,抑制抗 AchR 抗体的产生是治愈本病的关键。

(3)很多临床现象也提示本病和免疫机制紊乱有关。

二、诊断要点

(一)临床表现

本病根据临床特征诊断不难。起病隐袭,主要表现受累肌肉病态疲劳,肌肉连续收缩后出现严重肌无力甚至瘫痪,经短暂休息后可见症状减轻或暂时好转。肌无力多于下午或傍晚劳累后加重,晨起或休息后减轻,称之为"晨轻暮重"。首发症状常为眼外肌麻痹,出现非对称性眼肌麻痹和上睑下垂,斜视和复视,严重者眼球运动明显受限,甚至眼球固定,瞳孔光反射不受影响。面肌受累表现皱纹减少,表情困难,闭眼和示齿无力;咀嚼肌受累使连续咀嚼困难,进食经常中断；延髓肌受累导致饮水呛咳，吞咽困难，声音嘶哑或讲话鼻音；颈肌受损时抬头困难。严重时出现肢体无力，上肢重于下肢，近端重于远端。呼吸肌、膈肌受累，出现咳嗽无力、呼吸困难，重症可因呼吸肌麻痹继发吸入性肺炎可导致死亡。偶有心肌受累可突然死亡，平滑肌和膀胱括约肌一般不受累。感染、妊娠、月经前常导致病情恶化，精神创伤、过度疲劳等可为诱因。

(二)临床试验

肌疲劳试验，如反复睁闭眼、握拳或两上肢平举，可使肌无力更加明显，有助诊断。

(三)药物试验

1.新斯的明试验

以甲基硫酸新斯的明 0.5mg 肌内注射或皮下注射。如肌力在半至 1 小时内明显改善时可以确诊，如无反应，可次日用 1mg、1.5mg，直至 2mg 再试，如 2mg 仍无反应，一般可排除本病。为防止新期的明的毒碱样反应，需同时肌内注射阿托品 0.5～1.0mg。

2.依酚氯铵试验

适用于病情危重、有延髓性麻痹或肌无力危象者。用 10mg 溶于 10mg 生理盐水中缓慢静脉注射，至 2mg 后稍停 20s，若无反应可注射 8mg，症状改善者可确诊。

(四)辅助检查

1.电生理检查

常用感应电持续刺激，受损肌反应及迅速消失。此外，也可行肌电图重复频率刺激试验，低频刺激波幅递减超过 10% 以上，高频刺激波幅递增超过 30% 以上为阳性。单纤维肌电图出现颤抖现象延长，延长超过 50μs 者也属阳性。

2.其他

血清中抗 AchR 抗体测定约 85% 患者增高。胸部 X 线片或胸腺 CT 检查，胸腺增生或伴有胸腺肿瘤，也有辅助诊断价值。

三、鉴别要点

(1)本病眼肌型需与癔症、动眼神经麻痹、甲状腺毒症、眼肌型营养不良症、眼睑痉挛鉴别。

(2)延髓肌型者，需与真假延髓性麻痹鉴别。

(3)四肢无力者需与神经衰弱、周期性瘫痪、感染性多发性神经炎、进行性脊肌萎缩症、多发性肌炎和癌性肌无力等鉴别。特别由支气管小细胞肺癌所引起的 Lambert-Eaton 综合征与本病十分相似，但药物试验阴性。肌电图(EMG)有特征异常，静息电位低于正常，低频重复电刺激活动电位渐次减小，高频重复电刺激活动电位渐次增大。

四、规范化治疗

(一)胆碱酯酶抑制剂

主要药物是溴吡斯的明，剂量为 60mg，每天 3 次，口服。可根据患者症状确定个体化剂量，若患者吞咽困难，可在餐前 30 分钟服药；如晨起行走无力，可起床前服长效溴吡斯的明 180mg。

(二)皮质激素

皮质激素适用于抗胆碱酯酶药反应较差并已行胸腺切除的患者。由于用药早期肌无力症状可能加重,患者最初用药时应住院治疗,用药剂量及疗程应根据患者具体情况做个体化处理。

1.大剂量泼尼松

开始剂量为 $60\sim80mg/d$,口服,当症状好转时可逐渐减量至相对低的维持量,隔日服 $5\sim15mg/d$,隔日用药可减轻不良反应发生。通常 1 个月内症状改善,常于数月后疗效达到高峰。

2.甲泼尼龙冲击疗法

反复发生危象或大剂量泼尼松不能缓解,住院危重病例、已用气管插管或呼吸机可用,每天 1g,口服,连用 $3\sim5$ 日。如 1 个疗程不能取得满意疗效,隔 2 周可再重复 1 个疗程,共治疗 $2\sim3$ 个疗程。

(三)免疫抑制剂

严重的或进展型病例必须做胸腺切除术,并用抗胆碱酯酶药。症状改善不明显者可试用硫唑嘌呤;小剂量皮质激素未见持续疗效的患者也可用硫唑嘌呤替代大剂量皮质激素,常用剂量为 $2\sim3mg/(kg\cdot d)$,最初自小剂量 $1mg/(kg\cdot d)$ 开始,应定期检查血常规和肝、肾功能。白细胞低于 $3\times10^9/L$ 应停用;可选择性抑制 T 和 B 淋巴细胞增生,每次 1g,每天 2 次,口服。

(四)血浆置换

用于病情急骤恶化或肌无力危象患者,可暂时改善症状,或于胸腺切除术前处理,避免或改善术后呼吸危象,疗效持续数日或数月,该法安全,但费用昂贵。

(五)免疫球蛋白

通常剂量为 $0.4g/(kg\cdot d)$,静脉滴注,连用 $3\sim5$ 日,用于各种类型危象。

(六)胸腺切除

60 岁以下的 MG 患者可行胸腺切除术,适用于全身型 MG 包括老年患者,通常可使症状改善或缓解,但疗效常在数月或数年后显现。

(七)危象的处理

1.肌无力危象

肌无力危象最常见,常因抗胆碱酯药物剂量不足引起,注射依酚氯铵或新斯的明后症状减轻,应加大抗胆碱酯药的剂量。

2.胆碱能危象

抗胆碱酯酶药物过量可导致肌无力加重,出现肌束震颤及毒蕈碱样反应,依酚氯铵静脉注射无效或加重,应立即停用抗胆碱酯药,待药物排出后重新调整剂量或改用其他疗法。

3.反拗危象

抗胆碱酯酶药不敏感所致。依酚氯铵试验无反应。应停用抗胆碱酯酶药,输液维持或改用其他疗法。

(八)慎用和禁用的药物

奎宁、吗啡及氨基苷类抗生素、新霉素、多黏菌素、巴龙霉素等应禁用,地西泮、苯巴比妥等应慎用。

五、护理

(一)护理诊断

1.活动无耐力

与神经-肌肉联结点传递障碍;肌肉萎缩、活动能力下降;呼吸困难、氧供需失衡有关。

2.废用综合征

与神经肌肉障碍导致活动减少有关。

3.吞咽障碍

与神经肌肉障碍(呕吐反射减弱或消失;咀嚼肌肌力减弱;感知障碍)有关。

4.生活自理缺陷

与眼外肌麻痹、眼睑下垂或四肢无力、运动障碍有关。

5.营养不足,低于机体需要量

与咀嚼无力、吞咽困难致摄入减少有关。

(二)护理措施

(1)轻症者适当休息,避免劳累、受凉、感染、创伤、激怒。病情进行性加重者须卧床休息。

(2)在急性期,鼓励患者充分卧床休息。将患者经常使用的日常生活用品(如:便器、卫生纸、茶杯等)放在患者容易拿取的地方。根据病情或患者的需要协助其日常生活活动,以减少能量消耗。

(3)指导患者使用床档、扶手、浴室椅等辅助设施,以节省体力和避免摔伤。鼓励患者在能耐受的活动范围内,坚持身体活动。患者活动时,注意保持周围环境安全,无障碍物,以防跌倒,路面防滑,防止滑倒。

(4)给患者和家属讲解活动的重要性,指导患者和家属对受累肌肉进行按摩和被动/主动运动,防止肌肉萎缩。

(5)选择软饭或半流质饮食,避免粗糙干硬、辛辣等刺激性食物。根据患者需要供给高蛋白、高热量、高维生素饮食。吃饭或饮水时保持端坐、头稍微前倾的姿势。给患者提供充足的进餐时间、喂饭速度要慢,少量多餐,交替喂液体和固体食物,让患者充分咀嚼、吞咽后再继续喂。把药片碾碎后制成糊状再喂药。

(6)注意保持进餐环境安静、舒适;进餐时,避免讲话或进行护理活动等干扰因素。进食宜在口服抗胆碱酯酶药物后 30～60 分钟,以防呛咳。如果有食物滞留,鼓励患者把头转向健侧,并控制舌头向受累的一侧清除残留的食物或喂食数口汤,让食物咽下。如果误吸液体,让患者上身稍前倾,头稍微低于胸口,便于分泌物引流,并擦去分泌物。在床旁备吸引器,必要时吸引。患者不能由口进食时,遵医嘱给予营养支持或鼻饲。

(7)注意观察抗胆碱酯酶药物的疗效和不良反应,严格执行用药时间和剂量,以防因用量不足或过量导致危象的发生。

(三)应急措施

(1)一旦出现重症肌无力危象,应迅速通知医生;立即给予吸痰、吸氧、简易呼吸器辅助呼吸,做好气管插管或切开、人工呼吸机的准备工作;备好新斯的明等药物,按医嘱给药,尽快解除危象。

(2)避免应用一切加重神经肌肉传导障碍的药物,如吗啡、利多卡因,链霉素、卡那霉素、庆大霉素和磺胺类药物。

(四)健康指导

1.入院教育

(1)给患者讲解疾病的名称,病情的现状、进展及转归。

(2)根据患者需要,给患者和家属讲解饮食营养的重要性,取得他们的积极配合。

2.住院教育

(1)仔细向患者解释治疗药物的名称、药物的用法、作用和不良反应。

(2)告知患者常用药治疗方法,不良反应、服药注意事项,避免因服药不当而诱发肌无力危象。

(3)肌无力症状明显时,协助做好患者的生活护理,保持口腔清洁防止外伤和感染等并发症。

3.出院指导

(1)保持乐观情绪、生活规律、饮食合理、睡眠充足,避免疲劳、感染、情绪抑郁和精神创伤等诱因。

(2)注意根据季节、气候,适当增减衣服,避免受凉、感冒。

(3)按医嘱正确服药,避免漏服、自行停服和更改药量。

(4)患者出院后应随身带有卡片,包括姓名、年龄、住址、诊断证明,目前所用药物及剂量,以便在抢救时参考。

(5)病情加重时及时就诊。

第四章　心血管疾病的护理

第一节　心力衰竭的护理

心力衰竭简称心衰,是指由于心脏的收缩功能和(或)舒张功能发生障碍,导致的心室充盈和(或)射血能力低下而引起的一组临床综合征。心力衰竭并不是一个独立的疾病,而是心脏疾病发展的终末阶段。临床表现以肺循环和(或)体循环淤血及器官、组织血液灌注不足为主要特征。

根据心力衰竭发生的缓急,临床可分为急性心力衰竭和慢性心力衰竭;根据心力衰竭发生的部位可分为左心衰竭、右心衰竭和全心衰竭;根据生理功能可分为收缩性心力衰竭或舒张性心力衰竭。

一、慢性心力衰竭患者的护理

慢性心力衰竭是由于任何心脏结构或功能异常导致心室充盈或射血能力受损的一组复杂临床综合征,是一种不能根治的疾病。一旦开始,即使没有临床症状,也会不断向前进展,直至进入终末阶段。患者 5 年生存率与恶性肿瘤相当,重症患者一般存活不到 1 年。随着年龄的增长,心力衰竭发病率不断升高,50 岁年龄段患病率为 1%,80 岁年龄段患病率已升至 10%。目前,在世界范围内,心力衰竭已经成为主要的公共卫生问题之一。其死亡数量在心血管疾病中占 40%,住院率占 20%。慢性心力衰竭是大多数心血管疾病的最终归宿,也是最主要的死亡原因。我国与西方国家相比,引起心力衰竭的基础心脏病的构成比有所不同。在西方国家,以高血压、冠心病为主;在我国,过去以心瓣膜病为主,如今高血压、冠心病已成为心力衰竭的最常见病因,心瓣膜病和心肌病位于其后。

(一)病因与发病机制

1.基本病因

(1)原发性心肌损害。原发性心肌损害包括:缺血性心肌损害,如冠心病心肌缺血和(或)心肌梗死;心肌炎和心肌病,如病毒性心肌炎及原发性扩张型心肌病;心肌代谢障碍性疾病,以糖尿病心肌病最为常见;其他,如维生素 B_1 缺乏及心肌淀粉样变性等均属罕见。

(2)心脏负荷增加。

压力负荷(后负荷)增加:左心室压力负荷增加最常见于高血压、主动脉瓣狭窄等疾病;右心室压力负荷增加最常见于肺动脉高压、肺动脉瓣狭窄、肺栓塞等疾病。

容量负荷(前负荷)增加:血液反流,如二尖瓣关闭不全、主动脉瓣关闭不全等;先天性心脏病,如室间隔缺损、动脉导管未闭等。此外,伴有全身血容量增多或循环血量增多的疾病(如慢性贫血、甲状腺功能亢进症等)也导致心脏容量负荷增加。

2.诱因

有基础心脏病的患者,发生心力衰竭症状常由一些增加心脏负荷的因素诱发。常见的诱因有以下几点。

(1)感染。呼吸道感染是最常见、最重要的诱因,其次是感染性心内膜炎。

(2)心律失常。心房颤动是诱发心力衰竭的最重要因素。其他各种类型的快速性心律失常及严重的缓慢性心律失常也可诱发心力衰竭。

(3)血容量增加。如静脉输液或输血过快、过多。

(4)治疗不当。如不恰当停用利尿药物。

(5)其他。如生理或心理压力过大,妊娠或分娩,风湿性心脏瓣膜病出现风湿活动,原有心脏疾病合并甲状腺功能亢进或贫血等。

3.发病机制

心力衰竭的发病机制较为复杂,目前尚未完全阐明,无论是什么原因引起的心力衰竭,还是心力衰竭的不同发展阶段,其基本机制是心脏收缩和(或)舒张功能障碍,导致心脏的射血不能满足机体的需要。机体首先发生代偿机制,随着病情发展在某些诱因作用下进入失代偿。

(1)代偿机制。当心肌收缩力减弱时,为了保证正常的心排出量,机体通过以下的机制进行代偿。

Frank-Starling 机制:即增加心脏的前负荷,使回心血量增多,心室舒张末期容积增加,从而增加心排出量及提高心脏做功量。心室舒张末期容积增加,意味着心室扩张,舒张末压力也增高,心房压、静脉压也随之升高。

心肌肥厚:当心脏后负荷增高时,常以心肌肥厚作为主要的代偿机制。心肌肥厚时,心肌收缩力增强,克服后负荷阻力,心排出量在相当长时间内维持正常。心肌肥厚以心肌纤维增多为主,心肌细胞数目并不增多。细胞核及作为供给能源的物质线粒体增大和增多,但程度和速度均落后于心肌纤维的增多,心肌从整体上显得能源不足,继续发展可导致心肌细胞死亡。

神经体液的代偿机制:①交感神经兴奋性增强。心力衰竭患者血中去甲肾上腺素水平升高,作用于心肌 β_1 肾上腺素能受体,增强心肌收缩力并提高心率,以提高心排出量。但同时周围血管收缩,增加心脏后负荷,心率加快,均使心肌耗氧量增加。此外,去甲肾上腺素对心肌细胞有直接的毒性作用,可促使心肌细胞凋亡,参与心脏重塑的病理过程。②肾素-血管紧张素系统(RAS)激活。由于心排出量降低,导致肾血流量随之降低,RAS 被激活。一方面,使心肌收缩力增强,周围血管收缩维持血压,调节血液的再分配,保证心、脑等重要脏器的血液供应;另一方面,促进醛固酮的分泌,使水、钠潴留,增加总体液量及心脏前负荷。近年来的研究表明,RAS 被激活后,血管紧张素Ⅱ(AⅡ)及醛固酮分泌增加,使心肌、血管平滑肌、血管内皮细胞等发生一系列变化,称为细胞和组织的重塑。以上各种不利因素的长期作用形成恶性循环,加重心肌损伤和心功能恶化。

(2)心力衰竭时各种体液因子的改变。

心钠肽(atrial natriuretic peptide,ANP)和脑钠肽(brain natriuretic peptide,BNP):当心房压力增高、房壁受牵引时,ANP 分泌增加。其生理作用为扩张血管,增加排钠,对抗肾上腺素、肾素-血管紧张素等的水、钠潴留效应。正常人的 BNP 主要储存于心室肌内,其分泌量随心室充盈压的高低而变化,生理作用与 ANP 相似。心力衰竭时,心室壁张力增加,心室肌内 ANP 和 BNP 分泌明显增加,其增加的程度与心力衰竭的严重程度呈正相关。在心力衰竭状态下,循环中的 ANP 和 BNP 降解很快,其生理效应明显减弱。

精氨酸加压素(arginine vasopressin,AVP):由垂体分泌。具有抗利尿和收缩周围血管的作用。AVP 的释放受心房牵张受体的调节和控制,心力衰竭时心房牵张受体敏感性下降,使 AVP 的释放不能受到相应的抑制,导致水的潴留增加,且周围血管的收缩作用又使心脏后负荷增加。AVP 的效应对于心力衰竭早期有一定的代偿作用,而长期 AVP 的增加,其负面影响将使心力衰竭进一步恶化。

内皮素:是由血管内皮释放的肽类物质,具有较强的收缩血管作用。内皮素还参与心脏重塑过程。

(3)心肌损害和心室重塑。原发性心肌损害和心脏负荷过重使心脏功能受损,导致心室扩大或心室肥厚等各种代偿性变化,产生心室重构。目前大量的研究表明,心力衰竭发生发展的基本机制是心室重塑,肥厚心肌在长期负荷过重的状态下,能量相对及绝对的不足,能量的利用障碍导致心肌相对缺血、缺氧,最终导致心肌细胞死亡,继以纤维化。心肌细胞减少,使心肌整体收缩力下降;纤维化的增加又使心室的顺应性下降,重塑更趋明显,心肌收缩力不能发挥其应有的射血效应,故形成恶性循环,最后发展为不可逆的心肌损害终末阶段。

(二)临床表现

1.左心衰竭

左心衰竭以肺淤血和心排出量降低表现为主。

(1)症状。

呼吸困难:是左心衰竭最早出现的症状。其主要表现为劳力性呼吸困难、端坐呼吸、夜间阵发性呼吸困难或急性肺水肿。急性肺水肿是左心衰竭呼吸困难最严重的形式。

咳嗽、咳痰和咯血:咳嗽、咳痰为肺泡和支气管黏膜淤血所致,开始常发生在夜间,坐位或立位时可减轻或消失。痰呈白色泡沫状,有时痰中带血丝。当肺淤血明显加重或伴有肺水肿时,可咳粉红色泡沫样痰。

头晕、心慌、疲倦、乏力:心排出量不足致使器官组织灌注不足及代偿性心率加快而致上述症状。

少尿及肾功能损害症状:代偿期患者可出现夜尿增多;随着病情的发展,患者可出现少尿;长期慢性的肾血流量减少可出现血尿素氮、肌酐升高,甚至出现肾功能不全的相应症状。

(2)体征。

一般状况:脉搏加快,可出现交替脉;呼吸浅促;脉压减少,血压下降;合并感染者体温可升高;患者被迫取半坐卧位或端坐位。

肺部湿啰音:由于肺毛细血管压增高,液体可渗出到肺泡而出现湿啰音。肺部啰音多少及范围与肺淤血、呼吸困难的严重程度相关,重者出现哮鸣音。

心脏体征:除基础心脏病的固有体征外,慢性左心衰竭患者均有心脏扩大,肺动脉区第二心音亢进及舒张期奔马律。

2.右心衰竭

右心衰竭以体静脉淤血的表现为主。

(1)症状。

劳力性呼吸困难:右心衰竭呼吸困难常继发于左心衰竭。单纯性右心衰竭出现淤血性肝硬化、腹腔积液等导致腹压增加,以及出现明显的呼吸困难。

消化道症状:胃肠道及肝脏淤血可引起腹胀、食欲缺乏、恶心、呕吐等,是右心衰竭最常见的症状。

(2)体征。

水肿:首先出现在身体最低垂的部位,常有对称性、可压陷性,以双侧多见。若为单侧,则以右侧更为多见。主要是水钠潴留和静脉淤血使毛细血管内压增高所致。

肝脏体征:持续慢性右心衰竭可导致心源性肝硬化,肝脏因淤血、肿大常伴有压痛,晚期可出现黄疸和血清转氨酶升高、肝功能受损及大量腹腔积液。

颈静脉征:颈静脉搏动增强、充盈、怒张是右心衰竭时的主要体征,提示体循环静脉压增高;肝颈静脉反流征阳性则更具有特征性。

心脏体征:除基础心脏病的相应体征外,右心衰竭时因右心室显著扩大而出现三尖瓣关闭不全的反流性杂音。

3.全心衰竭

先发生左心衰竭继而出现右心衰竭,患者同时出现肺淤血和体循环淤血的表现。当右心衰竭出现后,右心排出量减少,阵发性呼吸困难等肺淤血症状反而有所减轻。

4.心功能评估

对心脏病患者的心功能状况给予评估可大体上反映病情的严重程度,对治疗措施的选择,劳动能力的评定、预后的判断等有着实用价值。

(三)实验室及其他检查

1.X线检查

(1)心影的大小及外形可为心脏病的病因诊断提供重要依据。

(2)肺淤血的有无及其程度直接反映心功能状态。Kerley B 线是在肺野外侧清晰可见的水平线状影,是肺小叶间隔内积液的表现,是慢性肺淤血的特征性表现。

2.心电图

心电图可显示左心室肥厚劳损、右心室肥大。

3.超声心动图

超声心动图比X线更准确地提供各心腔大小变化、心瓣膜结构及功能情况,评估心脏功能。

4.放射性核素检查

放射性核素心血管造影,除了有助于判断心室腔大小外,还可反映心脏收缩及舒张功能。

5.有创性血流动力学检查

有创性血流动力学检查为抢救心力衰竭患者提供可靠的血流动力学改变依据。目前,多采用漂浮导管在床边进行,测定各部位的压力及血液含氧量,直接反映左心功能。

6.其他

磁共振显像(MRI)检查、运动耐量与运动峰耗氧量测定均有助于心力衰竭的诊断。动脉血气分析等检查可协助明确临床诊断,并判断心力衰竭的严重程度、疗效及预后。

(四)诊断要点

(1)心力衰竭的诊断要综合病因、症状、体征及客观检查。

(2)左心衰竭的肺淤血可引起不同程度的呼吸困难,右心衰竭的体循环淤血引起的颈静脉怒张、肝大、水肿等是诊断心力衰竭的重要依据。

(五)治疗要点

治疗心力衰竭不能仅限于缓解症状,必须采取综合治疗措施,达到以下目的:①提高运动耐量,改善生活质量;②阻止或延缓心室重塑,防止心肌损害进一步加重;③降低病死率。

1.基本原因的治疗

控制高血压;应用药物、介入及手术治疗改善冠心病心肌缺血;慢性心瓣膜病的换瓣手术治疗;先天畸形的纠正手术等。

2.消除诱因

积极控制呼吸道感染;注意控制心率;注意检查并及时纠正甲亢、贫血等。

3.药物治疗

(1)利尿剂。利尿剂是心力衰竭治疗中最常用的药物,通过排钠、排水减轻心脏的容量负荷,对缓解淤血症状、减轻水肿有显著的效果。常用的排钾利尿剂有氢氯噻嗪、呋塞米(速尿);保钾利尿剂有螺内酯(安体舒通)、氨苯蝶啶等。

(2)血管扩张剂。血管扩张剂通过扩张容量血管和外周阻力血管而减轻心脏前、后负荷,减少心肌耗氧,改善心功能。常用药物包括:①降低前负荷的药物,以扩张静脉和肺小动脉为主,如硝酸甘油、硝酸异山梨酯;②降低后负荷的药物,以扩张小动脉为主,如血管紧张素转换酶抑制剂(ACEI),常用药物有贝那普利、卡托普利等;③同时降低前、后负荷的药物,可同时扩张小动脉及静脉,常用药物有硝普钠。

(3)洋地黄类药物。洋地黄可加强心肌收缩力,减慢心率,从而改善心力衰竭患者的心血流动力学变化。常用洋地黄制剂包括:①地高辛(digoxin),适用于中度心力衰竭维持治疗,以减少洋地黄中毒的发生率;②毛花苷 C(lanatosideC,西地兰),适用于急性心力衰竭或慢性心力衰竭加重时,特别适用于心力衰竭伴快速心房颤动者;③毒毛花苷 K(strophanthinK),适用于急性心力衰竭。

(4)其他正性肌力药物。常用药物有β受体兴奋剂(如多巴胺、多巴酚丁胺)、磷酸二酯酶抑制剂(如米力农)等。

(六)常见护理诊断/问题

1.气体交换受损

气体交换受损与左心衰竭所致的肺循环淤血有关。

2.体液过多

体液过多与右心衰竭所致的体循环淤血、水钠潴留、低蛋白血症有关。

3.活动无耐力

活动无耐力与心排出量下降有关。

4.潜在并发症

常见的潜在并发症有洋地黄中毒。

(七)护理措施

1.一般护理

(1)休息与活动。休息是减轻心脏负荷的重要措施。静息与活动的方式、时间需根据心功能情况安排,坚持动静结合,循序渐进增加活动量。卧床者保持舒适体位,如呼吸困难者取坐位、半坐位,下肢水肿者抬高下肢等,鼓励患者经常变换体位等主动或进行被动的床上运动,以避免压疮、肺部感染、下肢静脉血栓形成、肌肉萎缩等并发症。若患者活动中有面色苍白、头晕、心悸、疲乏、呼吸困难、胸痛、低血压等症状时应停止活动,并协助患者卧床休息,医护人员与患者一起调整患者休息与活动计划。

(2)饮食护理。给予患者易消化、富含维生素、高蛋白、高纤维的食物,限制总热量的摄入,少量多餐,避免过饱,水肿者限盐、限水。

2.病情观察

(1)密切观察患者呼吸困难、发绀、水肿等症状、体征有无改善,监测血氧饱和度、血气分析等结果是否正常等。若病情加重或血氧饱和度降低到94%以下,应报告医生。

(2)观察用药效果及药物的不良反应,有无洋地黄中毒、低钾等表现。

3.症状、体征的护理

(1)水肿。观察水肿的部位、范围及其他受压处皮肤有无发红、破溃等现象的发生,用手指按压水肿部位5秒后放开,观察压陷程度,观察水肿严重程度的变化。保持床褥柔软、平整、干燥,可加用海绵垫,严重水肿者可使用气垫床。保持皮肤清洁,嘱患者穿柔软、宽松的衣服和鞋袜。定时协助或指导患者更换体位。发生会阴部水肿时,应保持局部皮肤清洁、干燥,男患者可用托带支托阴囊部。遵医嘱使用利尿剂,观察用药后尿量、体重变化及水肿消退情况,监测有无电解质紊乱。用药后注意观察血压及心率的变化。

(2)呼吸困难。有明显呼吸困难者应卧床休息,以减轻心脏负担,有利于心功能恢复。劳力性呼吸困难者应减少活动量,以不引起症状为度。夜间阵发性呼吸困难者,加强夜间巡视,协助患者坐起。端坐呼吸者,加强生活护理,注意口腔清洁,协助大小便。患者应衣服宽松、盖被轻软,以减轻憋闷感。用药后观察患者呼吸困难有无改善,皮肤发绀是否减轻,血气分析结果是否正常等。

4.用药护理

(1)血管扩张剂。因血管扩张可致头痛、面红、心动过速、血压下降、直立性低血压等不良反应,注意掌握药物的量及给药途径,尤其是硝酸甘油、硝普钠等血管扩张剂静脉用药时,应严格掌握滴速、监测血压;硝普钠静脉给药注意避光且不宜长期应用,以免发生氰化物中毒。血管紧张素转换酶抑制剂可致蛋白尿、咳嗽、间质性肺炎、高钾血症等不良反应,应注意监测。

(2)利尿剂。利尿剂的主要不良反应为电解质紊乱。如袢利尿剂和噻嗪类利尿剂易致低钾血症,严重时伴碱中毒,从而诱发心律失常或洋地黄中毒,故应监测血钾浓度,观察有无乏力、腹胀、肠鸣音减弱等低钾血症的表现,同时多补充含钾丰富的食物,如菠菜、马铃薯、鲜橙汁、西红柿汁、香蕉、葡萄干、枣、杏、无花果等。必要时遵医嘱补充钾盐。口服补钾时间应在饭后进行,或将水剂与果汁同饮,以减轻胃肠道不适;噻嗪类的其他不良反应还有胃部不适、呕吐、腹泻、高血糖、高尿酸血症等。氨苯蝶啶的不良反应有胃肠道反应、嗜睡、乏力、皮疹,长期用药可产生高钾血症,尤其是伴肾功能减退、少尿或无尿者应慎用。螺内酯的不良反应有嗜睡、运动失调、男性乳房发育、面部多毛等,肾功能不全及高钾血症者禁用。另外,在非紧急情况下,利尿剂的应用时间选择早晨或日间为宜,避免夜间排尿过频而影响患者的休息。

（3）洋地黄。

注意事项:洋地黄用量个体差异很大,口服地高辛前应严密监测脉搏,预防洋地黄中毒,注意不与奎尼丁、普罗帕酮、维拉帕米、钙剂、胺碘酮等药物合用,以免增加药物毒性,长期使用地高辛的患者应定期监测血清地高辛浓度。

洋地黄毒性表现:洋地黄中毒最重要的反应是各类心律失常,最常见的是室性期前收缩,多呈二联律或三联律,其他如房性期前收缩、心房颤动、房室传导阻滞等;胃肠道反应,如食欲缺乏、恶心、呕吐等;神经系统表现,如头痛、乏力、头晕、视力模糊、黄视、绿视等,在维持用量给药时相对少见。

洋地黄中毒的处理:立即停用洋地黄;低血钾患者可口服或静脉补充氯化钾,及时停用排钾利尿剂;纠正快速性心律失常可用利多卡因或苯妥英钠,禁用电复律,因易致心室颤动,有传导阻滞及缓慢性心律失常的患者可用阿托品静脉注射或安置临时心脏起搏器。

输液护理:输液患者应加强巡视、控制输液量和滴速,并告诉患者及其家属此做法的重要性,以防其随意调快滴速,加重心脏负荷,诱发急性肺水肿。24 小时输液量应控制在 1500mL以内为宜,输液滴速宜控制在每分钟 20～30 滴,必要时使用输液泵控制输液速度。

5.心理护理

由于心力衰竭患者病情易反复发作,从而影响日常生活及睡眠质量,导致患者产生焦虑、烦躁、痛苦悲观、失望等心理变化。应及时安慰患者及其家属,鼓励他们采取积极的态度面对疾病。促进其与自信的病友交流、沟通,提高患者战胜疾病的信心。

(八)健康指导

（1）疾病相关知识指导。与患者及家属一起制订活动目标和计划,根据患者身体情况确定活动的持续时间和频度,循序渐进增加活动量,制订活动计划,嘱患者饮食宜清淡、易消化、富营养,每餐不宜过饱,多食蔬菜、水果,防止便秘,戒烟酒。严格遵医嘱服药,不随意增减或撤换药物。教会患者服用地高辛前自测脉搏,当脉搏在 60 次/min 以下时暂停服药,及时就诊。服用洋地黄者应会识别其中毒反应并及时就诊;服用血管扩张剂者,改变体位时动作不宜过快,以防止发生直立性低血压。

（2）嘱患者定期门诊随访,防止病情发展。

二、急性心力衰竭患者的护理

急性心力衰竭是指由于急性心脏病变引起心排出量显著、急骤降低而导致组织器官灌注不足和急性淤血综合征。临床上以急性左心衰竭较为常见,多表现为急性肺水肿或心源性休克,是临床最常见的急危重症之一,抢救是否及时、合理与预后密切相关。

(一)病因与发病机制

1.病因

心脏解剖或功能的突发异常,使心排出量急剧降低和肺静脉压突然升高这些均可导致急性左心衰竭。常见于以下几种疾病。

(1)急性心肌坏死或损伤类的疾病,如广泛前壁心肌梗死、急性重症心肌炎等。

(2)急性血流动力学障碍类疾病,如乳头肌梗死断裂、室间隔破裂穿孔等。

(3)慢性心力衰竭急性加重,诱发因素有肺部感染、输液过多过快、精神负荷增加等。

(4)其他,高血压心脏病血压急剧升高、高血压危象等。

2.发病机制

心脏收缩力突然严重减弱,或左室瓣膜急性反流,心排出量急剧减少,左室舒张末压迅速升高,肺静脉回流不畅。由于肺静脉压快速升高,肺毛细血管压随之升高,使血管内液体渗入肺间质和肺泡内形成急性肺水肿。肺水肿早期可因交感神经激活,血压升高,随着病情持续进展,血管反应减弱,血压逐步下降。

(二)临床表现

1.症状

患者突发严重呼吸困难,呼吸频率常达 $30\sim40$ 次/min,出现强迫坐位、面色苍白、发绀、大汗、烦躁、频繁咳嗽,咳粉红色泡沫痰。发病开始可有一过性血压升高,若病情持续发展,血压可逐渐下降直至休克。严重者可因脑缺氧而致神志模糊。

2.体征

听诊时两肺满布湿啰音和哮鸣音,心尖部第一心音减弱,频率快,可闻及舒张期奔马律,肺动脉瓣第二心音亢进。

(三)诊断要点

根据典型症状与体征,一般不难做出诊断。

(四)抢救配合

1.体位

立即协助患者取坐位、双腿下垂,注意防止跌倒受伤。

2.氧疗

立即给予高流量氧气($6\sim8L/min$)吸入,并通过 $30\%\sim50\%$ 的乙醇湿化,使肺泡内泡沫的表面张力降低而破裂,以利于改善肺泡通气,注意要间歇吸氧。若 $PaO_2<60mmHg$,应予以机械通气辅助呼吸,包括持续气道正压通气(CPAP)或无创性正压机械通气(NIPPV),必要时使用气管插管通气。

3.用药护理

迅速建立 2 条静脉通道,遵医嘱正确、及时使用药物,观察药物疗效及不良反应。

(1)吗啡。吗啡可使患者镇静,降低心率,同时扩张小血管而减轻心脏负荷,临床上以吗啡 $3\sim5mg$ 皮下注射或静脉推注,必要时可重复使用一次,但肺水肿伴颅内出血、神志障碍、慢性肺部疾病时禁用,以免抑制呼吸,老年患者应减量或肌内注射。注意观察患者有无心动过缓或呼吸抑制。

（2）快速利尿剂。例如,呋塞米可降低心脏前负荷,20～40mg静脉注射,10分钟内起效,4小时后可重复1次。

（3）血管扩张剂。可选用硝酸甘油、硝普钠或酚妥拉明静脉滴注,严密监测血压,有条件者用输液泵控制滴速,并根据血压调整剂量。

（4）洋地黄制剂。洋地黄制剂适用于快速心房颤动或已知有心脏增大伴左心室收缩功能不全的患者。可用毛花苷C稀释后缓慢静脉推注,推注时注意监测患者脉搏。

（5）氨茶碱。氨茶碱对解除支气管痉挛有效,并有一定的正性肌力及扩张血管、利尿的作用。静脉给药时注意速度。

4.病情观察

严密监测患者的血压、呼吸、血氧饱和度、心率、心电图,检查血电解质、血气分析等,对安置漂浮导管者应监测血流动力学指标的变化,记录24小时出入量。观察呼吸频率和深度、意识、精神状态、皮肤颜色及温度、肺部啰音的变化。

5.心理护理

恐惧或焦虑可导致交感神经兴奋性增高,加重呼吸困难。医护人员在抢救时要做到:①保持镇静、操作熟练、忙而不乱,使患者产生信任、安全感;②避免在患者面前讨论病情,以减少误解;③指导患者进行自我心理调整,如深呼吸、放松疗法等;④向患者说明恐惧对病情的不良影响,如增加心脏负荷、诱发心律失常、加重支气管痉挛等,使患者主动配合治疗,保持情绪稳定。

（五）健康指导

（1）向患者及其家属讲解导致本病的诱因,并指导患者尽量避免诱发因素的影响。

（2）嘱患者在静脉输液前主动告诉护士自己有心脏病史,便于护士在输液时控制输液量及速度。

第二节 心律失常的护理

心律失常是指心脏冲动的起源部位。心搏频率、节律及冲动传导的异常。可由各种器质性心血管病、药物中毒、电解质和酸碱平衡失调等因素引起,部分心律失常也可因自主神经功能紊乱所致。

一、分类

（一）按发生原理分类

心律失常按其发生原理可分为激动起源异常和激动传导异常两类。

（二）按心率快慢分类

心律失常可按其发作时心率的快慢分为快速性心律失常和缓慢性心律失常两大类。

二、发生机制

（一）激动形成异常

在正常情况下,窦房结自律性最高,是激动的起源。当自主神经系统兴奋性改变或其内在发生病变,均可导致多处具有自律性的心肌细胞不适当地发放冲动。此外,原来无自律性的心肌细胞(如心房细胞、心室细胞)亦可在心肌缺血、电解质紊乱、儿茶酚胺增多等病理状态下出现异常自律性的形成。

(二)激动传导异常

折返是所有快速性心律失常中最常见的发生机制。激动在环内反复循环,产生持续而快速的心律失常。产生折返的基本条件是传导异常,包括:①心脏 2 个或多个部位的传导性与不应期各不相同,相互连接形成 1 个闭合环;②其中一条通道发生单向传导阻滞;③另一条通道传导缓慢,使原先发生阻滞的通道有足够时间恢复兴奋性;④原先阻滞的通道再次激动,从而完成 1 次折返激动。

三、窦性心律失常

凡起源于窦房结的心律,称为窦性心律。窦性心动过速、窦性心动过缓、窦性心律不齐、窦性停搏及病态窦房结综合征均属窦性心律失常。窦性心律的心电图特点为:P 波规律出现,且 P 波形态表明激动来自窦房结(P 波在 Ⅰ、Ⅱ、aVF、$V_4 \sim V_6$ 直立,在 aVR 倒置)。正常成人窦性心律的频率一般为 60~100 次/min。

(一)窦性心动过速

成人窦性心律的频率＞100 次/min,称为窦性心动过速。窦性心动过速时,P-R 间期、QRS 及 Q-T 时限都相应缩短,有时可伴有继发性 ST 段轻度压低和 T 波振幅偏低。窦性心动过速常见于运动、精神紧张、发热、甲状腺功能亢进、贫血、失血、心肌炎和应用肾上腺素类药物作用等情况。窦性心动过速的治疗主要是祛除诱因,如止痛、控制感染、纠正贫血、改善心功能、控制甲状腺功能亢进等,必要时可适当予以 β 受体阻滞剂治疗。

(二)窦性心动过缓

窦性心律的频率＜60 次/min 时,称为窦性心动过缓。老年人和运动员心律相对较缓。颅内压增高、甲状腺功能低下或使用 β 受体阻滞剂等均可引起窦性心动过缓。窦性心动过缓若心率不低于 40 次/min,且无症状时,可不进行治疗。严重窦性心动过缓者,若经治疗无效或不能改善者,需安装起搏器,防止发生心功能不全。

(三)窦性停搏

窦性停搏亦称窦性静止,是指在规律的窦性心律中,有时因迷走神经张力增大或窦房结障碍,在一段时间内窦房结停止发放激动,心电图上见规则的 P-P 间距中突然出现 P 波脱落,形成长 P-P 间距,且长 P-P 间距与正常 P-P 间距不成倍数关系。窦性停搏后常出现逸搏或逸搏心律。治疗见病态窦房结综合征。

(四)病态窦房结综合征

起搏传导系统退行性病变及冠心病、心肌炎(尤其是病毒性心肌炎)、心肌病等疾病,可累及窦房结及其周围组织,从而产生一系列缓慢窦性心律失常,并引起头昏、黑矇、昏厥等临床表现,称为病态窦房结综合征(sick sinus syndrome,SSS)。其主要的心电图表现包括:①持续的窦性心动过缓,心率＜50 次/min,且不易用阿托品等药物纠正;②窦性停搏或窦房传导阻滞;③在显著的窦性心动过缓的基础上,常出现室上性快速心律失常(房速、房扑、房颤等),又称慢快综合征;④若病变同时累及房室交界区,则发生窦性停搏时,可长时间不出现交界性逸搏,或伴有房室传导障碍,即称为双结病变。治疗要点:①无症状者定期随诊观察;②病变严重者可发生心脏停搏或猝死,应及时安装人工起搏器;③慢快综合征可联合使用抗心律失常药。

四、房性心律失常

(一)房性期前收缩

房性期前收缩(atrial premature beats,APB)又称房性早搏、房早。它是起源于心房任何部位的主动性异位心脏冲动,非常普遍。房性期前收缩为提早出现的 QRS 波,其前有一异形 P 波,其后有一不完全代偿期,QRS 波形多与正常 QRS 波形一致。患者主要表现为心悸、心脏"停跳"感,期前收缩次数过多时自觉"心跳很乱",可有胸闷、心前区不适、头昏、乏力、摸脉有间歇等,也有无症状者。房性期前收缩一般不需要特殊治疗。症状明显者或因此触发室性期前收缩时,应给予 β 受体阻滞剂、普罗帕酮等药物治疗。

(二)房性心动过速

房性心动过速简称房速。根据发生机制与心电图表现的不同,可分为自律性房性心动过速、折返性房性心动过速与紊乱性房性心动过速 3 种。

房速常见于心肌梗死、慢性阻塞性肺疾病、大量饮酒、代谢障碍、洋地黄中毒,特别是伴有低血钾时,也可见于无器质性心脏病的少年及儿童。心电图特征:①心房率通常为 150～200次/min;②P 波形态与窦性者不同;③常出现二度房室传导阻滞;④P 波之间等电位线存在;⑤刺激迷走神经不能终止心动过速,反而加重房室传导阻滞;⑥发作时心率逐渐加速。

患者可有胸闷、心悸,症状不明显者无须紧急处理。洋地黄引起者、心室率超过140 次/min、伴有心力衰竭、休克应:①立即停用洋地黄;②若血清钾不升高,首选氯化钾口服或静脉滴注氯化钾,同时进行心电图监测,以避免出现高血钾;③已有高血钾者,可选用普萘洛尔、苯妥英、普鲁卡因胺与奎尼丁。心室率不快者,仅需停用洋地黄。非洋地黄引起者,应积极治疗原发病,同时口服或静脉注射洋地黄,若未能转复窦性心律,可应用奎尼丁、丙吡胺、普鲁卡因胺、普罗帕酮或胺碘酮。

(三)心房扑动

心房扑动简称房扑,多见于器质性心脏病,如冠心病、高血压、肺心病、肺栓塞、病态窦房结等。典型的心电图特征是 P 波消失,代以形态、间距及振幅均绝对整齐呈锯齿状的 F 波,频率250～350 次/min,多为 2:1 传导。心房扑动伴室内差异传导,束支传导阻滞或预激综合征时,应注意与室性心动过速鉴别。治疗要点:应积极治疗原发病。房扑的药物治疗效果有限,同步直流电复律是终止房扑的最有效方法,一般用 50～100Ws,成功率 100%,经导管射频消融术治疗效果好,多数患者可根治。

(四)心房颤动

心房颤动简称房颤,是最常见的持续性心律失常,随着年龄增长房颤的发生率增加。房颤常见的病因包括高血压性心脏病、冠心病、心脏外科手术、瓣膜病、心力衰竭、心肌病、先天性心脏病、肺动脉栓塞、甲状腺功能亢进症等,饮酒、精神紧张、水电解质紊乱、严重感染等可引起房颤。典型的心电图特征是:①P 波消失,代之以 f 波;②f 波频率为 350～600 次/min,其大小、形态和振幅不同;③心室率绝对不规则,未治疗时通常为 100～160 次/min,当发生完全性房室传导阻滞时,心室率可完全均齐;④QRS 波群形态正常,当发生室内差异性传导时,QRS 波群可宽大畸形。房颤时心房丧失收缩功能，血液容易在心房内淤滞而形成血栓，血栓脱落后可随着血液至全身各处，导致脑栓塞、肢体动脉栓塞等。治疗原则如下。①恢复窦性心律。可采用普罗帕酮或氟卡尼顿服，或氟卡尼、多非利特、普罗帕酮、伊布利特和胺碘酮静脉给药，或药物加同步直流电复律。②控制快速心室率。常用药物有β受体阻滞剂、钙通道拮抗剂、洋地黄、胺碘酮。③防止血栓形成和脑卒中。房颤患者如果有下列情况，应当进行抗凝治疗：年龄≥65岁；以前有过脑卒中病史或者短暂脑缺血发作；充血性心力衰竭；高血压；糖尿病；冠心病；左心房扩大；超声心动图发现左心房血栓。

五、房室交界区性心律失常

(一)阵发性室上性心动过速

阵发性室上性心动过速(paroxysmal supraventricular tachycardia，PSVT)简称室上速，是指起源于心房或房室交界区的心动过速，大多数是由于折返激动所致，少数由自律性增加和触发活动引起。一般患者无器质性心脏病表现。发作时患者常有心悸、胸闷、头晕等，心绞痛心力衰竭、休克者少见。典型的心电图特点是：连续3个以上迅速出现QRS波，频率150～250次/min。R-R间距相等，P波为逆行波，常埋于QRS波群中。常用治疗方法如下。①刺激迷走神经。②药物首选腺苷静脉注射，无效者采用维拉帕米静脉注射；毛花苷C(西地兰)对于PSVT伴心功能不全者应首选；低血压者选用升压药物。③超速或配对起搏各种药物治疗无效者，可经食管或心房内超速或配对起搏以终止心动过速发作。④紧急情况时(如急性心力衰竭、休克等)可用同步直流电复律。⑤预防复发：优先考虑使用经导管射频消融术。洋地黄、长效钙通道阻滞剂、普罗帕酮等可供选用。

(二)预激综合征

预激是一种房室传导的异常现象，冲动经附加通道下传，提早兴奋心室的一部分或全部，引起部分心室肌提前激动称为预激综合征(pre-excitation syndrome)或WPW(Wolf-Parkinson-White)综合征，常合并心动过速发作。患者大多无器质性心脏病。单纯预激并无症状。并发室上性心动过速与一般室上性心动过速相似。心电图表现：①PR间期缩短至0.12秒以下；②QRS时限延长达0.11秒以上；③QRS波群起始部粗钝，与其余部分形成顿挫，即所谓预激；④继发性ST-T波改变。房结、房希旁道PR间期少于0.12秒，大多在0.10秒；QRS波群正常，无预激波。结室、束室连接PR间期正常，QRS波群增宽，有预激波。预激本身不需特殊治疗，并发室上性心动过速时，治疗同一般室上性心动过速。

六、室性心律失常

(一)室性期前收缩

室性期前收缩(premature ventricular beats)即室性早搏，简称室早，是临床上非常常见的心律失常，其发生于正常健康人群和各种心脏病患者。室性期前收缩的临床症状有很大的变异性，从无症状、轻微心悸不适，到期前收缩触发恶性室性心律失常而致昏厥或黑矇，且其临床症状与预后并无平行关系。典型心电图：QRS波提早出现，其形态异常，时限大多>0.12秒，T波与QRS波主波方向相反，ST段随T波移位，其前无P波，室性期前收缩后见完全性代偿间歇。室性期前收缩的类型有：①期前收缩孤立出现；②期前收缩规律出现，如每个窦性心律后跟随一个室性期前收缩称为二联律，每2个窦性心律后跟随一个室性期前收缩称为三联律，依此类推;③连续2个室性期前收缩称为成对室性期前收缩;④室性期前收缩的R波落在前一个QRS-T波群的T波上,称为Ron-T现象;⑤同一导联内室性期前收缩形态相同为单形性室性期前收缩,形态不同称为多形或多源性室性期前收缩。无器质性心脏病的室性期前收缩无须治疗。有器质性心脏病,认为是具有潜在恶性或恶性室性期前收缩者必须治疗。除针对病因进行治疗外,可选用抗心律失常药物治疗,多选用作用于心室的Ⅰ类和Ⅲ类药。

(二)室性心动过速

室性心动过速(ventricular tachycardia,VT)简称室速,是指连续出现3个或3个以上的自发性室性电除极活动,包括单形非持续性、持续性室性心动过速及多形室性心动过速。室性心动过速常见于各种器质性心脏病,如冠心病、心肌病、心力衰竭、心瓣膜病等,也可见于非器质性心脏病者,如代谢障碍、电解质紊乱、长QT间期综合征等。非持续性室速可无临床症状,持续性室速患者常伴有明显的血流动力学障碍与心肌缺血。典型心电图特征:①3个及以上的室性期前收缩连续出现。②QRS波群形态畸形,时限超过0.12秒;ST-T波方向与QRS波群主波方向相反。③心室率通常为100～250次/min;心律规则或略不规则。④心房独立活动与QRS波群无固定关系,形成房室分离。⑤通常发作突然开始。⑥心室夺获与室性融合波:室速发作时少数室上性冲动可下传心室,产生心室夺获,表现为在P波之后,提前发生一次正常的QRS波群。室性融合波的QRS波群形态介于窦性与异位心室搏动之间,其意义为部分夺获心室。心室夺获与室性融合波的存在对确立室速诊断提供重要依据。治疗原则:①非持续性室速无症状者,处理同室性期前收缩;②持续性室速或有器质性心脏病者应给予治疗;③终止室速发作可选用胺碘酮、利多卡因或普鲁卡因胺静脉注射,无效可采用同步直流电复律;④预防复发。

(三)心室扑动与心室颤动

心室扑动简称室扑,心室颤动简称室颤,室扑通常为室颤的前奏。室扑和室颤是心室快而弱的无效性收缩,是严重的致命性的心律失常,常见于缺血性心脏病。临床表现为患者突然意识丧失、抽搐、呼吸停止,脉搏触不到、血压测不到,心音听不到。典型心电图表现:室扑时,QRS波群和T波难以辨认,代之以较为规则、振幅高大的正弦波群,频率为150～300次/min;室颤时,正弦波形低小不整齐,频率为200～500次/min。应立即对患者进行非同步直流电复律,并配合心肺复苏。

七、心脏传导阻滞

冲动在心脏传导系统的任何部位传导均可发生阻滞。例如,发生在窦房结与心房之间称为窦房传导阻滞;在心房与心室之间称为房室传导阻滞;位于心房内称为房内阻滞;位于心室内称为室内传导阻滞。

按照传导阻滞的严重程度一般分为三度。一度传导阻滞表现为传导时间延长。二度传导阻滞分为2型:莫氏Ⅰ型(文氏现象)和Ⅱ型。Ⅰ型阻滞表现为传导时间进行性延长,直至一次冲动不能传导;Ⅱ型表现为间歇出现的传导阻滞。三度又称完全性传导阻滞,此时全部冲动均不能被传导。本节主要介绍房室传导阻滞。

房室传导阻滞(atrioventricular block,AVB)是指窦房结发出冲动在从心房传到心室的过程中,部分或完全,暂时或永久性的阻滞。

（一）病因

1.生理性原因

正常人或运动员可出现文氏型房室传导阻滞，常发生在夜间，与迷走神经张力增高有关。

2.病理性原因

病理性原因包括急性心肌梗死、冠状动脉痉挛、病毒性心肌炎、急性风湿热、先天性心血管病、原发性高血压、电解质紊乱、药物中毒等。

（二）临床表现及心电图特点

1.一度房室传导阻滞

心电图表现为 PR 间期延长，但每个冲动均能下传，患者常无症状，听诊时心尖部第一心音减弱。

2.二度Ⅰ型房室传导阻滞

PR 间期进行性延长，相邻的 RR 间期进行性缩短，直至一个 P 波受阻不能下传。患者可有心搏暂停感觉，二度Ⅱ型房室传导阻滞 PR 间期恒定不变，心房冲动传导突然阻滞。患者常疲乏、头昏、昏厥、抽搐和心功能不全，常在较短时间内发展为完全性房室传导阻滞，听诊时心律整齐与否，取决于房室传导比例的改变。

3.三度房室传导阻滞

三度房室传导阻滞即完全性房室传导阻滞。心房与心室活动互不相关，心房率快于心室率。患者症状取决于是否建立了心室自主节律及心室率和心肌的基本情况，如心室自主节律未及时建立则出现心室停搏，自主节律点较高（如恰位于希氏束下方），心室率较快达 40～60 次/min，患者可能无症状，双束支病变者心室自主节律点甚低，心室率在 40 次/min 以下，可出现心功能不全、脑缺血综合征或猝死，心室率缓慢常引起收缩压升高和脉压增宽。

（三）治疗要点

针对不同病因进行治疗。一度和二度Ⅰ型房室传导阻滞，若患者心室率不太慢，无须治疗；二度Ⅱ型和三度房室传导阻滞，若患者心室率慢或发生血流动力学障碍，应给予心脏起搏治疗。阿托品、异丙肾上腺素仅适用于无心脏起搏条件者。

八、心律失常患者的护理

（一）常见护理诊断/问题

(1)活动无耐力。活动无耐力与心律失常导致心悸或心排出量减少有关。

(2)焦虑。焦虑与心律失常反复发作有关。

(3)潜在并发症。常见的并发症有猝死。

（二）护理措施

1.一般护理

(1)活动与休息。偶发、无器质性心脏病的心律失常者，不需卧床休息，注意劳逸结合；有血流动力学改变的轻度心律失常患者应适当休息，避免劳累；严重心律失常者应卧床休息。

(2)饮食。按心血管系统疾病护理常规。

(3)用药护理。①遵医嘱用药；②注意不同抗心律失常药物的适应证与不良反应，如利多卡因可致头晕、嗜睡、视力模糊、抽搐和呼吸抑制，因此静脉注射累积不宜超过 300mg/2h；苯妥英钠可引起皮疹,普罗帕酮易致恶心、口干、头痛等,故宜饭后服用;奎尼丁可出现神经系统方面改变,同时可致血压下降、QRS 增宽。QT 间期延长,故给药时须定期测心电图、血压、心率,若血压下降、心率慢或不规则应暂时停药。

2.病情观察

密切观察患者心律、心率、血压、血氧饱和度等变化。

(1)当心电图或心电监护中发现以下任何一种心律失常,应及时与医师联系,并准备急救处理。①频发室性期前收缩(每分钟 5 次以上)或室性期前收缩呈二联律;②连续出现 2 个以,上多源性室性期前收缩或反复发作的短阵室上性心动过速;③室性期前收缩落在前一搏动的 T 波之上;④心室颤动或不同程度房室传导阻滞。

(2)当心率大于每分钟 160 次时应及时处理。

(3)当患者收缩压低于 80mmHg,脉压小于 20mmHg,面色苍白,脉搏细速,出冷汗,神志不清,四肢厥冷,尿量减少,应立即进行抗休克处理。

3.对症处理

(1)阿-斯综合征抢救配合。患者意识丧失,昏迷或抽搐,此时大动脉搏动消失,心音消失,血压测不到,呼吸停止或发绀,瞳孔放大。①叩击心前区和进行胸外心脏按压,通知医师,并备齐各种抢救药物及用品。②静脉推注异丙肾上腺素或阿托品。③心室颤动时积极配合医师作电击除颤,或安装人工心脏起搏器。

(2)心搏骤停抢救配合。患者突然意识丧失、昏迷或抽搐,此时大动脉搏动消失,心音消失,血压为 0,呼吸停止或发绀,瞳孔放大。①同"阿-斯综合征抢救配合";②给氧,保持呼吸道通畅,必要时配合医师行气管插管及应用辅助呼吸器,并做好护理;③建立静脉通道,准确、迅速、及时地遵医嘱给药;④脑缺氧时间较长者,头部可置冰袋或冰帽;⑤注意保暖,防止并发症;⑥监测记录 24 小时液体出,入量,必要时留置导尿;⑦严密观察病情变化,及时填写特别护理记录单。

(三)健康指导

(1)积极治疗各种器质性心脏病,调整自主神经功能。

(2)避免情绪波动,戒烟、酒,不宜饮浓茶、咖啡。

(3)坚持服药,不随意增、减药量或中断治疗。

(4)加强锻炼,预防感染。

(5)定期随访,监测心电图,随时调整治疗方案。

(6)安装人工心脏起搏器患者应随身携带诊断卡、异丙肾上腺素(或阿托品)等。

第三节 冠状动脉粥样硬化性心脏病的护理

冠状动脉粥样硬化性心脏病简称冠心病,是指由于脂质代谢不正常,血液中的脂质沉着在动脉内膜上,造成动脉腔狭窄,血流受阻或冠状动脉功能性改变(痉挛)导致心肌缺血或坏死引起的心脏病。冠心病的原因尚不明确,目前认为可能是多种因素综合作用的结果。

认为本病发生的危险因素包括:年龄、性别(45 岁以上的男性、55 岁以上或者绝经后的女性),家族史(父兄在 55 岁以前,母亲或姐妹在 65 岁前死于心脏病),血脂异常(低密度脂蛋白胆固醇 LDL-C 过高,高密度脂蛋白胆固醇 HDL-C 过低),高血压,糖尿病,吸烟,超重,肥胖,痛风,不运动等。世界卫生组织(WHO)将冠心病分为无症状性心肌缺血、心绞痛、心肌梗死、缺血性心肌病、猝死 5 种类型。其中,最常见的是心绞痛型,最严重的是心肌梗死和猝死 2 种类型。

一、心绞痛概述

心绞痛是指由于冠状动脉粥样硬化、狭窄导致冠状动脉供血不足,心肌暂时缺血与缺氧引起的以心前区疼痛为主要临床表现的一组综合征。其特点为发作性前胸压榨性疼痛,可伴有其他症状,疼痛主要位于胸骨后部,可放射至心前区与左上肢,常发生于劳动或情绪激动时,持续数分钟,休息或用硝酸酯制剂后消失。本病多见于男性,多数患者在 40 岁以上,劳累、情绪激动、饱食、受寒、阴雨天气、急性循环衰竭等为常见的诱因。

(一)病因与发病机制

心绞痛的发病原因是心肌供血的绝对或相对不足。因此,各种减少心肌血液(血氧)供应(如血管腔内血栓形成、血管痉挛)和增加氧消耗(如运动、心率增快)的因素,都可诱发心绞痛。心肌供血不足主要源于冠心病。有时,其他类型的心脏病或失控的高血压也能引起心绞痛。疼痛的发生机制,可能是心肌无氧代谢产物(如乳酸、丙酮酸等酸性物质)或类似激肽的多肽类物质刺激心脏内传入神经末梢所致,且常传到相同脊髓段的皮肤浅表神经,引起疼痛放射。

(二)临床表现

1.典型心绞痛症状

突然发生的位于胸骨体上段或中段之后的压榨性、闷胀性或窒息性疼痛,亦可能波及大部分心前区,可放射至左肩、左上肢前内侧,达无名指和小指,偶可伴有濒死感,往往迫使患者立即停止活动,重者还出汗。疼痛历时 1~5 分钟,很少超过 15 分钟;休息或含服硝酸甘油,疼痛在 1~2 分钟内(很少超过 5 分钟)消失。常在劳累、情绪激动、受寒、饱食、吸烟时发生,贫血、心动过速或休克亦可诱发。

2.不典型的心绞痛症状

疼痛可位于胸骨下段、左心前区或上腹部,放射至颈、下颌、左肩胛部或右前胸,疼痛可很快消失或仅有左前胸不适、发闷感,常见于老年患者或者糖尿病患者。

(三)实验室及其他检查

1.心电图

心电图是诊断心肌缺血最常用的无创性检查,发作时心电图检查可见以 R 波为主的导联中,ST 段压低,T 波平坦或倒置(变异型心绞痛者则有关导联 ST 段抬高),发作过后数分钟内逐渐恢复。心电图无改变的患者可考虑做负荷试验。

2.X 线检查

X 线检查可无异常发现,部分患者可见心影增大、主动脉增宽、肺充血等改变。

3.放射性核素检查

放射性核素检查可显示心肌缺血区的部位和范围。

4.冠状动脉造影

通过向冠状动脉内注入造影剂,可显示出左、右冠状动脉及其分支内的阻塞性病变,具有确诊价值。

5.血管内超声显像

将微型超声探头通过心导管送入冠状动脉,能同时了解到冠脉腔狭窄情况和管壁的病变情况。

6.血管镜

血管镜可直接观察冠脉腔,尤其适用于血栓性病变。

(四)诊断要点

据典型的发作特点和体征,含服硝酸甘油后缓解,结合年龄和存在冠心病易患因素,除外其他原因所致的心绞痛,一般即可确立诊断。发作不典型者,诊断要依靠观察硝酸甘油的疗效和发作时心电图的改变;若仍不能确诊,可多次复查心电图、心电图负荷试验或24小时动态心电图连续监测,若心电图出现阳性变化或负荷试验诱致心绞痛发作时亦可确诊。根据加拿大心血管协会(CCS)心绞痛严重程度分级,共分为以下4级。

Ⅰ级:一般活动不引起心绞痛发作,强度大、速度快、时间长的体力活动引起发作。

Ⅱ级:一般体力活动轻度受限制,在快步走、饭后、冷风、紧张时更明显。一般平地步行200m以上或登楼1层以上受限。

Ⅲ级:一般体力活动显著受限,以一般速度平步行走200m,或上1层楼即可引起心绞痛发作。

Ⅳ级:所有活动可引起心绞痛,甚至休息时也有发作。

(五)治疗要点

1.发作时的治疗

(1)休息。发作时立刻休息,患者一般在停止活动后症状即可缓解。

(2)药物治疗。较重的发作,可使用作用快的硝酸酯制剂。其中,最常用的是硝酸甘油片,舌下含服,1～2分钟开始起作用,约半小时后作用消失;也可选用硝酸异山梨酯,舌下含服,2～5分钟见效;另外还可选用亚硝酸异戊酯0.2mL(1支)用手绢包裹压碎后,吸入其挥发气体。

2.缓解期的治疗

尽量避免各种诱因:进食不应过饱;禁绝烟酒;减轻精神负担;保持适当的体力活动等。缓解期药物治疗基本原则是;选择性地扩张病变的冠脉血管;降低血压;改善动脉粥样硬化。

(1)硝酸酯制剂。内皮依赖性血管扩张剂,减少心肌需氧、改善心肌灌注,从而改善心绞痛症状。常用药物有硝酸异山梨醇、戊四硝酯、长效硝酸甘油制剂。

(2)β受体阻断剂。β受体阻断剂可作为起始治疗药物,根据症状和心率调整剂量。具有阻断拟交感胺类对心率和心收缩力受体的刺激作用,减慢心率,降低血压,减低心肌收缩力和耗氧量,从而缓解心绞痛的发作。此外,还减低运动时血流动力的反应,使在同一运动量水平上心肌耗氧量减少;使不缺血的心肌区小动脉(阻力血管)缩小,从而使更多的血液通过极度扩张的侧支循环(输送血管)流入缺血区。常用制剂包括:①普萘洛尔,逐渐增加剂量;②氧烯洛尔;③阿普洛尔;④吲哚洛尔;⑤索他洛尔;⑥美托洛尔;⑦阿替洛尔;⑧醋丁洛尔;⑨纳多洛尔等。

(3)钙通道阻滞剂。钙通道阻滞剂治疗变异型心绞痛的疗效最好。本类药物抑制钙离子进入细胞内,也抑制心肌细胞兴奋-收缩耦联中钙离子的利用,从而抑制心肌收缩,减少心肌耗氧;同时扩张冠状动脉,解除冠状动脉痉挛,改善心内膜下心肌的血供;扩张周围血管,降低动脉血压,减轻心脏负荷;还降低血液黏度,抗血小板聚集,改善心肌的微循环。常用制剂有维拉帕米、硝苯地平、地高辛制剂等。

本类药物可与硝酸酯同服。其中,硝苯地平尚可与β受体阻断剂同服,但维拉帕米与β受体阻断剂合用时则有过度抑制心脏的危险。停用本类药物时也宜逐渐减量然后停服,以免发生冠状动脉痉挛。

(4)其他药物。阿司匹林、氯吡格雷抗血小板聚集;他汀类药物有效降低总胆固醇和低密度脂蛋白,延缓斑块进展;虾青素、花青素等天然抗氧化剂已经被许多国家作为防治冠心病的首选药物;中医以"活血化瘀""芳香温通""祛痰通络"为常用治疗。

(5)非药物治疗。①运动锻炼疗法,稳定性心绞痛患者可每天进行有氧运动30分钟,每周不少于5天;②血管重建治疗,常用的治疗方法有经皮冠状动脉介入治疗和冠状动脉旁路移植术等;③增强型体外反搏。

二、急性心肌梗死概述

心肌梗死(myocardial infarction,MI)是指在冠状动脉病变的基础上,状动脉供血急剧减少或中断,使相应部位心肌发生严重持久的缺血性损伤和坏死。急性心肌梗死(acute myocardial infarction,AMI)表现为剧烈持久的胸骨后疼痛、特征性心电图改变和血清酶增高,并可有严重心律失常、休克、心力衰竭等表现,是冠心病的严重类型。

(一)病因与发病机制

急性心肌梗死的基本病因是冠状动脉粥样硬化。当病变使冠状动脉严重狭窄或闭塞而其侧支循环未及时、充分建立时,心肌的血液供给明显不足,在此基础上,一旦冠状动脉因某些因素,如体力与精神负荷过重(饱餐、高脂饮食、用力大便)、管腔内血栓形成、低血压与休克、严重心律失常等致血流急剧减少甚至中断,心肌出现严重而持久的急性缺血而发生梗死。

(二)临床表现

1.先兆

多数患者发病前数日有乏力、胸闷、心悸、气急、烦躁等前驱症状。其中,以新发生的心绞痛或原有心绞痛加重最为突出。心绞痛发作比以往更频、更剧,持续时间更长,硝酸甘油疗效差。

2.症状

(1)疼痛。疼痛是最早和最突出的症状,表现特点包括:①清晨或静息时发生,无明显诱因;②疼痛剧烈,常伴大汗,难以忍受,需用麻醉性强的镇痛药才能缓解;③持续时间更长,可达半小时或数日;④患者常烦躁不安;⑤疼痛范围广,包括整个心前区,可放射至颈、上腹、背部等处;⑥休息和含用硝酸甘油多数无效。临床约有 1/3 的患者疼痛位于上腹部,易被误认为胃穿孔、急性胰腺炎等。发生于糖尿病或老年人的心肌梗死可无疼痛或仅有胸闷,称为无痛性心肌梗死,可一开始即出现休克和心力衰竭。

(2)全身症状。全身症状有发热、白细胞增高、血沉增快、面色苍白、心动过速、恐惧或濒死感;疼痛发生后 24~48 小时开始发热,38℃ 左右,很少高于 39℃,持续约 1 周。

(3)胃肠道症状。常见胃肠道症状有恶心、呕吐、呃逆、上腹胀气或胀痛,与迷走神经受坏死心肌刺激和心排出量降低致组织灌注不足等有关。

(4)心律失常。心律失常见于 75%~95% 的患者,是急性期引起患者死亡的主要原因。多于发病后 1~2 周内出现各种心律失常,以 24 小时内常见。

(5)低血压和休克。低血压和休克为心肌广泛坏死、心排出量骤然下降所致。疼痛时常见血压降低,若收缩压<80mmHg 且伴组织器官血流灌注不足表现(面色苍白、皮肤湿冷、脉细速、大汗淋漓、尿<20mL/h、神志和意识改变等),应考虑为心源性休克。

(6)心力衰竭。绝大多数患者于起病最初几天或在疼痛、休克好转阶段出现急性左心衰,严重者可发生肺水肿,继而出现右心衰。若右室梗死,则一开始就出现右心衰竭。

3.体征

①心界轻度或中度增大;②心动过速或心动过缓;③心尖区第 1 心音减弱;④第 3 心音或第 4 心音奔马律;⑤胸骨左缘第 3~4 肋间收缩期杂音伴震颤(室间隔破裂);⑥心包摩擦音(发病最初 2~3 日);⑦突然出现心脏压塞征和电-机械分离现象时,提示心脏破裂;⑧出现休克或心衰的相关体征。

4.并发症

(1)乳头肌功能失调。乳头肌功能失调的发生率达 50%。心尖区听到收缩中晚期喀喇音和响亮的吹风样收缩期杂音,严重失调者导致左心衰,预后不佳。

(2)心脏破裂。心脏破裂少见,绝大多数为心室游离壁破裂,造成急性心包积血,出现急性心包压塞而猝死,常在起病后 1 周左右发生。

(3)栓塞。栓塞常于起病 1~2 周后发生,若为左心室附壁血栓脱落所致,则以脑栓塞最为常见。尚有肾、脾、四肢等动脉栓塞;下肢静脉血栓脱落可产生肺栓塞。

(4)心室壁瘤。心室壁瘤主要见于左心室,发生率为 5%~20%。心电图有病理性 Q 波,ST 段抬高持续 1 个月以上,X 线、超声心动图及放射性核素检查显示心室壁瘤表现。

(5)梗死后综合征。梗死后综合征的发生率约为 10%,于心肌梗死后数周至数月内出现,可反复发生。表现为心包炎、胸膜炎或肺炎,可有发热、胸痛、心包摩擦音等。吲哚美辛或糖皮质激素疗效明显。

(三)心电图及其他检查

1.心电图

心电图常呈进行性改变,对 AMI 的诊断、范围和位置的了解及病情估计都有帮助。

(1)特征性改变。ST 段抬高性 MI 者,其心电图特点为:①宽而深的 Q 波;②ST 段呈弓背向上型抬高;③T 波倒置。非 ST 段抬高性 MI 者心电图有 2 种类型:①无病理性 Q 波,有普遍性 ST 段压低,对称性 T 波倒置为心内膜下 MI 所致;②无病理性 Q 波,也无 ST 段变化,仅有 T 波倒置改变。

(2)动态演变。ST 段抬高性 MI：①超急性损伤期，最初几小时可出现异常高大的 T 波；②急性期，数小时后 ST 段呈弓背向上抬高，与直立的 T 波形成单向曲线，1～2 天出现病理性 Q 波，大多永久出现；③亚急性期，抬高的 ST 段持续数天或 2 周左右逐渐恢复到等电位线，T 波由深而倒置逐渐恢复平坦或倒置；④慢性稳定期(陈旧梗死期)，数周至数月后 ST 段、T 波逐渐恢复正常，仅有病理性 Q 波。少数 T 波可永久性倒置。非 ST 段抬高性 MI：先是 ST 段普遍压低，继之 T 波倒置加深呈对称型。ST 段和 T 波的改变持续数日或数周后恢复，但 Q 波始终不出现。

(3)心电图定位诊断。通常根据病理性 Q 波出现的导联而定：①前间壁，$V_1 \sim V_3$；②前壁，$V_3 \sim V_5$；③前侧壁，$V_5 \sim V_7$；④广泛前壁，$V_1 \sim V_5$；⑤下壁，Ⅱ、Ⅲ、aVF；⑥高侧壁，Ⅰ、aVL；⑦后壁，$V_7 \sim V_8$。

2.放射性核素检查

放射性核素检查可判断梗死的范围、部位和程度，判断心室功能、梗死后的室壁运动失调和室壁瘤。

3.超声心动图

急性心肌梗死后，二维超声心动图可检查室壁运动和左室功能，诊断梗死部位、室壁瘤和乳头肌功能失调。

4.实验室检查

(1)发病后 1～2 天白细胞可增高，达$(10 \sim 20) \times 10^9 / L$；中性粒细胞增多；嗜酸性粒细胞减少或消失；血沉增快；C 反应蛋白(CRP)增高可持续 1～3 周。

(2)血清心肌坏死标志物测定。心肌坏死标志物增高水平与心肌梗死范围及预后明显相关。①肌酸激酶同工酶(CK-MB)：在发病后 4 小时开始升高，16～24 小时达高峰，72 小时恢复正常，其增高的程度可反映梗死的范围，其高峰出现的时间是否提前有助于判断溶栓治疗的成败；②肌红蛋白：发病后 2 小时开始升高，12 小时达高峰，24～48 小时降至正常；③肌钙蛋白 T 和肌钙蛋白 1：发病后 3～4 小时开始升高，24 小时达高峰，1～2 周恢复正常。这些心肌结构蛋白含量的出现与增高是早期诊断急性心肌梗死较为敏感的指标。

(四)诊断要点

诊断急性心肌梗死必须具备下列 3 条标准中的至少 2 条：①缺血性胸痛的临床病史；②心电图的动态演变；③血清心肌坏死标志物的动态改变。对于老年人突发的严重心律失常、休克、心力衰竭或持久的胸痛，可考虑本病的可能。

(五)治疗要点

治疗原则是尽可能恢复心肌血供(到达医院后 30 分钟内开始溶栓或 90 分钟内开始介入治疗)，挽救因缺血而濒死的心肌，防止梗死面积扩大，缩小心肌缺血的范围；减少心肌耗氧，保护心脏功能；防治严重心律失常、心力衰竭和各种并发症。

1.一般处理

一般处理包括休息、监护、吸氧、建立静脉通道等，无禁忌证者即口服水溶性阿司匹林 150～300mg，每天 1 次，连用 3 日。3 日后改为 75～150mg/d，长期服用。

2.解除疼痛

①首选哌替啶 50～100mg 肌内注射或吗啡 5～10mg 皮下注射,必要时 1～2 小时后再注射 1 次,以后每 4～6 小时可重复应用;②疼痛较轻者可用可待因或罂粟碱 0.03～0.06g 肌内注射或口服;③试用硝酸甘油 0.3mg、硝酸异山梨醇 5～10mg 舌下含服或静脉滴注。

3.再灌注心肌

积极的治疗措施是起病 3～6 小时(最多 12 小时)内使闭塞的冠状动脉再通,使心肌得到再灌注,濒死的心肌可能得以存活或使坏死范围缩小,改善预后。

(1)介入治疗。经皮腔内冠状动脉成形术(PTCA)及冠脉内支架置入术。

(2)溶栓治疗。在起病 12 小时内使用,常用药物包括:①尿激酶(UK)150 万～200 万 U,在 30 分钟内静脉滴注;配合肝素皮下注射 7500～10000U,每 12 小时 1 次,共用 3～5 天。②链激酶(SK)150 万 U,在 1 小时内静脉滴注;配合肝素皮下注射 7500～10000U,每 12 小时 1 次,共用 3～5 天。③重组组织型纤维蛋白溶酶原激活剂(rt-PA)先静脉注射 15mg,然后 30 分钟内静脉滴注 0.75mg/kg(<50mg),再后 60 分钟内滴注 0.5mg/kg(<35mg)。用 rt-PA 时必须在用药前后联合应用肝素抗凝治疗,否则血管早期再闭塞率较高。

4.消除心律失常

一旦出现室性期前收缩或心动过速,立即静脉注射利多卡因 50～100mg;缓慢性心律失常可用阿托品 0.5～1.0mg 肌内注射或静脉注射。

5.控制休克

补充血容量、应用升压药及血管扩张药、纠正酸中毒和电解质紊乱、避免脑出血、保护肾功能等抗休克治疗。

6.治疗心力衰竭

主要是治疗急性左心衰竭,以吗啡(或哌替啶)和利尿药(呋塞米)为主,亦可选用血管扩张药,24 小时内尽量避免使用洋地黄制剂,以免发生心律失常。有右心室梗死的患者应慎用利尿药。

7.其他治疗

(1)β 受体阻滞药和钙通道阻滞药。心肌梗死早期使用,可防止梗死范围扩大,改善预后,但应注意此类药物对心脏收缩功能的抑制。常用美托洛尔和阿替洛尔。

(2)血管紧张素转换酶抑制药(ACEI)和血管紧张素受体阻滞药(ARB)。发病早期,从小剂量开始使用,可改善恢复期心肌的重构,降低心力衰竭的发生率。前壁心肌梗死伴心功能不全的患者效果最好。

(3)极化液疗法。氯化钾 1.5g、普通胰岛素 8～12U 加入 10%葡萄糖液 500mL 静脉滴注,7～14 天为 1 个疗程。促进心肌摄取葡萄糖,使钾离子进入细胞内,从而恢复细胞膜的极化状态、利于心脏收缩,减少心律失常。

三、常见护理诊断/问题

(1)疼痛。疼痛与心肌缺血、缺氧有关。

(2)活动无耐力。活动无耐力与心肌氧的供需失调有关。

(3)焦虑/恐惧。焦虑/恐惧与剧烈疼痛伴濒死感及担心预后有关。

(4)有便秘的危险。有便秘的危险与进食少、活动少、不习惯床上排便有关。

(5)潜在并发症。常见的有潜在并发症有心律失常、心力衰竭、心源性休克、栓塞等。

四、护理措施

(一)一般护理

1.休息与活动

心绞痛发作时应立即就地休息,不稳定性心绞痛应卧床休息。心肌梗死发病 12 小时内应绝对卧床休息,保持环境安静,减少探视,协助患者进食、洗漱及大小便。无并发症者 24 小时可在床上进行肢体活动,逐渐增加活动量,以不感到疲劳为限。有并发症者可适当延长卧床时间。向患者及其家属解释清楚休息的重要性。

2.饮食

第 1 天可给予患者流质饮食,减轻胃扩张。随后给予半流质饮食,2~3 天后改为软食,宜进食低盐、低脂、低胆固醇、易消化的清淡饮食,少量多餐,不宜过饱。禁烟酒,避免浓茶、咖啡及过冷、过热、辛辣刺激性食物。

3.保持大便通畅

急性心肌梗死患者由于卧床休息、进食少、使用吗啡等药物易引起便秘,而用力排便易诱发心力衰竭甚至心搏骤停。因此,必须加强排便护理,保持大便通畅。指导患者养成每天定时排便的习惯,多吃蔬菜、水果等高纤维食物,或清晨给予蜂蜜 20mL 加适量温开水饮服。每天腹部按摩(顺时针)数次促进排便。必要时遵医嘱用缓泻药或给予甘油灌肠。

4.氧疗护理

吸氧可改善心肌缺氧、缓解胸痛。氧流量一般为 2~4L/min,病情稳定后可间断吸氧。

(二)病情观察

将患者安排住入冠心病监护病房(CCU),严密监测心电图、血压、脉搏、呼吸、神志、出入水量、皮肤黏膜等的变化,有条件者可进行血流动力学监测。以及时发现心律失常、休克、心力衰竭等并发症。备好除颤仪、起搏器和各种急救药品。

(三)对症护理

1.心绞痛的用药护理

应用硝酸酯类药物时告诉患者可能出现头昏、头胀痛、头部跳动感、面红、心悸等不良反应,继续用药数日后可自行消失。为避免直立性低血压所引起的昏厥,患者应平卧片刻,慢慢起床。当长期服用 β 受体阻滞剂(如阿替洛尔、美托洛尔)时,应嘱咐患者不能随意突然停药或漏服,否则会使心绞痛加剧或出现心肌梗死。因为食物能延缓此类药物吸收,故应在饭前服用。

2.心肌梗死的用药护理

①迅速建立静脉通路,保证输液通畅。②镇静止痛:遵医嘱应用吗啡或哌替啶止痛,应用吗啡时注意有无呼吸抑制。③静脉滴注或用微量泵注射硝酸甘油时,严格控制速度,并注意观察血压、心率的变化。

3.溶栓治疗的护理

溶栓前询问患者有无活动性出血、消化性溃疡、近期手术史、外伤史、肝肾功能不全等溶栓禁忌证;检查血小板、凝血试验、血型等;准确配制并输注溶栓药物;用药后询问胸痛有无缓解,监测心肌酶、心电图及凝血试验,以判断溶栓效果;观察有无发热、寒战、皮疹等过敏现象,密切测量血压,观察皮肤、黏膜及内脏有无出血,出血严重时,停止治疗并立即处理。

4.并发症的观察与护理

急性心肌梗死是心内科的急危重症,容易发生心律失常、心力衰竭、心源性休克、栓塞等并发症,尤其是溶栓后 24 小时内容易发生心律失常。

急性心肌梗死最初几天或者在梗死演变期可发生心力衰竭,严密观察患者的呼吸、心率等,并避免加重心脏负担的因素(饱餐、用力排便、情绪激动等)。尽一切可能识别并处理心肌梗死的并发症。

(四)心理护理

心肌梗死易使患者产生焦虑、抑郁、恐惧等负性心理反应,应加强心理护理,增加患者的安全感。护理人员应尽量陪伴在患者身边,与患者保持良好的沟通,了解患者感受、减轻恐惧。指导患者保持乐观的平和心情,正确对待自己的病情。向患者讲明住进冠心病监护病房(CCU)后,在医护人员的严密监护下,能得到及时治疗,增加患者的安全感。医护人员工作应紧张有序、忙而不乱,增加患者的信任感和安全感。

五、健康指导

(一)生活指导

合理膳食,进食低饱和脂肪酸、低胆固醇饮食,均衡营养,防止过饱。戒烟酒,保持理想体重。根据天气变化适当增减衣服,防止感冒受凉。

(二)用药指导

告知患者应遵医嘱服药,以及药物的作用和不良反应,教会患者测量脉搏,定期随诊。若出现胸痛频繁发作、程度加重、持续时间长、服硝酸酯制剂疗效差,提示病情严重,应该及时就医。

(三)心理指导

心肌梗死患者多因担心今后的工作能力和生活质量而产生焦虑情绪,应指导患者正确对待疾病、保持乐观、平和的心情。指导家属对患者要积极配合与支持,为患者创造一个良好的身心休养环境,必要时争取工作单位同事的支持,避免生活和工作压力。

(四)康复指导

建议患者出院后进行适当的运动。适当的运动可以提高患者的心理健康水平和生活质量。运动内容应根据患者的病情、年龄、身体状况等进行选择。运动方式包括步行、慢跑、打太极拳、骑自行车等,在正式的有氧运动前应进行 5~10 分钟的热身运动。心肌梗死后 6~8 周可恢复性生活。

(五)照顾者指导

心肌梗死是心脏性猝死的高危因素,应教会患者家属心肺复苏的基本技术,以备急用。

第四节　原发性高血压的护理

原发性高血压简称高血压,是以血压升高为主要临床表现的综合征。一般定义为成人(≥18岁)在静息状态下,动脉收缩压≥140mmHg和(或)舒张压≥90mmHg,常伴有脂肪和糖代谢紊乱,以及心、脑、肾和视网膜等器官功能性或器质性改变,即以器官重塑为特征的全身性疾病。

2014年《中国心血管病报告》数据显示,我国高血压患者人数为2.7亿。普查我国不同时期的高血压流行趋势显示,1959年、2002年、2012年高血压患病率分别为5.11%、17.65%、25.2%,呈明显的上升趋势。国内外大量研究已证明,脑卒中的主要危险因素为高血压,控制高血压是预防脑卒中的关键。最新修订的《高血压防治指南》显示,虽然高血压的知晓率、治疗率、控制率都有所升高,但高血压防治工作任重道远。

一、病因与发病机制

(一)病因

原发性高血压是在一定的遗传因素背景下受多种环境因素共同作用的结果,其中遗传因素约占40%,环境因素约占60%。主要的环境因素有以下几种。

1.食盐

摄入食盐多者,高血压发病率高,食盐摄入量<2g/d,几乎不发生高血压;食盐摄入量3~4g/d,高血压发病率为3%;食盐摄入量4~15g/d,发病率为33.15%;食盐摄入量>20g/d,发病率为30%。

2.精神应激

长期精神紧张,过高的压力、焦虑或有噪声的工作环境,过度紧张的脑力劳动均易导致高血压。城市中的高血压发病率高于农村。

3.其他因素

①体重,肥胖者发病率高;②年龄,发病率有随年龄增长而增高的趋势,40岁以上者发病率高;③药物,服用避孕药可能与高血压发生有关。

(二)发病机制

多种因素都可以引起血压升高其发病机制并没有统一的认识。血压的高低主要取决于心排出量和外周血管阻力。血压升高一般是由于:①心脏泵血能力加强(如心脏收缩力增加等);②大动脉失去了正常弹性,变得僵硬,当心脏泵出血液时,不能有效扩张,故每次心搏泵出的血流通过比正常狭小的空间,导致压力升高;③循环中液体容量增加,这常见于肾脏疾病,肾脏不能充分从体内排出钠盐和水分,体内血容量增加,导致血压增高。

二、临床表现

早期患者的临床症状不明显,在体检时或出现心、脑、肾等重要器官并发症时才被发现高血压。最早患者一般是收缩压和舒张压同时升高,并且波动性较大,常受精神和劳累等因素影响,在适当休息后可恢复到正常范围。当病情不断发展,至中、晚期时,则血压增高可趋向于稳定在一定范围,尤其以舒张压增高更为明显。

(一)一般表现

临床上常见的症状有头痛、头晕、耳鸣、健忘、失眠、乏力、心悸等一系列神经功能失调的表现。症状的轻重和血压的高低不成比例。

(二)并发症

1.心脏

血压长期升高,左心室出现代偿性肥厚,当此种高血压性心脏病进一步发展时,可导致左心功能不全,继而出现右心肥厚和右心功能不全。

2.脑

如脑血管有硬化或间歇性痉挛时,常导致脑组织缺血、缺氧,产生不同程度的头痛、头晕、眼花、肢体麻木或暂时性失语、瘫痪等症状。脑血管在以上的病理基础上,可进一步发展而引起脑卒中,其中以脑出血及脑动脉血栓形成最常见。

3.肾脏

主要因为肾小动脉硬化,使肾功能逐渐减退,出现多尿、夜尿,尿检时可有少量红细胞、管型、蛋白,尿比重减轻。随着病情的不断发展,最终还可导致肾衰竭,既而出现氮质血症或尿毒症。

4.眼底

在早期可见眼底视网膜细小动脉痉挛或轻、中度硬化,到晚期可见有出血及渗出物,视神经乳盘水肿。

(三)高血压急症和亚急症

极大部分高血压患者进展缓慢,临床上称缓进型(良性)高血压病。有极少数患者可出现突发性高血压,舒张压多持续在 $130\sim140$ mmHg 或更高。患者病情发展急骤,因全身细小动脉的剧烈痉挛,可在短期内就出现多个器官细小动脉管壁纤维素样坏死,或弹力纤维及胶原纤维增生,引起管腔阻塞及心、脑、肾等脏器的器质性病变,导致心、肾功能不全甚至衰竭,或发生高血压脑病、脑卒中,称为高血压急症。本病多预后不良,需积极治疗或抢救。如果血压显著升高但不伴有靶器官损害,则称为高血压亚急症。

三、实验室及其他检查

实验室检查有助于原发性高血压的诊断和分型,了解靶器官的功能状态,且有利于治疗时正确选择药物。血(尿)常规、肾功能、尿酸、血脂、血糖、电解质(尤其血钾)、心电图、胸部 X 线和眼底检查应作为高血压患者的常规检查。

四、诊断要点

诊断高血压时必须多次测量血压,至少有连续 2 次舒张压的平均值在 90mmHg(12.0kPa)或以上才能确诊为高血压。

(一)血压水平分级

根据血压水平的不同,高血压分为以下 3 级。

1 级高血压(轻度):收缩压 $140\sim159$ mmHg;舒张压 $90\sim99$ mmHg。

2 级高血压(中度):收缩压 $160\sim179$ mmHg;舒张压 $100\sim109$ mmHg。

3 级高血压(重度):收缩压≥180mmHg;舒张压≥110mmHg。

单纯收缩期高血压:收缩压≥140mmHg;舒张压<90mmHg。

(二)高血压病分期

第一期:血压达确诊高血压水平,临床无心、脑、肾损害征象。

第二期:血压达确诊高血压水平,并有下列 1 项者。①体检、X 线、心电图或超声心动图检查示左心室扩大;②眼底检查示眼底动脉普遍或局部狭窄;③蛋白尿或血浆肌酐浓度轻度增高。

第三期:血压达确诊高血压水平,并有下列 1 项者。①脑出血或高血压脑病;②心力衰竭;③肾衰竭;④眼底出血或渗出,伴或不伴有视神经乳盘水肿;⑤心绞痛、心肌梗死、脑血栓形成。

(三)高血压分层

高血压及血压水平是影响心血管事件发生和预后的独立危险因素,但并不是唯一决定因素。高血压的诊治不能只根据血压水平,还应对心血管风险进行分层。心血管风险分层根据血压水平、心血管危险因素、靶器官损伤、临床伴随疾病分为低危、中危、高危和很高危 4 个层次。

五、治疗要点

降压目标:中青年血压<130/85mmHg;老年人血压<140/90mmHg。

(一)非药物治疗

(1)减轻体重。建议体重指数控制在 24kg/m² 以下。

(2)合理膳食。减少钠盐,每人每天食盐量不超过 6g;减少膳食脂肪,将脂肪控制在热量的 25% 以下;补充适量优质蛋白,蛋白质占总热量的 15% 左右;注意补充钾和钙;多吃蔬菜、水果;限制饮酒,男性饮酒每天酒精量<20g,女性<10g。

(3)增加体育活动。

(4)减轻精神压力,保持心理平衡,减少应激反应。

(二)药物治疗

降压药物应用原则为:①开始治疗应用小剂量;②使用适宜药物联合以达到最大降压效果,同时减少不良反应;③优先应用长效的药物,每天 1 剂,提供 24 小时持续效果;④个体化原则。常用的降压药物有以下几种。

1.利尿降压剂

利尿降压剂通过利钠排水、降低细胞外血容量、减轻外周血管阻力而发挥降压作用,适用于轻、中度高血压患者。临床常用噻嗪类利尿药、袢利尿药、保钾利尿药。

2.β 受体阻滞剂

β 受体阻滞剂主要通过抑制过度激活的交感神经活性、抑制心肌收缩力、减慢心率而发挥降压作用,适用于心率较快的中青年患者或合并心绞痛者,如比索洛尔、美托洛尔、阿替洛尔、普萘洛尔等。

3.钙离子拮抗剂

钙离子拮抗剂主要通过阻断血管平滑肌细胞上的钙离子通道,发挥扩张血管而降血压的作用。本类药物降压迅速,剂量和疗效呈正相关,如硝苯地平、氨氯地平等。

4.血管紧张素转换酶抑制剂

血管紧张素转换酶抑制剂通过抑制血管紧张素转换酶、阻断肾素血管紧张素系统而发挥降压作用。本类药物降压起效缓慢，3～4周达最大作用，如卡托普利、依那普利、贝那普利。

5.血管紧张素Ⅱ受体阻滞剂

血管紧张素Ⅱ受体阻滞剂通过阻断血管紧张素Ⅱ受体而发挥降压作用。本类药物降压缓慢，但持久而平稳，在6～8周达到最大作用，如氯沙坦、替米沙坦等。

6.α受体阻滞剂

α受体阻滞剂不作为降压的首选药，适用于高血压伴前列腺增生者，或难治性高血压患者的治疗。

(三)高血压急症、亚急症的治疗

1.高血压急症患者的护理

需在重症监护病房(ICU)对患者进行严密监测，通过静脉给药迅速控制血压(但并非降到正常水平)，在数分钟至60分钟内将舒张压降低10％～15％，或降至100～110mmHg；收缩压下降50～80mmHg，舒张压下降30～50mmHg。降压治疗的目的是通过降低平均动脉压来预防靶器官的损害。降压幅度要根据患者的基础血压和临床情况而定，如果片面要求将血压快速降至低血压水平，导致组织、器官的低灌注，可致脑出血、心肌缺血和肾前性氮质血症。静脉用药作用时间短，还需要口服降压药维持。

降压药物首选硝普钠，能直接扩张动脉和静脉，降低心脏前、后负荷；其次是硝酸甘油，能扩张静脉和选择性扩张冠状动脉与大动脉；再次是尼卡地平，可在降压同时改善脑血流量；最后可使用地尔硫革，可在降压同时改善冠状动脉血流量和控制快速室上性心律失常的作用。另外，注意根据病情采取不同体位，左心衰竭患者取半卧位或坐位，脑出血患者采取左侧卧位，头偏向一侧。

2.高血压亚急症患者的护理

高血压亚急症患者应在24～48小时将血压缓慢降至160/100mmHg，可通过口服降压药控制，如钙通道阻滞剂、血管紧张素转换酶抑制剂、血管紧张素Ⅱ受体阻滞剂、α受体阻滞剂、β受体阻滞剂，还可根据情况应用祥利尿剂。

初始治疗可以在门诊或急诊室，用药后观察5～6小时。2～3天后门诊调整剂量，此后可应用长效制剂控制至理想血压。高血压亚急症患者在血压初步控制后，应给予调整口服药物治疗的建议，并定期随诊。

许多患者因为不明确这一点而在急诊就诊后仍维持原来未达标的治疗方案，造成高血压亚急症的反复发生，最终导致严重的后果。具有高危因素的高血压亚急症(如伴有心血管疾病的患者)可以住院治疗。

六、常见护理诊断/问题

(1)疼痛:头痛。头痛与血压升高有关。

(2)有受伤的危险。有受伤的危险与头晕、视力模糊、意识障碍或发生直立性低血压有关。

(3)知识缺乏。缺乏高血压相关疾病知识。

(4)潜在并发症。常见的潜在并发症有高血压急症。

七、护理措施

(一)一般护理

1.休息与活动

①高血压初期可适当休息,保证充足的睡眠,根据年龄和身体状况选择合适的运动,如慢跑或步行、打太极拳等;血压较高、症状较多或有并发症的患者应增加卧床休息,协助生活护理。②保持病室安静,减少声光刺激,限制探视;对因焦虑而影响睡眠的患者应遵医嘱应用镇静剂。③避免受伤。

2.饮食护理

①减少钠盐摄入,每人每天食盐量以不超过 6g 为宜;②补充钙盐和钾盐,多吃新鲜蔬菜,多饮牛奶;③减少脂肪摄入;④限制饮酒,饮酒量每天不可超过相当于50g乙醇的量。

(二)病情观察

定期监测患者血压。密切观察并发症征象,一旦发现患者血压急剧升高、剧烈头痛、呕吐、烦躁不安、视力模糊、意识障碍及肢体运动障碍,立即报告医师并协助处理。

(三)对症护理

1.头痛的护理

保持环境安静,嘱患者卧床休息,抬高床头,避免劳累和情绪激动,指导患者音乐疗法、缓慢呼吸,以减轻疼痛。

2.用药护理

(1)嘱患者遵医嘱应用降压药物,不可随意增减药量,漏服、补服上次剂量或突然停药,以防血压过低或突然停药引发血压迅速升高。

(2)降压药可引起直立性低血压,告知患者起床或改变体位时动作不宜太快,洗澡水不宜过热,下床活动时穿弹力袜,站立时间不宜过久,发生头晕时立即平卧,抬高下肢以增加回心血量和脑部供血,外出时应有人陪伴。

3.高血压急症患者护理

①定期监测血压,密切观察病情变化,一旦发现血压急剧升高、剧烈头痛、呕吐、大汗、视力模糊、面色及神志改变和肢体运动障碍等症状,立即通知医生。②安置患者于半卧位,抬高床头,绝对卧床休息,做好生活护理。避免不良刺激和不必要的活动;安定患者情绪,必要时遵医嘱给予镇静剂。③保持呼吸道通畅,吸氧。④连接好心电、血压和呼吸监护。⑤迅速建立静脉通路,遵医嘱给予速效降压药,常首选硝普钠,每5~10分钟测血压1次,使血压缓慢下降并保持在安全范围,若血压过低,或有血管过度扩张的征象,如出汗、烦躁不安、头痛、心悸、胸骨后疼痛及肌肉抽动,应立即停止输液,降低床头,并报告医师。

(四)心理护理

向患者解释不良情绪可诱发高血压,坚持服药可以使血压控制在理想状态,预后较好。多与患者沟通,减轻患者的心理压力,让患者保持情绪的平和、轻松、稳定。

八、健康指导

向患者介绍高血压的有关知识和危害性,让患者了解控制血压的重要性和终身治疗的必要性。教会患者和家属正确测量血压的方法,指导患者正确的生活方式,学会自我心理调节。

嘱患者按时、按量服药,不可随意增减药量,漏服、补服上次剂量或突然停药。根据危险度分层决定复诊时间。低危者或中危者每 1～3 个月随诊 1 次;高危者至少每个月随诊 1 次。血压升高或病情异常时及时就医。

第五节　心脏瓣膜病的护理

心脏瓣膜病是指由于炎症、缺血性坏死、退行性改变、黏液样变性等原因引起的单个或多个瓣膜的功能或结构异常,导致瓣口狭窄和(或)关闭不全。心脏瓣膜病是我国一种常见的心脏病,其中以风湿热导致的瓣膜损害最为常见。随着人口老龄化加重,老年性瓣膜病以及冠心病、心肌梗死后引起的瓣膜病变也越来越常见。

一、二尖瓣狭窄概述

二尖瓣狭窄绝大部分病因为风湿热,极少部分为先天性畸形或老年人二尖瓣环钙化累及瓣下及瓣叶。在所有风湿性心脏病中,单纯二尖瓣狭窄约占 25%,二尖瓣狭窄合并关闭不全约占 40%。男女患病比例为 1∶2。急性风湿热后至少 2 年才能形成明显的二尖瓣狭窄,需 15～20 年才开始出现临床症状。

(一)病理生理

二尖瓣狭窄的病理变化先是瓣膜交界处、基底部炎症水肿和赘生物形成,由于纤维化和(或)钙质沉着,瓣叶广泛增厚、粘连;腱索融合、缩短;瓣叶僵硬,导致瓣口变形和狭窄,狭窄显著时成为一个裂隙样的孔。

二尖瓣狭窄后的主要病理生理改变是舒张期血流由左心房流入左心室时受限,使得左心房压力异常增高,为保持正常的心排出量,左心房与左心室之间的压力阶差增加。左心房压力的升高可引起肺静脉和肺毛细血管压力的升高,继而引起扩张和淤血。此时患者休息时可无明显症状,但在体力活动时,因血流增快,肺静脉和肺毛细血管压力进一步升高,即刻出现呼吸困难、咳嗽、发绀,甚至急性肺水肿。肺循环血容量长期超负荷,可导致肺动脉压力上升。长期肺动脉高压,使肺小动脉痉挛而硬化,并引起右心室肥厚和扩张,继而可发生右心室衰竭。

(二)临床表现

1.症状

早期可无症状或仅有轻微症状,患者能胜任一般的体力活动或劳动,通常于体检时发现二尖瓣狭窄的明显体征而被确诊,这一时期常延续数年。随着二尖瓣狭窄程度的加重,症状也逐渐明显,并且除非机械性解除或缓解狭窄,否则病情进展迅速。常见左心房衰竭的症状有咳嗽、咯血、呼吸困难,以及由于长期的肺动脉高压可导致右心室的肥大和扩张,出现食欲下降、恶心、呕吐、夜尿增多、肝区疼痛等右心衰竭的表现。出现阵发性心动过速或心房颤动时可有心悸;扩张的左肺动脉和左心房压迫左喉返神经可出现声嘶(Ortner 综合征);扩张的左心房压迫食管而产生吞咽困难等。病情严重者可出现急性肺水肿的临床表现。

2.体征

（1）视诊。重度二尖瓣狭窄患者的双颧常发绀，即所谓"二尖瓣面容"，其产生机制与心排出量降低及外周血管收缩有关。

（2）触诊。瓣膜尚柔韧的患者，常可于心尖区触及舒张期震颤。

（3）叩诊。轻度狭窄患者心界常无扩大。中度以上狭窄患者心界稍向左扩大，整个心浊音区呈梨形。

（4）听诊。第一心音亢进呈拍击性，二尖瓣开瓣音（opening snap，OS）见于 $80\%\sim85\%$ 的患者，二尖瓣狭窄的特征性杂音为低调、隆隆样的舒张期杂音。

3.并发症

心房颤动是早期的常见并发症，右心衰竭是晚期常见的并发症，急性肺水肿为重度二尖瓣狭窄的严重并发症，另外 20% 以上的患者可发生体循环栓塞，以脑栓塞最常见，肺部感染较常见，可加重心力衰竭。

（三）实验室及其他检查

1.心电图

轻度的二尖瓣狭窄常无明显异常，中重度狭窄时可出现下述相对特征性的改变：①左心房增大的心电图表现；②房颤的心电图表现；③右心室肥大的表现。

2.X线检查

轻度二尖瓣狭窄可正常，中、重度二尖瓣狭窄心影呈梨形。

3.超声心动图

超声心动图为诊断二尖瓣狭窄最为特异和敏感的方法。M 型超声可定性判断二尖瓣狭窄，但不能测量二尖瓣口面积。二维超声心动图可准确测量二尖瓣口面积、各个瓣环内径及各房室的腔径，并能对二尖瓣的形态和活动度做动态观察，从而对病变程度做出定量评价。

（四）诊断要点

根据心尖区舒张期隆隆样杂音及 S，增强，伴 X 线或心电图示左心房增大，一般即可做出二尖瓣狭窄的诊断，确诊有赖于超声心动图。

（五）治疗要点

1.一般治疗

风湿性二尖瓣狭窄一经确诊即开始应用抗生素。常用的口服药物有青霉素 V（250mg，2 次/d），磺胺嘧啶（0.5g，2 次/d）或红霉素（250mg，2 次/d）。肌内注射给药可选用青霉素 120 万 U，每月 1 次；呼吸困难者应限制钠盐摄入，避免诱发急性肺水肿；无症状者无须治疗，做好定期（6～12 个月）随访。

2.并发症治疗

（1）心房颤动。心房颤动的治疗原则是控制心室率，争取恢复窦性心律，预防血栓栓塞。

（2）右心衰竭。严格限盐（每天进盐量应低于 2g）及增加利尿剂剂量，使用洋地黄类药物。

（3）急性肺水肿。治疗见急性心力衰竭。

（4）预防栓塞。慢性房颤者若无抗凝禁忌证，应长期服用华法林。

3.药物治疗禁忌

不宜选用洋地黄类药物：一方面，目前无明确证据表明洋地黄类药物能够减慢窦性心律；另一方面，右心室收缩加强后，进入肺循环的血流增加，因二尖瓣口的狭窄并未解除，故反而会加重左房压的升高，使病情恶化。慎用以扩张静脉为主的扩血管药物（如硝酸酯类药物），尽管这类药物可通过减少静脉回心血量而降低左房压，但因其亦具有一定的扩张小动脉的作用，故当其所致的外周血管阻力下降、不能被流经狭窄瓣口的有限心排出量所代偿时，可引起动脉血压的明显下降。此外，这类药物多还具有反射性加速心率的作用，严重时会加重患者的症状。

4.介入和手术治疗

介入和手术治疗适用于二尖瓣口有效面积＜1.5cm² 并伴有症状的患者。常用手段包括：经皮腔内球囊二尖瓣成形术（PBMV）、二尖瓣闭式分离术、直视分离术和人工瓣膜置换术等。

二、二尖瓣关闭不全概述

二尖瓣关闭不全常与二尖瓣狭窄并存。

(一)病理生理

二尖瓣关闭不全的主要病理生理改变是二尖瓣反流使左心房负荷和左心室舒张期负荷加重。左心室收缩时，血流由左心室注入主动脉和阻力较小的左心房、流入左心房的反流量可达左心室排出量的50％以上。左心房除接受肺静脉的血液外，还接受左心室反流的血液，故左心房压力的升高可引起肺静脉和肺毛细血管压力的升高，继而引起扩张和淤血。同时左心室舒张期容量负荷增加，左心室扩大。慢性者早期通过代偿，心搏量和射血分数增加，左心室舒张末期容量和压力可不增加，此时可无临床症状；失代偿时，心搏量和射血分数下降，左心室舒张期末容量和压力明显增加，临床上出现肺淤血和体循环灌注低下等左心衰竭的表现。晚期可出现肺动脉高压和全心衰竭。

(二)临床表现

1.症状

在通常情况下，从风湿性炎症到出现明显二尖瓣关闭不全的症状可长达20年；一旦发生心力衰竭，则进展迅速。严重二尖瓣关闭不全的常见症状有劳动性呼吸困难、疲乏、端坐呼吸等，活动耐力显著下降。

2.体征

视诊：左心室扩大时，心尖冲动向左下移位，心尖冲动强，发生心力衰竭后减弱。触诊：心尖冲动可呈抬举样，重度二尖瓣关闭不全患者可触及收缩期震颤。叩诊：心脏浊音界向左下扩大，晚期可向两侧扩大，提示左、右心室均增大。听诊：心尖区全收缩期吹风样杂音，响度在3/6级以上，杂音向左腋下或左肩胛下传导。

(三)实验室及其他检查

1.心电图

心电图主要表现为左心房肥厚的心电图特点，部分有左心室肥厚和非特异性 ST-T 改变。

2.X线检查

慢性重度反流常见左心房、左心室增大，左心衰竭时可见肺淤血和间质性肺水肿。

3.超声心动图

超声心动图主要采用脉冲多普勒超声和彩色多普勒血流显像。

4.其他

其他检查有放射性核素心室造影、左心室造影等。

(四)诊断要点

主要是根据心尖区典型的吹风样收缩期杂音并伴有左心房和左心室扩大,超声心动图检查可明确诊断。

(五)治疗要点

1.内科治疗

避免过度的体力劳动及剧烈运动,限制钠盐摄入,保护心功能;对风湿性心脏病,应积极预防链球菌感染、风湿活动及感染性心内膜炎;针对并发症进行对症治疗。

2.手术治疗

常见的手术治疗有瓣膜修复术和人工瓣膜置换术。长期随访研究表明,手术治疗后二尖瓣关闭不全患者心功能的改善明显优于药物治疗,前者与后者比较,前者的病死率低,长期存活率较高,血栓栓塞发生率较小。

三、主动脉瓣狭窄概述

主动脉瓣狭窄是左心室出口至主动脉起始部间发生狭窄,从而导致左心室到主动脉内的血流受阻。

(一)病理生理

主动脉狭窄代偿期左心室扩大肥厚,左心房顺应性增加,左心房扩大,长时间适应容量负荷增加,使左心室收缩压不致明显上升,但持续、严重的过度负荷,最终导致左心衰竭。

(二)临床表现

1.症状

单纯风湿性主动脉瓣狭窄少见,大多合并有关闭不全和(或)二尖瓣病变。左心室代偿期:轻、中度主动脉瓣狭窄,可无症状。左心室失代偿期:严重主动脉瓣狭窄的特征性症状有心绞痛、昏厥和呼吸困难。

2.体征

左心室代偿期:①心尖冲动向左下移位;②心尖区可扪及缓慢的抬举性冲动;主动脉瓣区可触及收缩期细震颤;③心浊音界向左下扩大;④听诊主动脉瓣区收缩期高调吹风样杂音。左心室失代偿期:可产生相对性二尖瓣关闭不全,于心尖区可闻及高调吹风样收缩期杂音。

(三)实验室及其他检查

1.心电图

心电图主要为左心室肥厚心电图特点,部分有左心室肥厚和非特异性 ST-T 改变。

2.X 线检查

X 线检查可见心影正常或左心室轻度增大,左心房轻度增大,升主动脉根部常见狭窄后扩张。

3.超声心动图

超声心动图是明确诊断和判断狭窄程度的重要方法。

(四)诊断要点

根据主动脉瓣区收缩期杂音伴震颤,结合超声心动图可做出诊断。

(五)治疗要点

1.内科治疗

预防风湿热复发,若有心律失常,应给予抗心律失常药物,伴心绞痛者给予硝酸甘油,心力衰竭者应限制钠盐摄入,应用洋地黄制剂和利尿剂可发生直立性低血压。

2.介入和外科治疗

介入和外科治疗包括经皮球囊主动脉瓣成形术和人工瓣膜置换术。

四、主动脉瓣关闭不全概述

主动脉瓣关闭不全是指心脏舒张期主动脉内的血液经病变的主动脉瓣反流入左心室,左心室前负荷增加,导致左心室扩大和肥厚,是一种常见的心脏瓣膜病。

(一)病理生理

主动脉瓣关闭不全多为风湿性心脏病所致,风湿性炎症导致瓣叶纤维化、增厚、缩短、变形,主动脉瓣反流引起左心室舒张末期容量增加,导致每搏容量增加和主动脉收缩压增加,而有效每搏血容量降低。左心室容量不断增加,心肌变得肥厚,耗氧量增加,主动脉舒张压降低使冠状动脉血流减少,两者共同作用引起心肌缺血、缺氧,收缩功能下降,最终发生左心衰竭。

(二)临床表现

1.症状

左心室代偿期无明显症状,代偿期可长达20~30年。由于左心室射血量增加和心脏收缩力增强,患者可有心悸、头部动脉搏动感及心前区不适感。左心室失代偿期则发生充血性心力衰竭,病情常迅速恶化,若不及时治疗常在2~3年内死于左心衰竭、心绞痛或猝死。

2.体征

①心尖冲动增强并向左下移位。②心尖呈抬举性搏动。③心浊音界向左下扩大。④听诊特点:主动脉第二听诊区可闻及舒张期高调叹气样杂音,舒张中、晚期隆隆样杂音。⑤周围血管征:点头征、水冲脉、毛细血管搏动征、股动脉枪击音;左心室失代偿期:左心衰竭时除上述体征外,于心尖区可闻及奔马律。

3.并发症

常见并发症有感染性心内膜炎、室性心律失常、心力衰竭。

(三)实验室及其他检查

1.心电图

心电图主要表现为左心室肥厚的心电图特点及继发性 ST-T 改变。

2.X 线检查

X 线检查示左心室增大,升主动脉继发性扩张明显。

3.超声心动图

M 型超声可观察到二尖瓣前叶在舒张期的快速震颤。于主动脉瓣下取样,多普勒 UCG

可测及舒张期反流束。主动脉瓣反流的定量诊断：多根据多普勒信号在左心室腔内分布范围的大小或反流分数（RF）来估测主动脉瓣反流的严重程度，可协助确诊。

4.其他

其他检查包括心导管检查和升主动脉造影。

（四）诊断要点

主动脉瓣区舒张期杂音伴周围血管征可诊断。

（五）治疗要点

内科治疗参照主动脉瓣狭窄，外科治疗主要为人工瓣膜置换术。

五、心脏瓣膜病患者的护理

（一）常见护理诊断/问题

（1）体温过高。体温过高与风湿活动、并发感染有关。

（2）潜在并发症。常见的并发症有心力衰竭、栓塞。

（二）护理措施

1.一般护理

风湿活动期需绝对卧床休息，待体温、血沉、心率正常，症状基本消失后，方可逐渐增加活动量。若活动后心率明显增快，仍需卧床休息，必要时可给予镇静剂。给予高蛋白、高维生素、低脂肪及易消化饮食；严密观察体温、心率、脉搏、血压、呼吸、咳嗽、咳痰、皮肤病变及有无栓塞症状、肺部啰音及肺水肿等；做好心理护理，经常与患者沟通，进行解释和安慰、鼓励，增强战胜疾病的信心。

2.用药护理

风湿活动期应向患者及家属说明应用青霉素治疗的重要性，以利于患者配合治疗。病情稳定后可按医嘱改用长效青霉素，每月注射一次。对应用阿司匹林或水杨酸治疗的患者，应严密观察不良反应，如耳鸣、头晕、恶心、呕吐、出血倾向、凝血酶原时间延长等。为减少该药对胃肠道的刺激，应在餐后或与食物同服。应用洋地黄或奎尼丁时，应密切观察疗效及不良反应。使用利尿剂时准确记录出入量，观察有无低钾或其他电解质紊乱症状。

3.并发症护理

（1）心力衰竭。有心力衰竭者，须限制钠盐摄入。应根据病情给予氧气吸入，或间断吸氧。

（2）栓塞。评估栓塞的危险因素，如左心房内有附壁血栓应嘱患者绝对卧床休息，以防栓子脱落。卧床期间协助患者翻身、活动下肢，防止下肢静脉血栓。一旦发生栓塞，应立即通知医生，给予抗凝和溶栓处理。

（三）健康指导

告诉患者及家属本病的病因和病程进展特点。改善生活环境，居住在空气流通、温暖、干燥、阳光充足的地方，加强锻炼、预防感染，避免剧烈运动和情绪激动。指导患者用药方法及坚持用药的重要性，定期复查。有手术适应证者尽早选择手术。罹患疾病需手术时，应告知医生自己的病史，以便采取预防感染措施。

第六节　病毒性心肌炎的护理

心肌炎是心肌的炎症性疾病。最常见病因为病毒感染,细菌、真菌、螺旋体、立克次体、原虫、蠕虫等感染也可引起心肌炎,但相对少见。非感染性心肌炎的病因包括药物、毒物、结缔组织病、血管炎、巨细胞心肌炎、结节病等。本病起病急缓不定,少数可致猝死,病程多有自限性,但也可进展为扩张型心肌病。本节重点叙述病毒性心肌炎。

一、病因与发病机制

多种病毒都可引起心肌炎。柯萨奇 B 组病毒、脊髓灰质炎病毒等为常见病毒,其中,柯萨奇 B 组病毒最常见,占 30％～50％。此外,人类腺病毒、流感、风疹、单纯疱疹、脑炎、肝炎病毒(A、B、C 型)及 EB 病毒、巨细胞病毒、人类免疫缺陷病毒(HIV)等均可引起心肌炎。病毒性心肌炎的发病机制包括:①病毒直接作用;②病毒与机体的免疫反应共同作用。病毒介导的免疫损伤,主要是由 T 细胞介导,此外还有多种细胞因子和 NO 等介导的心肌损害和微血管损伤。这些变化均可损害心肌组织的结构和功能。

二、临床表现

(一)症状

病毒性心肌炎的临床表现取决于病变的广泛程度与部位,轻者可完全没有症状,重者甚至出现心源性休克及猝死。多数患者发病前 1～3 周有病毒感染前驱症状,如发热、全身倦怠感和肌肉酸痛,或恶心、呕吐等消化道症状。随后可出现心悸、胸痛、呼吸困难、水肿,甚至出现昏厥或阿斯综合征、猝死。

(二)体征

查体常有心律失常,临床诊断的病毒性心肌炎绝大部分是以心律失常为主诉或首发症状,以房性期前收缩或室性期前收缩及房室传导阻滞最为多见。心率可增快且与体温不相称。听诊可闻及第三、第四心音或奔马律,部分患者可于心尖部闻及收缩期吹风样杂音。心力衰竭患者可有颈静脉怒张、肺部湿啰音、肝大等体征。重症可出现血压降低、四肢湿冷等心源性休克体征。

三、实验室及其他检查

(一)胸部 X 线检查

X 线检查可见心影扩大,有心包积液时呈烧瓶样改变。

(二)心电图

心电图常见 ST-T 改变,包括 ST 段轻度移位和 T 波倒置。合并急性心包炎的患者可有 aVR 导联以外的 ST 段广泛抬高,少数可出现病理性 Q 波。可出现各型心律失常,特别是室性心律失常和房室传导阻滞等。

(三)超声心动图

超声心动图可正常,也可显示左心室增大,室壁运动减低,左心室收缩功能减低,附壁血栓等。合并心包炎者可有心包积液。

（四）心脏磁共振

心脏磁共振对心肌炎诊断有较大价值,典型表现为钆延迟增强扫描可见心肌片状强化。

（五）血液生化检查

红细胞沉降率加快,C反应蛋白等非特异性炎症指标常升高。心肌损伤标志物检查可有心肌肌酸激酶(CK-MB)、肌钙蛋白(T或I)增高。

（六）病毒血清学检测

病毒血清学检测仅对病因有提示作用,不能作为诊断依据。确诊有赖于心内膜、心肌或心包组织内病毒、病毒抗原、病毒基因片段或病毒蛋白的检出。

（七）心内膜心肌活检

心内膜心肌活检除本病诊断外,还有助于病情及预后的判断。因其有创,本检查主要用于病情急重、治疗反应差、病原不明的患者。

四、诊断要点

根据典型的前驱感染史,相应的临床表现及体征、心电图、心肌酶学检查或超声心动图、CMR显示的心肌损伤证据,应考虑此诊断。确诊有赖于病毒抗原、病毒基因片段或病毒蛋白的检出。

五、治疗要点

病毒性心肌炎以针对左心功能不全的支持治疗为主。患者应避免劳累,适当休息。出现心力衰竭时酌情使用利尿剂、血管扩张剂、血管紧张素转换酶抑制剂(ACEI)等。出现快速心律失常者,可采用抗心律失常药物。高度房室传导阻滞或窦房结功能损害而出现昏厥或明显低血压时,可考虑使用临时心脏起搏器。

糖皮质激素的疗效并不肯定,不主张常规使用。但对其他治疗效果不佳者,仍可考虑在发病10天至1个月使用。此外,临床还可应用促进心肌代谢的药物,如三磷酸腺苷、辅酶A等。

爆发性心肌炎或重症心肌炎进展快、病死率高,在药物治疗基础上保证心肺支持系统十分重要。

六、常见护理诊断/问题

(1)活动无耐力。活动无耐力与心肌受损、并发心律失常或心力衰竭有关。

(2)潜在并发症。常见的潜在并发症有心律失常、心力衰竭。

(3)焦虑。焦虑与担心疾病预后、学习和前途有关。

(4)知识缺乏。缺乏配合治疗等方面的知识。

七、护理措施

（一）休息与活动

急性期卧床休息可减轻心脏负荷,减少心肌耗氧,有利于心功能的恢复,防止病情加重或转为慢性病程。无并发症者急性期应卧床休息1个月;重症病毒性心肌炎患者应卧床休息3个月以上,直至患者症状消失、血液学指标恢复正常后方可逐渐增加活动量。协助患者满足生活需要。保持环境安静,限制探视,待病情稳定后,与患者及家属一起制订和实施每天活动计划,严密监测活动时的心率、心律、血压变化。若活动后出现胸闷、心悸、呼吸困难、心律失常等,应停止活动,以此作为限制最大活动量的指征。

(二)饮食护理

给予患者高热量、高蛋白、高纤维素、丰富矿物质饮食，增加营养，满足机体消耗并促进心肌细胞恢复。

(三)病情观察

重症病毒性心肌炎急性期应严密监测心电图直至病情平稳。注意观察心率、心律、心电图的变化，严密观察生命体征、尿量、意识、皮肤黏膜颜色，注意有无呼吸困难、咳嗽、颈静脉怒张、水肿、肺部湿啰音、奔马律等表现。同时准备好抢救仪器及药物，一旦发生严重心律失常或急性心力衰竭，立即配合急救处理。

(四)对症护理

有胸闷、气促、心律失常患者应给予吸氧。静脉输液治疗时应控制输液速度，防止发生心力衰竭。应用抗心律失常药物、洋地黄类药物时需注意其不良反应。

(五)心理护理

病毒性心肌炎患者中青壮年占一定比例，患者易产生焦急、烦躁等情绪。应向患者说明本病的演变过程及预后，使患者安心休养。告诉患者体力恢复需要一段时间，不要急于求成，当活动耐力有所增加时，应及时给予鼓励。对不愿活动或害怕活动的患者，应给予心理疏导，督促患者完成耐力范围内的活动量，或采取小组活动的方式，为患者提供适宜的活动环境和氛围，激发患者活动的兴趣。

八、健康指导

(一)疾病知识指导

患者应进食高蛋白、高维生素、清淡易消化饮食，尤其是补充富含维生素 C 的食物（如新鲜蔬菜、水果），以促进心肌代谢与修复。戒烟酒及刺激性食物。患者出院后继续休息 3～6 个月，无并发症者可考虑恢复学习或轻体力工作。适当锻炼身体，增强机体抵抗力，6 个月至 1 年避免剧烈运动或重体力劳动、妊娠等。注意防寒保暖，预防病毒性感冒。

(二)病情监测指导

教会患者及家属测脉率，脉搏节律，发现异常或有胸闷、心悸等不适及时就诊。

九、预后

绝大多数患者经适当治疗后能痊愈，部分患者心律失常尤其是各型期前收缩持续存在，并易在感冒、劳累后增多，若无不适，不必用抗心律失常药物干预。少数患者在急性期可因严重心律失常、急性心力衰竭或心源性休克而死亡。10%～20%的患者数周后或数月后病情可趋稳定，但留有一定程度的心脏扩大、心功能减退、心电图异常、伴或不伴有心律失常等，经久不愈，发展为慢性心肌炎，一小部分患者最后发展为扩张型心肌病病死率高。

第七节　心肌病的护理

心肌病是由不同原因起的心肌病变导致心肌机械和（或）心电功能障碍，常表现为心室肥厚或扩张。2008 年，欧洲心脏病学会（ESC）根据心肌结构和功能表现把心肌病分为 5 型，每一型都有家族性(遗传性)和非家族性(非遗传性)、病因明确和未明确的病种。心肌病的定义和分类如下。

(1)心肌病的定义。心肌病是指非冠心病、高血压、瓣膜病等所引起的心肌结构及功能异常的心肌疾病。

(2)心肌病分类。根据心脏结构和功能表现分类,同时又分为家族性和非家族性。

扩张型心肌病(DCM):左心室或双心室扩张,有收缩功能障碍。

肥厚型心肌病(HCM):左心室或双心室肥厚,多为非对称性室间隔肥厚。

限制型心肌病(RCM):左心室生理功能异常,心肌间质纤维化,室壁不厚,左心室充盈状态,单或双心室舒张容积正常或降低。

致心律失常型右室心肌病(ARVC):右心室进行性纤维脂肪变,右心室功能障碍。

未定型心肌病:不适合归类于上述类型的心肌病,如左心室致密化不全(LVNC)、应激性心肌病(Tako-Tsubo 心肌病)。

一、扩张型心肌病概述

扩张型心肌病(dilated cardiomyopathy,DCM)是多种原因导致以左心室、右心室或双心腔扩大和心肌收缩功能减退为主要病理特征,常并发心力衰竭、心律失常的心肌病。死亡可发生于疾病的任何阶段。

(一)病因与发病机制

本病病因不清,部分患者有家族遗传性。可能的病因包括感染,非感染的炎症,遗传,中毒、内分泌和代谢异常等。

1.感染

分子生物学技术在本病患者的心肌活检标本中发现有肠道病毒或巨细胞病毒的 RNA,说明本病与病毒性心肌炎关系密切。

2.炎症

肉芽肿性心肌炎见于结节病和巨细胞性心肌炎、过敏性心肌炎,心肌活检有淋巴细胞、单核细胞和大量嗜酸性粒细胞浸润。此外,多肌炎和皮肌炎也可以伴发心肌炎,结缔组织病和血管炎也可累及心肌,引起获得性扩张型心肌病。

3.遗传

25%~50%的 DCM 病例有基因突变或家族遗传背景,家系分析显示大多数 DCM 家族为常染色体显性遗传,少数为常染色体隐性遗传、线粒体和 X 连锁遗传。

4.中毒、内分泌和代谢异常

某些化学药物、心肌毒性药物和化学品,如多柔比星(阿霉素)等蒽环类抗癌药物、锂制剂等会导致 DCM。某些维生素和微量元素缺乏也会导致 DCM。

(二)临床表现

1.症状

本病起病隐匿、缓慢,早期可无症状,临床表现为活动时呼吸困难和活动耐量下降。随着病情加重可出现夜间阵发性呼吸困难和端坐呼吸等左心功能不全的症状,并逐渐出现腹胀、食欲下降及下肢水肿等右心功能不全症状,患者常感乏力。常出现各种心律失常,部分患者可发生栓塞或猝死。

2.体征

本病主要体征为心界扩大,听诊心音减弱,可听到第三心音或第四心音,心率快时呈奔马律。由于心腔扩大,可有相对性二尖瓣或三尖瓣关闭不全所致的收缩期吹风样杂音,心力衰竭时两肺可有湿啰音。右心衰竭时肝大,水肿的出现从下肢开始,晚期可有胸腔积液、腹腔积液,出现各种心律失常,高度房室传导阻滞、心室颤动、窦房传导阻滞可导致阿-斯综合征,成为致死原因之一。

(三)实验室及其他检查

1.X 线检查

心脏扩大为突出表现,以左心室扩大为主,心胸比>50%,肺淤血征。

2.心电图

可见多种心律失常,如各类期前收缩、非持续性室速、传导阻滞等,常见 ST-T 改变,也可见左心室高电压,左房肥大,由于心肌纤维化可出现病理性 Q 波,各导联低电压。

3.超声心动图

超声心动图是诊断及评估 DCM 最常用的重要检查手段,以左心室扩大为主。室壁运动普遍减弱,心肌收缩功能下降,左心室射血分数显著降低。彩色多普勒可显示二、三尖瓣反流。

4.同位素检查

同位素心肌灌注显影,主要表现有心腔扩大,尤其两侧心室扩大,心肌显影呈弥散性稀疏。

5.血液和血清学检查

DCM 可出现脑钠肽升高,有助于鉴别呼吸困难原因;血常规、电解质、肝肾功能等常规检查能明确有无贫血、电解质失衡、肝硬化及肾功能不全等疾病。

6.其他

心导管检查、心血管造影、放射性核素检查和心内膜心肌活检均有利于诊断。

(四)诊断要点

本病缺乏特异性诊断指标,对于有慢性心力衰竭临床表现,超声心动图有心脏扩大与心脏收缩功能减低,应考虑 DCM。

(五)治疗要点

治疗目的是阻止基础病因介导的心肌损害,阻断造成心力衰竭加重的神经体液机制,控制心律失常和预防猝死、栓塞,提高生存质量和延长生存时间。

1.病因治疗

如控制感染、严格限酒或戒酒、治疗内分泌疾病或自身免疫病、纠正电解质紊乱、改善营养失衡等。

2.针对心力衰竭的治疗

(1)强调休息及避免劳累,若有心脏扩大、心功能减退者宜长期休息,以免病情恶化。

(2)在心力衰竭早期阶段就应该积极地进行药物干预,用 β 受体阻滞剂、ACEI,减少心肌损伤和延缓病情,β 受体阻滞剂应从小剂量开始,视病情调整用量,晚期心衰患者较易发生洋地黄中毒,应慎用洋地黄。有适应证者可植入心脏起搏器。

3.预防栓塞

栓塞是 DCM 常见的并发症,预防栓塞性并发症可口服抗凝药或抗血小板聚集药。

4.预防猝死

针对性选择抗心律失常药物,如胺碘酮。控制诱发室性心律失常的可逆因素:①纠正低钾、低镁;②改善神经激素功能紊乱,选用 ACEI 和 β 受体阻滞剂;③改善心肌代谢,可用泛癸利酮等药物。严重心律失常者可置入心脏复律除颤器,预防猝死。

5.中医中药治疗

生脉饮、真武汤等中药可改善 DCM 患者的心功能。黄芪有抗病毒、调节免疫的作用,对改善症状和预后有一定作用。

6.手术治疗

对于内科治疗无效者可行心脏移植。

二、肥厚型心肌病概述

肥厚型心肌病(hypertrophic cardiomyopathy,HCM)是一种遗传性心肌病,以心室非对称性肥厚、心室腔变小、左心室血液充盈受阻为主要病理特征,临床主要表现为劳力性呼吸困难、胸痛、心悸、心律失常,严重者并发心力衰竭、心脏性猝死。临床上根据左心室流出道有无梗阻分为梗阻性及非梗阻性肥厚型心肌病。肥厚型心肌病是运动性猝死的原因之一。我国患病率为 180/10 万。

(一)病因与发病机制

肥厚型心肌病是家族性常染色体显性遗传性疾病,目前已证实,至少 18 个疾病基因和500 种以上变异与肥厚型心肌病的发病有关,其中最常见的基因突变为 β 肌球蛋白重链及肌球蛋白结合蛋白 C 的编码基因。HCM 的表型呈多样性,与致病的突变基因、基因修饰及不同的环境因子有关。

(二)临床表现

1.症状

本病最常见症状是劳力性呼吸困难和乏力,其中前者可达 90% 以上,1/3 的患者可有劳力性胸痛。最常见的持续性心律失常是心房颤动。部分患者有昏厥,常于运动时出现,与室性快速心律失常有关,该病是青少年和运动员猝死的主要原因。

2.体征

心脏轻度增大,可闻及第四心音。流出道梗阻的患者可于胸骨左缘第 3、4 肋间闻及粗糙的收缩中晚期喷射性杂音,心尖部也可闻及收缩期杂音,增加心肌收缩力或减轻心脏后负荷的措施(如含服硝酸甘油、应用正性肌力药、取站立位及 Valsalva 动作后等)均可使杂音增强,而应用 β 受体阻滞剂、去甲肾上腺素、下蹲时杂音减弱。

(三)实验室及其他检查

1.X 线检查

心影增大多不明显,若有心力衰竭则心影明显增大。

2.心电图

心电图主要表现为 QRS 波左心室高电压,可有 ST-T 改变,深而不宽的病理性 Q 波。室内传导阻滞和室性心律失常亦常见。

3.超声心动图

超声心动图是临床主要诊断手段,可显示室间隔的非对称性肥厚,舒张期室间隔厚度和左心室后壁厚度之比≥1.3,间隔运动低下。少数病例显示心肌均匀肥厚或心尖部肥厚。彩色多普勒血流显像可测定左室流出道与主动脉压力阶差,判断 HCM 是否伴梗阻。静息时流出道压力阶差≥30mmHg 为梗阻性 HCM;负荷运动压力阶差≥30mmHg 为隐匿性梗阻性 HCM,静息或负荷时压力阶差<30mmHg 为非梗阻型 HCM。

4.其他

磁共振对诊断有重要价值。心导管检查及心血管造影有助确诊。心内膜心肌活检显示心肌细胞畸形肥大,排列紊乱,有助于诊断。

(四)诊断要点

主要对临床或心电图表现类似冠心病的患者,若较年轻,诊断冠心病依据不足而又不能用其他心脏病来解释,则应考虑本病的可能。结合心电图、超声心动图及心导管检查可做出诊断。若有阳性家族史(猝死、心脏增大等)更有助于诊断。应进一步进行基因表型确定和基因筛选,评估猝死高危因素。

(五)治疗要点

HCM 的治疗目的在于改善症状、减少并发症和预防猝死。通过减轻流出道梗阻、改善心室顺应性、防治血栓栓塞事件、识别高危猝死患者。治疗有个体化差异。药物治疗是基础,β受体阻滞剂作为一线用药,以减慢心率,降低心肌收缩力,减轻流出道梗阻。常用药物有美托洛尔或维拉帕米、地尔硫䓬。避免使用增强心肌收缩力的药物(如洋地黄)及减轻心脏负荷的药物(如硝酸甘油),以免加重左流出道梗阻。对重症梗阻性肥厚型心肌病者做无水乙醇化学消融术或植入 DDD 型起搏器可能更有效;外科手术切除最肥厚部分的心肌是目前有效治疗的标准方案。有些肥厚性心肌病患者随着病程进展,伴发左心室扩张和心力衰竭,对此应用扩张型心肌病伴心力衰竭时的治疗措施进行治疗。心房颤动者,易发生栓子脱落,推荐用华法林,避免栓塞。

三、心肌病患者的护理

(一)常见护理诊断/问题

(1)潜在并发症。常见的并发症有心力衰竭、栓塞、心律失常、猝死。

(2)疼痛:胸痛。胸痛与劳累负荷下肥厚的心肌需氧增加和供血供氧下降有关。

(3)有受伤的危险。有受伤的危险与梗阻性 HCM 所致头晕及昏厥有关。

(4)焦虑。焦虑与担心疾病预后、学习和前途有关。

(二)护理措施

1.一般护理

(1)休息。注意休息,避免剧烈运动,如跑步、参加球赛等,避免情绪激动、寒冷等刺激,戒烟酒。

(2)饮食。加强营养,限制盐的摄入,多吃新鲜蔬菜和水果,减少油腻食品,适当补充维生素 C 和 B 族维生素,促进心肌代谢,增强机体抵抗力。

2.病情观察

(1)生命体征。观察患者的生命体征,必要时给予心电监护。

（2）症状、体征。动态观察患者的症状、体征，对了解患者病情进展、制订护理措施及判断治疗效果具有重要意义。心力衰竭表现：乏力、颈静脉怒张、肝大、水肿。及时发现心律失常的先兆，防止猝死。动脉栓塞的表现：偏瘫、失语、血尿、胸痛、咯血，肥厚型心肌病注意昏厥的发生。

（3）用药护理。注意洋地黄中度毒性反应。

3.对症护理

（1）心力衰竭。扩张型心肌病对洋地黄耐受性差，使用时尤其应警惕发生中毒。严格控制输液量与速度，以免发生急性肺水肿。

（2）胸痛。①疼痛的情况：评估疼痛的部位、性质、程度、持续时间、诱因及缓解方式，注意血压、心率、心律及心电图变化。②发作时护理：立即停止活动，卧床休息；安慰患者，解除紧张情绪；遵医嘱使用β受体阻滞剂或钙通道阻滞剂，注意有无心动过缓等不良反应；不宜用硝酸酯类药物；给氧，氧流量2～4L/min。③避免诱因：嘱患者避免剧烈运动、突然屏气或站立、持重、情绪激动、饱餐、寒冷刺激，戒烟酒，防止诱发心绞痛。疼痛加重或伴有冷汗、恶心、呕吐时告诉医护人员。

4.心理护理

（1）根据患者对疾病的了解程度，介绍疾病发生、发展规律，解释病情变化状况及各项检查结果，使患者积极主动地配合治疗和护理。

（2）患者多有恐惧、焦虑，详细了解患者的心理状态，并采取对症处理。帮助患者缓解焦虑不安的情绪，鼓励并协助患者参与疾病治疗和护理，以增强患者的自信心；肯定患者配合治疗、护理及取得的成绩，介绍同种疾病有效治疗的例子，增强其战胜疾病的信心。

（三）健康指导

1.疾病知识指导

症状轻者可参加轻体力工作，但要避免劳累。保持室内空气通畅、阳光充足，防寒保暖预防上呼吸道感染。HCM患者应避免情绪激动、持重或屏气用力、激烈运动如球类比赛等，减少昏厥或猝死的危险。有昏厥病史或猝死家族史者应避免独自外出活动，以免发作时发生意外。

2.饮食指导

给予高蛋白、高维生素、富含纤维素的清淡饮食，以促进心肌代谢，增强机体抵抗力。心力衰竭时低盐饮食。

3.用药指导和病情监测

坚持服用抗心力衰竭、抗心律失常的药物或β受体阻滞剂、钙通道阻滞剂等，以提高存活年限。说明药物的名称、剂量、用法，教会患者及家属药物疗效及不良反应。嘱患者定期门诊随访，症状加重时立即就诊。

（四）预后

DCM的病程长短不等，易发生心力衰竭，预后不良。以往认为，症状出现后5年存活率在40%左右，死亡原因多为心力衰竭、严重心律失常。近年来由于治疗手段的进步，患者存活率已明显提高。HCM自然病程长，呈良性进展。一般成人病例10年存活率为80%，小儿病例为50%。HCM死亡高峰年龄在儿童和青少年，为青少年时期猝死的常见原因。主要死亡原因是心脏性猝死（51%）、心力衰竭（36%）、脑卒中（13%），16%猝死患者发生在中等至极量体育活动时。

第八节　心搏骤停与心脏性猝死的护理

心搏骤停是指心脏射血功能突然终止。导致心搏骤停的生理机制最常见的为心室颤动和室性心动过速,其次为缓慢性心律失常或心脏停搏,较少见的为无脉性电活动。心搏骤停发生后,由于脑血流突然中断,10 秒左右患者即可出现意识丧失,经及时救治可存活,罕见自发逆转者。心搏骤停常是心脏性猝死的直接原因。

心脏性猝死是指急性症状发作后 1 小时内发生的以意识丧失为特征的、由心脏原因引起的自然死亡。无论是否患有心脏病,死亡的时间和形式未能预料。

根据相关资料显示,我国心脏性猝死发生率为 41.84/10 万。若以 13 亿人口推算,我国每年心脏性猝死的总人数约为 54.4 万人,发生率男性高于女性。减少心脏性猝死发生率对降低心脑血管病病死率有重要意义。

一、病因与发病机制

绝大多数心脏性猝死发生在有器质性心脏病的患者。西方国家心脏性猝死中约 80％ 由冠心病及其并发症引起,这些冠心病患者中约有 75％ 有心肌梗死病史。心肌梗死后左心射血分数降低是心脏性猝死的主要预测因素;频发性与复杂性室性期前收缩的存在亦可预示心肌梗死存活者发生猝死的危险。各种心肌病引起的心脏性猝死占 5％～15％,是冠心病易患年龄前(＜35 岁)心脏性猝死的主要原因,如梗阻性肥厚型心肌病、致心律失常型右心室心肌病。

二、临床表现

心脏性猝死的临床表现可分为 4 个时期,即前驱期、终末事件期、心搏骤停与生物学死亡。不同患者各期表现有明显差异。

前驱期:在猝死前数天至数月,有些患者可出现胸痛、气促、疲乏、心悸等非特异性症状。但亦可无前驱表现,瞬间发生心搏骤停。

终末事件期:是指心血管状况出现急剧变化到心搏骤停发生前的一段时间,自瞬间至 1 小时不等。由于猝死的原因不同,终末事件期的临床表现也各异。典型的表现包括:严重胸痛、急性呼吸困难、突发心悸或眩晕等。若心搏骤停瞬间发生,事先无预兆,则绝大部分是心源性。在猝死前数小时或数分钟内常有心电活动的改变,其中以心率加快及室性异位搏动增加最为常见。因室颤猝死的患者,常先有室性心动过速。另有少部分患者以循环衰竭发病。

心搏骤停:心搏骤停后脑血流量急剧减少,可导致意识突然丧失,伴有局部或全身性抽搐。心搏骤停刚发生时脑中尚有少量含氧的血液,可短暂刺激呼吸中枢,出现呼吸断续,呈叹息样或短促痉挛性呼吸,随后呼吸停止。皮肤苍白或发绀,瞳孔散大,二便失禁。

生物学死亡:从心搏骤停到生物学死亡的时间长短取决于原发病的性质以及心搏骤停至复苏开始的时间。心搏骤停发生后,大部分患者将在 4～6 分钟内发生不可逆脑损害,随后经数分钟过渡到生物学死亡。心搏骤停发生后立即实施心肺复苏和尽早除颤,是避免生物学死亡的关键。心脏复苏成功后死亡的最常见原因是中枢神经系统的损伤,其他常见原因有继发感染、低心排出量及复发心律失常等。

三、心搏骤停处理

心搏骤停的生存率很低,为 5%～60%。成功抢救的关键是快速识别和启动急救系统,及早进行心肺复苏和复律治疗。心肺复苏又分为初级心肺复苏和高级心肺复苏。

(一)识别心搏骤停

当发现无反应或突然倒地的患者时,首先观察对其刺激的反应,如轻拍其肩部并呼叫"你怎么啦",判断呼吸运动、大动脉有无搏动。突然意识丧失、无呼吸或无正常呼吸(仅有喘息),视为心搏骤停,呼救和立即开始心肺复苏(CPR)。

(二)呼救

高声呼救,请求他人帮助。在不延缓实施心肺复苏的同时,应设法呼叫急救电话,启动急救系统。

(三)初级心肺复苏

初级心肺复苏即基础生命支持,主要措施包括胸外按压、开放气道、人工呼吸、除颤,前三者被简称为 CAB 三部曲。首先应保持正确的体位,患者仰卧在坚硬的平面上,施救者在患者的一侧进行,提倡同步分工合作的复苏方法。

1.胸外按压

胸外按压是建立人工循环的主要方法。成人在开放气道前先进行胸外按压。胸外按压可使心脏产生一定的血流,配合人工呼吸为心脏和脑等重要器官提供一定的含氧血液,为进一步复苏创造条件。胸外按压的正确位置是胸骨中下 1/3 交界处。用一只手的掌根部放在胸骨的下半部,另一手掌重叠放在这只手背上,手掌根部横轴与胸骨长轴确保方向一致,手指无论伸展还是交叉在一起,都不要接触胸壁。按压时肘关节伸直,依靠背部和肩部的力量垂直向下按压,使成人胸骨下降至少 5cm,随后突然松弛,按压和放松的时间大致相等。放松时双手不要离开胸壁,按压频率至少 100 次/min。胸外按压过程中应尽量减少中断直至自主循环恢复或复苏终止,中断尽量不超过 10 秒,除非特殊操作,如建立人工气道、除颤时。胸外按压的并发症主要有肋骨骨折、心包积血或心脏压塞、气胸、血胸、肺挫伤等,应遵循正确的操作方法,尽量避免发生。

2.开放气道

保持呼吸道通畅是成功心肺复苏的重要一步。采用仰头抬颏法开放气道,即术者将患者前额加压使患者头后仰,另一手的示指、中指抬起下颏,使下颏尖、耳垂的连线与地面呈垂直,以畅通气道。迅速清除患者口中异物及呕吐物,必要时使用吸引器,取下活动性义齿。

3.人工呼吸

开放气道后,在确保气道通畅的同时,立即开始人工呼吸,气管内插管是建立人工通气的最好方法。当时间或条件不允许时,常采用口对口呼吸。术者一手的拇指、食指捏住患者鼻孔,吸一口气,用口唇将患者的口全部罩住,然后缓慢吹气,给予足够的潮气量产生可见的胸廓抬起,每次吹气应持续 1 秒以上。每 30 次胸外按压连续给予 2 次通气。但口对口呼吸是临时抢救措施,应争取尽快气管内插管,以人工气囊挤压或人工呼吸机进行辅助呼吸与给氧,纠正低氧血症。

4.除颤

室颤是心搏骤停常见和可以治疗的初始心率。迅速除颤是首选的治疗方法。对于室颤的患者,在倒下的 3～5 秒内立即实施 CPR 和除颤,存活率最高。体外自动除颤仪(AED)除颤可作为基础生命支持的一部分,应尽早进行。取 AED,检查心率,室颤者、除颤 1 次后,立即继续 5 个周期的 CPR(约 2 分钟)后分析心律,若有指征则再一次除颤。

(四)高级心肺复苏

高级心肺复苏即高级心血管生命支持(ACLS),是以基础生命支持为基础,应用辅助设备、特殊技术等建立更有效的通气和血液循环。主要措施有气管插管与给氧、除颤、电复律与起搏和药物治疗。在复苏过程中必须持续监测心电图、血压、血氧饱和度等,必要时进行有创血流动力学监测,如动脉血气分析、动脉压、肺动脉压等。

1.气管插管与给氧

若患者自主呼吸没有恢复,应尽早行气管插管,以纠正低氧血症。院外患者通常以气囊维持通气,院内患者通常用呼吸机,开始可给予 100％浓度的氧气,然后根据血气分析结果进行调整。

2.除颤、电复律与起搏

迅速恢复有效的心律是复苏成功至关重要的一步。一旦心电监护显示为心室颤动或扑动,应立即除颤。对于单相波除颤,推荐电击能量 360J,若无效可立即进行第 2 次和第 3 次除颤。此时应尽量改善通气和矫正血液生化指标的异常,以利重建稳定的心律。采用双相波除颤,可选择 150～200J 能量,1 次 150J 能量的双相波除颤的有效性＞90％。对有症状的心动过缓患者,尤其是当高度房室传导阻滞发生在希氏束以下时,则应施行起搏治疗。

3.药物治疗

尽早开通静脉通道,给予急救药物。外周静脉通常选用肘正中静脉或颈外静脉,中心静脉可选用颈内静脉和股静脉。

(1)血管升压药。肾上腺素是 CPR 的首选药物。可用于电击无效的室颤、无脉性室速、无脉性电活动、心室停搏。若连续 3 次除颤无效提示预后不良,应继续胸外按压和人工通气,并常规给予肾上腺素 1mg 静脉注射,再除颤 1 次,若仍未成功,肾上腺素可每 3～5 分钟重复 1 次,可逐渐增加剂量至 5mg,中间给予除颤。血管升压素与肾上腺素作用相同,也可作为一线药物,只推荐使用 1 次,40U 静脉注射。严重低血压时可用去甲肾上腺素、多巴胺、多巴酚丁胺。

(2)抗心律失常药。①胺碘酮:使用肾上腺素 2～3 次后仍存在无脉性室速或室颤,在继续 CPR 的过程中可静脉给予抗心律失常药胺碘酮。用法:胺碘酮首次 150mg 缓慢静脉注射(10 分钟),可重复给药总量达 500mg,随后 10mg/(kg·d)维持静脉滴注;或先按 1mg/min 静脉滴注,然后 0.5mg/min 持续静脉滴注,每天总量可达 2g,根据需要可维持数天。②利多卡因:没有胺碘酮时考虑使用。用法:利多卡因 1～1.5mg/kg,3～5 分钟内静脉注射,若无效可每5～10分钟 0.5～0.75mg/kg 重复 1 次,总计量达 3mg/kg。③硫酸镁:适用于低镁血症、电击无效的室颤、低镁血症的室速、尖端扭转型室速、地高辛中毒。用法:硫酸镁 1～2g 稀释后静脉注射,10～15 分钟后可重复。④阿托品:适用于缓慢性心律失常、心室停搏、无脉性电活动。

用法:阿托品 1～2mg 静脉注射,每 3～5 分钟重复使用,最大总量 3mg。缓慢心律失常有条件者及早施行起搏治疗。

(3)纠正酸中毒药。5%碳酸氢钠,适用于心搏骤停或复苏时间过长者,或早已存在代谢性酸中毒、高钾血症者。用法:初始剂量 1mmol/kg,在持续心肺复苏过程中,每 15 分钟重复 1/2 量,最好根据动脉血气分析调整补给量。复苏过程中产生的代谢性酸中毒通过改善通气可调解,不应过分积极补充碳酸氢钠。

四、常见护理诊断/问题

(1)循环障碍。循环障碍与心脏收缩障碍有关。

(2)清理呼吸道无效。清理呼吸道无效与循环障碍、缺氧和呼吸型态改变有关。

(3)营养失调:低于机体需要量。营养低于机体需要量与摄入不足及消耗增加有关。

(4)潜在并发症。常见的并发症有脑水肿、感染、胸骨骨折等。

五、护理措施

(一)一般护理

复苏成功后加强晨晚间护理,每天进行温水擦浴,必要时可热敷受压部位,改善血液循环,根据病情每 30～120 分钟翻身一次,避免拖、拉、推患者,以免皮肤磨损。

(二)病情监测

监测患者的循环和呼吸功能,特别是脑灌注,预防再次心搏骤停,维持水、电解质和酸碱平衡,防治脑缺氧、脑水肿、急性肾衰竭和继发感染等。

(三)对症护理

脑复苏是心肺复苏最后成功的关键。主要措施如下。①降温,复苏后的高代谢状态或其他原因引起的体温增高可导致脑组织缺氧,从而加重脑损伤。应密切观察体温变化,积极采取降温措施。自主循环恢复后几分钟至几小时将体温降至 32～34℃为宜,持续 12～24 小时。②脱水,可选用渗透性利尿剂(20%甘露醇或 25%山梨醇)快速静脉滴注,以减轻脑水肿;亦可联合静脉注射呋塞米、25%清蛋白或地塞米松,有助于避免或减轻渗透性利尿导致的"反跳现象"。③防治抽搐,应用冬眠药物,如双氢麦角碱、异丙嗪稀释后静脉滴注或地西泮静脉注射。④高压氧治疗,通过增加血氧含量及弥散,提高脑组织氧分压,改善脑缺氧,降低颅内压,有条件者应尽早应用。⑤促进早期脑血流灌注,如抗凝以疏通微循环,钙通道阻滞剂解除脑血管痉挛。

(四)心理护理

昏迷患者对外界仍有感知能力,可以给患者听音乐,多与患者聊天,促进早日苏醒;患者清醒后给予各项健康教育,消除患者顾虑,促进健康。

六、预后

心搏骤停复苏成功后的患者,及时评估左心室功能,左心室功能减退的患者心搏骤停复发的可能性大,对抗心律失常药物的反应差,病死率较高。

急性心肌梗死早期的原发性心室颤动,经及时除颤易获复律成功。急性下壁心肌梗死并发的缓慢型心律失常或心室停搏所致的心搏骤停,预后良好;急性广泛前壁心肌梗死并发房室或室内阻滞引起的心搏骤停多预后不良。继发于急性大面积心肌梗死及血流动力学异常的心搏骤停,即时病死率高达 59%～89%,心肺复苏不易成功,即使复苏成功,亦难以维持稳定的血流动力学状态。

第九节 心绞痛的护理

心绞痛是冠状动脉供血不足,心肌急剧的暂时的缺血与缺氧所引起的临床综合征。其特点为阵发性的前胸压榨性疼痛感觉,主要位于胸骨后部,可放射至心前区和左上肢,常发生于劳动或情绪激动时,持续数分钟,休息或用硝酸酯制剂后消失。

一、病因和发病机制

本病多见于男性,多数患者在 40 岁以上,劳累、情绪激动、饱食、受寒、阴雨天气、急性循环衰竭等为常见诱因。除冠状动脉粥样硬化外,本病还可由主动脉瓣狭窄或关闭不全、梅毒性主动脉炎、肥厚型心肌病、先天性冠状动脉畸形、风湿性冠状动脉炎等引起。

对心脏予以机械性刺激并不引起疼痛,但心肌缺血与缺氧则引起疼痛。当冠状动脉的供血与心肌的需求之间发生矛盾,冠状动脉血流量不能满足心肌代谢的需要,引起心肌急剧的、暂时的缺血与缺氧时,即产生心绞痛。

心肌耗氧的多少由心肌张力、心肌收缩强度和心率所决定。心肌张力＝左室收缩压(动脉收缩压)×心室半径。心肌收缩强度和心室半径经常不变,因此常用"心率×收缩压"(即二重乘积)作为估计心肌氧耗的指标。心肌能量的产生要求大量的氧气供应,心肌细胞摄取血液氧含量的 65%～75%,而身体其他组织则仅摄取 10%～25%,因此心肌平时对血液中氧的吸收已接近于最大量,氧需要增加时已难以从血液中更多地摄取氧,只能依靠增加冠状动脉的血流量来提供。在正常情况下,冠状循环有很大的储备力,其血流量可增加到休息时的 6～7 倍。缺氧时,冠状动脉也扩张,能使其流量增加 4～5 倍。动脉粥样硬化而致冠状动脉狭窄或部分分支闭塞时,其扩张性减弱,血流量减少,且对心肌的供血量相对地比较稳定。心肌的血液供给如减低到尚能应付心脏平时的需要,则休息时可无症状。一旦心脏负荷突然增加,如劳累、激动、左心衰竭等,使心肌张力增加(心腔容积增加、心室舒张末期压力增高)、心肌收缩力增加(收缩压增高、心室压力曲线量大压力随时间变化率增加)和心率增快等而致心肌氧耗量增加时,心肌对血液的需求增加;或当冠状动脉发生痉挛(如吸烟过度或神经体液调节障碍)时,冠状动脉血流量进一步减少;或在突然发生循环血流量减少的情况下(如休克、极度心动过速等),心肌血液供求之间的矛盾加深,心肌血液供给不足,遂引起心绞痛。严重贫血的患者,在心肌供血量虽未减少的情况下,可由于红细胞减少,血液携氧量不足而引起心绞痛。

在多数情况下,劳累诱发的心绞痛常在同一"心率×收缩压"值的水平上发生。

产生疼痛的直接因素,可能是在缺血缺氧的情况下,心肌内积聚过多的代谢产物,如乳酸、丙酮酸、磷酸等酸性物质;或类似激肽的多肽类物质,刺激心脏内自主神经的传入纤维末梢,经第 1～5 胸交感神经节和相应的脊髓段,传至大脑,产生疼痛的感觉。这种痛觉反应在与自主神经进入水平相同脊髓的脊神经所分布的皮肤区域,即胸骨后及两臂的前内侧与小指,尤其是在左侧,而多不在心脏解剖位置处。有人认为,在缺血区内富有神经供应的冠状血管的异常牵拉和收缩,可以直接产生疼痛冲动。

病理解剖检查显示心绞痛的患者,至少有一支冠状动脉的主支管腔显著狭窄达横切面的75％以上。有侧支循环形成者,则冠状动脉的主支有更严重的阻塞才会发生心绞痛。另一方面,冠状动脉造影发现5％～10％的心绞痛患者,其冠状动脉的主要分支无明显病变,提示这些患者的心肌血供和氧供不足,可能是冠状动脉痉挛、冠状循环的小动脉病变、血红蛋白和氧的离解异常、交感神经过度活动、儿茶酚胺分泌过多或心肌代谢异常等所致。

患者在心绞痛发作之前,常有血压增高、心率增快、肺动脉压增高和肺毛细血管压增高的变化,反映心脏和肺的顺应性减低,发作时可有左心室收缩力和收缩速度降低、喷血速度减慢、左心室收缩压下降、心搏量和心排血量降低、左心室舒张末期压和血容量增加等左心衰竭的病理生理变化。左心室壁可呈收缩不协调或部分心室壁有收缩减弱的现象。

二、临床表现

(一)症状

1.典型发作

突然发生的胸骨后,上、中段可波及心前区压榨性、闷胀性或窒息性疼痛,可放射至左肩、左上肢前内侧及无名指和小指。重者有濒死的恐惧感和冷汗,往往迫使患者停止活动。疼痛历时1～5分钟,很少超过15分钟,休息或含化硝酸甘油多在1～3分钟内(很少超过5分钟)缓解。

2.不典型发作

(1)疼痛部位可出现在上腹部、颈部、下颌、左肩胛部或右前胸等。

(2)疼痛轻微或无疼痛,而出现胸部闷感、胸骨后烧灼感等。上述症状亦应为发作型,休息或含化硝酸甘油可缓解。

心前区刺痛,手指能明确指出疼痛部位,以及持续性疼痛或胸闷,多不是心绞痛。

(二)体征

平时一般无异常体征。心绞痛发作时可出现心率增快、血压增高、表情焦虑、出汗,有时现第四或第三心音奔马律,可有暂时性心尖区收缩期杂音(乳头肌功能不全)。

(三)心绞痛严重程度的分级

根据加拿大心血管学会分类分为4级。①Ⅰ级:一般体力活动(如步行和登楼)不受限,仅在强、快或长时间劳力时发生心绞痛。②Ⅱ级:一般体力活动轻度受限。快步、饭后、寒冷或刮风中、精神应激或醒后数小时内步行或登楼;步行两个街区以上、登楼一层以上和爬山,均引起心绞痛。③Ⅲ级:一般体力活动明显受限,步行1～2个街区,登楼一层引起心绞痛。④Ⅳ级:一切体力活动都引起不适,静息时可发生心绞痛。

三、分型

(一)劳累性心绞痛

在活动和其他因素引起心肌耗氧增加的情况下被诱发。

1.稳定型劳累性心绞痛特点

(1)病程＞1个月。

（2）胸痛发作与心肌耗氧量增加多有固定关系，即心绞痛阈值相对不变。

（3）诱发心绞痛的劳力强度相对固定，并可重复。

（4）胸痛发作在劳动当时，被迫停止活动，症状可缓解。

（5）心电图运动试验多呈阳性。

此型冠状动脉固定狭窄度超过管径 70%，多支病变居多，冠状动脉动力性阻塞多不明显，粥样斑块无急剧增大或破裂出血，故临床病情较稳定。

2.初发型劳力性心绞痛特点

（1）病程＜1 个月。

（2）年龄较轻。

（3）男性居多。

（4）临床症状差异大。①轻型：中等度劳力时偶发。②重型：轻微用力或休息时频发；梗死前心绞痛为回顾性诊断。

此型单支冠状动脉病变多，侧支循环少，因冠状动脉痉挛或粥样硬化进展迅速，斑块破裂出血，血小板聚集，甚至有血栓形成，导致病情不稳定。

3.恶化型劳累性心绞痛特点

（1）心绞痛发作次数、持续时间、疼痛程度在短期内突然加重。

（2）活动耐量较以前明显降低。

（3）日常生活中轻微活动均可诱发，甚至安静睡眠时也可发作。

（4）休息或用硝酸甘油对缓解疼痛作用差。

（5）发作时心电图有明显的缺血性 ST-T 改变。

（6）血清心肌酶正常。

此型多属多支冠状动脉严重粥样硬化，并存在左主干病变，病情突然恶化可能因斑块脂质浸润急剧增大或破裂或出血，血小板凝聚血栓形成，使狭窄的冠状动脉管腔更堵塞，至活动耐量减少。

（二）自发性心绞痛

心绞痛发作与心肌耗氧量增加无明显关系，而与冠状动脉血流储备量减少有关，可单独发生或与劳累性心绞痛并存。与劳累性心绞痛相比，疼痛持续时间一般较长，程度较重，且不易为硝酸甘油所缓解。

1.卧位型心绞痛特点

（1）有较长的劳累性心绞痛史。

（2）平卧时发作，多在午夜前，即入睡 1～2 小时内发作。

（3）发作时需坐起甚至需站立。

（4）疼痛较剧烈，持续时间较长。

（5）发作时 ST 段下降显著。

（6）预后差，可发展为急性心肌梗死或发生严重心律失常而死亡。

此型发生机制尚有争论，可能与夜梦、夜间血压降低或发生未被察觉的左心室衰竭，以致狭窄的冠状动脉远端心肌灌注不足；或平卧时静脉回流增加，心脏工作量增加，需氧增加等有关。

2.变异型心绞痛特点

(1)发病年龄较轻。

(2)发作与劳累或情绪多无关。

(3)易于午夜到凌晨时发作。

(4)几乎在同一时刻呈周期性发作。

(5)疼痛较重,历时较长。

(6)发作时心电图示有关导联的 ST 段抬高,与之相对应的导联则 ST 段可压低。

(7)含化硝酸甘油可使疼痛迅速缓解,抬高的 ST 段随之恢复。

(8)血清心肌酶正常。

本型心绞痛是由于在冠状动脉狭窄的基础上,该支血管发生痉挛,引起一片心肌缺血所致。冠状动脉造影正常的患者,也可由该动脉痉挛而引起。冠状动脉痉挛可能与 α 肾上腺素能受体受到刺激有关,患者后期易发生心肌梗死。

3.中间综合征

亦称急性冠状动脉功能不全特点

(1)心绞痛发作持续时间长,可达 30 分钟以上。

(2)常在休息或睡眠中发作。

(3)心电图、放射性核素和血清学检查无心肌坏死的表现。本型心绞痛其性质介于心绞痛与心肌梗死之间,常是心肌梗死的前奏。

4.梗死后心绞痛

梗死后心绞痛是急性心肌梗死发生后 1 月内(不久或数周)又出现的心绞痛。由于供血的冠状动脉阻塞发生心肌梗死,但心肌尚未完全坏死,一部分未坏死的心肌处于严重缺血状态下又发生疼痛,随时有再发生梗死的可能。

(三)混合性心绞痛

混合性心绞痛的特点为:

(1)劳累性与自发性心绞痛并存,如兼有大支冠状动脉痉挛,除劳累性心绞痛外可并存变异型心绞痛,如兼有中等大冠脉收缩则劳累性心绞痛可在通常能耐受的劳动强度以下发生。

(2)心绞痛阈值可变性大,临床表现为在当天不同时间、当年不同季节的心绞痛阈值有明显变化,如伴有 ST 段压低的心绞痛患者运动能力的昼夜变化,或一天中首次劳累性发作的心绞痛。劳累性心绞痛患者遇冷诱发及餐后发作的心绞痛多属此型。

此类心绞痛为一支或多支冠脉有临界固定狭窄病变限制了最大冠脉储备力,同时有冠脉痉挛收缩的动力性阻塞使血流减少,故心肌耗氧量增加与心肌供氧量减少 2 个因素均可诱发心绞痛。

近年"不稳定型心绞痛"一词在临床上被广泛应用,指介于稳定型劳累性心绞痛与急性心肌梗死和猝死之间的中间状态。它包括了除稳定型劳累性心绞痛外的,上述所有类型的心绞痛,还包括冠状动脉成形术后心绞痛、冠状动脉旁路术后心绞痛等新近提出的心绞痛类型。其病理基础是在原有病变基础上发生冠状动脉内膜下出血、粥样硬化斑块破裂、血小板或纤维蛋白凝集、形成血栓、冠状动脉痉挛等。

四、辅助检查

(一)心电图

1.静息时心电图

心绞痛不发作时,约半数患者在正常范围,也可有非特异性 ST-T 异常或陈旧性心肌梗死图形,有时有房室或束支传导阻滞、期前收缩等。

2.心绞痛发作时心电图

绝大多数患者可出现暂时性心肌缺血引起的 ST 段移位;有时 T 波倒置者发作时变直立(伪改善),心内膜下心肌缺血的 ST 段水平或下斜压低≥1mm,变异性心绞痛发作时,ST 段抬高≥2mm(变异型心绞痛);T 波低平或倒置。可出现各种心律失常。

3.心电图负荷试验

用于心电图正常或可疑时。有双倍二级梯运动试验(master 试验)、活动平板运动试验、蹬车试验潘生丁试验、心房调搏和异丙肾上腺素静脉滴注试验等。

4.动态心电图

24 小时持续记录心电图 ST-T 改变,以证实胸痛时有无心电图缺血改变及无痛性禁忌缺血发作。

(二)放射性核素检查

1.^{201}Tl 心肌显像或兼作负荷(运动)试验

休息时铊显像所示灌注缺损主要见于心肌梗死后瘢痕部位。而缺血心肌常在心脏负荷后显示灌注缺损,并在休息后复查出现缺损区再灌注现象。近年用^{99m}Tc-MIBI 作心肌灌注显像(静息或负荷)取得良好效果。

2.放射性核素心腔造影

静脉内注射焦磷酸亚锡被细胞吸附后,再注射^{201}Tl,即可使红细胞被标记上放射性核素,得到心腔内血池显影。可测定左心室射血分数及显示室壁局部运动障碍。

(三)超声心动图

二维超声心动图可检出部分冠状动脉左主干病变,结合运动试验可观察到心室壁节段性运动异常,有助于心肌缺血的诊断,静息状态下心脏图像阴性,尚可通过负荷试验确定,近年三维、经食管、血管内和心内超声检查增加了其诊断的阳性率和准确性。

(四)心脏 X 线检查

无异常发现或见心影增大、肺充血等。

(五)冠状动脉造影

可直接观察冠状动脉解剖及病变程度与范围是确诊冠心病的"金标准"。但它是一种有一定危险的有创检查,不宜作为常规诊断手段。其主要指征如下。

(1)胸痛疑似心绞痛不能确诊者。

(2)内科治疗无效的心绞痛,需明确冠状病变情况而考虑手术者。

(六)激发试验

为诊断冠脉痉挛,常用冷加压、过度换气及麦角新碱作激发试验,前两种试验较安全,但敏感性差,麦角新碱可引起冠脉剧烈收缩,仅适用于造影时冠脉正常或固定狭窄病变<50%的可

疑冠脉痉挛患者。

五、诊断要点

根据典型的发作特点和体征，含用硝酸甘油后缓解，结合年龄和存在冠心病易患因素，除外其他原因所致的心绞痛，一般即可建立诊断。下列几方面有助于临床上判别心绞痛。

(一)性质

心绞痛应是压榨紧缩、压迫窒息、沉重闷胀性疼痛，而非刀割样尖锐痛或抓痛、短促的针刺样或触电样痛或昼夜不停地胸闷感觉。其实也并非"绞痛"。在少数患者可为烧灼感、紧张感或呼吸短促伴有咽喉或气管上方紧窄感。疼痛或不适感开始时较轻，逐渐增剧，然后逐渐消失，很少因为体位改变或呼吸运动所影响。

(二)部位

疼痛或不适处常位于胸骨机器附近，也可发生在上腹部至咽部之间的任何水平处，但极少在咽部以上。有时可位于左肩或左臂，偶尔也可位于右臂、下颌、下颈椎、上胸椎、左肩胛骨间或肩胛骨上区，然而位于左腋下或左胸下者很少。对于疼痛或不适感分布的范围，患者常需用整个手掌或拳头来指示，仅用一手指的指端来指示者极少。

(三)时限

为1~15分钟，多数3~5分钟，偶有达30分钟的(中间综合征除外)。疼痛持续仅数秒钟或不适感(多为闷感)持续整天或数天者均不似心绞痛。

(四)诱发因素

以体力劳累为主，其次为情绪激动，再次为寒冷环境、进冷饮及身体其他部位的疼痛。在体力活动后而不是在体力活动的当时发生的不适感，不似心绞痛。体力活动再加情绪激动，则更易诱发，自发性心绞痛可在无任何明显诱因下发生。

(五)硝酸甘油的效应

舌下含用硝酸甘油片如有效，心绞痛应于1~2分钟内缓解(也有需5分钟的，要考虑到患者可能对时间的估计不够准确)，对卧位型的心绞痛，硝酸甘油可能无效。在评定硝酸甘油的效应时，还要注意患者所用的药物是否已经失效或接近失效。

(六)心电图

发作时心电图检查可见以R波为主的导联中，ST段压低，T波平坦或倒置(变异型心绞痛者则有关导联ST段抬高)，发作过后数分钟内逐渐恢复。心电图无改变的患者可考虑做负荷试验。发作不典型者，诊断要依靠观察硝酸甘油的疗效和发作时心电图的改变；如仍不能确诊，可多次复查心电图、心电图负荷试验或24小时动态心电图连续监测，如心电图出现阳性变化或负荷试验诱致心绞痛发作时也可确诊。

六、鉴别诊断

(一)X综合征

目前临床上被称为X综合征的有两种情况：一是1973年Kemp所提出的原因未明的心绞痛；二是1988年Keaven所提出的与胰岛素抵抗有关的代谢失常。心绞痛需与Kemp的X综合征相鉴别。X综合征(Kemp)目前被认为是小的冠状动脉舒缩功能障碍所致，以反复发作劳累性心绞痛为主要表现，疼痛也可在休息时发生，发作时或负荷后心电图可示心肌缺血表现、核素心肌灌注可示灌注缺损、超声心动图可示节段性室壁运动异常。但本病多见于女性，冠心病的易患因素不明显，疼痛症状不甚典型，冠状动脉造影阴性，左心室无肥厚表现，麦角新碱试验阴性，治疗反应不稳定而预后良好则与冠心病心绞痛不同。

(二)心脏神经官能症

多发于青年或更年期的女性患者，心前区刺痛或经常性胸闷，与体力活动无关，常伴心悸及叹息样呼吸，手足麻木等。过度换气或自主神经功能紊乱时可有 T 波低平或倒置，但心电图普萘洛尔试验或氯化钾试验时 T 波多能恢复正常。

(三)急性心肌梗死

急性心肌梗死疼痛部位与心绞痛相仿，但程度更剧烈，持续时间多在半小时以上，硝酸甘油不能缓解。常伴有休克、心律失常及心力衰竭；心电图面向梗死部位的导联 ST 段抬高，常有异常 Q 波；血清心肌酶增高。

(四)其他心血管病

如主动脉夹层形成、主动脉窦瘤破裂、主动脉瓣病变、肥厚型心肌病、急性心包炎等。

(五)颈胸疾患

如颈椎病、胸椎病、肋软骨炎、肩关节周围炎、胸肌劳损、肋间神经痛、带状疱疹等。

(六)消化系统疾病

如食管裂孔疝、贲门痉挛、胃及十二指肠溃疡、急性胰腺炎、急性胆囊炎及胆石症等。

七、治疗

预防本病主要是防止动脉粥样硬化的发生和发展。治疗原则是改善冠状动脉的供血和减轻心肌的耗氧，同时治疗动脉粥样硬化。

(一)发作时的治疗

1.休息

发作时立刻休息，一般患者在停止活动后症状即可消除。

2.药物治疗

较重的发作，可使用作用快的硝酸酯制剂。这类药物除扩张冠状动脉、降低其阻力、增加其血流量外，还通过对周围血管的扩张作用，减少静脉回心血量，降低心室容量、心腔内压、心排血量和血压，减低心脏前后负荷和心肌的需氧量，从而缓解心绞痛。

(1)硝酸甘油：可用 0.3～0.6mg 片剂，置于舌下含化，使其迅速为唾液所溶解而吸收，1～2 分钟即开始起作用，约半小时后作用消失，对约 92％的患者有效，其中 76％在 3 分钟内见效。延迟见效或完全无效时提示患者并非患冠心病或患严重的冠心病，也可能所含的药物已失效或未溶解，如属后者可嘱患者轻轻嚼碎之继续含化。长期反复应用可由于产生耐药性而效力减低，停用 10 天以上，可恢复有效性。近年还有喷雾剂和胶囊制剂，能达到更迅速起效的目的。不良反应有头昏、头胀痛、头部跳动感、面红、心悸等，偶尔有血压下降，因此第一次用药时，患者宜取平卧位，必要时吸氧。

(2)硝酸异山梨酯(消心痛)：可用 5～20mg，舌下含化，2～5 分钟见效，作用维持 2～3 小时。或用喷雾剂喷到口腔两侧黏膜上，每次 1.25mg，1 分钟见效。

(3)亚硝酸异戊酯：为极易气化的液体，盛于小安瓿内，每安瓿 0.2mL，用时以小手帕包裹敲碎,立即盖于鼻部吸入。作用快而短,在 10～15 秒内开始,几分钟即消失。本药作用与硝酸甘油相同,其降低血压的作用更明显,有引起昏厥的可能,目前临床多不推荐使用。同类制剂还有亚硝酸辛酯。在应用上述药物的同时,可考虑用镇静药。

(二)缓解期的治疗

宜尽量避免各种确知足以诱致发作的因素。调节饮食,特别是一次进食不应过饱,禁绝烟酒。调整日常生活与工作量;减轻精神负担;保持适当的体力活动,但以不致发生疼痛症状为度;有血脂质异常者积极调整血脂;一般不需卧床休息。在初次发作(初发型)或发作增多、加重(恶化型)或卧位型、变异型、中间综合征、梗死后心绞痛等,疑为心肌梗死前奏的患者,应予休息一段时间。

使用作用持久的抗心绞痛药物,应防止心绞痛发作,单独选用、交替应用或联合应用下列作用持久的药物。

1.硝酸酯制剂

(1)硝酸异山梨酯。①硝酸异山梨酯:口服后半小时起作用,持续 12 小时,常用量为每 4～6 小时 10～20mg,初服时常有头痛反应,可将单剂改为 5mg,以后逐渐加量。②单硝酸异山梨酯(异乐定):口服后吸收完全,解离缓慢,药效达 8 小时,常用量为每 8～12 小时 20～40mg。近年倾向于应用缓释制剂减少服药次数,硝酸异山梨酯的缓释制剂 1 次口服作用持续 8 小时,可用每 8 小时 20～60mg;单硝酸异山梨酯的缓释制剂用量为 50mg,每天 1～2 次。

(2)戊四硝酯制剂。①硝酸甘油缓释制剂:口服后使硝酸甘油部分药物得以逃逸肝脏代谢,进入体循环而发挥其药理作用。一般服后半小时起作用,时间可长达 8～12 小时,常用剂量为 2.5mg,每天 2～3 次。②硝酸甘油软膏和贴片制剂:前者为 2% 软膏,均匀涂于皮肤上,每次直径 2～5cm,涂药 60～90 分钟起作用,维持 4～6 小时;后者每贴含药 20mg,贴于皮肤上后 1 小时起作用,维持 12～24 小时。胸前或上臂皮肤为最合适于涂或贴药的部位,以预防夜间心绞痛。

患青光眼、颅内压增高、低血压或休克者不宜选用本类药物。

2.β 肾上腺素能受体阻滞剂(β 受体阻滞剂)

β 受体有 β_1 和 β_2 两个亚型。心肌组织中 β_1 受体占主导地位而支气管和血管平滑肌中以 β_2 受体为主。所有 β 受体阻滞剂对两型 β 受体都能抑制,但对心脏有些制剂有选择性作用。它们具有阻断拟交感胺类对心率和心收缩力受体的刺激作用,减慢心率,降低血压,减低心肌收缩力和氧耗量,从而缓解心绞痛的发作。此外,还减低运动时血流动力的反应,使在同一运动量水平上心肌耗氧量减少;使不缺血的心肌区小动脉(阻力血管)缩小,从而使更多的血液通过极度扩张的侧支循环(输送血管)流入缺血区。国外学者建议用量要大。不良反应有心室射血时间延长和心脏容积增加,这虽可能使心肌缺血加重或引起心力衰竭,但其使心肌耗氧量减少的作用远超过其不良反应。常用制剂如下。

(1)普萘洛尔(心得安):每天 3～4 次,开始时每次 10mg,逐步增加剂量,达每天 80～200mg;其缓释制剂用 160mg,每天 1 次。

(2)氧烯洛尔(心得平):每天 3～4 次,每次 20～40mg。

(3)阿普洛尔(心得舒):每天 2～3 次,每次 25～50mg。

(4)吲哚洛尔(心得静):每天 3~4 次,每次 5mg,逐步增至 60mg/d。

(5)索他洛尔(心得怡):每天 2~3 次,每次 20mg,逐步增至 200mg/d。

(6)美托洛尔(美多心安):每天 2 次,每次 25~50mg;其缓释制剂用 100~200mg,每天 1 次。

(7)阿替洛尔(氨酰心安):每天 2 次,每次 12.5~25mg。

(8)醋丁洛尔(醋丁酰心安):每天 200~400mg,分 2~3 次服。

(9)纳多洛尔(康加多尔):每天 1 次,每次 40~80mg。

(10)噻吗洛尔(噻吗心安):每天 2 次,每次 5~15mg。

本类药物有引起心动过缓、降低血压、抑制心肌收缩力、引起支气管痉挛等作用,长期应用有些可以引起血脂增高,故选用药物时和用药过程中要加以注意和观察。新的一代制剂中赛利洛尔具有心脏选择性 β_1 受体阻滞作用,同时部分的激动 β_2 受体。其减缓心率的作用较轻,甚至可使夜间心率增快;有轻度兴奋心脏的作用;有轻度扩张支气管平滑肌的作用;使血胆固醇、低密度脂蛋白和三酰甘油降低而高密度脂蛋白胆固醇增高;使纤维蛋白降低而纤维蛋白原增高;长期应用对血糖无影响,因而更适用于老年冠心患者。剂量为 200~400mg,每天 1 次。我国患者对降受体阻滞剂的耐受性较差宜用低剂量。

β受体阻滞剂可与硝酸酯合用,但要注意:①β受体阻滞剂可与硝酸酯有协同作用,因而剂量应偏小,开始剂量尤其要注意减小,以免引起直立性低血压等不良反应;②停用β受体阻滞剂时应逐步减量,如突然停用有诱发心肌梗死的可能;③心功能不全,支气管哮喘以及心动过缓者不宜用。由于其有减慢心律的不良反应,因而限制了剂量的加大。

3.钙通道阻滞剂亦称钙拮抗剂

此类药物抑制钙离子进入细胞内,也抑制心肌细胞兴奋,收缩耦联中钙离子的利用。因而抑制心肌收缩,减少心肌耗氧;扩张冠状动脉,解除冠状动脉痉挛,改善心内膜下心肌的血供;扩张周围血管,降低动脉压,减轻心脏负荷;还降低血液黏度,抗血小板聚集,改善心肌的微循环。常用制剂如下。

(1)苯烷胺衍生物:最常用的是维拉帕米(异搏定)80~120mg,每天 3 次;其缓释制剂 240~480mg,每天 1 次。不良反应有头晕、恶心、呕吐、便秘、心动过缓、PR 间期延长、血压下降等。

(2)二氢吡啶衍生物:①硝苯地平(心痛定):40~80mg,每 4~8 小时 1 次口服;舌下含用 3~5分钟后起效;其缓释制剂用量为 240mg,每天 1 次。②氨氯地平(络活喜):5~10mg,每天 1 次。③尼卡地平:10~30mg,每天 3~4 次。④尼索地平:10~20mg,每天 2~3 次。⑤非洛地平(波依定):5~20mg,每天 1 次。⑥伊拉地平:2.5~10mg,每 12 小时 1 次。

本类药物的不良反应有头痛、头晕、乏力、面部潮红、血压下降、心率增快、下肢水肿等,也可有胃肠道反应。

(3)苯噻氮唑衍生物:最常用的是地尔硫䓬(恬尔心、合心爽),30~60mg,每天 3 次,其缓释制剂用量为 45~90mg,每天 2 次。

不良反应有头痛、头晕、皮肤潮红、下肢水肿、心率减慢、血压下降、胃肠道不适等。

以钙通道阻滞剂治疗变异型心绞痛的疗效最好。本类药可与硝酸酯同服,其中二氢吡啶衍生物类如硝苯地平尚可与β阻滞剂同服,但维拉帕米和地尔硫䓬与β阻滞剂合用时则有过度抑制心脏的危险。停用本类药时也宜逐渐减量然后停服,以免发生冠状动脉痉挛。

4.冠状动脉扩张剂

冠状动脉扩张剂为能扩张冠状动脉的血管扩张剂,从理论上说将能增加冠状动脉的血流,改善心肌的血供,缓解心绞痛。但由于冠心病时冠状动脉病变情况复杂,有些血管扩张剂如双嘧达莫,可能扩张无病变或轻度病变的动脉较扩张重度病变的动脉远为显著,减少侧支循环的血流量,引起所谓"冠状动脉窃血",增加了正常心肌的供血量,使缺血心肌的供血量反而更减少,因而不再用于治疗心绞痛。目前仍用的有以下。

(1)吗多明:1~2mg,每天2~3次,不良反应有头痛、面红、胃肠道不适等。

(2)胺碘酮:100~200mg,每天3次,也用于治疗快速心律失常,不良反应有胃肠道不适、药疹、角膜色素沉着、心动过缓、甲状腺功能障碍等。

(3)乙氧黄酮:30~60mg,每天2~3次。

(4)卡波罗孟:75~150mg,每天3次。

(5)奥昔非君:8~16mg,每天3~4次。

(6)氨茶碱:100~200mg,每天3~4次。

(7)罂粟碱:30~60mg,每天3次等。

(三)中医中药治疗

根据中医学辨证论治,采用治标和治本两法。所谓治标,主要在疼痛期应用,以"通"为主的方法,有活血、化瘀、理气、通阳、化痰等法;所谓治本,一般在缓解期应用,以调整阴阳、脏腑、气血为主,有补阳、滋阴补气血、调理脏腑等法。其中以"活血化瘀"法(常用丹参、红花、川芎、蒲黄、郁金等)和"芳香温通"法(常用苏合香丸、苏冰滴丸、宽胸丸、保心丸、麝香保心丸等)最为常用。此外,针刺或穴位按摩治疗也有一定疗效。

(四)其他药物和非药物治疗

右旋糖酐40或羟乙基淀粉注射液:250~500mL/d,静脉滴注14~30天为一个疗程,作用为改善微循环的灌流,可能改善心肌的血流灌注,可用于心绞痛的频繁发作。高压氧治疗增加全身的氧供应,可使顽固的心绞痛得到改善,但疗效不易巩固。体外反搏治疗可能增加冠状动脉的血供,也可考虑应用。兼有早期心力衰竭者,治疗心绞痛的同时宜用快速作用的洋地黄类制剂。鉴于不稳定型心绞痛的病理基础是在原有冠状动脉粥样硬化病变上发生冠状动脉内膜下出血、斑块破裂、血小板或纤维蛋白凝集形成血栓,近年对之采用抗凝血、溶血栓和抗血小板药物治疗,收到较好的效果。

(五)冠状动脉介入性治疗

1.经皮冠状动脉腔内成形术(PTCA)

为用带球囊的心导管经周围动脉送到冠状动脉,在导引钢丝的引导下进入狭窄部位,向球囊内注入造影剂使之扩张,在有指征的患者中可收到与外科手术治疗同样的效果。过去认为理想的指征为:

(1)心绞痛病程(<1年)药物治疗效果不佳,患者失健。

(2)1支冠状动脉病变,且病变在近端、无钙化或痉挛。

(3)有心肌缺血的客观证据。

（4）患者有较好的左心室功能和侧支循环。无法行 PTCA 或施行本术如不成功需作紧急主动脉一冠状动脉旁路移植手术。

近年随着技术的改进，经验的累积，手术指征已扩展到：①治疗多支或单支多发病变。②治疗近期完全闭塞的病变，包括发病 6 小时内的急性心肌梗死。③治疗病情初步稳定 2～3 周后的不稳定型心绞痛。④治疗主动脉一冠状动脉旁路移植术后血管狭窄。无血供保护的左冠状动脉主十病变为用本手术治疗的禁忌。本手术即时成功率在 90％左右，但术后 3～6 个月内，25％～35％患者可再发生狭窄。

2.冠状动脉内支架安置术（ISI）

以不锈钢、钴合金或钽等金属和高分子聚合物制成的筛网状、含槽的管状和环绕状的支架，通过心导管置入冠状动脉，由于支架自行扩张或借球囊膨胀作用使其扩张，支撑在血管壁上，从而维持血管内血流畅通。用于：

（1）改善 PTCA 的疗效，降低再狭窄的发生率，尤其适于 PTCA 扩张效果不理想者。

（2）PTCA 术时由于冠状动脉内膜撕脱、血管弹性而回缩、冠状动脉痉挛或血栓形成而出现急性血管闭塞者。

（3）慢性病变冠状动脉近于完全阻塞者。

（4）旁路移植血管段狭窄者。

（5）急性心肌梗死者。术后使用抗血小板治疗预防支架内血栓形成，目前认为新一代的抗血小板制剂-血小板 GPⅡb/Ⅲ 受体阻滞剂有较好效果，可用阿昔单抗（abciximab）静脉注射，$0.25mg/kg$，然后静脉滴注 $10\mu g/(kg \cdot h)$，共 12 小时；或依替巴肽静脉注射，$180\mu g/kg$，然后，静脉滴注每分钟 $2\mu g/kg$，共 96 小时；或替罗非班，静脉滴注每分钟 $0.4\mu g/kg$，共 30 分钟，然后每分钟 $0.1\mu g/kg$，滴注 48 小时。口服制剂有：珍米洛非班：5～20mg，每天 2 次等。也可口服常用的抗血小板药物如阿司匹林、双嘧达莫、噻氯吡啶或较新的氯吡格雷等。

3.其他介入性治疗

尚有冠状动脉斑块旋切术、冠状动脉斑块旋切吸引术、冠状动脉斑块旋磨术、冠状动脉激光成形术等，这些在 PTCA 的基础上发展的方法，期望使冠状动脉再通更好，使再狭窄的发生率降低。近年还有用冠状动脉内超声、冠状动脉内放射治疗的介入性方法，其结果有待观察。

（六）运动锻炼疗法

谨慎安排进度适宜的运动锻炼有助于促进侧支循环的发展，提高体力活动的耐受量，改善症状。

（七）不稳定型心绞痛的处理

各种不稳定型心绞痛的患者均应住院卧床休息，在密切监护下，进行积极的内科治疗，尽快控制症状和防止发生心肌梗死。需取血测血清心肌酶和观察心电图变化以除外急性心肌梗死，并注意胸痛发作时的 ST 段改变。胸痛时可先含硝酸甘油 0.3～0.6mg，如反复发作可舌下含硝酸异山梨酯 5～10mg，每 2 小时 1 次，必要时加大剂量，以收缩压不过于下降为度，症状缓解后改为口服。如无心力衰竭可加用 β 受体阻滞剂和（或）钙通道阻滞剂，剂量可偏大些。胸痛严重而频繁或难以控制者，可静脉内滴注硝酸甘油，以 1mg 溶于 5％葡萄糖液 50～100mL 中，开始时 10～20$\mu g/min$，需要时逐步增加至 100～200$\mu g/min$；也可用硝酸异山梨酯 10mg

溶于 5％葡萄糖 100mL 中,以 30～100μg/min 静脉滴注。对发作时 ST 段抬高或有其他证据提示其发作主要由冠状动脉痉挛引起者,宜用钙通道阻滞剂取代 β 受体阻滞剂。鉴于本型患者常有冠状动脉内粥样斑块破裂、血栓形成、血管痉挛以及血小板聚集等病变基础,近年主张用阿司匹林口服和肝素或低分子肝素皮下或静脉内注射以预防血栓形成。情况稳定后行选择性冠状动脉造影,考虑介入或手术治疗。

八、护理

(一)护理评估

1.病史

询问有无高血压、高脂血症、吸烟、糖尿病、肥胖等危险因素,及劳累、情绪激动、饱食、寒冷、吸烟、心动过速、休克等诱因。

2.身体状况

主要评估胸痛的特征,包括诱因、部位、性质、持续时间、缓解方式及心理感受等。典型心绞痛的特征如下。①发作在劳力等诱因的当时。②疼痛部位在胸骨体上段或中段之后,可波及心前区约手掌大小范围,甚至横贯前胸,界限不清晰,常放射至左肩臂内侧达无名指和小指,或至颈、咽、下颌部。③疼痛性质为压迫、紧缩性闷痛或烧灼感,偶伴濒死感,迫使患者立即停止原来的活动,直至症状缓解。④疼痛一般持续 3～5 分钟,经休息或舌下含化硝酸甘油,几分钟内缓解,可数日或数周发作 1 次,或一天发作多次。⑤发作时多有紧张或恐惧,发作后有焦虑、多梦。

发作时体检常有心率加速、血压升高、面色苍白、冷汗,部分患者有暂时性心尖部收缩期杂音、舒张期奔马律、交替脉。

3.实验室及其他检查

(1)心电图检查:主要是在 R 波为主的导联上,ST 段和 T 波异常等。

(2)心电图负荷试验:通过增加心脏负荷及心肌氧耗量,激发心肌缺血性 ST-T 改变,有助于临床诊断和疗效评定等。常用的方法有:饱餐试验、双倍阶梯运动试验及次极量运动试验(蹬车运动试验、活动平板运动试验)等。

(3)动态心电图:可以连续 24 小时记录心电图,观察缺血时的 ST-T 改变,有助于诊断、观察药物治疗效果以及有无心律失常。

(4)超声波检查:二维超声显示:左主冠状动脉及分支管腔可能变窄,管壁不规则增厚及回声增强。心绞痛发作时或运动后局部心肌运动幅度减低或无运动及心功能减低。超声多普勒于二尖瓣上取样,可测出舒张早期血液速度减低,舒张末期流速增加,表示舒张早期心肌顺应性减低。

(5)X 线检查:冠心病患者在合并有高血压病或心功能不全时,可有心影扩大、主动脉弓屈曲延长;心衰重时,可合并肺充血改变;有陈旧心肌梗死合并室壁瘤时,X 线下可见心室反向搏动(记波摄影)。

(6)放射性核素检查:静脉注射[201]Tl,心肌缺血区不显像。[201]Tl 运动试验以运动诱发心肌缺血,可使休息时无异常表现的冠心病患者呈现不显像的缺血区。

(7)冠状动脉造影:可发现冠状动脉粥样硬化引起的狭窄性病变及其确切部位、范围和程度,并能估计狭窄处远端的管腔情况。

(二)护理目标

(1)患者主诉胸痛次数减少,程度减轻。

(2)患者能够掌握活动规律并保持最佳活动水平,表现为活动后不出现心律失常和缺氧表现。心率、血压、呼吸维持在预定范围。

(3)患者能够运用有效的应对机制减轻或控制焦虑。

(4)患者能了解本病防治常识,说出所服用药物的名称、用法、作用和不良反应。

(5)无并发症发生。

(三)护理措施

1.一般护理

(1)患者应卧床休息,嘱患者避免突然用力的动作,饭后不宜进行体力活动,防止精神紧张、情绪激动、受寒、饱餐及吸烟酗酒,宜少量多餐,用清淡饮食,不宜进含动物脂肪及高胆固醇的食物。对有恐惧和焦虑心理的患者,应向患者解释冠心病的性质,只要注意生活保健,坚持治疗,可以防止病情的发展;对情绪不稳者,可适当应用镇静剂。

(2)保持大小便通畅,做好皮肤及口腔的护理。

2.病情观察与护理

(1)不稳定型心绞痛患者应放监护室予以监护,密切观察病情和心电图变化,观察胸痛持续的时间、次数,并注意观察硝酸盐类等药物的不良反应。发现异常,及时报告医师,并协助相应的处理。

(2)患者心绞痛发作时,嘱其安静卧床休息,做心电图检查观察其 ST-T 的改变,并给予舌下含化硝酸甘油 0.6mg,吸氧。对有频繁发作的心绞痛或属自发型心绞痛的患者,疼痛持续 15～30 分钟仍未缓降,需提高警惕,用心电监护观察有无发展为心肌梗死。如有上述变化,应及时报告医生。

(四)健康教育

(1)患者及家属讲解有关疾病的病因及诱发因素,防止过度脑力劳动,适当参加体力活动;合理搭配饮食结构;肥胖者需限制饮食;戒烟酒。积极防治高血压、高脂血症和糖尿病。有上述疾病家族史的青年,应早期注意血压及血脂变化,争取早期发现,及时治疗。

(2)心绞痛症状控制后,应坚持服药治疗。避免导致心绞痛发作的诱因。对不经常发作者,需鼓励做适当的体育锻炼如散步、打太极拳等,这样有利于冠状动脉侧支循环的建立。随身携带硝酸甘油片或亚硝酸异戊酯等药物,以备心绞痛发作时自用。

(3)出院时指导患者根据病情调整饮食结构,坚持医生、护士建议的合理化饮食。教会家属正确测量血压、脉搏、体温的方法。教会患者及家属识别与自身有关的诱发因素,如吸烟,情绪激动等。

(4)出院带药,给患者提供有关的书面材料,指导患者正确用药。

(5)叮嘱患者门诊随访知识。

第十节　急性心肌梗死的护理

急性心肌梗死(acute myocardial infarction,AMI)是急性心肌缺血性坏死。是在冠状动脉病变的基础上,发生冠状动脉血供急剧减少或中断,使相应的心肌严重而持久地急性缺血所致。原因通常是在冠状动脉样硬化病变的基础上继发血栓形成所致。非动脉粥样硬化所导致的心肌梗死可由感染性心内膜炎、血栓脱落、主动脉夹层形成、动脉炎等引起。

本病在欧美常见,20 世纪 50 年代美国本病病死率＞300/10 万,20 世纪 70 年代以后＜200/10 万。美国 35～84 岁人群中年发病率男性为 71‰,女性为 22‰;每年约有 80 万人发生心肌梗死,45 万人再梗死。在我国本病远不如欧美多见,20 世纪 70－80 年代北京、河北、哈尔滨、黑龙江、上海、广州等省市年发病率仅 0.2‰～0.6‰,其中以华北地区最高。

一、病因和发病机制

急性心肌梗死绝大多数(90％以上)是由于冠状动脉粥样硬化所致。由于冠状动脉有弥散而广泛的粥样硬化病变,使管腔有＞75％的狭窄,侧支循环尚未充分建立,在此基础上一旦由于管腔内血栓形成、劳力、情绪激动、休克、外科手术或血压剧升等诱因而导致血供进一步急剧减少或中断,使心肌严重而持久急性缺血达 1 小时以上,即可发生心肌梗死。

冠状动脉闭塞后约半小时,心肌开始坏死,1 小时后心肌凝固性坏死,心肌间质充血、水肿、炎性细胞浸润。以后坏死心肌逐渐溶解,形成肌溶灶,随后渐有肉芽组织形成,坏死组织约有 1～2 周后开始吸收,逐渐纤维化,在 6～8 周形成瘢痕而愈合,即为陈旧性心肌梗死。坏死心肌波及心包可引起心包炎。心肌全层坏死,可产生心室壁破裂,游离壁破裂或室间隔穿孔,也可引起乳头肌断裂。若仅有心内膜下心肌坏死,在心室腔压力的冲击下,外膜下层向外膨出,形成室壁膨胀瘤,造成室壁运动障碍甚至矛盾运动,严重影响左心室射血功能。冠状动脉可有一支或几支闭塞而引起所供血区部位的梗死。

急性心肌梗死时,心脏收缩力减弱,顺应性减低,心肌收缩不协调,心排出量下降,严重时发生泵衰竭、心源性休克及各种心律失常,病死率高。

二、病理生理

主要出现左心室舒张和收缩功能障碍的一些血流动力学变化,其严重度和持续时间取决于梗死的部位、程度和范围。当心脏收缩力减弱、顺应性减低、心肌收缩不协调时,左心室压力曲线最大上升速度(dp/dt)减低,左心室舒张末期压增高、舒张和收缩末期容量增多。射血分数减低,心搏血量和心排血量下降,心率增快或有心律失常,血压下降,静脉血氧含量降低。心室重构出现心壁厚度改变、心脏扩大和心力衰竭(先左心衰竭然后全心衰竭),可发生心源性休克。右心室梗死在心肌梗死患者中少见,其主要病理生理改变是右心衰竭的血流动力学变化,右心房压力增高,高于左心室舒张末期压,心排血量减低,血压下降。

急性心肌梗死引起的心力衰竭称为泵衰竭,按 Killip 分级法可分为:Ⅰ级尚无明显心力衰竭;Ⅱ级有左心衰竭,肺部啰音＜50％肺野;Ⅲ级有急性肺水肿,全肺闻及大、小、干、湿啰音;Ⅳ级有心源性休克等不同程度或阶段的血流动力学变化。心源性休克是泵衰竭的严重阶段。但如兼有肺水肿和心源性休克则情况最严重。

三、临床表现

(一)病史

发病前常有明显诱因,如精神紧张、情绪激动、过度体力活动、饱餐、高脂饮食、糖尿病未控制、感染、手术、大出血、休克等。少数在睡眠中发病。约有半数以、上的患者过去有高血压及心绞痛史。部分患者则无明确病史及先兆表现,首次发展即是急性心肌梗死。

(二)症状

1.先兆症状

急性心肌梗死多突然发病,少数患者起病症状轻微。1/2～2/3 的患者起病前 1～2 天至 1～2 周或更长时间有先兆症状,其中最常见的是稳定性心绞痛转变为不稳定型;或既往无心绞痛,突然出现心绞痛,且发作频繁,程度较重,用硝酸甘油难以缓解,持续时间较长。伴恶心、呕吐、血压剧烈波动。心电图显示 ST 段一时性明显上升或降低,T 波倒置或增高。这些先兆症状如诊断及时,治疗得当,约半数以上患者可免于发生心肌梗死;即使发生,症状也较轻,预后较好。

2.胸痛

为最早出现而突出的症状。其性质和部位多与心绞痛相似,但常发生于安静或睡眠时,程度更为剧烈,呈难以忍受的压榨、窒息,甚至"濒死感",伴有大汗淋漓及烦躁不安。持续时间可长达 1～2 小时甚至 10 小时以上,或时重时轻达数天之久。用硝酸甘油无效,需用麻醉性镇痛药才能减轻。疼痛部位多在胸骨后,但范围较为广泛,常波及整个心前区,约 10% 的病例波及剑突下及上腹部或颈、背部,偶尔到下颌、咽部及牙齿处。约 25% 病例无明显的疼痛,多见于老年、糖尿病(由于感觉迟钝)或神志不清患者,或有急性循环衰竭者,疼痛被其他严重症状所掩盖。15%～20% 病例在急性期无症状。

3.心律失常

见于 75%～95% 的患者,多发生于起病后 1～2 天内,而以 24 小时内最多见。经心电图观察可出现各种心律失常,可伴乏力,头晕,昏厥等症状,且为急性期引起死亡的主要原因之一。其中最严重的心律失常是室性异位心律(包括频发性期前收缩、阵发性心动过速和颤动)。频发(＞5 次/min),多源,成对出现,或 R 波落在 T 波上的室性期前收缩可能为心室颤动的先兆。房室传导阻滞和束支传导阻滞也较多见,严重者可出现完全性房室传导阻滞。室上性心律失常则较少见,多发生于心力衰竭患者。前壁心肌梗死易发生室性心律失常,下壁(膈面)梗死易发生房室传导阻滞。

4.心力衰竭

主要是急性左心衰竭,发生率为 32%～48%,为心肌梗死后收缩力减弱或不协调所致,可出现呼吸困难、咳嗽、烦躁及发绀等症状。严重时两肺满布湿啰音,形成肺水肿,进一步则导致右心衰竭。右心室心肌梗死者可一开始就出现右心衰竭,并伴血压下降。

5.低血压和休克

仅于疼痛剧烈时血压下降,未必是休克。但如疼痛缓解而收缩压仍低于 10.7kPa (80mmHg),伴有烦躁不安、大汗淋漓、脉搏细快、尿量减少(＜20mL/h)、神志恍惚甚至昏厥时,则为休克,主要为心源性,由于心肌广泛坏死、心排血量急剧下降所致。而神经反射引起的血管扩张尚属次要,有些患者还有血容量不足的因素参与。

6.胃肠道症状

疼痛剧烈时,伴有频繁的恶心呕吐、上腹胀痛、肠胀气等,与迷走神经张力增高有关。

7.全身症状

主要是发热,一般在发病后 1～3 天出现,体温 38℃左右,持续约 1 周。

(三)体征

①约半数患者心浊音界轻度至中度增大,有心力衰竭时较显著。②心率多增快,少数可减慢。③心尖区第一心音减弱,有时伴有第三或第四心音奔马律。④10%～20%的患者在病后 2～3 天出现心包摩擦音,多数在几天内又消失,是坏死波及心包面引起的反应性纤维蛋白性心包炎所致。⑤心尖区可出现粗糙的收缩期杂音或收缩中晚期喀喇音,为二尖瓣乳头肌功能失调或断裂所致。⑥可听到各种心律失常的心音改变。⑦常见到血压下降到正常以下(病前高血压者血压可降至正常),且可能不再恢复到起病前水平。⑧还可伴有休克、心力衰竭的相应体征。

(四)并发症

心肌梗死除可并发心力衰竭及心律失常外,还可有下列并发症。

1.动脉栓塞

主要为左室壁血栓脱落所引起。根据栓塞的部位,可能产生脑部或其他部位的相应症状,常在起病后 1～2 周发生。

2.心室壁瘤

梗死部位在心脏内压的作用下,显著膨出。心电图常示持久的 ST 段持续抬高。

3.心肌破裂

少见。常在发病 1 周内出现,患者常突然心力衰竭甚至休克造成死亡。

4.乳头肌功能不全

乳头肌功能不全的病变可分为坏死性与纤维性 2 种,在发生心肌梗死后,心尖区突然出现响亮的全收缩期杂音,第一心音减低。

5.心肌梗死后综合征

发生率约 10%;于心肌梗死后数周至数月内出现,可反复发生,表现为发热、胸痛、心包炎、胸膜炎或肺炎等症状、体征,可能为机体对坏死物质的过敏反应。

四、诊断要点

(一)诊断标准

诊断 AMI 必须至少具备以下标准中的两条。

(1)缺血性胸痛的临床病史,疼痛常持续 30 分钟以上。

(2)心电图的特征性改变和动态演变。

(3)心肌坏死的血清心肌标志物浓度升高和动态变化。

(二)诊断步骤

对疑为 AMI 的患者,应争取在 10 分钟内完成。

(1)临床检查(问清缺血性胸痛病史,如疼痛性质、部位、持续时间、缓解方式、伴随症状;查明心、肺、血管等的体征)。

(2)描记18导联心电图(常规12导联加$V_7 \sim V_9$,$V_{3R} \sim V_{5R}$),并立即进行分析、判断。

(3)迅速进行简明的临床鉴别诊断后做出初步诊断(老年人突发原因不明的休克、心衰、上腹部疼痛伴胃肠道症状、严重心律失常或较重而持续性胸痛或胸闷,应慎重考虑有无本病的可能)。

(4)对病情做出基本评价并确定即刻处理方案。

(5)继之尽快进行相关的诊断性检查和监测,如血清心肌标志物浓度的检测,结合缺血性胸痛的临床病史、心电图的特征性改变,做出AMI的最终诊断。此外,尚应进行血常规、血脂、血糖凝血时间、电解质等检测,二维超声心动图检查,床旁心电监护等。

(三)危险性评估

(1)伴下列任一项者,如高龄(年龄>70岁)、既往有心肌梗死史、心房颤动、前壁心肌梗死、心源性休克、急性肺水肿或持续低血压等可确定为高危患者。

(2)病死率随心电图ST段抬高的导联数的增加而增加。

(3)血清心肌标志物浓度与心肌损害范围呈正相关,可助估计梗死面积和患者预后。

五、鉴别诊断

(一)不稳定型心绞痛

疼痛的性质、部位与心肌梗死相似,但发作持续时间短、次数频繁、含服硝酸甘油有效。心电图的改变及酶学检查是与心肌梗死鉴别的主要依据。

(二)急性肺动脉栓塞

大块的栓塞可引起胸痛、呼吸困难、咯血、休克,但多出现右心负荷急剧增加的表现如有心室增大,P_2亢进、分裂和有心衰体征。无心肌梗死时的典型心电图改变和血清心肌酶的变化。

(三)主动脉夹层

该病也具有剧烈的胸痛,有时出现休克,其疼痛常为撕裂样,一开始即达高峰,多放射至背部、腹部、腰部及下肢。两上肢的血压和脉搏常不一致是本病的重要体征。可出现主动脉瓣关闭不全的体征,心电图和血清心肌酶学检查无AMI时的变化。X线和超声检查可出现主动脉明显增宽。

(四)急腹症

急性胆囊炎、胆石症、急性坏死性胰腺炎、溃疡病穿孔等常出现上腹痛及休克的表现,但应有相应的腹部体征,心电图及影像、酶学检查有助于鉴别。

(五)急性心包炎

尤其是非特异性急性心包炎,也可出现严重胸痛、心电图ST段抬高,但该病发病前常有上呼吸道感染,呼吸和咳嗽时疼痛加重,早期即有心包摩擦音。无心电图的演变及酶学异常。

六、处理

(一)治疗原则

改善冠状动脉血液供给,减少心肌耗氧,保护心脏功能,挽救因缺血而濒死的心肌,防止梗死面积扩大,缩小心肌缺血范围,及时发现、处理、防治严重心律失常、泵衰竭和各种并发症,防止猝死。

(二)院前急救

流行病学调查发现,50％的患者发病后 1 小时在院外猝死,死因主要是可救治的心律失常。因此,院前急救的重点是尽可能缩短患者就诊延误的时间和院前检查、处理、转运所用的时间;尽量帮助患者安全、迅速地转送到医院;尽可能及时给予相关急救措施,如嘱患者停止任何主动性活动和运动,舌下含化硝酸甘油,高流量吸氧,镇静止痛(吗啡或哌替啶),必要时静脉注射或滴注利多卡因,或给予除颤治疗和心肺复苏;缓慢性心律失常给予阿托品肌内注射或静脉注射;及时将患者情况通知急救中心或医院,在严密观察、治疗下迅速将患者送至医院。

(三)住院治疗

急诊室医生应力争在 10～20 分钟内完成病史、临床检数记录 18 导联心电图,尽快明确诊断。对 ST 段抬高者应在 30 分钟内收住冠心病监护病房(CCU)并开始溶栓,或在 90 分钟内开始行急诊 PTCA 治疗。

1.休息

患者应卧床休息,保持环境安静,减少探视,防止不良刺激。

2.监测

在冠心病监护室进行心电图、血压和呼吸的监测 5～7 天,必要时进行床旁血流动力学监测,以便于观察病情和指导治疗。

3.护理

第一周完全卧床,加强护理,对进食、漱洗、大小便、翻身等,都需要别人帮助。第 2 周可从床上坐起,第三至四周可逐步离床和室内缓步走动。但病重或有并发症者,卧床时间宜适当延长。食物以易消化的流质或半流质为主,病情稳定后逐渐改为软食。便秘 3 天者可服轻泻剂或用甘油栓等,必须防止用力大便造成病情突变。焦虑、不安患者可用地西泮等镇静剂。禁止吸烟。

4.吸氧

在急性心肌梗死早期,即便未合并有左侧心力衰竭或肺疾病,也常有不同程度的动脉低氧血症。其原因可能由于细支气管周围水肿,使小气道狭窄,增加小气道阻力,气流量降低,局部换气量减少,特别是两肺底部最为明显。有些患者虽未测出动脉低氧血症,由于增加肺间质液体,肺顺应性一过性降低,而有气短症状。因此,应给予吸氧,通常在发病早期用鼻塞给氧 24～48 小时,3～5L/min。有利于氧气运送到心肌,可能减轻气短、疼痛或焦虑症状。在严重左侧心力衰竭、肺水肿和并有机械并发症的患者,多伴有严重低氧血症,需面罩加压给氧或气管插管并机械通气。

5.补充血容量

心肌梗死患者,由于发病后出汗,呕吐或进食少,以及应用利尿药等因素,引起血容量不足和血液浓缩,从而加重缺血和血栓形成,有导致心肌梗死面积扩大的危险。因此,如每天摄入量不足,应适当补液,以保持出入量的平衡。

6.缓解疼痛

AMI 时,剧烈胸痛使患者交感神经过度兴奋,产生心动过速、血压升高和心肌收缩力增强,从而增加心肌耗氧量。并易诱发快速性室性心律失常,应迅速给予有效镇痛药。本病早期疼痛是难以区分坏死心肌疼痛和可逆性心肌缺血疼痛,两者常混杂在一起。先予含服硝酸甘油,随后静脉点滴硝酸甘油,如疼痛不能迅速缓解,应即用强的镇痛药,吗啡和派替啶最为常用。吗啡是解除急性心肌梗死后疼痛最有效的药物。其作用于中枢阿片受体而发挥镇痛作用,并阻滞中枢交感神经冲动的传出,导致外周动、静脉扩张,从而降低心脏前后负荷及心肌耗氧量。通过镇痛,减轻疼痛引起的应激反应,使心率减慢。1 次给药后 10～20 分钟发挥镇痛作用,1～2 小时作用最强,持续 4～6 小时。通常静脉注射吗啡 5～10mg,必要时每 1～2 小时重复 1 次,总量不宜超过 15mg。吗啡治疗剂量时即可发生不良反应,随剂量增加,发生率增加。不良反应有恶心、呕吐、低血压和呼吸抑制。其他不良反应有眩晕,嗜睡,表情淡漠,注意力分散等。一旦出现呼吸抑制,可每隔 3 分钟静脉注射纳洛酮有拮抗吗啡的作用,剂量为0.4mg,总量不超过 1.2mg。一般用药后呼吸抑制症状可很快消除,必要时采用人工辅助呼吸。哌替啶有消除迷走神经作用和镇痛作用,其血流动力学作用与吗啡相似,75mg 哌替啶相当于10mg 吗啡,不良反应有致心动过速和呕吐作用,但较吗啡轻。可用阿托品 0.5mg 对抗之。临床上可肌内注射 25～75mg,必要时 2～3 小时重复,过量出现麻醉作用和呼吸抑制,当引起呼吸抑制时,也可应用纳洛酮治疗。对重度烦躁者可应用冬眠疗法,经肌内注射哌替啶 25mg 异丙嗪(非那根)12.5mg,必要时 4～6 小时重复 1 次。

中药可用复方丹参滴丸,麝香保心丸口服,或复方丹参注射液 16mL 加入 5％葡萄糖液250～500mL 中静脉滴注。

(四)再灌注心肌

起病 3～6 小时内,使闭塞的冠状动脉再通,心肌得到再灌注,濒临坏死的心肌可能得以存活或使坏死范围缩小,预后改善,是一种积极的治疗措施。

1.急诊溶栓治疗

溶栓治疗是 20 世纪 80 年代初兴起的一项新技术,其治疗原理是针对急性心肌梗死发病的基础,即大部分穿壁性心肌梗死是由冠状动脉血栓性闭塞引起的。血栓是由于凝血酶原在异常刺激下被激活,形成凝血酶,使纤维蛋白原转化为纤维蛋白,然后与其他有形成分如红细胞、血小板一起形成的。机体内存在一个纤维蛋白溶解系统,它是由纤维蛋白溶解原和内源性或外源性激活物组成的。在激活物的作用下,纤维蛋白溶酶原被激活,形成纤维蛋白溶酶,它可以溶解稳定的纤维蛋白血栓,还可以降解纤维蛋白原,促使纤维蛋白裂解、使血栓溶解。但是纤维蛋白溶酶的半衰期很短,要想获得持续的溶栓效果,只有依靠连续输入外源性补给激活物的办法。现在临床常用的纤溶激活物有两大类。一类为非选择性纤溶剂,如链激酶、尿激酶。它们除了激活与血栓相关的纤维蛋白溶酶原外,还激活循环中的纤溶酶原,导致全身的纤溶状态,因此可以引起出血并发症。另一类为选择性纤溶剂,有重组组织型纤维蛋白溶酶原激活剂(rt-PA),单链尿激酶型纤溶酶原激活剂(SCUPA)及乙酰纤溶酶原-链激酶激活剂复合物(APSAC)。它们选择性地激活与血栓有关的纤溶酶原,而对循环中的纤溶酶原仅有中等度的作用。这样可以避免或减少出血并发症的发生。

(1)溶栓疗法的适应证:①持续性胸痛超过半小时,含服硝酸甘油片后症状不能缓解;②相邻两个或更多导联 ST 段抬高＞0.2mV;③发病 12 小时内,或虽超过 6 小时,患者仍有严重胸痛,并且 ST 段抬高的导联有 R 波者,也可考虑溶栓治疗。

(2)溶栓治疗的禁忌证:①近 10 天内施行过外科手术者,包括活检、胸腔或腹腔穿刺和心脏体外按压术等;②10 天内进行过动脉穿刺术者;③颅内病变,包括出血、梗死或肿瘤等;④有明显出血或潜在的出血性病变,如溃疡性结肠炎、胃十二指肠溃疡或有空洞形成的肺部病变;⑤有出血性或脑栓死倾向的疾病,如各种出血性疾病、肝肾疾病、心房纤颤、感染性心内膜炎、收缩压>24kPa(180mmHg),舒张压>14.7kPa(110mmHg)等;⑥妊娠期或分娩后前 10 天;⑦在半年至 1 年内进行过链激酶治疗者;⑧年龄>65 岁,因为高龄患者溶栓疗法引起颅内出血者多,而且冠脉再通率低于中年。

链激酶(streptokinase,SK):SK 是 C 类乙型链球菌产生的酶,在体内将前活化素转变为活化素,后者将纤溶酶原转变为纤溶酶。有抗原性,用前需做皮肤过敏试验。静脉滴注常用量为 50 万~150 万 U 加入 5%葡萄糖液 100mL 内,在 60 分钟内滴完,后每小时给予 10 万 U,滴注 24 小时。治疗前半小时肌内注射异丙嗪 25mg,加少量(2.5~5mg)地塞米松同时滴注可减少变态反应的发生。用药前后进行凝血方面的化验检查,用量大时尤应注意出血倾向。冠脉内注射时先做冠脉造影,经导管向闭塞的冠状动脉内注入硝酸甘油 0.2~0.5mg,后注入 SK2 万 U,继之每分钟 2000~4000U,共 30~90 分钟至再通后继用每分钟 2000U30~60 分钟。患者胸痛突然消失,ST 段恢复正常,心肌酶峰值提前出现为再通征象,可每分钟注入 1 次造影剂观察是否再通。

尿激酶(urokinase,UK):作用于纤溶酶原使之转变为纤溶酶。本品无抗原性,作用较 SK 弱。150 万~200 万 U 静脉滴注 30 分钟滴完。冠状动脉内应用时每分钟 6000U 持续 1 小时以上至溶栓后再维持 0.5~1.0 小时。

重组组织型纤维蛋白溶酶原激活剂(rt-PA):本品对血凝块有选择性,故疗效高于 SK。冠脉内滴注 0.375mg/kg,持续 45 分钟。静脉滴注用量为 0.75mg/kg,持续 90 分钟。

其他制剂还有单链尿激酶型纤维蛋白溶酶原激活剂(SCUPA)、异化纤维蛋白溶酶原链激酶激活剂复合物(APSAC)等。

(3)以上溶栓剂的选择:文献资料显示,用药 2~3 小时的开通率 rt-PA 为 65%~80%,SK 为 65%~75%,UK 为 50%~68%,APSAC 为 68%~70%。究竟选用哪一种溶栓剂,不能根据以上的数据武断的选择,而应根据患者的病变范围、部位、年龄、起病时间的长短以及经济情况等因素选择。比较而言,如患者年轻(年龄<45 岁)、大面积前壁 AMI、到达医院时间较早(2 小时内)、无高血压,应首选 rt-PA。

如果年龄较大(年龄>70 岁)、下壁 AMI、有高血压,应选 SK 或 UK。由于 APSAC 的半衰期最长(70~120 分钟),因此它可在患者家中或救护车上一次性快速静脉注射;rt-PA 的半衰期最短(3~4 分钟),需静脉持续滴注 90~180 分钟;SK 的半衰期为 18 分钟,给药持续时间为 60 分钟;UK 半衰期为 40 分钟,给药时间为 30 分钟。SK 与 APSAC 可引起低血压和变态反应,UK 与 rt-PA 无这些不良反应。rt-PA 需要联合使用肝素,SK、UK、APSAC 除具有纤溶作用外,还有明显的抗凝作用,不需要积极使用静脉肝素。另外,rt-PA 价格较贵,SK、UK 较低廉。以上这些因素在临床选用溶栓剂时应予以考虑。

(4)溶栓治疗的并发症。

①出血。a.轻度出血:皮肤、黏膜、肉眼及显微镜下血尿、小量咯血、呕血等(穿刺或注射部位少量瘀斑不作为并发症)。b.重度出血:大量咯血或消化道大出血,腹膜后出血等引起失血性休克或低血压,需要输血者。c.危及生命部位的出血:颅内、蛛网膜下隙,纵隔内或心包出血。②再灌注心律失常,注意其对血流动力学的影响。③一过性低血压及其他的变态反应。

已证实有效的抗凝治疗可加速血管再通和有助于保持血管通畅。今后研究应着重于改进治疗方法或使用特异性溶栓剂,以减少纤维蛋白分解、防止促凝血活动和纤溶酶原偷窃;研制合理的联合使用的药物和方法。如此,可望使现已明显降低的急性心肌梗死病死率进一步下降。

2.经皮腔内冠状动脉成形术(PTCA)

(1)直接 PTCA(direct PTCA):急性心肌梗死发病后直接做 PTCA。指征:静脉溶栓治疗有禁忌证者;合并心源性休克者(急诊 PTCA 挽救生命是作为首选治疗);诊断不明患者,如急性心肌梗死病史不典型或左束支传导阻滞(LBBB)者,可从直接冠状动脉造影和 PTCA 中受益;有条件在发病后数小时内行 PTCA 者。

(2)补救性 PTCA(rescuePTCA):在发病 24 小时内,静脉溶栓治疗失败,患者胸痛症状不缓解时,行急诊 PTCA,以挽救存活的心肌,限制梗死面积进一步扩大。

(3)半择期 PTCA(semi-elective PTCA):溶栓成功患者在梗死后 7～10 日内,有心肌缺血指征或冠脉再闭塞者。

(4)择期 PTCA(elective PTCA):在急性心肌梗死后 4～6 周,用于再发心绞痛或有心肌缺血客观指征,如运动试验、动态心电图、^{201}Tl 运动心肌断层显像等证实有心肌缺血。

(5)冠状动脉旁路移植术(CABG):适用于溶栓疗法及 PTCA 无效,而仍有持续性心肌缺血;急性心肌梗死合并有左房室瓣关闭不全或室间隔穿孔等机械性障碍需要手术矫正和修补,同时进行 CABG;多支冠状动脉狭窄或左冠状动脉主干狭窄。

(五)缩小梗死面积

AMI 是心肌氧供/氧需的严重失衡,纠正这种失衡,就能挽救濒死的心肌,限制梗死的扩大,有效地减少并发症和改善患者的预后。控制心律失常,适当补充血容量和治疗心力衰竭,均有利于减少梗死区。目前多主张采用:

1.扩血管药物

扩血管药物必须应用于梗死初期的发展阶段,即起病后 4～6 小时之内。一般首选硝酸甘油静脉滴注或异山梨酯舌下含化,也可在皮肤上用硝酸甘油贴片或软膏。使用时应注意:静脉给药时,最好有血流动力学监测,当肺动脉楔嵌压小于 2～2.4kPa,动脉压正常或增高时,其疗效较好,反之,则可使病情恶化;应从小剂量开始,在应用过程中保持肺动脉楔嵌压不低于 2kPa(2～2.4kPa),且动脉压不低于正常低限,以保证必需的冠状动脉灌注。

2.β受体阻滞剂

大量临床资料表明,在 AMI 发生后的 4～12 小时内,给普萘洛尔或阿普洛尔、阿替洛尔、美托洛尔等药治疗(最好是早期静脉内给药),常能达到明显降低患者的最高血清酶(CPK,CK-MB 等)水平,提示有限制梗死范围扩大的作用。但因这些药的负性肌力、负性频率作用,临床应用时,当心率低于每分钟 60 次,收缩压≤14.6kPa,有心衰及下壁心肌梗死者应慎用。

3.低分子右旋糖酐及复方丹参等活血化瘀药物

一般可选用低分子右旋糖酐每天静脉滴注 250～500mL，7～14 天为一个疗程。在低分子右旋糖酐内加入活血化瘀药物如血栓通 4～6mL、川芎嗪 80～160mg 或复方丹参注射液 12～30mL，疗效更佳。心功能不全者低分子右旋糖酐者慎用。

4.极化液（GIK）

可减少心肌坏死，加速缺血心肌的恢复。但近几年因其效果不显著，已趋向不用，仅用于 AMI 伴有低血容量者。其他改善心肌代谢的药物有维生素 C（3～4g）、辅酶 A（50～100U）、肌苷（0.2～0.6g），每天 1 次静脉滴注。

5.其他

有人提出用大量激素（氯化可的松 150mg/kg）或透明质酸酶（每次 500U/kg，每 6 小时 1 次，每天 4 次），或用钙拮抗剂（硝苯地平 20mg，每 4 小时 1 次）治疗 AMI，但对此分歧较大，尚无统一结论。

(六)严密观察，及时处理并发症

1.左心功能不全

AMI 时左心功能不全因病理生理改变的程度不同，可表现轻度肺淤血、急性左心衰（肺水肿）、心源性休克。

(1)急性左心衰（肺水肿）的治疗：可选用吗啡、利尿剂（呋塞米等）、硝酸甘油（静脉滴注），尽早口服 ACEI 制剂（以短效制剂为宜）。肺水肿合并严重高血压时应静脉滴注硝普钠，由小剂量（10μg/min）开始，据血压调整剂量。伴严重低氧血症者可行人工机械通气治疗。洋地黄制剂在 AMI 发病 24 小时内不主张使用。

(2)心源性休克：在严重低血压时应静脉滴注多巴胺 5～15μg/(kg·min)，一旦血压升至 90mmHg 以上，则可同时静脉滴注多巴酚丁胺 3～10μg/(kg·min)，以减少多巴胺用量。如血压不升应使用大剂量多巴胺[≥15μg/(kg·min)]。大剂量多巴胺无效时，可静脉滴注去甲肾上腺素 2～8μg/min，轻度低血压时，可用多巴胺或与多巴酚丁胺合用。药物治疗无效者，应使用主动脉内球囊反搏（IABP）。AMI 合并心源性休克提倡 PTCA 再灌注治疗。中药可酌情选用独参汤、参附汤、生脉散等。

2.抗心律失常

急性心肌梗死约有 90% 以上出现心律失常，绝大多数发生在梗死后 72 小时内，不论是快速性或缓慢性心律失常，对急性心肌梗死患者均可引起严重后果。因此，及早发现心律失常，特别是严重的心律失常前驱症状，并给予积极的治疗。

(1)对出现室性期前收缩的急性心肌梗死患者，均应严密心电监护及处理。频发的室性期前收缩或室速，应以利多卡因 50～100mg 静脉注射，无效时 5～10 分钟可重复，控制后以每分钟 1～3mg 静脉滴注维持，情况稳定后可改为药物口服；美西律 150～200mg，普鲁卡因胺 250～500mg，溴苄胺 100～200mg 等，6 小时 1 次维持。

(2)对已发生室颤应立即行心肺复苏术，在进行心脏按压和人工呼吸的同时争取尽快实行电除颤，一般首次即采取较大能量（200～300J）争取 1 次成功。

(3)对窦性心动过缓如心率小于每分钟 50 次，或心率在每分钟 50～60 次但合并低血压或室性心律失常,可以阿托品每次 0.3~0.5mg 静脉注射,无效时 5~10 分钟重复,但总量不超过 2mg。也可以氨茶碱 0.25g 或异丙肾上腺素 1mg 分别加入 300~500mL 液体中静脉滴注,但这些药物有可能增加心肌氧耗或诱发室性心律失常,故均应慎用。以上治疗无效症状严重时可采用临时起搏措施。

(4)对房室传导阻滞Ⅰ度和Ⅱ度量型者,可应用肾上腺皮质激素、阿托品、异丙肾上腺素治疗,但应注意其不良反应。对Ⅲ度及Ⅱ度二型者宜行临时心脏起搏。

(5)对室上性快速心律失常可选用 β 阻滞剂、洋地黄类(24 小时内尽量不用)、维拉帕米(异搏定)、胺碘酮、奎尼丁、普鲁卡因胺等治疗,对阵发性室上性、房颤及房扑药物治疗无效可考虑直流同步电转复或人工心脏起搏器复律。

3.机械性并发症的处理

(1)心室游离壁破裂:可引起急性心脏压塞致突然死亡,临床表现为电机械分离或心脏停搏,常因难以即时救治而死亡。亚急性心脏破裂应积极争取冠状动脉造影后行手术修补及血管重建术。

(2)室间隔穿孔:伴血流动力学失代偿者,提倡在血管扩张剂和利尿剂治疗及主动脉内气囊泵动(IABP)支持下,早期或急诊手术治疗。如穿孔较小,无充血性心衰,血流动力学稳定,可保守治疗,6 周后择期手术。

(3)急性二尖瓣关闭不全:急性乳头肌断裂时突发左心衰和(或)低血压,主张用血管扩张剂、利尿剂及 1ABP 治疗,在血流动力学稳定的情况下急诊手术。因左心室扩大或乳头肌功能不全者,应积极应用药物治疗心衰,改善心肌缺血并行血管重建术。

(七)恢复期处理

住院 3~4 周后,如病情稳定,体力增进,可考虑出院。近年主张出院前作症状限制性运动负荷心电图、放射性核素和(或)超声显像检查,如显示心肌缺血或心功能较差,宜行冠状动脉造影检查考虑进一步处理。心室晚电位检查有助于预测发生严重室性心律失常的可能性。

七、护理

(一)护理评估

1.病史

发病前常有明显诱因,如精神紧张、情绪激动、过度体力活动、饱餐、高脂饮食、糖尿病未控制、感染、手术、大出血、休克等。少数在睡眠中发病。约有半数以上的患者过去有高血压及心绞痛史。部分患者则无明确病史及先兆表现,首次发展即是急性心肌梗死。

2.身体状况

(1)先兆:约半数以上患者在梗死前数日至数周,有乏力、胸部不适、活动时心悸、气急、心绞痛等,最突出为心绞痛发作频繁,持续时间较长,疼痛较剧烈,甚至伴恶心、呕吐、大汗、心动过缓,硝酸甘油疗效差等,特称为梗前先兆。应警惕近期内发生心肌梗死的可能,要及时住院治疗。

(2)症状:急性心肌梗死的临床表现与梗死的大小、部位、发展速度及原来心脏的功能情况等有关。

疼痛:是最常见的起始症状。典型的疼痛部位和性质与心绞痛相似,但疼痛更剧烈,诱因多不明显,持续时间较长,多在 30 分钟以上,也可达数小时或数日,休息和含服硝酸甘油多不能缓解。患者常烦躁不安、出汗、恐惧,或有濒死感。老年人、糖尿病患者以及脱水、休克患者常无疼痛。少数患者以休克、急性心力衰竭、突然昏厥为始发症状。部分患者疼痛位于上腹部,或者疼痛放射至下颌、颈部、背部上方,易被误诊,应与相关疾病鉴别。

全身症状:有发热和心动过速等。发热由坏死物质吸收所引起,一般在疼痛后 24～48 小时出现,体温一般在 38℃左右,持续约 1 周。

胃肠道症状:频繁常伴有早期恶心、呕吐、肠胀气和消化不良,特别是下后壁梗死者。重症者可发生呃逆。

心律失常:见于 75%～95% 的患者,以发病 24 小时内最多见,可伴心悸、乏力、头晕、晕厥等症状。其中以室性心律失常居多,可出现室性期前收缩、室性心动过速、心室颤动或加速性心室自主心律。如出现频发的、成对的、多源的和 R 落在 T 的室性期前收缩,或室性心动过速,常为心室颤动的先兆。室颤是急性心肌梗死早期主要的死因。室上性心律失常则较少,多发生在心力衰竭者中。缓慢型心律失常中以房室传导阻滞最为常见,束支传导阻滞和窦性心动过缓也较多见。

低血压和休克:见于 20%～30% 的患者。疼痛期的血压下降未必是休克。如疼痛缓解后收缩压仍低于 10.7kPa(80mmHg),伴有烦躁不安、面色苍白、皮肤湿冷、大汗淋漓、脉细而快、少尿、精神迟钝、甚或昏迷者,则为休克表现。休克多在起病后数小时至 1 周内发生,主要是心源性,为心肌收缩力减弱、心排血量急剧下降所致,尚有血容量不足、严重心律失常、周围血管舒缩功能障碍和酸中毒等因素参与。

心力衰竭:主要为急性左心衰竭。可在发病最初的几天内发生,或在疼痛、休克好转阶段出现。是因为心肌梗死后心脏收缩力显著减弱或不协调所致。患者可突然出现呼吸困难、咳泡沫痰、发绀等,严重时可发生急性肺水肿,也可继而出现全心衰竭,并伴血压下降。

(3)体征。

一般情况:患者常呈焦虑不安或恐惧,手抚胸部,面色苍白,皮肤潮湿,呼吸增快;如左心功能不全时呼吸困难,常采半卧位或咯粉红色泡沫痰;发生休克时四肢厥冷,皮肤有蓝色斑纹。多数患者于发病第 2 天体温升高,一般在 38℃左右,不超过 39℃,1 周内退至正常。

心脏:心脏浊音界可轻至中度增大;心率增快或减慢;可有各种心律失常;心尖部第一心音常减弱,可出现第三或第四音奔马律;一般听不到心脏杂音,二尖瓣乳头肌功能不全或腱索断裂时心尖部可听到明显的收缩期杂音;室间隔穿孔时,胸骨左缘可闻及响亮的全收缩期杂音;发生严重的左心衰竭时,心尖部也可闻及收缩期杂音;1%～20% 的患者可在发病 1～3 天内出现心包摩擦音,持续数天,少数可持续 1 周以上。

肺部:发病早期肺底可闻及少数湿啰音,常在 1～2 天内消失,啰音持续存在或增多常提示左心衰竭。

3.实验室及其他检查

(1)心电图:可起到定性、定位、定期的作用。透壁性心肌梗死典型改变是:出现异常、持久宽而深的 Q 波或 QS 波。损伤型 ST 段的抬高,弓背向上与 T 波融合形成单向曲线,起病数小时之后出现,数日至数周回到基线。T 波改变:起病数小时内异常增高,数日至 2 周左右变为平坦,继而倒置。但有5%～15%病例心电图表现不典型,其原因:小灶梗死,多处或对应性梗死,再发梗死,心内膜下梗死以及伴室内传导阻滞,心室肥厚或预激综合征等。以上情况可不出现坏死性Q波,只表现为QRS波群高度、ST段、T波的动态改变。另外,右心肌梗死,真后壁和局限性高侧壁心肌梗死,常规导联中不显示梗死图形,应加做特殊导联以明确诊断。

(2)心向量图:当心电图不能肯定诊断为心肌梗死时,往往可通过心向量图得到证实。

(3)超声心动图:超声心动图并不用来诊断急性心肌梗死,但对探查心肌梗死的各种并发症极有价值,尤其是室间隔穿孔破裂、乳头肌或腱索断裂或功能不全造成的二尖瓣关闭不全、脱垂、室壁瘤和心包积液。

(4)放射性核素检查:放射性核素心肌显影及心室造影用^{99m}Tc及^{131}I等形成热点成像。成像可判断梗死的部位和范围。用门电路控制γ闪烁照相法进行放射性核素血池显像,可观察壁动作及测定心室功能。

(5)心室晚电位(LPs):心肌梗死时LPs阳性率为28%～58%,其出现不似陈旧性心肌梗死稳定,但与室速与室颤有关,阳性者应进行心电监护及予以有效治疗。

(6)磁共振成像(MRI技术):易获得清晰的空间隔像,故对发现间隔段运动障碍、间隔心肌梗死并发症较其他方法优越。

(7)实验室检查。

血常规:白细胞计数上升,达$(10\sim20)\times10^9/L$,中性粒细胞增至75%～90%。

红细胞沉降率增快;C反应蛋白(CRP)增高可持续1～3周。

血清酶学检查:心肌细胞内含有大量的酶,受损时这些酶进入血液,测定血中心肌酶谱对诊断及估计心肌损害程度有十分重要的价值。常用的有:①血清肌酸磷酸激酶(CPK):发病4～6小时在血中出现,24小时达峰值,后很快下降,2～3天消失。②乳酸脱氢酶(LDH)在起病8～10小时后升高,达到高峰时间在2～3天,持续1～2周恢复正常。其中CPK的同工酶CPK-MB和LDH的同工酶CDH,诊断的特异性最高,其增高程度还能更准确地反映梗死的范围。

肌红蛋白测定:血清肌红蛋白升高出现时间比CPK略早,约在2小时,多数24小时即恢复正常;尿肌红蛋白在发病后5～40小时开始排泄,持续时间平均达83小时。

(二)护理目标

(1)患者疼痛减轻。

(2)患者能遵医嘱服药,说出治疗的重要性。

(3)患者的活动量增加、心率正常。

(4)生命体征维持在正常范围。

(5)患者看起来放松。

(三)护理措施

1.一般护理

(1)安置患者于冠心病监护病房(CCU),连续监测心电图、血压、呼吸5～7天,对行漂浮导管检查者做好相应护理,询问患者有无心悸、胸闷、胸痛、气短、乏力、头晕等不适。

(2)病室保持安静、舒适,限制探视,有计划地护理患者,减少对患者的干扰,保证患者充足的休息和睡眠时间,防止任何不良刺激。据病情安置患者于半卧位或平卧位。如无并发症,24 小时内可在床上活动肢体,无并发症者可在床上坐起,逐渐过渡到坐在床边或椅子上,每次 20 分钟,每天 3～5 次,鼓励患者深呼吸;第 1～2 周后开始在室内走动,逐步过渡到室外行走;第 3～4 周可试着上下楼梯或出院。病情严重或有并发症者应适当延长卧床时间。

(3)介绍本病知识和监护室的环境。关心、尊重、鼓励、安慰患者,以和善的态度回答患者提出的问题,帮助其树立战胜疾病的信心。

(4)给予低钠、低脂、低胆固醇、无刺激、易消化的饮食,少量多餐,避免进食过饱。

(5)心肌梗死患者由于卧床休息、消化功能减退、哌替啶或吗啡等止痛药物的应用,使胃肠功能和膀胱收缩无力抑制,易发生便秘和尿潴留。应予以足够的重视,酌情给予轻泻剂,嘱患者排便时勿屏气,避免增加心脏负担和导致附壁血栓脱落。排便不畅时宜加用开塞露,对 5 天无大便者可保留灌肠或给低压盐水灌肠。对排尿不畅者,可采用物理或诱导法,协助排尿,必要时行导尿。

(6)吸氧:氧治疗可提高改善低氧血症,有利于心肌梗死的康复。急性期给患者高流量吸氧,持续 48 小时。氧流量在每分钟 3～5L,病情变化可延长吸氧时间。待疼痛减轻,休克解除,可减低氧流量。注意鼻导管的通畅,24 小时更换 1 次。如果合并急性左心衰竭,出现重度低氧血症时。病死率较高,可采用加压吸氧或酒精除泡沫吸氧。

(7)防止血栓性静脉炎或深部静脉血栓形成:血栓性静脉炎表现为受累静脉局部红肿、痛,可延伸呈条索状,多因反复静脉穿刺输液和多种药物输注所致。所以行静脉穿刺时应严格无菌操作,患者感觉输液局部皮肤疼痛或红肿,应及时更换穿刺部位,并予以热敷或理疗。下肢静脉血栓形成一般在血栓较大引起阻塞时才出现患肢肤色改变,皮肤温度升高和可凹性水肿。应注意每天协助患者做被动下肢活动 2～3 次,注意下肢皮肤温度和颜色的变化避免选用下肢静脉输液。

2.病情观察与护理

急性心肌梗死系危重疾病、应早期发现危及患者生命的先兆表现,如能得到及时处理,可使病情转危为安。故需严密观察以下情况:

(1)血压:始发病时应 0.5～1 小时测量一次血压,随血压恢复情况逐步减少测量次数为每天 4～6 次,基本稳定后每天 1～2 次。若收缩压在 12kPa(90mmHg)以下,脉压减小,且音调低落,要注意患者的神志状态、脉搏、面色、皮肤色泽及尿量等,是否有心源性休克的发生。此时,在通知医生的同时,对休克者采取抗休克措施,如补充血容量,应用升压药、血管扩张剂以及纠正酸中毒,避免脑缺氧,保护肾功能等。有条件者应准备好中心静脉压测定装置或漂浮导管测定肺微血管楔嵌压设备,以正确应用输液量及调节液体滴速。

(2)心率、心律:在冠心病监护病房(CCU)进行连续的心电、呼吸监测,在心电监测示波屏上,应注意观察心率及心律变化。及时检出可能作为恶性心动过速先兆的任何室性期前收缩,以及室颤或完全性房室传导阻滞,严重的窦性心动过缓,房性心律失常等,如发现室性期前收缩为:①每分钟 5 次以上;②呈二、三联律;③多源性期前收缩;④室性期前收缩的 R 波落在前一次主搏的 T 波之上,均为转变阵发性室性心动过速及心室颤动的先兆,易造成心搏骤停。遇有上述情况,在立即通知医生的同时,需应用相应的抗心律失常药物,并准备好除颤器和人工心脏起搏器,协同医生抢救处理。

(3)胸痛:急性心肌梗死患者常伴有持续剧烈的胸痛,因此,应注意观察患者的胸痛程度,因剧烈胸痛可导致低血压,加重心肌缺氧,扩大梗死面积,引起心力衰竭、休克及心律失常。常用的止痛剂有罂粟碱肌内注射或静脉滴注,硝酸甘油 0.6mg 含服,疼痛较重者可用哌替啶或吗啡。在护理中应注意可能出现的药物不良反应,同时注意观察血压、尿量、呼吸及一般状态,确保用药的安全。

(4)呼吸急促:注意观察患者的呼吸状态,对有呼吸急促的患者应注意观察血压,皮肤黏膜的血循环情况,肺部体征的变化以及血流动力学和尿量的变化。发现患者有呼吸急促,不能平卧,烦躁不安,咳嗽,咯泡沫样血痰时,立即取半坐位,给予吸氧,准备好快速强心、利尿剂,配合医生按急性心力衰竭处理。

(5)体温:急性心肌梗死患者可有低热,体温在 37~38.5℃,多持续 3 天左右。如体温持续升高,1 周后仍不下降,应疑有继发肺部或其他部位感染,及时向医生报告。

(6)意识变化:如发现患者意识恍惚,烦躁不安,应注意观察血流动力学及尿量的变化。警惕心源性休克的发生。

(7)器官栓塞:在急性心肌梗死第 1~2 周,注意观察组织或脏器有无发生栓塞现象。因左心室内附壁血栓可脱落,而引起脑、肾、四肢、肠系膜等动脉栓塞,应及时向医生报告。

(8)心室膨胀瘤:在心肌梗死恢复过程中,心电图表现虽有好转,但患者仍有顽固性心力衰竭或心绞痛发作,应疑有心室膨胀瘤的发生。这是由于在心肌梗死区愈合过程中,心肌被结缔组织所替代,成为无收缩力的薄弱纤维瘢痕区。该区内受心腔内的压力而向外呈囊状膨出,造成心室膨胀瘤。应配合医生进行 X 线检查以确诊。

(9)心肌梗死后综合征:需注意在急性心肌梗死后 2 周、数月甚至 2 年内,可并发心肌梗死后综合征。表现为肺炎、胸膜炎和心包炎征象,同时也有发热、胸痛、血沉和白细胞计数升高现象,酷似急性心肌梗死的再发。这是由于坏死心肌引起机体自身免疫变态反应所致。如心肌梗死的特征性心电图变化有好转现象又有上述表现时,应做好 X 线检查的准备,配合医生做出鉴别诊断。因本病应用激素治疗效果良好,若因误诊而用抗凝药物,可导致心腔内出血而发生急性心脏压塞。故应严密观察病情,在确诊为本病后,应向患者及家属做好解释工作,解除顾虑,必要时给患者应用镇痛及镇静剂;做好休息、饮食等生活护理。

(四)健康教育

(1)注意劳逸结合,根据心功能进行适当的康复锻炼。

(2)避免紧张、劳累、情绪激动、饱餐、便秘等诱发因素。

(3)节制饮食,禁忌烟酒、咖啡、酸辣刺激性食物,多吃蔬菜、蛋白质类食物,少食动物脂肪、胆固醇含量较高的食物。

(4)按医嘱服药,随身常备硝酸甘油等扩张冠状动脉药物,定期复查。

(5)指导患者及家属,病情突变时,采取简易应急措施。

第十一节　心源性休克的护理

心源性休克系指由于严重的心脏泵功能衰竭或心功能不全导致心排出量减少,各重要器官和周围组织灌注不足而发生的一系列代谢和功能障碍综合征。

一、临床表现

多数心源性休克患者,在出现休克之前有相应心脏病史和原发病的各种表现,如急性肌梗死患者可表现严重心肌缺血症状,心电图可能提示急性冠状动脉供血不足,尤其是广泛前壁心肌梗死;急性心肌炎者则可有相应感染史,并有发热、心悸、气短及全身症状,心电图可有严重心律失常;心脏手术后所致的心源性休克,多发生于手术1周内。

心源性休克目前国内外比较一致的诊断标准如下。

(1)收缩压低于12kPa(90mmHg)或原有基础血压降低4kPa(30mmHg),非原发性高血压患者一般收缩压小于10.7kPa(80mmHg)。

(2)循环血量减少:①尿量减少,常少于20mL/h;②神志障碍、意识模糊、嗜睡、昏迷等;③周围血管收缩,伴四肢厥冷、冷汗、皮肤湿凉、脉搏细弱快速、颜面苍白或发绀等末梢循环衰竭表现。

(3)纠正引起低血压和低心排出量的心外因素(低血容量、心律失常、低氧血症、酸中毒等)后,休克依然存在。

二、诊断

(1)有急性心肌梗死、急性心肌炎、原发或继发性心肌病、严重的恶性心律失常、具有心肌毒性的药物中毒、急性心脏压塞以及心脏手术等病史。

(2)早期患者烦躁不安、面色苍白、诉口干、出汗,但神志尚清;后逐渐表情淡漠、意识模糊、神志不清直至昏迷。

(3)体检心率逐渐增快,常>120次/min。收缩压<10.64kPa(80mmHg),脉压<2.67kPa(20mmHg)严重时血压测不出。脉搏细弱,四肢厥冷,肢端发绀,皮肤出现花斑样改变。心音低纯,严重者呈单音律。尿量<17mL/h,甚至无尿。休克晚期出现广泛性皮肤、黏膜及内脏出血,即弥散性血管内凝血,以及多器官衰竭。

(4)血流动力学监测提示心脏指数降低、左室舒张末压升高等相应的血流动力学异常。

三、检查

(1)血气分析。

(2)弥散性血管内凝血的有关检查。血小板计数及功能检测,出凝血时间,凝血酶原时间,凝血因子Ⅰ,各种凝血因子和纤维蛋白降解产物(FDP)。

(3)必要时做微循环灌注情况检查。

(4)血流动力学监测。

(5)胸部X线片、心电图检查,必要时做动态心电图检查,条件允许时行床旁超声心动图检查。

四、治疗

(一)一般治疗

(1)绝对卧床休息,有效止痛,由急性心肌梗死所致者吗啡 3～5mg 或派替啶 50mg,静脉注射或皮下注射,同时予地西泮、苯巴比妥(鲁米那)。

(2)建立有效的静脉通道,必要时行深静脉插管。留置导尿管监测尿量。持续心电、血压、血氧饱和度监测。

(3)氧疗:持续吸氧,氧流量一般为 4～6L/min,必要时气管插管或气管切开,人工呼吸机辅助呼吸。

(二)补充血容量

首选低分子右旋糖酐 250～500mL 静脉滴注,或 0.9％氯化钠液、平衡液 500mL 静脉滴注,最好在血流动力学监护下补液严格控制滴速,前 20 分钟内快速补液 100mL,如中心静脉压上升不超过 0.2kPa(1.5mmHg),可继续补液直至休克改善,或输液总量达 500～750mL。无血流动力学监护条件者可参照以下指标进行判断:诉口渴,外周静脉充盈不良,尿量＜30mL/h,尿比重＞1.02,中心静脉压＜0.8kPa(6mmHg),则表明血容量不足。

(三)血管活性药物的应用

首选多巴胺或与间羟胺(阿拉明)联用,从 2～5μg/(kg·min)开始渐增剂量,在此基础上根据血流动力学资料选择血管扩张剂。①肺充血而心排血量正常,肺毛细血管嵌顿压＞2.4kPa(18mmHg),而心脏指数＞2.2L/(min·m²)时,宜选用静脉扩张剂,如硝酸甘油 15～30μg/min 静脉滴注或泵入,并可适当利尿。②心排血量低且周围灌注不足,但无肺充血,即心脏指数＜2.2L/(min·m²),肺毛细血管嵌顿压＜2.4kPa(18mmHg)而肢端湿冷时,宜选用动脉扩张剂,如酚妥拉明 100～300μg/min 静脉滴注或泵入,必要时增至 1000～2000μg/min。③心排血量低且有肺充血及外周血管痉挛,即心脏指数＜2.2L/(min·m²),肺毛细血管嵌顿压＜2.4kPa(18mmHg)而肢端湿冷时,宜选用硝普钠,10μg/min 开始,每 5 分钟增加 5～10μg/min,常用量为 40～160μg/min,也有高达 430μ/min 才有效。

(四)正性肌力药物的应用

1.洋地黄制剂

一般在急性心肌梗死的 24 小时内,尤其是 6 小时内应尽量避免使用洋地黄制剂,在经上述处理休克无改善时可酌情使用毛花苷 C 0.2～0.4mg,静脉注射。

2.拟交感胺类药物

对心排血量低,肺毛细血管嵌顿压不高,体循环阻力正常或低下,合并低血压时选用多巴胺,用量同前;而心排血量低,肺毛细血管嵌顿压高,体循环血管阻力和动脉压在正常范围者,宜选用多巴酚丁胺 5～10μg/(kg·min),也可选用多培沙明 0.25～1.0μg/(kg·min)。

3.双异吡啶类药物

常用氨力农 0.5～2mg/kg,稀释后静脉注射或静脉滴注,或米力农 2～8mg,静脉滴注。

(五)其他治疗

1.纠正酸中毒

常用 5％碳酸氢钠或摩尔乳酸钠,根据血气分析结果计算补碱量。

2.激素应用

早期(休克4～6小时内)可尽早使用糖皮质激素,如地塞米松(氟美松)10～20mg或氢化可的松100～200mg,必要时每4～6小时重复1次,共用1～3日,病情改善后迅速停药。

3.纳洛酮

首剂0.4～0.8mg,静脉注射,必要时在2～4小时后重复0.4mg,继以1.2mg置于500mL液体内静脉滴注。

4.机械性辅助循环

经上述处理后休克无法纠正者,可考虑主动脉内气囊反搏(IABP)、体外反搏、左室辅助泵等机械性辅助循环。

5.原发疾病治疗

如急性心肌梗死患者应尽早进行再灌注治疗,溶栓失败或有禁忌证者应在IABP支持下进行急诊冠状动脉成形术;急性心脏压塞者应立即心包穿刺减压;乳头肌断裂或室间隔穿孔者应尽早进行外科手术修补等。

6.心肌保护

1,6-二磷酸果糖5～10g/d,或磷酸肌酸(护心通)2～4g/d,酌情使用血管紧张素转换酶抑制剂等。

(六)防治并发症

1.呼吸衰竭

包括持续氧疗,必要时呼气末正压给氧,适当应用呼吸兴奋剂,如尼可刹米(可拉明)0.375g或洛贝林(山梗菜碱)3～6mg静脉注射;保持呼吸道通畅,定期吸痰,预防感染等。

2.急性肾衰竭

注意纠正水、电解质紊乱及酸碱失衡,及时补充血容量,酌情使用利尿剂如呋塞米(速尿)20～40mg静脉注射。必要时可进行血液透析、血液滤过或腹膜透析。

3.保护脑功能

使用脱水剂及糖皮质激素,合理使用兴奋剂及镇静剂,适当补充促进脑细胞代谢药,如脑活素、胞磷胆碱、三磷酸腺苷等。

4.防治弥散性血管内凝血(DIC)

休克早期应积极应用低分子右旋糖酐、阿司匹林(乙酰水杨酸)、双嘧达莫(潘生丁)等抗血小板及改善微循环药物,有DIC早期指征时应尽早使用肝素抗凝,首剂3000～6000U静脉注射,后续以500～1000U/h静脉滴注,监测凝血时间调整用量,后期适当补充消耗的凝血因子,对有栓塞表现者可酌情使用溶栓药如小剂量尿激酶(25万～50万U)或链激酶。

五、护理

(一)急救护理

(1)护理人员熟练掌握常用仪器、抢救器材及药品。

(2)各抢救用物定点放置、定人保管、定量供应、定时核对,定期消毒,使其保持完好备用状态。

(3)患者一旦发生昏厥,应立即就地抢救并通知医师。

(4)应及时给予吸氧,建立静脉通道。

（5）按医嘱准、稳、快地使用各类药物。

（6）若患者出现心搏骤停，立即进行心、肺、脑复苏。

（二）护理要点

1.给氧用面罩或鼻导管给氧

面罩要严密，鼻导管吸氧时，导管插入要适宜，调节氧流量 4～6L/min，每天更换鼻导管一次，以保持导管通畅。如发生急性肺水肿时，立即给患者端坐位，两腿下垂，以减少静脉回流，同时加用 30％酒精吸氧，降低肺泡表面张力，特别是患者咯大量粉红色泡沫样痰时，应及时用吸引器吸引，保持呼吸道通畅，以免发生窒息。

2.建立静脉输液通道

迅速建立静脉通道。护士应建立静脉通道一至两条。在输液时，输液速度应控制，应当根据心率、血压等情况，随时调整输液速度，特别是当液体内有血管活性药物时，更应注意输液通畅，避免管道滑脱、输液外渗。

3.尿量观察

记录单位时间内尿量的观察，是对休克病情变化及治疗有十分重要意义的指标。如果患者六小时无尿或每小时少于 20～30mL，说明肾小球滤过量不足，如无肾实质变说明血容量不足。相反，每小时尿量大于 30mL，表示微循环功能良好，肾血灌注好，是休克缓解的可靠指标。如果血压回升，而尿量仍很少，考虑发生急性肾功衰竭，应及时处理。

4.血压、脉搏、末梢循环的观察

血压变化直接标志着休克的病情变化及预后，因此，在发病几小时内应严密观察血压，15～30分钟一次，待病情稳定后 1～2 小时观察一次。若收缩压下降到 80mmHg（10.7kPa）以下，脉压小于 20mmHg（2.7kPa）或患者原有高血压，血压的数值较原血压下降 20～30mmHg（2.7～4.0kPa）以上，要立即通知医生迅速给予处理。

脉搏的快慢取决于心率，其节律是否整齐，也与心搏节律有关，脉搏强弱与心肌收缩力及排出量有关。所以休克时脉搏在某种程度上反映心脏功能，同时，临床上脉搏的变化，往往早于血压变化。心源性休克由于心排出量减少，末梢循环灌注量减少，血流留滞，末梢发生发绀，尤其以口唇、黏膜及甲床最明显，四肢也因血运障碍而冰冷，皮肤潮湿。这时，即使血压不低，也应按休克处理。当休克逐步好转时，末梢循环得到改善，发绀减轻，四肢转温。所以末梢的变化也是休克病情变化的一个标志。

5.心电监护的护理患者入院后

立即建立心电监护，通过心电监护可及时发现致命的室速或室颤。当患者入院后一般监测 24～48 小时，有条件可直到休克缓解或心律失常纠正。常用标准Ⅱ导进行监测，必要时描记心电记录。在监测过程中，要严密观察心律、心率的变化。对于频发室早（每分钟 5 个以上）、多源性室早，室早呈二联律、三联律、室性心动过速、R-on-T、R-on-P（室早落在前一个 P 波或 T 波上）立即报告医生，积极配合抢救，准备各种抗心律失常药，随时做好除颤和起搏的准备，分秒必争，以挽救患者的生命。

最后，还必须做好患者的保温工作，防止呼吸道并发症和预防压疮等方面的基础护理工作。

第十二节 心肌炎的护理

心肌炎常是全身性疾病在心肌上的炎症性表现,由于心肌病变范围大小及病变程度的不同,轻者可无临床症状,严重可致猝死,诊断及时并经适当治疗者,可完全治愈,迁延不愈者,可形成慢性心肌炎或导致心肌病。

一、病因与发病机制

(一)病因

细菌性白喉杆菌、溶血性链球菌、肺炎双球菌、伤寒杆菌等。病毒如柯萨奇病毒、艾柯病毒、肝炎病毒、流行性出血热病毒、流感病毒、腺病毒等,其他如真菌、原虫等均可致心肌炎。但目前以病毒性心肌炎较常见。

致病条件因素如下。①过度运动:运动可致病毒在心肌内繁殖复制加剧,加重心肌炎症和坏死。②细菌感染:细菌和病毒混合感染时,可能起协同致病作用。③妊娠:妊娠可以增强病毒在心肌内的繁殖,所谓围生期心肌病则可能是病毒感染所致。④其他:营养不良、高热寒冷、缺氧、过度饮酒等,均可诱发病毒性心肌炎。

(二)发病机制

从动物实验临床与病毒学、病理观察,发现有以下2种机制。

1.病毒直接作用

实验中将病毒注入血循环后可致心肌炎。以在急性期,主要在起病9天以内,患者或动物的心肌中可分离出病毒,病毒荧光抗体检查结果阳性,或在电镜检查时发现病毒颗粒。病毒感染心肌细胞后产生溶细胞物质,使细胞溶解心肌间质增生、水肿及充血。

2.免疫反应

病毒性心肌炎起病9天后心肌内已不能再找到病毒,但心肌炎病变仍继续;有些患者病毒感染的其他症状轻微而心肌炎表现颇为严重;还有些患者心肌炎的症状在病毒感染其他症状开始一段时间以后方出现;有些患者的心肌中可能发现抗原抗体复合体。以上都提示免疫机制的存在。

(三)病理改变

病变范围大小不一,可为弥散性或局限性。随病程发展可为急性或慢性。病变较重者肉眼见心肌非常松弛,呈灰色或黄色,心腔扩大。病变较轻者在大体检查时无发现,仅在显微镜下有所发现而赖以诊断,而病理学检查必须在多个部位切片,方使病变免于遗漏。在显微镜下,心肌纤维之间与血管四周的结缔组织中可发现细胞浸润,以单核细胞为主。心肌细胞可有变性、溶解或坏死。病变如在心包下区则可合并心包炎,成为病毒性心包心肌炎。病变可涉及心肌与间质,也可涉及心脏的起搏与传导系统如窦房结、房室结、房室束和束支,成为心律失常的发病基础。病毒的毒力越强,病变范围越广。在实验性心肌炎中,可见到心肌坏死之后由纤维组织替代。

二、临床表现

取决于病变的广泛程度与部位。重者可致猝死,轻者几无症状。老幼均可发病,但以年轻人较易发病,男多于女。

(一)症状

心肌炎的症状可能出现于原发的症状期或恢复期。如在原发病的症状期出现,其表现可被原发病掩盖。多数患者在发病前有发热、全身酸痛、咽痛、腹泻等症状,反映全身性病毒感染,但也有部分患者原发病症状轻而不显著,须仔细追问方被注意到,而心肌炎症状则比较显著。心肌炎患者常诉胸闷、心前区隐痛、心悸、乏力、恶心、头晕。临床上诊断的心肌炎中,90%左右以心律失常为主诉或首见症状,其中少数患者可由此而发生昏厥或阿-斯综合征。极少数患者起病后发展迅速,出现心力衰竭或心源性休克。

(二)体征

1.心脏扩大

轻者心脏不扩大,一般有暂时性扩大,不久即恢复。心脏扩大显著反映心肌炎广泛而严重。

2.心率改变

心率增速与体温不相称,或心率异常缓慢,均为心肌炎的可疑征象。

3.心音改变

心尖区第一音可减低或分裂。心音可呈胎心样。心包摩擦音的出现反映有心包炎存在。

4.杂音

可见与发热程度不平行的心动过速,心尖区可能有收缩期吹风样杂音或舒张期杂音,前者为发热、贫血、心腔扩大所致,后者因左室扩大造成的相对性左房室瓣狭窄。杂音响度都不超过三级。心肌炎好转后即消失。

5.心律失常

极常见,各种心律失常都可出现,以房性与室性期前收缩最常见,其次为房室传导阻滞,此外,心房颤动、病态窦房结综合征均可出现。心律失常是造成猝死的原因之一。

6.心力衰竭

重症弥散性心肌炎患者可出现急性心力衰竭,属于心肌泵血功能衰竭,左右心同时发生衰竭,引起心排血量过低,故除一般心力衰竭表现外,易合并心源性休克。

三、辅助检查

(一)心电图

心电图异常的阳性率高,且为诊断的重要依据,起病后心电图由正常可突然变为异常,随感染的消退而消失。主要表现有 ST 段下移,T 波低平或倒置,特别是室性心律失常和房室传导阻滞等。

(二)X 线检查

由于病变范围及病变严重程度不同,放射线检查也有较大差别,1/3～1/2 心脏扩大,多为轻中度扩大,明显扩大者多伴有心包积液,心影呈球形或烧瓶状,心搏动减弱。局限性心肌炎或病变较轻者,心界可完全正常。

(三)血液检查

白细胞计数在病毒性心肌炎可正常,偏高或降低,血沉大多正常,也可稍增快,C反应蛋白大多增高,AST、ALT、LDH、CPK正常或升高,慢性心肌炎多在正常范围。有条件者可做病毒分离或抗体测定。

四、诊断

病毒性心肌炎的诊断必须建立在有心肌炎的证据和病毒感染的证据基础上。胸闷、心悸常可提示心脏波及,心脏扩大、心律失常或心力衰竭为心脏明显受损的表现,心电图,上ST-T改变与异位心律或传导障碍反映心肌病变的存在。病毒感染的证据有以下各点。①有发热、腹泻或流感症状,发生后不久出现心脏症状或心电图变化。②血清病毒中和抗体测定阳性结果,由于柯萨奇AB病毒最为常见,通常检测此组病毒的中和抗体,在起病早期和2～4周各取血标本1次,如2次抗体效价示4倍上升或其中1次≥1:640,可作为近期感染该病毒的依据。③咽、肛拭病毒分离,如阳性有辅助意义,有些正常人也可阳性,其意义须与阳性中和抗体测定结果相结合。④用聚合酶链反应法从粪便、血清或心肌组织中检出病毒RNA。⑤心肌活检,从取得的活组织做病毒检测,病毒学检查对心肌炎的诊断有帮助。

五、治疗

应卧床休息,以减轻组织损伤,病变加速恢复。伴有心律失常,应卧床休息2～4周,然后逐渐增加活动量,严重心肌炎伴有心脏扩大者,应休息6个月1年,直到临床症状完全消失,心脏大小恢复正常。应用免疫抑制剂,激素的应用尚有争论,但重症心肌炎伴有房室传导阻滞,心源性休克心功能不全者均可应用激素。常用泼的松40～60mg/d,病情好转后逐渐减量,6周1个疗程。必要时也可用氢化可的松或地塞米松,静脉给药。心肌炎对洋地黄耐受性差、慎用。心力衰竭者可用强心、利尿、血管扩张剂。心律失常者同一般心律失常的治疗。

六、病情观察

(1)定时测量体温、脉搏,其体温与脉率增速不成正比。

(2)密切观察患者呼吸频率、节律的变化,及早发现是否心功能不全。

(3)定时测量血压,观察记录尿量,以及早判断有无心源性休克的发生。

(4)急性期密切观察心率与心律,及早发现有无心律失常,如室性期前收缩、不同程度的房室传导阻滞等,严重者可出现急性心力衰竭、心律失常等。

七、对症护理

(一)心悸、胸闷

保证患者休息,急性期卧床。按医嘱及时使用改善心肌营养与代谢的药物。

(二)心律失常

当急性病毒性心肌炎患者引起Ⅳ度房室传导阻滞或窦房结病变引起窦房传导阻滞、窦房停搏而致阿-斯综合征者,应就地进行心肺复苏,并积极配合医师进行药物治疗或紧急做临时心脏起搏处理。

(三)心力衰竭

按心力衰竭护理常规。

八、护理措施

(1)遵医嘱给予氧气吸入,药物治疗。注意心肌炎时心肌细胞对洋地黄的耐受性较差,应用洋地黄时应特别注意其毒性反应。

(2)休息与活动:反复向患者解释急性期卧床休息可减轻心脏负荷,减少心肌耗氧量,有利于心功能的恢复,防止病情恶化或转为慢性病程。患者急性期常需卧床 2～3 月,待症状、体征和实验室检查恢复后,方可逐渐增加活动量。

(3)心理护理:告诉患者体力恢复需要一段时间,不要急于求成。当活动耐力有所增加时,应及时给予鼓励。对不愿意活动或害怕活动的患者,应给予心理疏导,督促患者完成范围内的活动量,恢复期仍应限制活动 3～6 个月。

(4)病情观察:急性期严密监测患者的体温、心率、心律、血压的变化,发现心率突然变慢、血压偏低、频发期前收缩、房室传导阻滞及时报告。观察患者有无脉速、易疲劳、呼吸困难、烦躁及肺水肿的表现。

(5)活动中监测:病情稳定后,与患者及家属一起制订并实施每天活动计划,严密监测活动时心率、心律、血压变化,若活动后出现胸闷、心悸、呼吸困难、心律失常等,应停止活动,以此作为限制最大活动量的指征。

九、健康教育

(1)讲解充分休息的必要性及心肌营养药物的作用。指导患者进食高蛋白、高维生素、易消化饮食,尤其是补充富含维生素 C 的食物如新鲜蔬菜、水果,以促进心肌代谢与修复,戒烟酒。

(2)告诉患者经积极治疗后多数可以痊愈,少数可留有心律失常后遗症,极少数患者在急性期因严重心律失常、急性心力衰竭和心源性休克而死亡,有部分患者演变成慢性心肌炎。

(3)积极预防感冒,避免受凉及接触传染源,恢复期每天有一定时间的户外活动但不宜过多,以适应环境,增强体质注意保暖。

(4)积极治疗和消除细菌感染灶,如慢性扁桃体炎、慢性鼻窦炎、中耳炎等。

(5)遵医嘱按时服药,定期复查。

(6)教会患者及家属测脉搏、节律,发现异常或有胸闷、心悸等不适应症状及时复诊。

第十三节　感染性心内膜炎的护理

感染性心内膜炎(IE)是心内膜表面的微生物感染,伴赘生物形成,赘生物是大小不等、形状不一的血小板和纤维素团块,内有微生物和炎症细胞。瓣膜是最常受累部位,间隔缺损部位、腱索或心壁内膜也可发生感染,而动静脉瘘、动脉瘘(如动脉导管未闭)、主动脉缩窄部位的感染虽然属于动脉内膜炎,但临床与病理均类似于感染性心内膜炎。

根据病程,IE 分为急性和亚急性。急性 IE 特点:①中毒症状明显;②病情发展迅速,数天或数周引起瓣膜损害;③迁移性感染多见;④病原体主要是金黄色葡萄球菌。亚急性 IE 特点是:①中毒症状轻;②病程长,达数周至数月;③迁移性感染少见;④病原体草绿色链球菌多见,其次为肠球菌。IE 又可分为自体瓣膜心内膜炎、人工瓣膜心内膜炎和静脉药瘾者心内膜炎。本节主要阐述自体瓣膜心内膜炎。

一、病因

急性 IE 主要由金黄色葡萄球菌引起,少数患者由肺炎球菌、淋球菌、A 组链球菌和流感杆菌等所致。亚急性 IE 常由草绿色链球菌感染引起,其次为 D 族链球菌(牛链球菌和肠球菌)、表皮葡萄球菌,其他细菌较少见。真菌、立克次体和衣原体等亦少见。

二、临床表现

从短暂性菌血症的发生至症状出现的时间多在 2 周以内,但不少患者无明确的细菌进入途径可寻。

(一)症状

1.发热

本病最常见症状。除有些老年或心、肾衰竭重症患者外,几乎均有发热。常伴有头痛、背痛和肌肉关节痛。亚急性感染性心内膜炎起病隐匿。可伴有全身不适、乏力、食欲缺乏和体重减轻等,可有弛张性低热,一般<39℃,午后和晚上高,急性感染性心内膜炎常有急性化脓性感染,呈暴发性败血症过程。有高热、寒战,常可突发心力衰竭。

2.非特异性症状

(1)脾大:15%~50%病程大于 6 周的患者出现,急性感染性心内膜炎少见。

(2)贫血:贫血较为常见。尤其多见于亚急性感染性心内膜炎,伴苍白无力和多汗,多为轻、中度贫血。晚期患者有重度贫血,主要因感染抑制骨髓所致。

(3)杵状指/趾:部分患者可见。

3.动脉栓塞

多发生于病程后期,但也有少部分患者为首发症状,赘生物引起动脉栓塞可发生在机体任何部位,如脑、心脏、脾、肾、肠系膜及四肢,脑栓塞发生率最高。在由左向右分流的先天性心血管病或右心内膜炎时,常见肺栓塞,如三尖瓣赘生物脱落引起,表现为突然咳嗽、呼吸困难、咯血或胸痛等症状,继续发展为肺坏死、空洞甚至脓气胸。

(二)体征

1.心脏杂音

大多数患者闻及心脏杂音,系基础心脏病和(或)心内膜炎损害瓣膜。

2.周围体征

可为微血管炎或微栓塞所致,多为非特异性。包括以下几点。①瘀点:病程长者多见,见于任何部位,以锁骨、皮肤、口腔黏膜和睑结膜常见。②指、趾甲下线状出血。③Roth 斑:多见于亚急性感染性心内膜炎,表现为视网膜卵圆形出血斑,其中心呈白色。④Osler 结节:指/趾腹出现豌豆大小红或紫色痛性结节,常见于急性感染性心内膜炎。⑤Janeway 损害:手掌和足底处直径 1~4mm 无痛性出血红斑,主要见于急性感染性心内膜炎。

三、并发症

(一)心脏并发症

1.心力衰竭

最常见并发症。主要由瓣膜关闭不全所致,以主动脉瓣受损者最多见,其次为二尖瓣受损者,以及各种原因的瓣膜穿孔或腱索断裂致急性瓣膜关闭不全者,均可诱发急性左心衰竭。

2.心肌脓肿

常见于急性感染性心内膜炎患者,可发生于心脏任何部位,以瓣膜周围特别是主动脉瓣环多见,导致房室和室内传导阻滞,偶见心肌脓肿穿破。

3.急性心肌梗死

多见于主动脉瓣感染时,出现冠状动脉细菌性动脉瘤,引起冠状动脉栓塞,发生急性心肌梗死。

4.化脓性心包炎

主要见于急性感染性心内膜炎患者,但不多见。

(二)细菌性动脉瘤

多见于亚急性感染性心内膜炎患者,一般见于病程晚期,多无自觉症状,多近端主动脉及主动脉窦、脑、内脏和四肢的动脉受累。发生在周围血管时,可触及搏动性肿块而易确诊,若发生在脑、肠系膜或其他深部组织动脉时,常在动脉瘤出血时才确诊。

(三)迁移性脓肿

多见于急性感染性心内膜炎患者,亚急性感染性心内膜炎患者少见,多发生在肝、脾、骨髓和神经系统。

(四)神经系统

约 1/3 患者发生神经系统受累表现。脑栓塞占 1/2,最常发生在大脑中动脉及其分支。脑细菌性动脉瘤除非破裂出血时,多无症状。脑栓塞或细菌性动脉瘤破裂可致脑出血。中毒性脑病者有脑膜刺激征。化脓性脑膜炎不常见,见于金葡菌感染的急性感染性心内膜炎患者。也可出现脑脓肿。

(五)肾脏

常有肾损害,包括:①肾动脉栓塞和肾梗死,多见于急性感染性心内膜炎患者;②局灶性或弥散性肾小球肾炎,常见于亚急性感染性心内膜炎患者;③肾脓肿少见。

四、医学检查

(一)尿常规

显微镜下常有血尿和轻度蛋白尿。肉眼血尿提示肾梗死。红细胞管型和大量蛋白尿提示弥散性肾小球肾炎。

(二)血常规

白细胞计数正常或轻度升高,分度计数轻度左移。可有"耳垂组织细胞"现象,即揉耳垂后穿刺的第一滴血液涂片时见大单核细胞,是单核-吞噬细胞系统过度受刺激的表现。急性感染性心内膜炎常有血白细胞计数增高,并有核左移。红细胞沉降率升高。亚急性感染性心内膜炎患者常见正色素正细胞贫血。

(三)免疫学检查

80％患者血清出现免疫复合物,25％患者高丙种球蛋白血症。亚急性感染性心内膜炎病程六周以上患者中有 50％类风湿因子阳性。并发弥散性肾小球肾炎患者,血清补体降低。免疫学异常表现在感染治愈后消失。

(四)血培养

对诊断菌血症和感染性心内膜炎最有价值。近期未接受过抗生素治疗,血培养阳性率达95％以上。血培养阳性率降低常因两周内用过抗生素或采血、培养技术不当所致。

(五)X 线检查

肺部多处小片状浸润阴影,提示脓毒性肺栓塞所致肺炎。左心衰竭时肺淤血或肺水肿征。主动脉增宽系主动脉细菌性动脉瘤所致。细菌性动脉瘤有时需经血管造影协助诊断。CT 扫描有助于脑梗死、脓肿和出血的诊断。

(六)心电图

心肌梗死心电图表现见于急性感染性心内膜炎患者。主动脉瓣环或室间隔肿胀者可出现房室、室内传导阻滞情况。

(七)超声心动图

发现赘生物、瓣周并发症等支持心内膜炎证据,对明确感染性心内膜炎诊断有重要价值。经食管超声可以检出小于 5mm 赘生物,敏感性高达 95％以上。

五、治疗原则

(一)抗微生物药物治疗

抗微生物药物治疗是治疗本病最重要措施。用药原则为:早期、联合、大剂量、长疗程,选用杀菌性抗生素。一般体外有效杀菌浓度需达到 4～8 倍以上,疗程至少 6～8 周,静脉给药为主,以保持稳定且较高血药浓度。病原微生物不明时,急性者选用针对金葡菌、链球菌和革兰阴性杆菌均有效的广谱抗生素,亚急性者选用针对链球菌、肠球菌的抗生素。已培养出病原微生物时,应根据药物敏感试验结果选择用药。本病大多数致病菌对青霉素敏感,可首选青霉素。联合用药增强杀菌能力,如氨苄西林、万古霉素、庆大霉素或阿米卡星等。真菌感染者先用两性霉素 B,疗程结束后再口服氟胞嘧啶,用药需数月。

(二)外科治疗

约半数 IE 患者须接受手术治疗。本病早期手术适应证为心衰、感染不能控制、预防栓塞。有严重心脏并发症或抗生素治疗无效的患者,考虑手术治疗。

六、护理诊断/问题

(一)体温过高

与微生物感染引起的心内膜炎有关。

(二)营养失调

低于机体需要量:与长期发热导致机体消耗过多有关。

(三)焦虑

与发热、病情反复、疗程长、出现并发症有关。

（四）潜在并发症

心力衰竭、动脉栓塞。

七、护理措施

（一）休息与活动

患者所处室内环境应清洁整齐,定时开窗通风,保持空气新鲜。注意防寒保暖。保持口腔、皮肤清洁,预防呼吸道、皮肤感染。高热患者应卧床休息。

（二）病情观察

（1）严密观察体温、心率、血压、皮肤等变化。

（2）观察心脏杂音部位、强度、性质,出现新杂音或杂音性质改变提示赘生物致瓣叶破损、穿孔或腱索断裂。

（3）观察脏器动脉栓塞症状,如患者肢体活动、意识等,一旦异常,尽早报告医生。观察并记录发热者体温和热型,每4～6小时测温一次,判断病情进展和疗效。

（4）观察患者皮肤及黏膜情况,有无指/趾甲下线状出血、Osler结节等周围体征。

（三）用药及特殊治疗护理

1.用药护理

遵医嘱给予抗生素治疗,告诉患者病原菌隐藏在赘生物内和内皮下,需要坚持大剂量全疗程长时间的抗生素治疗才能杀灭,要严格按时间、计量准确地用药,以确保维持有效的血药浓度。注意保护患者静脉血管,有计划地使用,以保证完成长时间的治疗。在用药过程中要注意观察用药效果和可能出现的毒副反应,如有发生及时报告医生,调整抗生素应用方案。

2.正确采集血标本

正确留取合格的血培养标本,对于本病的诊断、治疗十分重要。而采血方法、培养技术及应用抗生素的时间都可影响血培养阳性率。告诉患者暂时停用抗生素和反复多次抽取血的必要性,以取得患者理解和配合。留取血培养标本方法如下:对于未开始治疗的亚急性IE患者应在第一日每间隔1小时采血1次,共3次。如次日未见细菌生长,重复采血3次后,开始抗生素治疗。对已用过抗生素的患者,应停药2～7天后采血。急性IE患者应在入院后3小时内,每隔1小时1次,共取3个血标本后开始治疗。每次取静脉血10～20mL,做需氧菌和厌氧菌培养,至少培养3周。

（四）对症护理

对高热患者,予物理降温如温水擦浴、冰袋等,记录降温后体温变化。及时更换被汗浸湿的床单、被套,避免患者因大汗频繁更换衣服而受凉。患者出汗多时,在衣服与皮肤之间衬以柔软的毛巾,以便及时更换、增加舒适感。高热、大汗者,及时补充水分,必要时注意补充电解质,记录出入量,保持水、电解质平衡。注意口腔护理,防止感染,增加食欲。

（五）饮食护理

高热引起机体消耗,予高热量、高蛋白、高维生素、易消化、半流食或软食,注意补充蔬菜水果,变换膳食花样和口味,促进食欲,补充营养。

（六）心理护理

向患者介绍疾病病因及转归,采集血标本及坚持按时按疗程用药的意义,取得配合,告知本病的可控因素及自我护理重要性,树立战胜疾病的信心,保持乐观心态。

八、健康教育

(1)提高患者依从性,帮助患者及家属认识本病病因、发生机制,坚持足疗程治疗。教育家属在长时间疾病诊治过程中,照顾患者生活,给予心理支持。

(2)向患者介绍就诊注意事项,告诉患者就诊时向医生讲明本人有心内膜炎病史,在实施拔牙、扁桃体摘除术,以及生殖、泌尿、消化道的侵入性检查或其他外科手术前,应预防性使用抗生素。

(3)指导患者预防感染,嘱其平时注意防寒保暖,保持口腔及皮肤清洁,不要挤压痤疮、疖、痈等感染病灶,减少病原体侵入的机会。

(4)帮助患者掌握自我护理技能,如自测体温、观察体温及有无栓塞表现等,定期门诊随诊,病情变化及时就诊。

第十四节　心包炎的护理

心包炎是心包脏层和壁层的急、慢性炎症。按病因分为感染性、非感染性、过敏性或免疫性;按病程分为急性、亚急性、慢性。非感染性心包炎多由肿瘤、代谢性疾病、自身免疫病、尿毒症、外伤等所致。临床上以急性心包炎和慢性缩窄性心包炎最常见。

一、急性心包炎

急性心包炎是心包脏层与壁层间的急性炎症。心包炎可独立存在,亦可以某种疾病的一部分表现或并发症出现。

(一)病因及发病机制

过去病因常为风湿热、结核、细菌感染,近年最常见病因是病毒感染,肿瘤、尿毒症性和心肌梗死性心包炎发病率显著增多。部分人经检查无法明确病因,称急性非特异性心包炎。

(1)原因不明:急性非特异性。

(2)感染:病毒、细菌、真菌、寄生虫、立克次体。

(3)自身免疫:风湿热、系统性红斑狼疮、类风湿关节炎、结节性多动脉炎、白塞病、艾滋病;心肌梗死后综合征、心包切开后综合征;某药物引发如普鲁卡因胺、青霉素等。

(4)肿瘤:原发性如间皮瘤、脂肪瘤、纤维肉瘤,继发性如乳腺癌、肺癌、白血病等。

(5)内分泌与代谢疾病:尿毒症、痛风、甲状腺功能减退等。

(6)物理因素:放射性、外伤如心肺复苏后、介入治疗操作等。

(7)邻近器官疾病:急性心肌梗死、胸膜炎、主动脉夹层、肺梗死等。

急性期,心包壁层、脏层上有纤维蛋白、白细胞和少量内皮细胞渗出,无明显液体积聚,此时称纤维蛋白性心包炎。如果液体增加,则为渗出性心包炎,液体多黄而清,偶呈混浊不清、脓性或血性,量由100mL 至 2~3L 不等,数周至数月内吸收,伴发壁层与脏层粘连、增厚、缩窄。

液体也可较短时间内大量积聚引起心脏压塞。

(二)临床表现

1.症状

(1)胸痛:心前区疼痛是纤维蛋白性心包炎主要症状,如急性非特异性心包炎、感染性心包炎。疼痛常位于心前区或胸骨后,可放射到颈部、左肩、左臂及左肩胛骨,可达上腹部,呈压榨样、锐痛或闷痛,与呼吸运动有关,常因咳嗽、深呼吸、变换体位或吞咽而加重。

(2)呼吸困难:心包积液时最突出的症状。严重者呈端坐呼吸、身躯前倾、呼吸浅速、面色苍白、发绀。

(3)全身症状:有干咳、声音嘶哑及吞咽困难等,常因压迫气管、食道而产生。也可有发冷、发热、乏力、烦躁、心前区或上腹部闷胀等。大量渗液影响静脉回流,出现体循环淤血表现如颈静脉怒张、肝大、腹腔积液及下肢水肿等。

(4)心脏压塞:因心包积液快速增加引起,表现为气促、心动过速、血压下降、大汗淋漓、四肢冰凉,严重者意识恍惚、发生急性循环衰竭、休克等。如积液积聚较慢,可出现亚急性或慢性心脏压塞,表现为颈静脉怒张、静脉压升高、奇脉。

2.体征

(1)心包摩擦音:纤维蛋白性心包炎典型体征,多位于心前区,以胸骨左缘第3、4肋间、坐位时身体前倾、深呼吸最为明显,持续数小时、数天或数周。过多的积液分开两层心包时,摩擦音即消失,心包粘连时仍可闻及。

(2)心包积液:心浊音界向两侧增大,皆为绝对浊音区;心尖冲动弱且位于浊音内侧或不能扪及;心音低钝、遥远;大量积液时出现心包积液征,即在左肩胛骨下叩诊浊音、闻及支气管呼吸音(因左肺受压)。

(3)心包压塞:按心脏压塞程度,脉搏表现为正常、减弱或奇脉。奇脉是大量心包积液患者触诊时,桡动脉搏动呈吸气时显著减弱或消失,呼气时又复原的现象。血压测量显示,吸气时动脉收缩压下降10mmHg或更多。急性心脏压塞时,动脉压极低,难以察觉奇脉。

(三)并发症

1.复发性心包炎

为最难处理的并发症,初次发病后数月至数年反复发病伴严重胸痛。多见于急性非特异性心包炎、心脏损坏后综合征。

2.缩窄性心包炎

常见于结核性心包炎、化脓性心包炎、创伤性心包炎。

(四)医学检查

1.血清检查

取决于原发病,感染性心包炎常有白细胞计数增加、血沉增快等。

2.X线检查

特征性表现见肺部无明显充血而心影显著增大。对渗出性心包炎有一定价值,液体量少于250mL(儿童少于150mL),难以检出。

3.心电图

①窦性心动过速;②aVR 和 V_1 导联 ST 段压低,其余导联 ST 段弓背向下型抬高;③1 日或数日后,ST 段回到基线,T 波低平或倒置,持续数周至数月,恢复正常或长期存在。

4.超声心动图

超声心动图确诊迅速可靠。M 型或二维超声心动图中均见液性暗区以确定诊断。心脏压塞见右心房/室舒张期塌陷、吸气时室间隔左移、右心室内径增大、左心室内径减小。

5.心包穿刺

抽取积液做常规、生化、病原学、细胞学检查等。确定病因、积液性质、缓解心脏压塞症状、注抗菌或化疗药于心包腔内。

6.心包镜及心包活检

心包镜及心包活检有助于明确病因。

(五)治疗原则

1.病因治疗

据病因予相应治疗,如结核性心包炎予规范化抗结核治疗、化脓性心包炎应用抗生素治疗等。

2.非特异性心包炎治疗

①应用非甾体类抗感染药物治疗,应用数月,缓慢减量直至停药。②非甾体类抗感染药物治疗无效时,用糖皮质激素治疗,常用泼尼松 40～60mg/d,1～3 周,严重者静脉滴注甲泼尼龙,激素减量时症状常反复。

3.复发性心包炎治疗

用秋水仙碱 0.5～1.0mg/d,缓慢减量停药,至少 1 年。终止治疗后部分患者复发。对顽固性复发性心包炎伴严重胸痛患者,考虑外科心包切除术。

4.心包积液、心包压塞治疗

①结核性或化脓性心包炎者要充分、彻底引流,提高疗效,防止心包缩窄。②心包积液中等、大量,易发生心脏压塞者,行心包穿刺引流。③已发生心脏压塞者,无论积液量多少都要紧急心包穿刺引流。④积液中有较多凝块、纤维条索状物,影响引流效果或风险大者,行心包开窗引流。

二、缩窄性心包炎

缩窄性心包炎是心脏被致密厚实的纤维化或钙化心包所包围,使心室舒张期充盈受限而引发一系列循环障碍的病症。

(一)病因及发病机制

常继发于急性心包炎,以结核性心包炎最常见,其次为化脓或创伤性心包炎。少数与急性非特异性心包炎、心包肿瘤及放射性心包炎等有关。急性心包炎随着渗液逐渐吸收,心包出现弥散或局部纤维组织增生、心包增厚粘连、融合钙化、瘢痕形成,心包失去弹性,心室舒张期扩张受限,心搏量下降,血液循环障碍。

（二）临床表现

1.症状

常见为劳力性呼吸困难、疲乏、食欲减退、上腹胀满或疼痛。肺静脉压高可致咳嗽、活动后气促，也可有心绞痛样胸痛。

2.体征

心尖冲动减弱或消失，心音低远，心率增快，少数患者胸骨左缘第3、4肋间闻及心包叩击音。颈静脉怒张、肝大、腹腔积液、下肢水肿，可见Kussmaul征。腹腔积液较皮下水肿出现得早且明显。动脉收缩压降低、脉压变小，可有房颤。

（三）医学检查

1.X线检查

心影偏小、正常或轻度增大，有时见心包钙化影。

2.心电图

常有窦性心动过速，有时房颤，QRS波群低电压、T波低平或倒置。

3.超声心动图

可见心包肥厚、室壁活动减弱，舒张早期室间隔向左室侧移动等。

4.右心导管检查

特征性表现：肺毛细血管压力、肺动脉舒张压力、右心室舒张末期压力、右心房压力和腔静脉压均升高且趋于相近高水平；右心房压力曲线呈"M"或"W"波形，右心室收缩压轻度升高，呈舒张早期下陷及高原形曲线。

（四）治疗原则

1.外科治疗

应尽早施行心包剥离术。心包感染、结核被控制后即应手术，并在术后继续用药1年。

2.内科辅助治疗

利尿剂和限盐缓解机体液体潴留症状。对房颤伴心室率快的患者，首选地高辛，再用β受体阻滞剂和钙拮抗剂。

三、心包炎患者的护理诊断问题及措施

（一）护理诊断/问题

1.疼痛：胸痛

与心包炎症有关。

2.气体交换受损

与肺淤血及肺组织受压有关。

3.体液量不足

与心排出量减少、心室舒张充盈有关。

4.体温过高

与感染有关。

5.活动无耐力

与心排出量不足有关。

6.体液过多

与体循环淤血有关。

7.焦虑

与住院影响工作、生活有关。

8.潜在并发症

心脏压塞。

(二)护理措施

1.休息与活动

(1)保持病室安静,限制探视。注意病室温度和相对湿度,避免受凉,防呼吸道感染。

(2)呼吸困难患者,协助取舒适体位,如半卧位或前倾坐位,倚靠床桌。衣着宽松,防胸廓活动受限,满足生活需要。

(3)胸痛患者卧床休息,不用力咳嗽、深呼吸或突然改变体位,以免疼痛加重。

2.病情观察

(1)监测生命体征,心率、面色,了解心前区疼痛,如血压明显下降、口唇发绀、面色苍白、心动过速,及时报告医生,做好心包穿刺准备工作。

(2)观察呼吸困难程度、血气变化、有无呼吸浅快、发绀。

(3)对水肿明显和应用利尿剂者,准确记录出入量,观察水肿部位皮肤弹性、完整性。观察有无乏力、腹胀、心律不齐等低钾血症表现,定期复查血清钾,遵医嘱补钾。

3.用药及特殊治疗护理

(1)用药护理:遵医嘱予非甾体抗感染药、糖皮质激素、抗生素、抗结核、抗肿瘤等药物治疗。控制输液速度,以免加重心脏负担。

(2)心包穿刺术护理:包括以下几方面。

第一,设备、器械的准备。

设备:心电监测除颤仪、血压监测设备、心电图机、闭式引流装置或 50mL 注射器、抢救车及复苏设备。

器械:①穿刺包:包括无菌纱布、消毒碗、治疗巾、洞巾、穿刺针(18 号斜面薄壁)、手术刀、血管钳、弯钳。②引流物品:"J"形导丝、扩张管、引流管(常用中心静脉导管)、延长管、三通管、引流袋。③缝合针线、持针器。④无菌手套、消毒用具、标本送检的试管、培养瓶、无菌纱布、胶布。⑤抢救药品、麻醉药品常用 1%～2% 利多卡因,2mL 和 5mL 注射器。

第二,术前护理。①向患者及家属解释手术意义、必要性、操作过程、安全性、并发症和需要配合注意事项,减轻心理顾虑,取得理解和配合。签署知情同意书。②必要时术前用镇静剂。建立静脉通道。备好阿托品,以备术中发生迷走反射时使用。术前行超声心动图检查,确定积液量和穿刺部位。③择期操作者禁食 4～6 小时,协助其取坐位或半卧位。

第三,术中护理。①患者勿剧烈咳嗽或深呼吸。②抽液过程中随时夹闭胶管防空气入心包腔。③抽液缓慢,第一次抽液量不超过 200mL。若抽出液为鲜血时,应立即停止抽液,观察有无心脏压塞征象,备好抢救物品和药品。④记录抽出液体量、性质。按要求送化验。⑤观察患者有无面色苍白、头晕,脉搏、血压、心率、心电图异常时,及时协助医生处理。

第四,术后护理。①严密观察血压、心电变化、心脏压塞症状有无缓解。体温波动提示感染,必要时予抗生素。②穿刺部位覆盖无菌纱布,胶布固定,做好心包引流管护理。观察穿刺处有无渗液,渗液较多时应更换无菌纱布。记录心包积液引流量。

4.对症护理

(1)疼痛:①向患者解释疼痛原因及应对方式,缓解紧张情绪。②对轻、中度疼痛者,根据其喜好选择音乐及娱乐节目,分散注意力。也可局部按摩松弛肌肉,改善血液循环。③疼痛明显者,遵医嘱予止痛药,减轻疼痛对呼吸功能影响。④病情稳定时,帮助患者学习和训练膈肌呼吸。

(2)发热:采取物理降温,定时测量体温并记录,遵医嘱使用抗生素及抗病毒药,观察药物疗效及不良反应。

5.饮食护理

予高热量、高蛋白、高维生素、易消化饮食,限制钠盐摄入,少吃产气食物,嘱患者加强营养,增强机体抵抗力。

6.心理护理

向呼吸困难或胸痛者说明情绪稳定的重要性,转移注意力,以消除紧张情绪。向缩窄性心包炎患者讲解心包剥离术的意义、方法及注意事项,积极配合治疗。

(三)健康教育

1.疾病知识指导

嘱患者注意休息、加强营养。注意防寒保暖,防呼吸道感染。缩窄性心包炎者宜尽早手术治疗。术后坚持休息半年左右。

2.用药指导

讲解本病坚持足疗程药物治疗的必要性及药物不良反应。指导患者不能擅自停药,有病情变化,及时就诊。

第五章　泌尿疾病的护理

第一节　急性肾小球肾炎的护理

急性肾小球肾炎（AGN）简称急性肾炎，是以急性肾炎综合征为主要表现的一组疾病。其特点为起病急，患者出现血尿、蛋白尿、水肿和高血压，可伴有一过性氮质血症。本病好发于儿童，男性居多。常有前驱感染，多见于链球菌感染后，其他细菌、病毒和寄生虫感染后也可引起。本部分主要介绍链球菌感染后的急性肾炎。

一、病因及发病机制

急性肾小球肾炎常发生于 β-溶血性链球菌"致肾炎菌株"引起的上呼吸道感染（多为扁桃体炎）或皮肤感染（多为脓疱疮）后，感染导致机体产生免疫反应而引起双侧肾脏弥散性的炎症反应。目前多认为，链球菌的主要致病抗原是胞质或分泌蛋白的某些成分，抗原刺激机体产生相应抗体，形成免疫复合物沉积于肾小球而致病。同时，肾小球内的免疫复合物可激活补体，引起肾小球内皮细胞及系膜细胞增生，并吸引中性粒细胞及单核细胞浸润，导致肾脏病变。

二、临床表现

（一）症状与体征

1.尿异常

几乎所有患者均有肾小球源性血尿，约 30% 出现肉眼血尿，且常为首发症状或患者就诊的原因。可伴有轻、中度蛋白尿，少数（<20%）患者可呈大量蛋白尿。

2.水肿

80% 以上患者可出现水肿，常为起病的初发表现，表现为晨起眼睑水肿，呈"肾炎面容"，可伴有下肢轻度凹陷性水肿，少数严重者可波及全身。

3.高血压

约 80% 患者患病初期水、钠潴留时，出现一过性轻、中度高血压，经利尿后血压恢复正常。少数患者可出现高血压脑病、急性左心衰竭等。

4.肾功能异常

大部分患者起病时尿量减少（40~700mL/d），少数为少尿（<400mL/d）。可出现一过性轻度氮质血症。一般于 1~2 周后尿量增加，肾功能于利尿后数日恢复正常，极少数出现急性肾衰竭。

（二）并发症

前驱感染后常有 1~3 周（平均 10 天左右）的潜伏期。呼吸道感染的潜伏期较皮肤感染短。本病起病较急,病情轻重不一,轻者仅尿常规及血清补体 C_3 异常,重者可出现急性肾衰竭。大多预后良好,常在数月内临床自愈。

三、辅助检查

(1)尿液检查:均有镜下血尿,呈多形性红细胞。尿蛋白多为(＋)～(＋＋)。尿沉渣中可有红细胞管型、颗粒管型等。早期尿中白细胞、上皮细胞稍增多。

(2)血清 C_3 及总补体:发病初期下降,于 8 周内恢复正常,对本病诊断意义很大。血清抗链球菌溶血素"O"滴度可增高,部分患者循环免疫复合物(CIC)阳性。

(3)肾功能检查:内生肌酐清除率(CC)降低,血尿素氮(BUN)、血肌酐(Cr)升高。

四、诊断要点

(1)链球菌感染后 1～3 周出现血尿、蛋白尿、水肿、高血压,甚至少尿及氮质血症。

(2)血清补体 C_3 降低(8 周内恢复正常),即可临床诊断为急性肾小球肾炎。

(3)若肾小球滤过率进行性下降或病情 1～2 个月尚未完全好转的应及时做肾活检,以明确诊断。

五、治疗要点

治疗原则:以休息、对症处理为主,缩短病程,促进痊愈。本病为自限性疾病,不宜用肾上腺糖皮质激素及细胞毒药物。急性肾衰竭患者应予透析。

(一)对症治疗

利尿治疗可消除水肿,降低血压。利尿后高血压控制不满意时,可加用其他降压药物。

(二)控制感染灶

以往主张使用青霉素或其他抗生素 10～14 天,现其必要性存在争议。对于反复发作的慢性扁桃体炎,待肾炎病情稳定后,可做扁桃体摘除术,手术前后 2 周应注射青霉素。

(三)透析治疗

对于少数发生急性肾衰竭者,应予血液透析或腹膜透析治疗,帮助患者度过急性期,一般不需长期维持透析。

六、护理评估

(1)健康史:询问发病前 2 个月有无上呼吸道和皮肤感染史,起病急缓,就诊原因等。既往呼吸道感染史。

(2)身体状况:评估水肿的部位、程度、特点,血压增高程度;有无局部感染灶存在。

(3)心理及社会因素:因患者多为儿童,对疾病的后果常不能理解,因而不重视疾病,不按医嘱注意休息,家属则往往较急,过分约束患者,年龄较大的患者因休学、长期休息而产生焦虑、悲观情绪。评估患者及家属对疾病的认识,目前的心理状态等。

(4)辅助检查:周围血常规有无异常,淋巴细胞是否升高。

七、护理目标

(1)能自觉控制水、盐的摄入,水肿明显消退。

(2)患者能逐步达到正常活动量。

(3)无并发症发生,或能早期发现并发症并积极配合抢救。

八、护理措施

(一)一般护理

急性期患者应绝对卧床休息,以增加肾血流量和减少肾脏负担。应卧床休息6周~2个月,尿液检查只有蛋白尿和镜下血尿时,方可离床活动。病情稳定后逐渐增加运动量,避免劳累和剧烈活动,坚持1~2年,待完全康复后才能恢复正常的体力劳动。存在水肿、高血压或心力衰竭时,应严格限制盐的摄入,一般进盐应低于3g/d,特别严重的病例应完全禁盐。在急性期,为减少蛋白质的分解代谢,限制蛋白质的摄取量为0.5~0.8g/(kg·d)。当血压下降,水肿消退,尿蛋白减少后,即可逐渐增加食盐和蛋白质的量。除限制钠盐外,也应限制液体摄入量,进水量的控制本着宁少勿多的原则。每天进水量应为不显性失水量(约500mL)加上24小时尿量,此进水量包括饮食、饮水、服药、输液等所含水分的总量。另外,饮食应注意热量充足、易于消化和吸收。

(二)病情观察

注意观察水肿的范围、程度,有无胸腔积液、腹腔积液,有无呼吸困难、肺部湿啰音等急性左心衰竭的征象;监测高血压动态变化,监测有无头痛、呕吐、颈项强直等高血压脑病的表现;观察尿的变化及肾功能的变化,及早发现有无肾衰竭的可能。

(三)用药护理

在使用降压药的过程中,要注意一定要定时、定量服用,随时监测血压的变化,还要嘱患者服药后在床边坐几分钟,然后缓慢站起,防止眩晕及直立性低血压。

(四)心理护理

患者尤其是儿童对长期的卧床会产生忧郁、烦躁等心理反应,加上担心血尿、蛋白尿是否会恶化,会进一步会加重精神负担。故应尽量多关心、巡视患者,随时注意患者的情绪变化和精神需要,按照患者的要求予以尽快解决。关于卧床休息需要持续的时间和病情的变化等,应适当予以说明,并要组织一些有趣的活动活跃患者的精神生活,使患者能以愉快、乐观的态度安心接受治疗。

九、护理评价

(1)能否接受限制钠、水的治疗和护理,尿量已恢复正常,水肿有减轻甚至消失。

(2)能正确面对患病现实,说出心理感受,保持乐观情绪。

(3)无并发症发生。

十、健康指导

(1)预防指导:平时注意加强锻炼,增强体质。注意个人卫生,防止化脓性皮肤感染。有上呼吸道或皮肤感染时,应及时治疗。注意休息和保暖,限制活动量。

(2)生活指导:急性期严格卧床休息,按照病情进展调整作息制度。掌握饮食护理的意义及原则,切实遵循饮食计划。指导患者及其家属掌握本病的基本知识和观察护理方法,消除各种不利因素,防止疾病进一步加重。

（3）用药指导：遵医嘱正确使用抗生素、利尿药及降压药等，掌握不同药物的名称、剂量、给药方法，观察各种药物的疗效和不良反应。

（4）心理指导：增强战胜疾病的信心，保持良好的心境，积极配合诊疗计划。

第二节　慢性肾小球肾炎的护理

慢性肾小球肾炎简称慢性肾炎，是最常见的一组原发于肾小球的疾病，以蛋白尿、血尿、高血压及水肿为基本表现，可有不同程度的肾功能减退，大多数患者会发展成慢性肾衰竭。本病起病方式各不相同，病情迁延，进展缓慢；可发生于任何年龄，以中青年居多，男性多于女性。

一、病因及诊断检查

（一）致病因素

慢性肾炎的病因尚不完全清楚，大多数由各种原发性肾小球疾病迁延不愈发展而成。目前认为其发病与感染有明确关系，细菌、原虫、病毒等感染后可引起免疫复合物介导性炎症而导致肾小球肾炎，故认为发病起始因素为免疫介导性炎症。

另外，在发病过程中也有非免疫非炎症性因素参与，如高血压、超负荷的蛋白饮食等。仅少数慢性肾炎由急性肾炎演变而来。在发病过程中可因感染、劳累、妊娠和使用肾毒性药物等使病情加重。

（二）身体状况

1.症状体征

慢性肾炎多数起病隐匿，大多无急性肾炎病史，病前也无感染史，发病已为慢性肾炎；少数为急性肾炎迁延不愈超过 1 年以上而成为慢性。临床表现差异大，症状轻重不一。主要表现如下。

（1）水肿：多为眼睑水肿和（或）轻度至中度下肢水肿，一般无体腔积液，缓解期可完全消失。

（2）高血压：部分患者可以高血压为首发或突出表现，多为持续性中等程度以，上高血压。持续血压升高可加速肾小球硬化，使肾功能迅速恶化，预后较差。

（3）全身症状：表现为头晕乏力、食欲缺乏、腰膝酸痛等，其中贫血较为常见。随着病情进展可出现肾功能减退，最终发展成为慢性肾衰竭。

（4）尿异常：可有尿量减少，偶有肉眼血尿。

2.并发症

（1）感染：易合并呼吸道及泌尿道感染。

（2）心脏损害：心脏扩大、心律失常和心力衰竭。

（3）高血压脑病：因血压骤升所致。

（4）慢性肾衰竭：是慢性肾炎最严重的并发症。

（三）心理社会状况

患者常因病程长、反复发作、疗效不佳、药物不良反应大、预后较差等而出现焦虑、恐惧、悲观的情绪。

（四）实验室及其他检查

1.尿液检查

尿比重多在 1.020 以下；最具有特征的是蛋白尿，尿蛋白（＋～＋＋＋），尿蛋白定量 1～3g/24h；尿沉渣镜检可见红细胞和颗粒管型。

2.血液检查

早期多正常或有轻度贫血，晚期红细胞计数和血红蛋白多明显降低。

3.肾功能检查

慢性肾炎可导致肾功能逐渐减退，表现为肾小球滤过率下降，内生肌酐清除率下降、血肌酐和尿素氮增高。

二、护理诊断及医护合作性问题

（1）体液过多：与肾小球滤过率下降及血浆胶体渗透压下降有关。

（2）营养失调（低于机体需要量）：与蛋白丢失、摄入不足及代谢紊乱有关。

（3）焦虑：与担心疾病复发和预后有关。

（4）潜在并发症：感染、心脏损害、高血压脑病、慢性肾衰竭。

三、治疗及护理措施

（一）治疗要点

慢性肾小球肾炎的主要治疗目的是防止或延缓肾功能恶化，改善症状，防止严重并发症。

1.一般治疗

适当休息、合理饮食、防治感染等。

2.对症治疗

（1）利尿：水肿明显的患者可使用利尿药，常用氢氯噻嗪、螺内酯、呋塞米，既可利尿消肿，也可降低血压。

（2）控制血压：高血压可加快肾小球硬化，因此及时有效地维持适宜的血压是防止病情恶化的重要环节。容量依赖性高血压首选利尿药，肾素依赖性高血压首选血管紧张素转化酶抑制药（卡托普利等）和 β 受体阻滞药（普萘洛尔等）。

（3）治疗并发症。

3.抗血小板药物

长期使用抗血小板药物可改善微循环，延缓肾衰竭。常用双嘧达莫和阿司匹林。

4.糖皮质激素和细胞毒性药物

一般不主张应用。可试用于血压不高、肾功能正常、尿蛋白较多者，常选用泼尼松、环磷酰胺等。

(二)护理措施

1.病情观察

因高血压易加剧肾功能的损害,故应密切观察患者的血压变化。准确记录 24 小时出入液量,监测尿量、体重和腹围,观察水肿的消长情况。监测肾功能变化,及时发现肾衰竭。

2.生活护理

(1)适当休息:因卧床休息能增加肾血流量,减轻水肿、蛋白尿及改善肾功能,故慢性肾炎患者宜多卧床休息,避免重体力劳动。特别是有明显水肿、大量蛋白尿、血尿及高血压或合并感染、心力衰竭、肾衰竭及急性发作期的患者,应限制活动,绝对卧床休息。

(2)饮食护理:水肿少尿者应限制钠、水的摄入,食盐摄入量为 1～3g/d,每天进水量不超过 1500mL,记录 24 小时出入液量;每天测量腹围、体重,监测水肿消长情况。低蛋白、低磷饮食可减轻肾小球内高压、高灌注及高滤过状态,延缓肾功能减退,宜尽早采用富含必需氨基酸的优质低蛋白饮食(如鸡肉、牛奶、瘦肉等),蛋白质的摄入量为 0.5～0.8g/(kg·d),低蛋白饮食亦可达到低磷饮食的目的。补充多种维生素及锌。适当增加糖类和脂肪的摄入比例,保证足够热量,减少自体蛋白的分解。

3.药物治疗的护理

使用利尿药时应注意有无电解质、酸碱平衡紊乱;服用降压药起床时动作宜缓慢,以防直立性低血压;应用血管紧张素转化酶抑制药时,注意观察患者有无持续性干咳;应用抗血小板药物时,注意观察有无出血倾向等。

4.对症护理

包括对水肿、高血压、少尿等症状的护理。

5.心理护理

注意观察患者的心理活动,及时发现患者的不良情绪,主动与患者沟通,鼓励患者说出其内心感受,做好疏导工作,帮助患者调整心态,积极配合治疗及护理。

6.健康指导

(1)指导患者严格按照饮食计划进餐。注意休息,保持精神愉快,避免劳累、受凉和使用肾毒性药物,以延缓肾功能减退。

(2)进行适当锻炼,提高机体抵抗力,预防呼吸道感染。

(3)遵医嘱服药,定期复查尿常规和肾功能。

(4)育龄妇女注意避孕,以免因妊娠导致肾炎复发和病情恶化。

第三节　肾盂肾炎的护理

肾盂肾炎是由各种病原微生物感染所引起的肾盂、肾盏及肾实质的感染性炎症,是泌尿系感染中最常见的临床类型。

肾盂肾炎为上尿路感染,尿道炎和膀胱炎为下尿路感染,而肾盂肾炎常伴有下尿路感染,临床上在感染难以定位时可统称为尿路感染。本病好发于女性,尤多见于育龄期妇女、女婴、老年女性和免疫功能低下者。

一、病因及诊断检查

(一)致病因素

1.病因

尿路感染最常见的致病菌是肠道革兰阴性杆菌,其中以大肠埃希菌最常见,占70%以上,其次为副大肠埃希菌、变形杆菌、克雷白杆菌、产气杆菌、沙雷杆菌、产碱杆菌和葡萄球菌等。致病菌常为1种,极少数为两种以上细菌混合感染。偶可由真菌、病毒和原虫感染引起。

2.易感因素

由于机体具有多种防御尿路病原微生物感染发生的机制,所以,正常情况下细菌进入膀胱不会引起肾盂肾炎的发生。主要易感因素如下。

(1)尿路梗阻和尿流不畅:是最主要的易感因素,以尿路结石最常见。尿路不畅时,尿路的细菌不能被及时冲刷清除出尿道,在局部生长和繁殖,易引起肾盂肾炎。

(2)解剖因素:女性尿道短、直而宽,尿道口距肛门、阴道较近,易被细菌污染,故易发生上行感染。

(3)尿路器械操作:应用尿道插入性器械时,如留置导尿管和膀胱镜检查、尿道扩张等可损伤尿道黏膜,或使细菌进入膀胱和上尿路而致感染。

(4)机体抵抗力低下:糖尿病、重症肝病、癌症晚期、艾滋病、长期应用激素和免疫抑制药等均易发生尿路感染。

3.感染途径

(1)上行感染:为最常见的感染途径,病原菌多为大肠埃希菌,以女性多见。细菌由尿道外口经膀胱、输尿管逆流上行到肾盂,引起肾盂炎症,再经肾盏、肾乳头至肾实质。

(2)血行感染:致病菌多为金黄色葡萄球菌。病原菌从体内感染灶如扁桃体炎、鼻窦炎、龋齿或皮肤化脓性感染等侵入血流,到达肾皮质引起多发性小脓肿,再沿肾小管向下扩散至肾乳头、肾盂及肾盏,引起肾盂肾炎。

(3)淋巴道感染:病原菌从邻近器官的病灶经淋巴管感染。

(4)直接感染:外伤或肾、尿路附近的器官与组织感染,细菌直接蔓延至肾引起肾盂肾炎。

(二)身体状况

按病程和病理变化可将肾盂肾炎分为急性和慢性两型。

1.急性肾盂肾炎

(1)起病急剧,病程不超过半年。

(2)全身表现:常有寒战、高热,体温升高达38.5～40℃,常伴有全身不适、头痛、乏力、食欲缺乏、恶心呕吐等全身毒血症状。

(3)泌尿系统表现:可有腰痛、肾区不适和尿路刺激征,上输尿管点或肋腰点压痛,肾区叩击痛。重者尿外观混浊,呈脓尿、血尿。

2.慢性肾盂肾炎

急性肾盂肾炎反复发作,迁延不愈,病程超过半年即转为慢性肾盂肾炎。慢性肾盂肾炎症状一般较轻,或仅有低热、倦怠,无尿路感染症状,但多次尿细菌培养均呈阳性,称"无症状菌尿"。急性发作时与急性肾盂肾炎症状相似,如不及时治疗可导致肾功能减退,最终可发展为肾衰竭。

3.并发症

常见有慢性肾衰竭、肾盂积水、肾盂积脓、肾周围脓肿等。

(三)心理社会状况

由于起病急,症状明显,女性患者羞于检查,或反复发作迁延不愈,患者易产生焦虑、紧张和悲观情绪。

(四)实验室及其他检查

1.尿常规

尿液外观混浊;急性期尿沉渣镜检可见大量白细胞和脓细胞,如出现白细胞管型,对肾盂肾炎有诊断价值;少数患者有肉眼血尿。

2.血常规

急性期白细胞总数及中性粒细胞增高。

3.尿细菌学检查

是诊断肾盂肾炎的主要依据。新鲜清洁中段尿细菌培养,菌落计数不低于 $10^5/mL$ 为阳性,菌落计数低于 $10^4/mL$ 为污染,如介于两者之间为可疑阳性,需复查或结合病情判断。

4.肾功能检查

急性肾盂肾炎肾功能多无改变,慢性肾盂肾炎可有夜尿增多、尿比重低而固定,晚期可出现氮质血症。

5.X 线检查

X 线腹部平片及肾盂造影可了解肾的大小、形态、肾盂肾盏变化以及尿路有无结石、梗阻、畸形等情况。

6.超声检查

可准确判断肾大小、形态以及有无结石、囊肿、肾盂积水等。

二、护理诊断及医护合作性问题

(1)体温过高:与细菌感染有关。

(2)排尿异常:与尿路感染所致的尿路刺激征有关。

(3)焦虑:与症状明显或病情反复发作有关。

(4)潜在并发症:有慢性肾衰竭、肾盂积水、肾盂积脓和肾周围脓肿。

三、治疗及护理措施

(一)治疗要点

1.一般治疗

急性期全身症状明显者应卧床休息,饮食应富有热量和维生素并易于消化,高热脱水时应静脉补液,鼓励患者多饮水、勤排尿,促使细菌及炎性渗出物迅速排出。

2.抗菌药物治疗

原则上应根据致病菌和药敏试验结果选用抗菌药,但由于大多数病例为革兰阴性杆菌感染,急性型患者常不等尿培养结果,即首选对此类细菌有效,而且在尿中浓度高的药物治疗。

(1)常用药物。①喹诺酮类:如环丙沙星、氧氟沙星,为目前治疗尿路感染的常用药物,病情轻者,可口服用药;较严重者宜静脉滴注,环丙沙星 0.25g,或氧氟沙星 0.2g,每 12 小时 1 次。②氨基糖苷类:庆大霉素肌内注射或静脉滴注。③头孢类:头孢唑啉肌内或静脉注射。④磺胺类:复方磺胺甲基异噁唑(复方新诺明)口服。

(2)疗效与疗程:若药物选择得当,用药 24 小时后症状即可好转,如经 48 小时仍无效,应考虑更换药物。抗菌药用至症状消失,尿常规转阴和尿培养连续 3 次阴性后 3～5 天为止。急性肾盂肾炎一般疗程为 10～14 天,疗程结束后每周复查尿常规和尿细菌培养 1 次,共 2～3 周,若均为阴性,可视为临床治愈。慢性肾盂肾炎疗程应适当延长,选用敏感药物联合治疗,疗程 2～4 周;或轮换用药,每组使用 5～7 天查尿细菌,如连续 2 周(每周 2 次)尿细菌检查阴性,6 周后再复查 1 次仍为阴性,则为临床治愈。

(二)护理措施

1.病情观察

观察生命体征,尤其是体温变化;观察尿路刺激征及伴随症状的变化,有无并发症等。

2.生活护理

(1)休息:为患者提供安静、舒适的环境,增加休息和睡眠时间。高热患者应卧床休息,体温超过 39℃时需行冰敷、乙醇擦浴等措施进行物理降温。

(2)饮食护理:给予高蛋白、丰富维生素和易消化的清淡饮食,鼓励患者多饮水,每天饮水量不少于 2000mL。

3.药物治疗的护理

(1)遵医嘱用药,轻症者尽可能单一用药,口服有效抗生素 2 周;严重感染宜联合用药,采用肌内注射或静脉给药;已有肾功能不全者,则避免应用肾毒性抗生素。

(2)观察药物疗效,协助医师判断停药指征。

(3)注意药物的不良反应:诺氟沙星、环丙沙星可引起轻微消化道反应、皮肤瘙痒等;氨基糖苷类药物对肾脏和听神经有毒性作用,可引起耳鸣、听力下降,甚至耳聋;磺胺类药物服药期间要多饮水和服用碳酸氢钠以碱化尿液,增强疗效和减少磺胺结晶的形成。

4.尿细菌学检查的标本采集

(1)宜在使用抗生素前或停药 5d 后留取尿标本。

(2)留取清洁中段尿标本前用肥皂水清洗外阴部,不宜用消毒剂,指导患者留取尿标本于无菌容器内,于 1 小时内送检。

(3)最好取清晨第 1 次(尿液在膀胱内停留 6～8 小时或以上)的清洁、新鲜中段尿送检,以提高阳性率。

(4)尿标本中注意勿混入消毒液;女性患者留取尿标本时应避开月经期,防止阴道分泌物及经血混入。

5.心理护理

向患者说明紧张情绪不利于尿路刺激征的缓解,指导患者放松身心,消除紧张情绪及恐惧心理,树立战胜疾病的信心,共同制订护理计划,积极配合治疗。

6.健康教育

(1)向患者及家属讲解肾盂肾炎发病和加重的相关因素,积极治疗和消除易感因素。尽量避免导尿及尿道器械检查,如果必须进行,应严格无菌操作,术后应用抗菌药以防泌尿系感染。

(2)指导患者保持良好的生活习惯,合理饮食,多饮水,勤排尿,尽量不留残尿;保持外阴清洁,女性患者忌盆浴,注意月经期、妊娠期、产褥期卫生。

(3)加强身体锻炼,提高机体抵抗力。

(4)育龄妇女患者,急性期治愈后1年内应避免妊娠。与性生活有关的反复发作患者,应于性生活后立即排尿和行高锰酸钾坐浴。

(5)告知患者遵医嘱坚持按疗程应用抗菌药物是最重要的治疗措施,嘱患者不可随意增减药量或停药,以达到彻底治愈的目的,避免因治疗不彻底而演变为慢性肾盂肾炎。慢性肾盂肾炎应按医嘱用药,定期检查尿液,出现症状立即就医。

第四节　肾病综合征的护理

肾病综合征(NS)是肾小球疾病中最常见的一组临床综合症候群。肾病综合征传统上分为原发性和继发性两类。原发性是指原发于肾小球疾病并除外继发于全身性疾病引起的肾小球病变,如系统性红斑狼疮糖尿病、多发性骨髓瘤、药物、毒物、过敏性紫癜和淀粉样变等。在肾病综合征中,约75%是由原发性肾小球疾病引起,约25%为继发性肾小球疾病引起,因此它不是一个独立性的疾病。NS临床诊断并不困难,但不同病理改变引起者治疗效果不一,某些病理类型易发展为肾功能不全,但即使预后较好的病理类型,也可因其引起的严重全身水肿(胸腹腔积液、心包积液等)影响到各脏器功能并易出现各种严重并发症如威胁生命的感染和肺动脉栓塞等,因此强调早期病因和病理类型诊断与整体治疗的重要性。本节仅讨论原发性肾病综合征。

一、病理

原发性肾病综合征在国内以肾小球系膜增生最为常见,占1/4～1/3,其次为膜性肾病,占1/5～1/4,以成人较为多见;微小病变成人约占1/5,再次为膜增生,约为15%,局灶性、节段性肾小球硬化占10%～15%。局灶性、节段性系膜增生较少发生肾病综合征。各病理类型中均可伴有肾间质不同程度炎症改变和(或)纤维化,其中以炎症较为明显的类型如系膜增生、膜增生和少部分局灶节段性肾小球硬化常伴有肾间质炎症或纤维化改变;膜性引起者亦不罕见,肾间质炎症程度和纤维化范围对肾小球滤过功能减退有较大影响。

原发性肾病综合征病理类型不同,与临床表现(除均可有肾病综合征外)有一定关联,如微小病变和膜性肾病引起者多表现为单纯性肾病综合征,早期少见血尿、高血压和肾功能损害,但肾病综合征临床表现多较严重,突出,经尿丢失蛋白质多,可高达 20g/d;而系膜增生和膜增生等炎症明显类型尚常伴有血尿、高血压和不同程度肾功能损害,且肾功能损害发生相对较早。局灶、节段性肾小球硬化,常有明显高血压和肾功能损害,出现镜下血尿亦较多见。少数情况病理类型改变与临床表现相关性可不完全一致。

二、临床表现及发病机制

(一)大量蛋白尿

大量蛋白尿是指每天从尿液中丢失蛋白质多达 3.0～3.5g,儿童为 50mg/kg,因此,体重为 60kg 的成人尿液丢失 3g/d,即可认为大量蛋白尿。大量蛋白尿的产生是由于肾小球滤过膜通透性异常所致。正常肾小球滤过膜对血浆蛋白有选择性滤过作用,能有效阻止绝大部分血浆蛋白从肾小球滤过,只有极小量的血浆蛋白进入肾小球滤液。肾小球病变引起滤过膜对大中分子量蛋白质选择性滤过屏障作用损伤,导致大分子蛋白和中分子量清蛋白等大量漏出。其次,肾小球疾病时,肾小球基底膜组织结构功能异常,涎酸成分明显减少,使带负电荷的清蛋白滤过基底膜增多,出现蛋白尿。此外,肾小球血流动力学改变也能影响肾小球滤过膜的通透性,血压增高,尿蛋白增多,血压降低,蛋白尿减轻。肾内血管紧张素 Ⅱ 增加使出球小动脉收缩,肾小球内毛细血管压力增加,亦可增加蛋白质漏出。使用血管紧张素转换酶抑制剂或血管紧张素 Ⅱ 受体阻滞剂可因降低出球小动脉阻力而降低肾小球毛细血管压力,从而减轻蛋白尿。

临床上对肾病综合征患者不仅要定期进行准确的 24 小时尿液蛋白定量测定,以了解蛋白尿程度和判断治疗效果,从而调整治疗方案,而且要进行尿液系列蛋白检查,以了解丢失蛋白的成分,从而判断蛋白丢失部位是在肾小球或肾小管间质。尿液蛋白量多寡有时不能说明肾脏病变的广泛程度和严重程度,但蛋白尿成分的测定则可反映肾小球病变的程度,如尿液中出现大量 IgG 成分,说明大分子量蛋白从尿液中丢失,提示肾小球滤过膜体积屏障结构破坏严重,若尿液中蛋白几乎均为中分子量的清蛋白或转铁蛋白,一般提示病变在肾小球或肾小管间质,此时参考丢失蛋白质多寡甚为重要,一般说来肾小管性尿蛋白丢失较少超过 3g/d,个别超过 3g/d,后者多数对治疗反应相对较佳;若尿液出现较多小分子量蛋白,则应进一步检查以明确是否轻链蛋白引起大量蛋白尿,故尿蛋白成分检查有时尚有助于病因诊断。

(二)低清蛋白血症

低清蛋白血症见于绝大部分肾病综合征患者,即血浆清蛋白水平在 30g/L 以下。其主要原因是尿中丢失清蛋白,但二者可不完全平行,因为血浆清蛋白值是清蛋白合成与分解代谢平衡的结果,它主要受以下几种因素影响。①肝脏合成清蛋白增加。在低蛋白血症和清蛋白池体积减小时,清蛋白分解速度是正常的,甚至下降。肝脏代偿性合成清蛋白量增加,如果饮食中能给予足够的蛋白质及热量,正常人肝脏每天可合成清蛋白达 20g 以上。体质健壮和摄入高蛋白饮食的患者可不出现低蛋白血症。有人认为,血浆胶体渗透压在调节肝脏合成清蛋白方面可能有重要的作用。②肾小管分解清蛋白的量增加。正常人肝脏合成的清蛋白 10% 在肾小管内代谢。在肾病综合征时,由于近端小管摄取和分解滤过蛋白明显增加,肾内代谢可增加至 16%～30%。③严重水肿时胃肠道吸收能力下降,肾病综合征患者常呈负氮平衡状态。年龄、病程、慢性肝病、营养不良均可影响血浆清蛋白水平。

由于低清蛋白血症,药物与清蛋白的结合会有所减少,因而血中游离药物的水平升高(如激素约 90％与血浆蛋白结合而具有生物活性的部分仅占 10％左右），此时，即使常规剂量也可产生毒性或不良反应。低蛋白血症时，花生四烯酸和血浆蛋白结合减少，促使血小板聚集和血栓素（TXA_2）增加，后者可加重蛋白尿和肾损害。

（三）水肿

水肿多较明显，与体位有关，严重者常见头枕部凹陷性水肿、全身水肿、两肋部皮下水肿、胸腔和腹腔积液，甚至出现心包积液以及阴囊或会阴部高度水肿，此种情况多见于微小病变或部分膜性肾病患者。一般认为，水肿的出现及其严重程度与低蛋白血症的程度呈正相关，然而也有例外的情况。机体自身具有抗水肿形成能力，其调节机制为：①当血浆清蛋白浓度降低，血浆胶体渗透压下降的同时，从淋巴回流组织液大大增加，从而带走组织液内的蛋白质，使组织液的胶体渗透压同时下降，两者的梯度差值仍保持正常范围；②组织液水分增多，则其静水压上升，可使毛细血管前的小血管收缩，从而使血流灌注下降，减少了毛细血管床的面积，使毛细血管内静水压下降，从而抑制体液从血管内向组织间逸出；③水分逸出血管外，使组织液蛋白浓度下降，而血浆内蛋白浓度上升。鉴于淋巴管引流组织液蛋白质的能力有限，上述体液分布自身平衡能力有一定的限度，当血浆胶体渗透压进一步下降时，组织液的胶体渗透压无法调节至相应的水平，两者间的梯度差值不能维持正常水平而产生水肿。大多数肾病综合征水肿患者血容量正常，甚至增多，并不一定都减少，血浆肾素正常或处于低水平，提示肾病综合征的钠潴留，是由于肾脏调节钠平衡的障碍，而与低血容量激活肾素-血管紧张素-醛固酮系统无关。肾病综合征水肿的发生不能仅以一个机制来解释。血容量的变化，仅在某些患者身上可能是造成水、钠潴留，加重水肿的因素，可能尚与肾内某些调节机制的障碍有关。此外，水肿严重程度虽与病变严重性并无相关，但严重水肿本身如伴有大量胸腔积液、心包积液或肺间质水肿，则会引起呼吸困难和心肺功能不全；若患者长期低钠饮食和大量应用利尿剂，尚可造成有效血容量减少性低血压甚至低血容量性休克。

（四）高脂血症

肾病综合征时脂代谢异常的特点为血浆中几乎各种脂蛋白成分均增加，如血浆总胆固醇（Ch）和低密度脂蛋白胆固醇（LD-C）明显升高，三酰甘油（TG）和极低密度脂蛋白胆固醇（VLDL-C）升高。高密度脂蛋白胆固醇（HDL-C）浓度可以升高、正常或降低；HDL 亚型的分布异常，即 HDL_3 增加而 HDL_2 减少，表明 HDL_3 的成熟障碍。在疾病过程中各脂质成分的增加出现在不同的时间，一般以 Ch 升高出现最早，其次才为磷脂及 TG。除浓度发生改变外，各脂质的比例也发生改变，各种脂蛋白中胆固醇/磷脂及胆固醇/三酰甘油的比例均升高。载脂蛋白也常有异常，如 ApoB 明显升高，ApoC 和 ApoE 轻度升高。脂质异常的持续时间及严重程度与病程及复发频率明显相关。

肾病综合征时脂质代谢异常的发生机制为：①肝脏合成 Ch、TG 及脂蛋白增加；②脂质调节酶活性改变及 LDL 受体活性或数目改变导致脂质的清除障碍；③尿中丢失 HDL 增加。在肾病综合征时，HDL 的 ApoAI 可以有 50％～100％从尿中丢失，而且患者血浆 HDL_3 增加而 HDL_2 减少，说明 HDL_3 在转变为较大的 HDL_2 颗粒之前即在尿中丢失。

肾病综合征患者的高脂血症对心血管疾病发生率的影响，主要取决于高脂血症出现时间的长短、LDL 与 HDL 的比例、高血压史及吸烟等因素。长期的高脂血症，尤其是 LDL 上升而

HDL 下降,可加速冠状动脉粥样硬化的发生,增加患者发生急性心肌梗死的危险性。脂质引起肾小球硬化的作用已在内源性高脂血症等的研究中得到证实。脂代谢紊乱所致肾小球损伤的发病机制及影响因素较为复杂,可能与下述因素有关:肾小球内脂蛋白沉积、肾小管间质脂蛋白沉积、LDL 氧化、单核细胞浸润、脂蛋白导致的细胞毒性致内皮细胞损伤、脂类介质的作用和脂质增加基质合成。

(五)血中其他蛋白浓度改变

肾病综合征时多种血浆蛋白浓度可发生变化。如血清蛋白电泳显示 α_2 和 β 球蛋白水平升高,而 α_2 球蛋白水平可正常或降低,IgG 水平可显著下降,而 IgA、IgM 和 IgE 水平多正常或升高,但免疫球蛋白的变化同原发病有关。补体激活旁路 B 因子的缺乏可损害机体对细菌的调理作用,这是肾病综合征患者易发生感染的原因之一。纤维蛋白原和凝血因子 V、Ⅶ、Ⅹ可升高;血小板也可轻度升高;抗凝血酶Ⅲ可从尿中丢失而导致严重减少;C 蛋白和 S 蛋白浓度多正常或升高,但其活性降低;血小板凝集力增加和 β 血栓球蛋白的升高,后者可能是潜在的自发性血栓形成的一个征象。

三、肾病综合征的常见并发症

(一)感染

感染是最常见且严重的并发症。NS 患者对感染抵抗力下降主要的原因如下。①免疫抑制剂的长期使用引起机体免疫损害。②尿中丢失大量 IgG。③B 因子(补体的替代途径成分)的缺乏导致机体对细菌免疫调理作用缺陷。④营养不良时,机体非特异性免疫应答能力减弱,造成机体免疫功能受损。⑤转铁蛋白和锌大量从尿中丢失。转铁蛋白为维持正常淋巴细胞功能所必需,锌离子浓度与胸腺素合成有关。⑥局部因素。胸腔积液、腹腔积液、皮肤高度水肿引起的皮肤破裂和严重水肿使局部体液因子稀释、防御功能减弱,均为肾病综合征患者的易感因素。细菌感染是肾病综合征患者的主要死因之一,严重的感染主要发生在有感染高危因素的患者,如高龄、全身营养状态较差、长期使用激素和(或)免疫抑制剂及严重低蛋白血症者。临床上常见的感染有原发性腹膜炎、蜂窝织炎、呼吸道感染和泌尿道感染等。一旦感染诊断成立,应立即予以相应治疗,并根据感染严重程度,减量或停用激素和免疫抑制剂。

(二)静脉血栓形成

肾病综合征患者存在高凝状态,主要是由于血中凝血因子的改变。包括Ⅸ、Ⅺ因子下降,Ⅴ、Ⅷ、Ⅹ因子、纤维蛋白原、β 血栓球蛋白和血小板水平增加;血小板的黏附和凝集力增强;抗凝血酶Ⅱ和抗纤溶酶活力降低。因此,促凝集和促凝血因子的增高,抗凝集和抗凝血因子的下降及纤维蛋白溶解机制的损害,是肾病综合征患者产生高凝状态的原因和静脉血栓形成的基础。激素和利尿剂的应用为静脉血栓形成的加重因素,激素经凝血蛋白发挥作用,而利尿剂则使血液浓缩、血液黏滞度增加,高脂血症亦是引起血浆黏滞度增加的因素。

肾病综合征时,当血浆清蛋白低于 20g/L 时,肾静脉血栓形成的危险性增加。肾静脉血栓在膜性。肾病患者中的发生率可高达 50%,在其他病理类型中,其发生率为 5%~16%。肾静脉血栓形成的急性型患者可表现为突然发作的腰痛、血尿、尿蛋白增加和肾功能减退。慢性型患者则无任何症状,但血栓形成后的肾瘀血常使蛋白尿加重,出现血尿或对治疗反应差,有时易误认为激素剂量不足或激素拮抗等而增加激素用量。明确诊断需进行肾静脉造影,

Doppler 血管超声、CT、MRI 等无创伤性检查也有助于诊断。血浆 β 血栓蛋白增高提示潜在的血栓形成，血中仅 α_2 抗纤维蛋白溶酶增加也被认为是肾静脉血栓形成的标志。外周深静脉血栓形成率约为 6%，常见于小腿深静脉，仅 12% 有临床症状，25% 可由 Doppler 超声发现。肺栓塞的发生率为 7%，仍有 12% 无临床症状。其他静脉累及罕见。

(三)急性肾损伤

为肾病综合征最严重的并发症。急性肾损伤系指患者在 48 小时内血清肌酐绝对值升高 $26.5\mu mol/L(0.3mg/dL)$，或较原先值升高 50%，或每小时尿量少于 0.5mg/kg，且持续 6 小时以上。常见的病因为：①血流动力学改变：肾病综合征常有低蛋白血症及血管病变，特别是老年患者多伴肾小动脉硬化，对血容量变化及血压下降非常敏感，故当呕吐、腹泻所致体液丢失、腹腔积液、大量利尿及使用抗高血压药物后，都能使血压进一步下降，导致肾灌注骤然减少，进而使肾小球滤过率降低，并因急性缺血后小管上皮细胞肿胀、变性及坏死，导致急性肾损伤；②肾间质水肿：低蛋白血症可引起周围组织水肿，同样也会导致肾间质水肿，肾间质水肿压迫肾小管，使近端小管鲍曼囊静水压增高，GFR 下降；③药物引起的急性间质性肾炎；④双侧肾静脉血栓形成；⑤蛋白管型堵塞远端肾小管，可能是肾病综合征患者发生急性肾衰竭的机制之一；⑥急进性肾小球肾炎；⑦肾炎活动；⑧心源性因素，特别是老年患者常因感染诱发心力衰竭。一般认为心排出量减少 1L/min，即可使肾小球滤过率降低 24mL/min，故原发性 NS 患者若心力衰竭前血肌酐为 $177\mu mol/L(2mg/dL)$，则轻度心力衰竭后血肌酐浓度可能成倍上升，严重者导致少尿。

(四)肾小管功能减退

肾病综合征患者的肾小管功能减退，以儿童多见。其机制被认为是肾小管对滤过蛋白的大量重吸收，使小管上皮细胞受到损害。常表现为糖尿、氨基酸尿、高磷酸盐尿、肾小管性失钾和高氯性酸中毒，凡出现多种肾小管功能缺陷者常提示预后不良。但肾小球疾病减少肾小管血供和肾小球疾病合并乙肝病毒感染导致肾小管损伤亦是肾小管功能减退的常见原因。

(五)骨和钙代谢异常

肾病综合征时血液循环中的维生素 D 结合蛋白(分子量 65kD)和维生素 D 复合物从尿中丢失，使血中 $1,25-(OH)_2D_3$ 水平下降，致使肠道钙吸收不良和骨质对 PTH 耐受，因而肾病综合征患者常表现有低钙血症。此外体内部分钙与清蛋白结合，大量蛋白尿使钙丢失，亦是造成低钙血症的常见原因。

(六)内分泌及代谢异常

肾病综合征患者经尿丢失甲状腺结合蛋白(TBG)和皮质激素结合蛋白(CBG)。临床上甲状腺功能可正常，但血清 TBG 和 T_3 常下降，游离 T_3 和 T_4、TSH 水平正常。由于血中 CBG 和 17 羟皮质醇都减低，游离和结合皮质醇比值可改变，组织对药理剂量的皮质醇反应也不同于正常。由于铜蓝蛋白(分子量 151kD)、转铁蛋白(分子量 80kD)和清蛋白从尿中丢失，肾病综合征常有血清铜、血清铁和血清锌浓度下降。锌缺乏可引起阳痿、味觉障碍、伤口难愈及细胞介导免疫受损等。持续转铁蛋白减少可引起临床上对铁剂治疗有抵抗性的小细胞低色素性贫血。此外，严重低蛋白血症可导致持续性的代谢性碱中毒，因血浆蛋白减少 10g/L，则血浆重碳酸盐会相应增加 3mmol/L。

四、诊断与鉴别诊断

临床上根据大量蛋白尿（3～3.5g/d）、低清蛋白血症（<30g/L）、水肿和高脂血症四个特点，即可做出肾病综合征诊断；若仅有大量蛋白尿和低清蛋白血症，而无水肿和高脂血症者也可考虑诊断，因可能为病程早期所致。确定肾病综合征后，应鉴别是原发性或继发性；两者病因各异，治疗方法不一，一般需先排除继发性因素才能考虑原发性；故对常见继发性病因应逐一排除。继发性肾病综合征患者常伴有全身症状（如皮疹、关节痛、各脏器病变等）、血沉增快、血 IgG 增高、血清蛋白电泳 γ 球蛋白增多、血清补体下降等征象，而原发性则罕见。肾组织检查对病理类型诊断十分重要，对指导治疗十分有帮助，多数情况下也可做出病因诊断，但有时相同病理改变如膜性肾病，可由各种病因引起，故临床上必须结合病史、体征、实验室检查和病理形态、免疫荧光及电镜等检查做出综合诊断与鉴别诊断。

五、治疗

（一）引起肾病综合征的原发疾病治疗

1.糖皮质激素

一般认为只有对微小病变性肾病的疗效最为肯定，故首选治疗原发性 NS 中的原发性肾小球肾病（微小病变）。一般对微小病变首治剂量为泼尼松 0.8～1mg/（kg·d），治疗 8 周，有效者应逐渐减量，一般每 1～2 周减原剂量的 10%～20%，剂量越少递减的量越少，减量速度越慢。激素的维持量和维持时间因病例不同而异，以不出现临床症状而采用的最小剂量为度，以低于 15mg/d 为宜。成人首次治疗的完全缓解率可达 80% 或 80% 以上。在维持阶段有体重变化、感染、手术和妊娠等情况时应调整激素用量。经 8 周以上正规治疗无效病例，需排除影响疗效的因素，如感染、水肿所致的体重增加和肾静脉血栓形成等，应尽可能及时诊断与处理。若无以上情况存在，常规治疗 8 周无效不能认为是对激素抵抗，激素使用到 12 周才奏效的患者不在少数。

除微小病变外，激素尚适用于膜性肾病，部分局灶、节段性肾小球硬化，对增生明显的病理类型亦有一定的疗效，对伴有肾间质各种炎症细胞浸润也有抑制作用。此外，临床上对病理上有明显的肾间质炎症病变，小球弥散性增生，细胞性新月体形成和血管纤维素样坏死以及有渗出性病变等活动性改变的患者，特别是伴有近期血肌酐升高者，应予以甲基泼尼松龙静脉滴注治疗，剂量为 120～240mg/d，疗程 3～5 天，以后酌情减为 40～80mg/d 并尽早改为小剂量，这样可减少感染等不良反应。此外，NS 伴严重水肿患者，其胃肠道黏膜亦有明显肿胀，影响口服药物吸收，此时亦应改为静脉用药。

长期应用激素可产生很多不良反应，有时相当严重。激素导致的蛋白质高分解状态可加重氮质血症，促使血尿酸增高，诱发痛风，加剧肾功能减退。大剂量应用有时可加剧高血压，促发心力衰竭。长期使用激素时的感染症状有时可不明显，特别容易延误诊断，使感染扩散。激素长期应用可加重肾病综合征的骨病，甚至产生无菌性股骨颈缺血性坏死和白内障等。因此，临床上强调适时、适量用药和密切观察，对难治性 NS 患者要时时权衡治疗效果与治疗风险。

2.细胞毒药物

对激素治疗无效，或激素依赖型或反复发作型，或因不能耐受激素不良反应且全身情况尚可而无禁忌证的肾病综合征可以试用细胞毒药物治疗。由于此类药物多系非选择性杀伤各型细胞,可降低人体抵抗力,存在诱发肿瘤的危险,因此,它仅作为二线治疗药物,在用药指征及疗程上应慎重掌握。对严重肾病综合征特别是高度水肿、血清蛋白在 20g/L 或以下,笔者不选择环磷酰胺(CTX)治疗。目前临床上常用的为 CTX、硫唑嘌呤和苯丁酸氮芥(CB-1348),三者选一,首选 CTX。CTX 作用于 G_2 期即 DNA 合成后期、有丝分裂前期,起到抑制细胞 DNA 合成、干扰细胞增生并降低 B 淋巴细胞功能、抑制抗体形成的作用。约 30% 活性 CTX 经肾脏排泄,故肾功能减退者慎用。CTX 的参考用量为 1.5～2.5mg/(kg·d),起始宜从小剂量开始,疗程 8 周,以静脉注射或滴注为主。对微小病变、膜性肾炎引起的肾病综合征,有主张选用 CTX 间歇静脉滴注治疗,参考剂量为 8～10mg/(kg·次),每 3～4 周 1 次,连用 5～6 次,以后按患者的耐受情况延长用药间隙期,总用药剂量可达 6～12g。间歇静脉治疗目的为减少激素用量,降低感染并发症并提高疗效,但应根据肝、肾功能和血白细胞数选择剂量或忌用。应用细胞毒药物应定期测定血常规和血小板计数、肝功能和尿常规,注意造血功能抑制、病毒和细菌感染及出血性膀胱炎等。

硫唑嘌呤每天剂量为 50～100mg;苯丁酸氮芥 0.1mg/(kg·d),分 3 次口服,疗程 8 周,累积总量达 7～8mg/kg 则易发生毒性不良反应。对用药后缓解、停药又复发者多不主张进行第二次用药,以免产生毒性反应。目前这两者已较少应用。

3.环孢素(CsA)

CsA 能可逆性抑制 T 淋巴细胞增生,降低 Th 细胞功能,减少 IL-2 和其他淋巴细胞因子的生成和释放。目前临床,上以微小病变、膜性肾病和膜增生性肾炎疗效较好。与激素和细胞毒药物相比,应用 CsA 最大优点是减少蛋白尿及改善低蛋白血症疗效可靠,不影响生长发育或抑制造血细胞功能,新剂型新山地明还具有吸收快的特点。但此药亦有多种不良反应,最严重的不良反应为肾肝毒性。其肾损害发生率在 20%～40%,长期应用可导致间质纤维化,个别病例在停药后易复发,故不宜长期用此药治疗肾病综合征,更不宜轻易将此药作为首选药物。CsA 治疗起始剂量为 3.5～4.0mg/(kg·d),分 2 次给药,使血药浓度的谷值在 75～200μg/mL(全血,HPLC 法),可同时加用硫氮唑酮 30mg 每天 3 次以提高血药浓度、减少环孢素剂量。一般在用药后 2～8 周起效,但个体差异很大,个别患者则需更长的时间才显效,见效后应逐渐减量。用药过程中出现血肌酐升高应警惕 CsA 致肾损害的可能。血肌酐在 221pmol/L(2.5mg/dL)不宜使用 CsA。疗程一般为 3～6 个月,复发者再用仍可有效。

4.麦考酚吗乙酯

选择性地抑制 T 淋巴细胞增生和 B 淋巴细胞增生,对肾小球系膜细胞增生亦有抑制作用,此外尚抑制血管黏附分子,对血管炎症亦有较好的抑制作用,故近几年来已广泛用于治疗小血管炎和狼疮性肾炎,并试用于治疗原发性肾小球疾患特别是膜性肾炎、系膜增生性肾炎和 IgA 肾病,参考剂量为 1.5～2.0g/d,维持量为 0.5～1.0g/d,疗程为 3～6 个月,由于目前费用昂贵尚不能列为首选药物,不良反应为腹泻、恶心、呕吐和疱疹病毒感染等。

(二)对症治疗

1.休息

NS 患者应绝对休息,直到尿蛋白消失或减至微量 3 个月后再考虑部分复课或半日工作。

2.低清蛋白血症治疗

(1)饮食疗法:肾病综合征患者通常存在负氮平衡,如能摄入高蛋白饮食,则有可能改善氮平衡。但肾病综合征患者摄入过多蛋白会导致尿蛋白增加,加重肾小球损害。因此,建议每天蛋白摄入量为 1g/kg,每摄入 1g 蛋白质,必须同时摄入非蛋白热量 138kJ(33kcal)。供给的蛋白质应为优质蛋白,如牛奶、鸡蛋和鱼、肉类。

(2)静脉注射或滴注清蛋白:使用人血清蛋白应严格掌握适应证:①血清蛋白浓度低于25g/L 伴全身水肿,或胸腔积液、心包腔积液;②使用呋塞米利尿后,出现血浆容量不足的临床表现;③因肾间质水肿引起急性肾衰竭。

3.水肿的治疗

(1)限钠饮食:肾功能正常者每天摄入钠盐均可由尿液等量排出,但肾病综合征患者常因水肿、激素、中药治疗、伴有高血压等,应酌情适量限制食盐摄入。但又由于患者多同时使用袢利尿剂,加之长期限钠后患者食欲缺乏,影响了蛋白质和热量的摄入,可导致体内缺钠,甚至出现低钠性休克,应引起注意。建议饮食的食盐含量为 3～5g/d,应根据水肿程度、有无高血压、血钠浓度、激素剂量等调整钠摄入量,必要时测定尿钠排出量,作为摄钠量参考。

(2)利尿剂:袢利尿剂,如呋塞米(呋噻米)和布美他尼(丁尿胺)。一般呋塞米剂量为 20～40mg/d,布美他尼 1～3mg/d。严重水肿者应以静脉用药为妥,若使用静脉滴注者应以生理盐水 50～100mL 稀释滴注。噻嗪类利尿剂对肾病综合征严重水肿效果较差,现已被袢利尿剂替代。排钠潴钾利尿剂螺内酯(安体舒通)常用剂量为 60～120mg/d,单独使用此类药物效果较差,故常与排钾利尿剂合用。渗透性利尿剂可经肾小球自由滤过而不被肾小管重吸收,从而增加肾小管的渗透浓度,阻止近端小管和远端小管对水、钠的重吸收,而达到利尿效果。对无明显肾功能损害的高度水肿患者可间歇、短程使用甘露醇 125～250mL/d,但肾功能损害者慎用。对用利尿剂无效的全身高度水肿患者可根据肾功能情况分别选用单纯超滤或连续性血液滤过,每天超滤量一般不超过 2L 为宜。

4.高凝状态治疗

肾病综合征患者特别是重症患者均有不同程度的血液高凝状态,尤其当血浆清蛋白低于20～25g/L 时,即有静脉血栓形成可能。因此,抗凝治疗应列为本综合征患者常规预防性治疗措施。目前临床常用的抗凝药物如下。

(1)肝素:主要通过激活抗凝血酶Ⅲ(ATⅢ)活性而发挥作用。常用剂量 50～75mg/d 静脉滴注,使 ATI 活力单位在 90%以上。肝素与清蛋白均为负电荷物质,两者电荷相斥,故尚可减少肾病综合征的尿蛋白排出。目前尚有小分子量肝素 5000U 皮下注射,每天 1 次,但价格昂贵,不列为首选抗凝药物。

(2)尿激酶(UK):直接激活纤溶酶原,致使纤维蛋白溶解导致纤溶。常用剂量为 2 万～8万 U/d,使用时从小剂量开始,并可与肝素同时静脉滴注。

(3)华法林:抑制肝细胞内维生素 K 依赖因子Ⅱ、Ⅶ、Ⅳ、Ⅴ的合成,常用剂量 2.5mg/d,口服,监测凝血酶原时间,使其在正常人的 50%～70%。

有静脉血栓形成者:①手术移去血栓;②溶栓,经介入导管在肾动脉端一次性注入 UK24万 U 以溶解肾静脉血栓,此方法可重复应用;③全身静脉抗凝,即肝素加尿激酶,尿激酶4 万～

8万 U/d,可递增至 12万 U/d,疗程 2～8 周。

抗凝和溶栓治疗均有潜在出血可能,在治疗过程中应加强观察和监测。有出血倾向者,低分子肝素相对安全;对尿激酶治疗剂量偏大者,应测定优球蛋白溶解时间,以维持在 90～120min 为宜;长期口服抗凝剂者应监测凝血酶原时间,叮嘱患者勿超量服用抗凝剂。

5.高脂血症治疗

肾病综合征患者,高脂血症与低蛋白血症密切相关,提高血清蛋白浓度可降低高脂血症程度,但对肾病综合征多次复发、病程较长者,其高脂血症持续时间亦久,部分患者即使肾病综合征缓解后,高脂血症仍持续存在。近年来认识到高脂血症对肾脏疾病进展的影响,而一些治疗肾病综合征的药物如肾上腺皮质激素及利尿药,均可加重高脂血症,故目前多主张对肾病综合征的高脂血症使用降脂药物。可选用的降脂药物如下。①纤维酸类药物:非诺贝特每天 3 次,每次 100mg,吉非贝齐每天 2 次,每次 600mg,其降血三酰甘油作用强于降胆固醇。此药偶引起胃肠道不适和血清转氨酶升高。②HMG-CoA 还原酶抑制剂:适用于降低血胆固醇浓度,普伐他汀 10～20mg/d 或氟伐他汀 20～40mg/d,此类药物主要使细胞内 Ch 下降,降低血浆 LDL-C 浓度,减少肝细胞产生 VLDL 及 LDL。阿托伐他汀 20mg,每天 1 次,既可降低血胆固醇,亦可控制三酰甘油。③血管紧张素转换酶抑制剂(ACEI):主要作用有降低血浆中 Ch 及 TG 浓度,使血浆中 HDL 升高,而且其主要的载脂蛋白 ApoAⅠ和 ApoAⅡ也升高,可以加速清除周围组织中的 Ch,减少 LDL 对动脉内膜的浸润,保护动脉管壁。此外 ACEI 尚可有不同程度降低蛋白尿的作用。

6.急性肾损伤治疗

肾病综合征合并急性肾损伤时因病因不同而治疗方法各异。对于由血流动力学因素所致者,主要治疗原则包括合理使用利尿剂、肾上腺皮质激素,纠正低血容量和透析疗法。血液透析不仅控制氮质血症、维持电解质酸碱平衡,且可较快清除体内水分潴留。因肾间质水肿所致的急性肾衰竭经上述处理后,肾功能恢复较快。使用利尿剂时需注意以下方面。①适时使用利尿剂:肾病综合征伴急性肾衰竭有严重低蛋白血症者,在未补充血浆蛋白就使用大剂量利尿剂时,会加重低蛋白血症和低血容量,肾衰竭更趋恶化。故应在补充血浆清蛋白后(每天静脉用 10～50g 人体清蛋白)再予以利尿剂。一次过量补充血浆清蛋白又未及时用利尿剂时,又可能导致肺水肿。②适量使用利尿剂:由于肾病综合征患者有相对血容量不足和低血压倾向,此时用利尿剂应以每天尿量 2L 左右或体重每天下降在 1kg 左右为宜。③伴血浆肾素水平增高的患者,使用利尿剂血容量下降后使血浆肾素水平更高,利尿治疗不但无效反而加重病情。此类患者只有纠正低蛋白血症和低血容量后再用利尿剂才有利于肾功能恢复。对肾间质活动病变应加用甲基泼尼松龙。肾病综合征合并急性肾损伤一般均为可逆性,大多数患者在治疗后,随着尿量增加,肾功能逐渐恢复。

少数患者在病程中多次发生急性肾衰竭也均可恢复。预后与急性肾衰竭的病因有关,一般来说急进性肾小球肾炎、肾静脉血栓形成的患者预后较差,而单纯与肾病综合征相关者预后较好。

六、肾病综合征的护理

(一)护理诊断

1.体液过多

与低蛋白血症致血浆胶体渗透压下降有关。

2.有感染的危险

与皮肤水肿,大量蛋白尿致机体营养不良,免疫抑制剂和细胞毒性药物的应用致机体免疫功能低下有关。

3.营养失调

低于机体需要量与蛋白丢失、食欲下降及饮食限制有关。

4.焦虑

与本病的病程长,易反复发作有关。

5.潜在并发症

电解质紊乱、血栓形成、急性肾衰竭、心脑血管并发症、皮肤完整性受损。

(二)护理措施

1.休息与活动

(1)有全身严重水肿、血压高、尿量减少,应绝对卧床休息,最好取半坐卧位,以利于减轻心肺负担。

(2)水肿减轻,血压、尿量正常可逐步进行简单室内活动。

(3)恢复期患者,应在其体能范围适当活动。整个治疗过程中患者应避免剧烈运动和劳累。

(4)协助患者在床上做四肢运动,防止肢体血栓形成。

2.摄入适当饮食

(1)蛋白质:选择优质蛋白(动物性蛋白),1.0g/(kg·d)。当肾功能不全时,应根据肌酐清除率调整蛋白质的摄入量。

(2)热量:不少于147kJ/(kg·d),多食植物油、鱼油、麦片及豆类。

(3)水肿时给予低盐饮食,勿食腌制食品。

3.监测生命体征

监测生命体征、体重、腹围,出入量变化。

4.观察用药后反应

在应用激素、细胞毒药物、利尿剂、抗凝药和中药时应观察用药后反应,出现不良情况时应及时给予处理。

5.关注患者心理

及时调整患者负面情绪,根据评估资料,调动患者的社会支持系统,为患者提供最大限度的物质和精神支持。

(三)应急措施

(1)出现左心衰竭时,应立即协助患者取端坐位或半坐卧位,双腿下垂。

(2)迅速建立静脉通路,遵医嘱静脉给予强心利尿剂。

(3)吸氧或 20%～30%酒精湿化吸氧。

(4)必要时行血液透析。

七、健康教育

(1)讲解积极预防感染的重要性,讲究个人卫生,注意休息。

(2)给予饮食指导,严格掌握、限制盐和蛋白质的摄入。

(3)坚持遵守医嘱用药,切勿自行减量或停用激素,了解激素及细胞毒药物的常见不良反应。

(4)及时疏导患者心理问题,多交流、多沟通,及时反馈各种检查结果。

(5)出院后要定期门诊随访。

第五节　肾衰竭的护理

慢性肾衰竭(CRF)见于各种慢性肾脏疾病的晚期,为各种原发和继发性。肾脏疾病持续发展的共同转归。由于肾脏功能缓慢进行性减退,最终出现以代谢产物潴留、水电解质紊乱、酸碱失衡和全身各系统症状为主要表现的临床综合征。

一、临床表现

(一)系统症状

患者可有胃肠道、心血管系统、血液系统、呼吸系统及神经肌肉系统表现,出现皮肤症状,内分泌失调,易于并发感染等多系统疾病症状。如最早期的食欲缺乏、高血压、心力衰竭、贫血、出血倾向、皮肤瘙痒、面色较深而萎黄,轻度水肿等。

(二)水电解质和酸碱平衡失调

如高钠或低钠血症,水肿或脱水,高钾或低钾血症。

二、治疗

(一)治疗原发疾病

纠正加重肾衰竭的因素,防止肾功能进一步恶化,促进肾功能得到不同程度的恢复。

(二)饮食治疗

应限制蛋白质的摄入量,以降低血尿素氮,减轻尿毒症状。

(三)对症治疗

纠正水电解质和酸碱平衡失调,降压,治疗贫血等。

(四)继发感染的治疗

疗效相同时,应尽量选择对肾毒性小的抗生素。

(五)透析疗法

为替代肾功能的治疗方法,可代替肾的排泄功能,但无法代替其内分泌和代谢功能。

(六)肾移植

成功的肾移植可使肾功能得以恢复,但排斥反应可导致肾移植失败。

三、常见护理诊断

(一)有外伤的危险

与周围神经病变、高血压有关。

(二)不合作

与经济困难患者难以耐受疾病折磨有关。

(三)营养失调低于机体需要量

与长期限制蛋白质摄入、贫血等有关。

(四)活动无耐力

与水电解质和酸碱平衡紊乱有关。

(五)体液过多

与肾小球滤过功能降低导致水、钠潴留有关。

(六)有感染的危险

与白细胞功能降低、透析有关。

四、护理措施

(一)有外伤的危险

与周围神经病变、高血压有关。

(1)遵医嘱给予磷结合剂,使摄入的磷不被吸收。

(2)遵医嘱补充维生素 D_3 钙的吸收。

(3)向患者讲解低钙的危险性,防止外伤。

(4)采用安全措施,保持环境安静、光线柔和,必要时加床档。

(二)不合作

与经济困难,患者难以耐受疾病折磨有关。

(1)给予患者心理上的支持。

(2)利用社会支持系统给予协助。

(3)让恢复期患者介绍康复经验。

(4)实事求是地帮助患者分析现实的健康状况。

(5)培养患者坚强的自信心,激发内在的动力。

(三)营养失调

低于机体需要量与长期限制蛋白质摄入、贫血等有关。

(1)限制蛋白质的摄入量,以降低血尿素氮,减轻尿毒症症状。

(2)根据患者的肾小球滤过率(GFR)来调整蛋白质的摄入量,要求饮食中 60% 以上的蛋白质是优质蛋白,如鸡蛋、牛奶、瘦肉等,尽量少摄入植物蛋白,如花生、豆类及其制品。

(3)密切观察有无高钾血症的征象,有高血钾时,应限制含钾高的食物摄入,如白菜、萝卜、梨、桃等。

(4)采取措施,改善患者的食欲。

(四)活动无耐力

与水电解质和酸碱平衡紊乱有关。

(1)指导患者应卧床休息,避免过度劳累。

(2)提供安静的休息环境,协助患者做好各项生活护理。

(3)积极纠正患者的贫血,使患者贫血状况有所好转。

(五)体液过多

与肾小球滤过功能降低导致水、钠潴留有关。

(1)适当限制液体入量。

(2)限制饮食中盐的含量,通过限制盐的摄入患者饮水量就会减少。

(3)建议患者坐着时抬高双脚,以减轻肢体末端水肿。

(4)给患者讲解遵守饮水或饮食限制的重要性。

(5)遵医嘱给抗高血压药物。

(六)有感染的危险

与白细胞功能降低、透析有关。

(1)观察患者有无体温升高、寒战、疲乏无力、咳嗽、尿路刺激征等。

(2)病室定期通风换气,保持空气流通。

(3)改善患者的营养状况。

(4)加强生活护理,尤其是口腔及会阴部皮肤的卫生。

(5)皮肤瘙痒时,避免用力搔抓。

五、健康指导

(1)严格遵守饮食治疗的原则,尤其是蛋白质的合理摄入和水、钠限制。

(2)根据病情和活动耐力,增强机体抵抗力,避免劳累和重体力活动。

(3)定期复查肾功能,血清电解质等,准确记录每天的尿量、血压、体重。

(4)遵医嘱用药,避免使用肾毒性较大的药物。

(5)注意个人卫生:皮肤痒时,切勿用力搔抓以免破损引起感染。

(6)注意保暖,避免受凉,以免引起上呼吸道感染。

第六节　血液净化的护理

一、血液透析

(一)定义及概述

血液透析是采用弥散、超滤和对流原理清除血液中有害物质和过多水分的技术手段,是最常用的肾脏替代治疗方法之一,也可用于治疗药物或毒物中毒等。

(二)评估和观察要点

(1)评估患者的临床症状、血压、体重等,合理设置脱水量和其他治疗参数。

(2)评估血管通路的状态,如动静脉内瘘局部的触诊和听诊,中心静脉置管的评估等,及时发现相关并发症,并确保通路的通畅。

（3）透析过程中，认真巡视，检查机器的运转情况，血管通路的情况，体外循环情况，定时测量生命体征，及时发现血液透析相关并发症并及时处理，如出血、溶血、肌肉痉挛、心律失常、低血压等。

（三）患者血液透析治疗前准备

1.加强专科随访

（1）CKD4 期（估算肾小球滤过率 eGFR＜30mL/min·1.73m²）患者均应转至肾脏专科随访。

（2）建议每 3 月评估一次 eGFR。

（3）积极处理并发症和并发症。①贫血：建议外周血 Hb＜100g/L 开始促红细胞生成素治疗。②骨病和矿物质代谢障碍：应用钙剂和（或）活性维生素 D 等治疗，建议维持血钙 2.1～2.4mmol/L、血磷 0.9～1.5mmol/L、血 iPTH70～110pg/mL。③血压：应用降压药治疗，建议控制血压于 17.3/10.7kPa（130/80mmHg）以下。④其他：纠正脂代谢异常、糖代谢异常和高尿酸血症等。

2.加强患者教育，为透析治疗做好思想准备

（1）教育患者纠正不良习惯，包括戒烟、戒酒及饮食调控。

（2）当 eGFR＜20mL/min·1.73m² 或预计 6 月内需接受透析治疗时，对患者进行透析知识宣教，增强其对透析的了解，消除顾虑，为透析治疗做好思想准备。

3.对患者进行系统检查及评估，决定透析模式及血管通路方式

（1）系统病史询问及体格检查。

（2）进行心脏、肢体血管、肺、肝、腹腔等器官组织检查，了解其结构及功能。

（3）在全面评估基础上，建立患者病历档案。

4.择期建立血管通路

（1）对于 eGFR＜30mL/min·1.73m² 患者进行上肢血管保护教育，以避免损伤血管，为以后建立血管通路创造好的血管条件。

（2）血管通路应于透析前合适的时机建立。

（3）对患者进行血管通路的维护、保养、锻炼教育。

（4）建立血管通路。

（5）定期随访、评估及维护保养血管通路。

5.患者 eGFR＜15mL/min·1.73m² 时

应更密切随访。

（1）建议每 2～4 周进行一次全面评估。

（2）评估指标：包括症状、体征、肾功能、血电解质（血钾、血钙、血磷等）及酸碱平衡（血 HCO_3^- 或 CO_2CP、动脉血气等）、Hb 等指标，以决定透析时机。

（3）开始透析前应检测患者肝炎病毒指标、HIV 和梅毒血清学指标。

（4）开始透析治疗前应对患者凝血功能进行评估，为透析抗凝方案的决定做准备。

（5）透析治疗前患者应签署知情同意书。

（四）适应证及禁忌证

1.患者是否需要血液透析治疗应由有资质的肾脏专科医师决定

肾脏专科医师负责患者的筛选、治疗方案的确定等。

2.适应证

(1)终末期肾病：透析指征：非糖尿病肾病 eGFR＜10mL/min·1.73m²；糖尿病肾病 eGFR＜15mL/min·1.73m²。当有下列情况时，可酌情提前开始透析治疗：严重并发症，经药物治疗等不能有效控制者，如容量过多包括急性心力衰竭、顽固性高血压；高钾血症；代谢性酸中毒；高磷血症；贫血；体重明显下降和营养状态恶化，尤其是伴有恶心、呕吐等。

(2)急性肾损伤。

(3)药物或毒物中毒。

(4)严重水、电解质和酸碱平衡紊乱。

(5)其他：如严重高热、低体温等。

3.禁忌证

无绝对禁忌证，但下列情况应慎用。

(1)颅内出血或颅内压增高。

(2)药物难以纠正的严重休克。

(3)严重心肌病变并有难治性心力衰竭。

(4)活动性出血。

(5)精神障碍不能配合血液透析治疗。

(五)血管通路的建立

临时或短期血液透析患者可以选用临时中心静脉置管血管通路，需较长期血液透析患者应选用长期血管通路。

(六)透析处方确定及调整

1.首次透析患者(诱导透析期)

(1)透析前应有肝炎病毒、HIV 和梅毒血清学指标，以决定透析治疗分区及血透机安排。

(2)确立抗凝方案。

第一，治疗前患者凝血状态评估和抗凝药物的选择：参照血液净化的抗凝治疗章节。

第二，抗凝方案如下。①普通肝素：一般首剂量 0.3～0.5mg/kg，追加剂量 5～10mg/h，间歇性静脉注射或持续性静脉输注(常用)；血液透析结束前 30～60 分钟停止追加。应依据患者的凝血状态个体化调整剂量。②低分子肝素：一般选择 60～80IU/kg，推荐在治疗前 20～30 分钟静脉注射，无须追加剂量。③局部枸橼酸抗凝：枸橼酸浓度为 4%～46.7%，以临床常用的一般给予 4%枸橼酸钠为例，4%枸橼酸钠 180mL/h 滤器前持续注入，控制滤器后的游离钙离子浓度0.25～0.35mmol/L；在静脉端给予 0.056mmol/L 氯化钙生理盐水(10%氯化钙 80mL 加入 1000mL 生理盐水中)40mL/h，控制患者体内游离钙离子浓度 1.0～1.35mmol/L；直至血液净化治疗结束。也可采用枸橼酸置换液实施。重要的是，临床应用局部枸橼酸抗凝时，需要考虑患者实际血流量，并应依据游离钙离子的检测相应调整枸橼酸钠(或枸橼酸置换液)和氯化钙生理盐水的输入速度。④阿加曲班：一般首剂量 250μg/kg，追加剂量 2μg/(kg·min)，或 2μg/(kg·min)持续滤器前给药，应依据患者血浆部分活化凝血酶原时间的监测，调整剂量。⑤无抗凝剂：治疗前给予 4mg/dl 的肝素生理盐水预冲、保留灌注 20 分钟后，再给予生理盐水 500mL 冲洗；血液净化治疗过程每 30～60 分钟，给予 100～200mL 生理盐水冲洗管路和滤器。

第三,抗凝治疗的监测和并发症处理:参照血液净化的抗凝治疗章节。

(3)确定每次透析治疗时间:建议首次透析时间不超过 2～3 小时,以后每次逐渐延长透析时间,直至达到设定的透析时间(每周 2 次透析者每次 5.0～5.5 小时,每周 3 次者每次 4.0～4.5 小时,每周总治疗时间不低于 10 小时)。

(4)确定血流量:首次透析血流速度宜适当减慢,可设定为 150～200ml/min。以后根据患者情况逐渐调高血流速度。

(5)选择合适膜面积透析器(首次透析应选择相对小面积透析器),以减少透析失衡综合征发生。

(6)透析液流速:可设定为 500mL/min。通常不需调整,如首次透析中发生严重透析失衡表现,可调低透析液流速。

(7)透析液成分:常不做特别要求,可参照透析室常规应用。但如果患者严重低钙,则可适当选择高浓度钙的透析液。

(8)透析液温度:常设定为 36.5℃左右。

(9)确定透析超滤总量和速度:根据患者容量状态及心肺功能、残肾功能等情况设定透析超滤量和超滤速度。建议每次透析超滤总量不超过体重的 5%。存在严重水肿、急性肺水肿等情况时,超滤速度和总量可适当提高。在 1～3 个月内逐步使患者透后体重达到理想的"干体重"。

(10)透析频率:诱导透析期内为避免透析失衡综合征,建议适当调高患者每周透析频率。根据患者透前残肾功能,可采取开始透析的第一周透析 3～5 次,以后根据治疗反应及残肾功能、机体容量状态等,逐步过渡到每周 2～3 次透析。

2.维持透析期

维持透析患者每次透析前均应进行症状和体征评估,观察有无出血,测量体重,评估血管通路,并定期进行血生化检查及透析充分性评估,以调整透析处方。

(1)确立抗凝方案:同上。

(2)超滤量及超滤速度设定。①干体重的设定:干体重是指透析后患者体内过多的液体全部或绝大部分被清除时的体重。由于患者营养状态等的变化会影响体重,故建议每 2 周评估一次干体重。②每次透析前根据患者既往透析过程中血压和透析前血压情况、机体容量状况以及透前实际体重,计算需要超滤量。建议每次透析超滤总量不超过体重的 5%。存在严重水肿、急性肺水肿等情况时,超滤速度和总量可适当提高。③根据透析总超滤量及预计治疗时间,设定超滤速度。同时在治疗中应密切监测血压变化,避免透析中低血压等并发症发生。

(3)透析治疗时间:依据透析治疗频率,设定透析治疗时间。建议每周 2 次透析者为每次 5.0～5.5 小时,每周 3 次者为每次 4.0～4.5 小时,每周透析时间至少 10 小时以上。

(4)透析治疗频率:一般建议每周 3 次透析;对于残肾功能较好(Kru 2mL/min · 1.73m² 以上)、尿量 200mL/d 以上且透析间期体重增长不超过 3%～5%、心功能较好者,可予每周 2 次透析,但不作为常规透析方案。

(5)血流速度:每次透析时,先予 150mL/min 血流速度治疗 15 分钟左右,如无不适反应,调高血流速度至 200～400mL/min。要求每次透析时血流速度最低 200～250mL/min。但存在严重心律失常患者,可酌情减慢血流速度,并密切监测患者治疗中心律变化。

(6)透析液设定。

第一,每次透析时要对透析液流速、透析液溶质浓度及温度进行设定。

第二,透析液流速:一般设定为500mL/min。如采用高通量透析,可适当提高透析液流速至800mL/min。

第三,透析液溶质浓度如下。①钠浓度:常为135～140mmol/L,应根据血压情况选择。顽固高血压时可选用低钠透析液,但应注意肌肉抽搐、透析失衡综合征及透析中低血压或高血压发生危险;反复透析中低血压可选用较高钠浓度透析液,或透析液钠浓度由高到低的序贯钠浓度透析,但易并发口渴、透析间期体重增长过多、顽固性高血压等。②钾浓度:为0～4.0mmol/L,常设定为2.0mmol/L。对慢性透析患者,根据患者血钾水平、存在心律失常等并发症或并发症、输血治疗、透析模式(如每天透析者可适当选择较高钾浓度透析液)情况,选择合适钾浓度透析液。过低钾浓度透析液可引起血钾下降过快,并导致心律失常甚至心搏骤停。③钙浓度:常用透析液钙浓度为1.25～1.75mmol/L。透析液钙浓度过高易引起高钙血症,并导致机体发生严重异位钙化等并发症,因此当前应用最多的是钙浓度1.25mmol/L透析液。当存在高钙血症、难以控制的继发性甲旁亢时,选用低钙透析液,但建议联合应用活性维生素D和磷结合剂治疗;血iPTH水平过低时也应选用相对低浓度钙的透析液;当透析中反复出现低钙抽搐、血钙较低、血管反应性差导致反复透析低血压时,可短期选用高钙透析液,但此时应密切监测血钙、血磷、血iPTH水平,并定期评估组织器官的钙化情况,防止出现严重骨盐代谢异常。④透析液温度:为35.5～36.5℃,常设定为36.5℃。透析中常不对透析液温度进行调整。但如反复发作透析低血压且与血管反应性有关,可适当调低透析液温度。对于高热患者,也可适当调低透析液温度,以达到降低体温作用。

(七)血液透析操作步骤及监测

1.物品准备

血液透析器、血液透析管路、穿刺针、无菌治疗巾、生理盐水、碘附和棉签等消毒物品、止血带、一次性手套、透析液等。护士治疗前核对A、B浓缩透析液浓度、有效期,检查A、B透析液连接。

2.开机自检

(1)检查透析机电源线连接是否正常。

(2)打开机器电源总开关。

(3)按照要求进行机器自检。

3.血液透析器和管路的安装

(1)检查血液透析器及透析管路有无破损,外包装是否完好。

(2)查看有效日期、型号。

(3)按照无菌原则进行操作。

(4)安装管路顺序按照体外循环的血流方向依次安装。

4.密闭式预冲

(1)启动透析机血泵80～100mL/min,用生理盐水先排净透析管路和透析器血室(膜内)

气体。生理盐水流向为动脉端→透析器→静脉端,不得逆向预冲。

(2)将泵速调至 200～300mL/min,连接透析液接头与透析器旁路,排净透析器透析液室(膜外)气体。

(3)生理盐水预冲量应严格按照透析器说明书中的要求。若需要进行闭式循环或肝素生理盐水预冲,应在生理盐水预冲量达到后再进行。

(4)推荐预冲生理盐水直接流入废液收集袋中,并且废液收集袋放于机器液体架上,不得低于操作者腰部以下。不建议预冲生理盐水直接流入开放式废液桶中。

(5)冲洗完毕后根据医嘱设置治疗参数。

5.建立体外循环

(1)血管通路准备。

动静脉内瘘穿刺:①检查血管通路:有无红肿,渗血,硬结;并摸清血管走向和搏动。②选择穿刺点后,用碘附消毒穿刺部位。③根据血管的粗细和血流量要求等选择穿刺针。④采用阶梯式、钮扣式等方法,以合适的角度穿刺血管。先穿刺静脉,再穿刺动脉,动脉端穿刺点距动静脉内瘘口 3cm 以上,动静脉穿刺点间的距离 10cm 以上为宜,固定穿刺针。根据医嘱推注首剂量肝素(使用低分子肝素作为抗凝剂,应根据医嘱上机前静脉一次性注射)。

中心静脉留置导管连接:①准备碘附消毒棉签和医用垃圾袋。②打开静脉导管外层敷料。③患者头偏向对侧,将无菌治疗巾垫于静脉导管下。④取下静脉导管内层敷料,将导管放于无菌治疗巾上。⑤分别消毒导管和导管夹子,放于无菌治疗巾内。⑥先检查导管夹子处于夹闭状态,再取下导管肝素帽。⑦分别消毒导管接头。⑧用注射器回抽导管内封管肝素,推注在纱布上检查是否有凝血块,回抽量为动、静脉管各 2mL 左右。如果导管回抽血流不畅时,认真查找原因,严禁使用注射器用力推注导管腔。⑨根据医嘱从导管静脉端推注首剂量肝素(使用低分子肝素作为抗凝剂,应根据医嘱上机前静脉一次性注射),连接体外循环。⑩医疗污物放于医疗垃圾桶中。

(2)血液透析中的监测。①体外循环建立后,立即测量血压、脉搏,询问患者的自我感觉,详细记录在血液透析记录单上。②自我查对:a.按照体外循环管路走向的顺序,依次查对体外循环管路系统各连接处和管路开口处,未使用的管路开口应处于加帽密封和夹闭管夹的双保险状态;b.根据医嘱查对机器治疗参数。③双人查对:自我查对后,与另一名护士同时再次查对上述内容,并在治疗记录单上签字。④血液透析治疗过程中,每小时 1 次仔细询问患者自我感觉,测量血压、脉搏,观察穿刺部位有无渗血、穿刺针有无脱出移位,并准确记录。⑤如果患者血压、脉搏等生命体征出现明显变化,应随时监测,必要时给予心电监护。

6.回血下机

(1)基本方法。①消毒用于回血的生理盐水瓶塞和瓶口。②插入无菌大针头,放置在机器顶部。③调整血液流量至 50～100mL/min。④关闭血泵。⑤夹闭动脉穿刺针夹子,拔出动脉针,按压穿刺部位。⑥拧下穿刺针,将动脉管路与生理盐水上的无菌大针头连接。⑦打开血泵,用生理盐水全程回血。回血过程中,可使用双手揉搓透析器,但不得用手挤压静脉端管路;当生理盐水回输至静脉壶、安全夹自动关闭后,停止继续回血;不宜将管路从安全夹中强制取出,将管路液体全回输至患者体内(否则易发生凝血块入血或空气栓塞)。⑧夹闭静脉管路夹子和静脉穿刺针处夹子,拔出静脉针,压迫穿刺部位 2～3 分钟。⑨用弹力绷带或胶布加压包扎动、静脉穿刺部位 10～20 分钟后,检查动、静脉穿刺针部位无出血或渗血后松开包扎带。⑩整理用物。⑪测量生命体征,记录治疗单,签名。⑫治疗结束嘱患者平卧 10～20 分钟,生命体征平稳,穿刺部位无出血,听诊内瘘杂音良好。⑬向患者交代注意事项,送患者离开血净中心。

(2)推荐密闭式回血下机。①调整血液流量至 50～100mL/min。②打开动脉端预冲侧管,用生理盐水将残留在动脉侧管内的血液回输到动脉壶。③关闭血泵,靠重力将动脉侧管近心侧的血液回输入患者体内。④夹闭动脉管路夹子和动脉穿刺针处夹子。⑤打开血泵,用生理盐水全程回血。回血过程中,可使用双手揉搓滤器,但不得用手挤压静脉端管路。当生理盐水回输至静脉壶、安全夹自动关闭后,停止继续回血。不宜将管路从安全夹中强制取出,将管路液体完全回输至患者体内(否则易发生凝血块入血或空气栓塞)。⑥夹闭静脉管路夹子和静脉穿刺针处夹子。⑦先拔出动脉内瘘针,再拔出静脉内瘘针,压迫穿刺部位 2～3 分钟。用弹力绷带或胶布加压包扎动、静脉穿刺部位 10～20 分钟后,检查动、静脉穿刺针部位无出血或渗血后松开包扎带。⑧整理用物。⑨测量生命体征,记录治疗单,签名。⑩治疗结束嘱患者平卧10～20 分钟,生命体征平稳,穿刺点无出血。⑪听诊内瘘杂音良好。⑫向患者交代注意事项,送患者离开血净中心。

(八)注意事项

(1)中心静脉留置导管,应消毒后用注射器回抽导管内封管肝素,回抽量为动、静脉管各 2mL 左右,确认管路通畅后连接透析回路,禁止使用注射器用力推注导管腔。

(2)血液透析治疗过程中,询问患者自我感觉,测血压、脉搏,监测机器运转情况,观察穿刺部位有无渗血、穿刺针有无脱出移位,并记录。

二、血液滤过

(一)定义及概述

血液滤过(HF)模仿正常人肾小球滤过和肾小管重吸收原理,以对流方式清除体内过多的水分和尿毒症毒素。与血液透析相比,血液滤过具有对血流动力学影响小,中分子物质清除率高等优点。

(二)评估和观察要点

同血液透析。

(三)适应证和禁忌证

1.适应证

HF 适合急、慢性肾衰竭患者,特别是伴以下情况者。

(1)常规透析易发生低血压。

(2)顽固性高血压。

(3)常规透析不能控制的体液过多和心力衰竭。

(4)严重继发性甲状旁腺功能亢进。

(5)尿毒症神经病变。

(6)心血管功能不稳定、多脏器衰竭及病情危重患者。

2.禁忌证

HF 无绝对禁忌证,但出现如下情况时应慎用。

(1)难以纠正的严重休克或低血压。

(2)重心肌病变导致的心力衰竭。

(3)心律失常。

(4)精神障碍不能配合血液净化治疗。

(四)治疗前患者评估

参照血液透析。

(五)治疗方式和处方

1.方式

前稀释置换法(置换液在血滤器之前输入)、后稀释置换法(置换液在血滤器之后输入)或混合稀释法(置换液在血滤器前及后输入)。

2.处方

通常每次 HF 治疗 4 小时,建议血流量>250mL/min。

(1)前稀释置换法:优点是血流阻力小,滤过率稳定,残余血量少和不易形成滤过膜上的蛋白覆盖层。缺点是清除率低,所需置换液量较大。建议前稀释法置换量不低于 40~50L。患者需做无肝素血滤时,建议选择本方式。

(2)后稀释置换法:置换液用量较前稀释法少,清除效率较前稀释置换法高;但高凝状态的患者容易导致滤器凝血。后稀释法置换量为 20~30L。一般患者均可选择本置换法,但有高凝倾向的患者不宜选择本方式。

(3)混合稀释法:清除效率较高,滤器不易堵塞,对于血细胞比容高者较实用。置换量可参考前稀释法。

(六)滤器选择

要求使用高通量透析器或滤器。

(1)具有高水分通透性和高溶质滤过率,有足够的超滤系数[通常≥5mL/(h·mmHg)],以保证中小分子毒素被有效清除。

(2)根据患者体表面积选择滤器的膜面积。

(七)置换液

1.置换液的组成

(1)无菌、无致热源:置换液内毒素<0.03EU/mL、细菌数<$1×10^{-6}$cfu/mL。

(2)置换液的成分:应与细胞外液一致。尽量做到个体化治疗,做到可调钠、钙。常用置换液配方(mmol/L):钠 135~145、钾 2.0~3.0、钙 1.25~1.75、镁 0.5~0.75、氯 103~110、碳酸氢盐 30~34。

2.置换液的制备

血液滤过的置换液必须无菌、无病毒和无致热源,制备方式有以下两种。

(1)联机法(on-line):其为目前主要方式,反渗水与浓缩液按比例稀释制备成置换液,再经过滤后输入体内。

(2)用静脉输液制剂制作:按前述置换液成分配制,并根据患者具体情况进行调整,价格昂贵,临床基本不使用。

(八)血液滤过操作步骤及监测

1.物品准备

血液滤过器、血液滤过管路、安全导管(补液装置)、穿刺针、无菌治疗巾、生理盐水、一次性冲洗管、消毒物品、止血带、一次性手套、透析液等。

2.开机自检

(1)检查透析机电路连接是否正常。

(2)打开机器电源总开关。

(3)按照要求进行机器自检。

3.血液滤过器和管路的安装

(1)血液滤过器及管路有无破损,外包装是否完好。

(2)查看有效日期、型号。

(3)按照无菌原则进行操作。

(4)安装管路顺序按照体外循环的血流方向依次安装。

(5)置换液连接管安装按照置换液流向顺序安装。

4.密闭式预冲

(1)脉端向上安装血液滤过器,滤出液口放置在滤器上方。

(2)启动透析机血泵 80～100mL/min,用生理盐水先排净管路和血液滤过器血室气体。生理盐水流向为动脉端→透析器→静脉端,不得逆向预冲。

(3)机器在线预冲通过置换液连接管使用机器在线产生的置换液按照体外循环血流方向密闭冲洗。

(4)生理盐水预冲量应严格按照血液滤过器说明书中的要求。若需要进行闭式循环或肝素生理盐水预冲,应在生理盐水预冲量达到后再进行。

(5)推荐预冲生理盐水直接流入废液收集袋中,并且废液收集袋放于机器液体架上,不得低于操作者腰部以下。不建议预冲生理盐水直接流入开放式废液桶中。

(6)冲洗完毕后根据医嘱设置治疗参数。

5.建立体外循环(上机)

(1)血管通路准备。

动静脉内瘘穿刺:①检查血管通路:有无红肿,渗血,硬结,并摸清血管走向和搏动。②选择穿刺点后,用碘附消毒穿刺部位。③根据血管的粗细和血流量要求等选择穿刺针。④采用阶梯式、纽扣式等方法,以合适的角度穿刺血管。先穿刺静脉,再穿刺动脉,动脉端穿刺点距动静脉内瘘口 3cm 以上,动静脉穿刺点的距离 10cm 以上为宜,固定穿刺针。⑤根据医嘱推注首剂量肝素(使用低分子肝素作为抗凝剂,应根据医嘱上机前静脉一次性注射)。

中心静脉留置导管连接:①准备碘附消毒棉签和医用垃圾袋。②打开静脉导管外层敷料。③患者头偏向对侧,将无菌治疗巾垫于静脉导管下。④取下静脉导管内层敷料,将导管放于无菌治疗巾上。⑤分别消毒导管和导管夹子,放于无菌治疗巾内。⑥先检查导管夹子处于夹闭状态,再取下导管肝素帽。⑦分别消毒导管接头。⑧用注射器回抽导管内封管肝素,推注在纱布上检查是否有凝血块,回抽量为动、静脉管各 2mL 左右。如果导管回抽血流不畅时,认真查找原因,严禁使用注射器用力推注导管腔。⑨根据医嘱从导管静脉端推注首剂量肝素(使用低分子肝素作为抗凝剂,应根据医嘱上机前静脉一次性注射),连接体外循环。⑩医疗污物放于医疗垃圾桶中。

(2)血液滤过中的监测。①体外循环建立后,立即测量血压、脉搏,询问患者的自我感觉,详细记录在血液滤过记录单上。②自我查对:a.按照体外循环管路走向的顺序,依次查对体外循环管路系统各连接处和管路开口处,未使用的管路开口应处于加帽密封和夹闭管夹的双保险状态;b.根据医嘱查对机器治疗参数。③双人查对:自我查对后,与另一名护士同时再次查对上述内容,并在治疗记录单上签字。④血液滤过治疗过程中,每小时 1 次仔细询问患者自我感觉,测量血压、脉搏,观察穿刺部位有无渗血、穿刺针有无脱出移位,并准确记录。⑤如果患者血压、脉搏等生命体征出现明显变化,应随时监测,必要时给予心电监护。

6.回血下机

(1)基本方法。①消毒用于回血的生理盐水瓶塞和瓶口。②插入无菌大针头,放置在机器顶部。③调整血液流量至 50～100mL/min。④关闭血泵。夹闭动脉穿刺针夹子,拔出动脉针,按压穿刺部位。⑤拧下穿刺针,将动脉管路与生理盐水上的无菌大针头连接。⑥打开血泵,用生理盐水全程回血。回血过程中,可使用双手揉搓血液滤过器,但不得用手挤压静脉端管路;当生理盐水回输至静脉壶、安全夹自动关闭后,停止继续回血;不宜将管路从安全夹中强制取出,将管路液体完全回输至患者体内(否则易发生凝血块入血或空气栓塞)。⑦夹闭静脉管路夹子和静脉穿刺针处夹子,拔出静脉针,压迫穿刺部位 2～3 分钟左右。用弹力绷带或胶布加压包扎动、静脉穿刺部位 10～20 分钟后,检查动、静脉穿刺针部位无出血或渗血后松开包扎带。⑧整理用物。测量生命体征,记录治疗单,签名。⑨治疗结束嘱患者平卧 10～20 分钟,生命体征平稳,穿刺部位无出血,听诊内瘘杂音良好。⑩向患者交代注意事项,送患者离开血净中心。

(2)推荐密闭式回血下机。①调整血液流量至 50～100mL/min。②打开动脉端预冲侧管,用生理盐水将残留在动脉侧管内的血液回输到动脉壶。③关闭血泵,靠重力将动脉侧管近心侧的血液回输入患者体内。④夹闭动脉管路夹子和动脉穿刺针处夹子。⑤打开血泵,用生理盐水全程回血。回血过程中,可使用双手揉搓滤器,但不得用手挤压静脉端管路。当生理盐水回输至静脉壶、安全夹自动关闭后,停止继续回血。不宜将管路从安全夹中强制取出,将管路液体完全回输至患者体内(否则易发生凝血块入血或空气栓塞)。⑥夹闭静脉管路夹子和静脉穿刺针处夹子。⑦先拔出动脉内瘘针,再拔出静脉内瘘针,压迫穿刺部位 2～3 分钟。用弹力绷带或胶布加压包扎动、静脉穿刺部位 10～20 分钟后,检查动、静脉穿刺针部位无出血或渗血后松开包扎带。⑧整理用物。测量生命体征,记录治疗单,签名。⑨治疗结束嘱患者平卧 10～20 分钟,生命体征平稳,穿刺点无出血,听诊内瘘杂音良好。⑩向患者交代注意事项,送患者离开血净中心。

(九)注意事项

生理盐水预冲量应严格按照血液滤过器说明书中的要求,需要进行闭式循环或肝素生理盐水预冲时,应在生理盐水预冲量达到后再进行。

三、血液灌流

(一)定义与概述

血液灌流技术是将患者血液从体内引到体外循环系统内,通过灌流器中吸附剂吸附毒物、药物、代谢产物,达到清除这些物质的一种血液净化治疗方法或手段。与其他血液净化方式结合可形成不同的杂合式血液净化疗法。

(二)评估和观察要点

同血液透析。

(三)适应证和禁忌证

1.适应证

(1)急性药物或毒物中毒。

(2)尿毒症,尤其是顽固性瘙痒、难治性高血压。

(3)重症肝炎,特别是爆发性肝衰竭导致的肝性脑病、高胆红素血症。

(4)脓毒症或系统性炎症综合征。

(5)银屑病或其他自身免疫性疾病。

(6)其他疾病,如精神分裂症、甲状腺危象、肿瘤化疗等。

2.禁忌证

对灌流器及相关材料过敏者。

(四)血管通路的建立

药物中毒等短时性血液灌流者以临时性血管通路为宜,长期维持性血液灌流者宜采用永久性血通路。

(五)血液灌流操作流程

1.治疗前准备

(1)灌流器的准备:一次性应用的灌流器出厂前已经消毒,所以在使用前注意检查包装是否完整、是否在有效期内。

(2)血管通路的建立与选择:详见血液净化血管通路制备章节。

(3)体外循环的动力模式。

非外源性动力模式:依靠患者良好的心功能与血压,推动体外血路中血液的循环。仅限于医院无专用设备的急诊抢救时,而且患者无循环衰竭时的治疗。

外源性辅助动力模式:利用专业血液灌流机或常规血透机或 CRRT 设备,驱动并调控体外循环。

2.操作步骤及监测

(1)器与血路的冲洗。①开始治疗前将灌流器以动脉端向上、静脉端向下的方向固定于固定支架上。②动脉端血路与生理盐水相连接并充满生理盐水,然后正确连接于灌流器的动脉端口上,同时静脉端血路连接于灌流器的静脉端口上。③启动血泵,速度以 200～300mL/min,预冲盐水总量 2000～5000mL 为宜。如果在预冲过程中可以看到游离的炭粒冲出,提示已经破膜,必须进行更换。④预冲即将结束前,采用肝素生理盐水充满灌流器与整个体外血路,最后将灌流器反转至动脉端向上、静脉端向下的固定方式,准备开始治疗。如果患者处于休克或低血容量状态时,可于灌流治疗开始前进行体外预冲,预冲液可采用生理盐水、羧甲淀粉、新鲜血浆或 5%清蛋白,从而降低体外循环对患者血压的影响。

(2)外循环体系的建立:冲洗结束后,将动脉端血路与已经建立的灌流用血管通路正确牢固连接(如深静脉插管或动静脉内瘘),然后开动血泵(以 50～100mL/min 为宜),逐渐增加血泵速度。当血液经过灌流器即将达到静脉端血路的末端出口时,与已经建立的灌流用血液通路正确牢固地连接。

(3)外循环血流量的调整:一般以 100～200mL/min 为宜。研究表明,体外循环中血液流速与治疗效果显著相关,速度过快所需治疗时间相对较长,而速度较慢则需要治疗的时间相对较短,但速度过慢易于出现凝血。

(4)治疗的时间与次数:灌流器中吸附材料的吸附能力与饱和速度决定了每次灌流治疗的时间。常用活性炭吸附剂对大多数溶质的吸附在 2～3 小时内达到饱和。因此,如果临床需要,可每间隔 2 小时更换一个灌流器,但一次灌流治疗的时间一般不超过 6 小时。对于部分脂溶性较高的药物或毒物而言,在一次治疗结束后很可能会有脂肪组织中相关物质的释放入血的情况,可根据不同物质的特性间隔一定时间后再次进行灌流治疗。

(5)结束治疗与回血:急性药物中毒抢救结束后可采用空气回血。

(6)监测。

系统监测:①采用专用设备进行灌流治疗时,要密切观察动脉压、静脉压的变化。动脉压端出现低压报警时,常见于留置导管出现血栓或贴壁现象;动脉压端出现高压报警则常见于灌流器内血液阻力增加,多见于高凝现象,应追加肝素剂量;静脉压端出现低压报警,多见于灌流器内凝血;静脉压端出现高压报警时多见于除泡器内凝血、滤网堵塞。②在依靠自身血压驱动的非外源动力灌流体系中,没有完善的压力监测系统。应定期测定患者血压,一旦患者出现低血压休克,则有可能导致血液灌流不足而影响疗效;动脉或静脉端除泡器内出现纤维蛋白沉积时,提示抗凝剂量不足,患者处于凝血倾向,追加肝素剂量;如果动脉端除泡器内血液平面逐渐升高,提示灌流器内阻力升高,多见于灌流器内凝血,此时静脉端除泡器血液平面会逐渐下降,必要时需要更换灌流器。

生命体征的监测:当患者进行灌流过程中应密切观察生命体征的变化。如果患者出现血压下降,则要相应地减慢血泵速度,适当扩充血容量,必要时可加用升压药物;如果血压下降是由于药物中毒所致而非血容量减少所致,则应当一边静脉滴注升压药物一边进行灌注治疗,以免失去抢救治疗的时机。

反跳现象的监测:①部分脂溶性较高的药物(如安眠药或有机磷类)中毒经过灌流后,可以很快降低外周循环内的药物或毒物水平,患者临床症状与体征得到暂时性地缓解,治疗结束后数小时或次日外周组织中的药物或毒物再次释放入血,导致患者二次症状或体征的加重。②另一常见原因是没有进行彻底洗胃而在治疗结束后药物再次经胃肠道吸收入血。③密切观察上述药物或毒物灌流治疗结束后患者状况,一旦出现反跳迹象可以再次进行灌流治疗。

(六)影响疗效的因素

(1)毒物毒性的强弱。

（2）两种或两种以上毒物同时中毒。

（3）治疗时机：灌流治疗过早则药物尚未形成血药浓度高峰，过晚则药物过多地与外周组织结合。有下列情况者应尽早进行灌流治疗：①毒物中毒剂量过大或已达致死剂量（浓度）者，经内科常规治疗病情仍恶化者。②病情严重伴脑功能障碍或昏迷者；伴有肝肾功能障碍者；年老或药物有延迟毒性者。

（4）治疗时间：一次灌流治疗时间不宜超过 3 小时。

（5）特异性解毒药物的使用应与血液灌流同时使用，但要注意吸附剂对解毒药的吸附作用，必要时可加大相应剂量。

（6）减少毒物吸收：①灌流结束回血时可应用空气回血法，因为生理盐水回血有可能增加毒物与吸附剂解离而再次进入血液的风险；②最大限度地降低药物的后续吸收是十分重要的方法，如胃肠道中毒者应积极进行洗胃和（或）导泻，皮肤中毒者积极清洗皮肤等。

（七）注意事项

（1）透析管路动脉端充满盐水后，再停血泵连接血液灌流器，按照灌流器上标注的血流方向连接管路。

（2）遵医嘱抗凝治疗并严密观察各项压力的变化，及时发现灌流器堵塞情况。

（3）血液灌流与血液透析并用时，为避免透析脱水后血液浓缩发生凝血，应将灌流器串联在透析器前。

四、血浆置换

（一）定义及概述

血浆置换（PE）是一种用来清除血液中大分子物质的血液净化疗法。其基本过程是将患者血液经血泵引出，经过血浆分离器，分离血浆和细胞成分，去除致病血浆或选择性地去除血浆中的某些致病因子，然后将细胞成分、净化后血浆及所需补充的置换液输回体内。

血浆置换包括单重血浆置换，双重血浆置换（DFPP）。单重血浆置换是利用离心或膜分离技术分离并丢弃体内含有高浓度致病因子的血浆，同时补充同等体积的新鲜冰冻血浆或新鲜冰冻血浆加少量清蛋白溶液。双重血浆置换是使血浆分离器分离出来的血浆再通过膜孔径更小的血浆成分分离器，将患者血浆中相对分子质量远远大于清蛋白的致病因子，如免疫球蛋白、免疫复合;物、脂蛋白等丢弃，将含有大量清蛋白的血浆成分回输至体内，它可以利用不同孔径的血浆成分分离器来控制血浆蛋白的除去范围。DFPP能迅速清除患者血浆中的免疫复合物、抗体、抗原等致病因子，调节免疫系统，清除封闭性抗体，恢复细胞免疫功能及网状内皮细胞吞噬功能，使病情得到缓解。

（二）评估和观察要点

（1）评估中心静脉留置导管管路通畅情况。

（2）观察患者生命体征的变化，记录血压、脉搏、血氧饱和度及各种治疗参数。

（3）观察患者的各项压力指标包括动脉压、静脉压跨膜压、血浆压、血浆入口压等。

（三）适应证和禁忌证

1.适应证

（1）风湿免疫性疾病：系统性红斑狼疮（尤其是狼疮性脑病）、难治性类风湿性关节炎、系统性硬化症、抗磷脂抗体综合征等。

（2）免疫性神经系统疾病：重症肌无力、急性炎症性脱髓鞘性多发性神经病、Lambert-eaton 肌无力综合征、多发性硬化病、慢性炎症性脱髓鞘性多发性神经病等。

（3）消化系统疾病：重症肝炎、严重肝衰竭、肝性脑病、胆汁淤积性肝病、高胆红素血症等。

（4）血液系统疾病：多发性骨髓瘤、高 γ-球蛋白血症、冷球蛋白血症、高黏滞综合征（巨球蛋白血症）、血栓性微血管病［血栓性血小板减少性紫癜/溶血性尿毒性综合（TTP/HUS）］、新生儿溶血性疾病、白血病、淋巴瘤、重度血型不合的妊娠、自身免疫性血友病甲等。

（5）肾脏疾病：抗肾小球基膜病、急进性肾小球肾炎、难治性局灶节段性肾小球硬化症、系统性小血管炎、重症狼疮性肾炎等。

（6）器官移植：器官移植前去除抗体（ABO 血型不兼容移植、免疫高致敏受者移植等）、器官移植后排斥反应。

（7）自身免疫性皮肤疾病：大疱性皮肤病、天疱疮、类天疱疮、中毒性表皮坏死松解症、坏疽性脓皮病等。

（8）代谢性疾病：纯合子型家族性高胆固醇血症等。

（9）药物中毒：药物过量（如洋地黄中毒等）、与蛋白结合的毒物中毒。

（10）其他：浸润性突眼等自身免疫性甲状腺疾病、多脏器衰竭等。

2.禁忌证

无绝对禁忌证，相对禁忌证如下。

（1）对血浆、人血清蛋白、肝素等有严重过敏史。

（2）药物难以纠正的全身循环衰竭。

（3）非稳定期的心、脑梗死。

（4）颅内出血或重度脑水肿伴有脑疝。

（5）存在精神障碍而不能很好配合治疗者。

（四）血浆置换操作流程

由于血浆置换存在不同的治疗模式，并且不同的设备其操作程序也有所不同，应根据不同的治疗方法，按照机器及其所用的管路、血浆分离器或血浆成分分离器等耗材的相关说明书进行，主要程序如下。

1.总体流程

（1）治疗前评估。①医院资质：建议双重血浆置换在三级甲等医院的血液净化中心进行。②常规检查血常规、出凝血指标、血清蛋白、血清球蛋白、血电解质（钠、钾、氯、钙、磷）、肝功能、肾功能及与原发病相关的指标等。③由有资质的肾脏专科医师负责综合评估患者适应证和禁忌证，确定是否应进行血浆置换及其治疗模式，制订血浆置换治疗方案。④向家属及患者交代病情，签署知情同意书。

（2）建立血管通路：参照血管通路章节，多为临时血管通路。

（3）确定治疗处方。

血浆置换频度：取决于原发病、病情的严重程度、治疗效果及所清除致病因子的相对分子质量和血浆中的浓度，应个体化制订治疗方案，一般血浆置换疗法的频度是间隔 1～2d，一般

5～7次为1个疗程。

血浆置换剂量：单次置换剂量以患者血浆容量的1～1.5倍为宜，不建议超过2倍。患者的血浆容量可以按照下述公式进行计算和估计。①根据患者的性别、血球压积和体重可用以下公式计算。血浆容量＝(1-血细胞比容)×[b+(c×体重)]。其中：血浆容量的单位为mL，体重的单位为kg。b值：男性为1530，女性为864；c值：男性为41，女性为47.2。②血浆容量的估计可根据下述公式来计算。血浆容量＝0.065×体重×(1-血细胞比容)。体重的单位为kg。

置换液的种类如下。①晶体液：生理盐水、葡萄糖生理盐水、林格液，用于补充血浆中各种电解质的丢失。晶体液的补充一般为丢失血浆的1/3～1/2，为500～1000mL。②血浆制品：新鲜血浆、新鲜冰冻血浆、纯化的血浆蛋白，这些血浆制品含有大部分的凝血因子、清蛋白和免疫球蛋白，对于存在有凝血因子缺乏或其他因子缺乏的患者，可考虑使用。新鲜冰冻血浆含枸橼酸盐，治疗过程中需补充钙剂。③人清蛋白溶液：常用浓度为4%～5%。清蛋白中钾、钙、镁浓度均较低，应注意调整，以免引起低钾和(或)低钙血症；尤其是应用枸橼酸钠抗凝者，更应注意避免低钙血症的发生。④其他：低分子右旋糖酐、凝胶和羟乙基淀粉等合成的胶体替代物，可减少治疗的费用；但在体内的半衰期只有数小时，故总量不能超过总置换量的20%，并应在治疗起始阶段使用。适用于高黏滞血症。

(4)物品准备及核对。①按医嘱准备血浆分离器、血浆成分吸附器、专用血液吸附管路并核对其型号；准备生理盐水、葡萄糖溶液、抗凝剂、配置含有抗凝剂的生理盐水；准备体外循环用的必须物品：如止血钳、注射器、手套等。②常规准备地塞米松、肾上腺素等急救药品和器材。

2.操作步骤

(1)血浆置换前准备。①准备并检查设备运转情况：按照设备出厂说明书进行。②按照医嘱配置置换液。③查对患者姓名，检查患者的生命体征并记录。④给予患者抗凝剂。⑤根据病情需要确定单重或双重血浆置换。

(2)单重血浆置换流程。①开机，机器自检，按照机器要求进行管路连接，预冲管路及血浆分离器。②根据病情设置血浆置换参数；设置各种报警参数。③置换液的加温：血浆置换术中患者因输入大量液体，如液体未经加温输入后易致畏寒、寒战，故所备的血浆等置换液需经加温后输入，应干式加温。④血浆置换治疗开始时，全血液速度宜慢，观察2～5分钟，无反应后再以正常速度运行。通常血浆分离器的血流速度为80～150mL/min。⑤密切观察患者生命体征，包括每30分钟测血压、心率等。⑥密切观察机器运行情况，包括全血流速、血浆流速、动脉压、静脉压、跨膜压变化等。⑦置换达到目标量后回血，观察患者的生命体征，记录病情变化及血浆置换治疗参数和结果。

(3)双重血浆置换流程。①开机，机器自检，按照机器要求进行血浆分离器、血浆成分分离器、管路、监控装置安装连接，预冲。②根据病情设置血浆置换参数、各种报警参数：如血浆置换目标量、各个泵的流速或血浆分离流量与血流量比率、弃浆量和分离血浆比率等。③血浆置换开始时，全血液速度宜慢，观察2～5分钟，无反应后再以正常速度运行。通常血浆分离器的血流速度为80～100mL/min，血浆成分分离器的速度为25～30mL/min。④密切观察患者生命体征,包括每30分钟测血压、心率等。⑤密切观察机器运行情况,包括全血流速、血浆流速、动脉压、静脉压、跨膜压和膜内压变化等。⑥血浆置换达到目标量之后,进入回收程序,按照机器指令进行回收,观察并记录患者的病情变化、治疗参数、治疗过程及结果。

(五)注意事项

(1)置换中出现低血压,可将分浆速度减慢,加快补浆速度使血压回升,症状不缓解可停止分浆。

(2)操作过程中动作轻柔,及时调整各种参数。

(3)血浆等置换液应干式加温,经加温后输入。

(4)治疗完毕后测量生命体征,嘱咐患者卧床休息30分钟,下床时动作缓慢勿用力过猛。

第七节　代谢性肾病的护理

一、糖尿病肾病及护理

(一)概述

糖尿病肾病(DN)又称糖尿病肾脏病(DKD),指糖尿病导致的肾脏疾病。当今随着糖尿病患病率的日益增高,DN的患病率也在显著上升,在欧美发达国家已成为导致终末期肾病(ESRD)的首位原因,在我国仅次于慢性肾小球肾炎,是导致ESRD的第二位疾病。因此对DN防治应予高度重视。

(二)病因

在欧美等国家,DN是慢性肾衰竭的首位病因,约占肾脏替代治疗患者的50%。在我国DN是继肾小球疾病之后第二位构成ESRD的常见病因,据我国1999年初步统计,在血液透析的患者中DN占第二位,约为13.5%;在腹膜透析的患者中占第三位,约为12%。我国2001年对30个省市糖尿病住院患者慢性并发症调查发现,患者中1/3并发有肾脏损害。

(三)病理

1.光镜

早期可见肾小球肥大,肾小球基底膜(GBM)轻度增厚,系膜轻度增生。随病情进展,GBM弥散增厚,少量系膜细胞增生。可形成典型的Kimmelstiel Wilson结节,部分患者无明显结节,称为弥散性肾小球硬化症。

2.免疫荧光

可见IgG、清蛋白沿肾小球毛细血管壁线样沉积,还可伴有IgM沉积。

3.电镜

GBM均质性增厚和系膜基质增多;无电子致密物沉积;足细胞足突融合。

(四)护理评估

1.临床表现

糖尿病肾病的主要临床表现包括如下几点。

(1)蛋白尿:蛋白尿是最主要的临床表现,出现在早期肾病期。微量清蛋白:尿清蛋白分泌率在 30～300mg/24h,临床糖尿病肾病期:蛋白尿＞300mg/24h。

(2)高血压:发生率高,晚期多为持续性高血压。合并高血压的患者可在更短时间内发生肾衰竭。

(3)肾病综合征:约有 10％的 DN 患者表现为肾病综合征,蛋白尿＞300mg/24h,血清蛋白降低,可伴水肿。

(4)肾功能不全:在糖尿病患者持续蛋白尿出现后,5～20 年进入肾功能不全期。此期的 1 型患者多死于尿毒症;2 型患者多死于心肌梗死,仅 1/4 死于尿毒症。

(5)其他临床表现:糖尿病肾病的患者可同时伴有糖尿病性视网膜病变、大血管病变、神经病变和贫血。

2.分期

根据糖尿病患者肾功能及肾脏结构变化,DN 在临床上分为 5 期。

Ⅰ期:表现为肾脏肥大及肾小球的高滤过,控制血糖可使上述异常有所恢复。

Ⅱ期:正常清蛋白尿期,尿中清蛋白排泄达 20～200μg/min,大多数患者仍出现明显的肾小球滤过率增高。此期肾脏病理可见早期肾小球基底膜增厚和系膜基质增加。

Ⅲ期:微清蛋白尿期,或早期糖尿病肾病期,呈持续性微量清蛋白尿。此期肾脏肥大更为明显,GFR 升高,出现肾小球结节型和弥散型病变及小动脉壁的玻璃样变。

Ⅳ期:显性糖尿病肾病或临床糖尿病肾病期,3～4 年内可发展为大量蛋白尿,GFR 下降,血压升:高。外周水肿可能是首发症状。肾小球基底膜明显增厚,系膜基质增宽,肾小球闭塞及残余肾小球代偿性肥大。

Ⅴ期:终末期肾衰竭期,GFR 严重下降＜10mL/min,血肌酐、尿素氮升高。严重高血压、低蛋白血症和水肿。

3.辅助检查

(1)尿蛋白测定:尿蛋白测定是诊断 DN 的主要依据。连续三次测定,其中两次阳性即可诊断。

(2)肾小球滤过率:不但能诊断 DN,还能了解 DN 的严重程度。

(3)血肌酐和尿素氮:可升高,在 DN 早期,此项指标不敏感。

(4)影像学检查和肾穿刺:用超声波或静脉肾盂造影检查可了解患者肾脏的大小,肾脏穿刺活检则能更确切地了解患者肾脏的病理改变及其严重程度。

(5)其他检查:视网膜病变、心血管功能以及神经功能的检查对诊断有一定的参考价值。

(6)心理社会因素:糖尿病系终身性疾病,患者病程长,治疗效果差,易复发,多数患者反复住院,家庭经济较为困难,易产生悲观失望、焦虑易怒、寂寞孤独或固执怪癖等心理特征。

(五)治疗

1.饮食治疗

从进入临床 DN 期开始,蛋白质入量即应减少为 0.8g/(kg·d);从 GFR 下降开始,即应实施低蛋白饮食,即蛋白质入量 0.6g/(kg·d),应以优质蛋白为主,并可适当补充 ax-酮酸制剂,剂量 0.12g/(kg·d)。在进行上述饮食治疗时,热卡摄入量需维持于 30～35kcal/(kg·d),但是肥胖的 Ⅱ 型糖尿病患者热量需酌情减少,直至达到标准体重。

2.降低血糖治疗

主要有以下方法。

(1)胰岛素:中晚期 DN 患者常需要用胰岛素控制血糖。肾功能不全时,胰岛素降解减少,体内胰岛素常蓄积,而需要减少胰岛素用量,肾功能不全患者应用胰岛素需要仔细观察血糖反应,实时调整用量。

(2)刺激胰岛 β 细胞药物:包括磺胺类药、格列奈类药及二肽基肽酶Ⅳ(DPP4)抑制剂。

(3)胰岛素增敏剂:包括双胍类药及噻唑烷二酮类药。

(4)α 糖苷酶抑制剂:如阿卡波糖。血糖控制标准为空腹血糖<6.1mmol/L、餐后 2 小时血糖<8.0mmol/L、糖化血红蛋白$<7\%$。肾功能受损的患者及老年人,过于严格地控制血糖将增加低血糖发生的危险,应该认真避免。

3.减少尿(白)蛋白治疗

主要有以下两种。

(1)ACEI 或 ARB:可以降低 DN 患者的尿(白)蛋白,并延缓 DN 进展。

(2)舒洛地特:一种高纯度糖胺聚糖类药,能减少尿蛋白排泄。

4.降低高血压治疗

应将 DN 患者血压控制至 130/80mmHg,能耐受者可以降得更低,但是老年患者的降压目标值需酌情放宽,降至$(140\sim150)/(80\sim90)$mmHg 即可。一般而言,从降压治疗开始即需要联合用药,常以血管紧张素转换酶抑制剂(ACEI)或血管紧张素 ATI 受体阻滞剂(ARB)为基础药物,首先联合利尿剂或二氢吡啶钙离子通道阻滞剂,血压控制不满意时再加其他降压药。

5.调血脂治疗

调血脂治疗的目标值如下:血清总胆固醇<4.5mmol/L、低密度脂蛋白胆固醇<2.5mmol/L、高密度脂蛋白胆固醇>1.1mmol/L、三酰甘油<1.5mmol/L。如以胆固醇增高为主,宜用他汀类降脂药,如洛伐他汀;以三酰甘油升高为主可选择贝特类降脂药,如非诺贝特。

(六)护理问题

1.营养失调:低于机体需要量

营养失调与糖代谢紊乱、蛋白丢失、低蛋白血症有关。

2.活动无耐力

活动无耐力与贫血、水肿、血压高等因素有关。

3.有感染的危险

感染与皮肤水肿、蛋白丢失致机体营养不良、透析等因素有关。

(七)护理目标

1.维持正常糖代谢,科学进食,营养状况逐步改善。

2.活动耐力增加,能自理日常生活。

3.无感染发生或发生感染时被及时发现和处理。

(八)护理措施

1.一般护理

(1)提供一个安静且没有感染的休养环境。

(2)向患者及其家属讲解糖尿病的危害,通过控制血糖可以减轻糖尿病肾病的病理改变、治疗及其预后。

(3)轻症患者注意劳逸结合,无高血压水肿的患者可适当参加体育锻炼以增强体质,预防感染;对水肿明显、血压较高患者或肾功能不全的患者,强调卧床休息,按病情给予相应的护理级别。

(4)监测体重,每天 2 次,每次在固定时间穿着相同衣服测量。记录 24 小时出入量,限制水的摄入,水的摄入量应控制在前一日尿量加 500mL 为宜。

(5)观察尿量、颜色、性状变化:有明显异常及时报告医师,每周至少化验尿常规和尿比重 1 次。

(6)注意观察患者的血压、水肿、尿检结果及肾功能变化:如有异常及时报告主管医师,给予相应的处理。

(7)注意观察患者神志、呼吸、血压、心率的变化;注意高血压脑病、心功能不全的先兆症状。

(8)指导使用胰岛素的患者,根据血糖、尿糖计算胰岛素的使用剂量。

2.用药护理

指导患者及家属掌握所服用降糖、降压药物的作用、不良反应以及注意事项等,注意监测血糖、血压动态变化以及有无身体不适等状况。出院后按要求定期到门诊复诊。

3.心理护理

(1)安慰患者,鼓励患者讲出心中的感受,以消除紧张情绪,保持其思想乐观,情绪稳定。主动向患者介绍环境及同病室的病友,消除患者的陌生和紧张。

(2)耐心向患者解释病情,使患者认识到糖尿病目前不能根本治愈,严格按糖尿病饮食进行治疗,注意肾功能的变化,大多数糖尿病肾病可以通过治疗得到控制。

(3)增加患者家属的探视次数,必要时留家人陪伴,通过良好的思想沟通,减轻患者的思想压力,有利于病愈。

4.健康宣教

糖尿病肾病患者抵抗力低,长期疾病导致并发心、肺、眼、皮肤等多种并发症,严重影响患者生活质量。对糖尿病肾病患者进行有效的健康教育是做好三级预防措施的基础和保证。

(1)指导患者及家属掌握相关知识和理论,建立门诊随访、电话随访等沟通方式,及时关心和帮助患者。

(2)指导患者严格饮食治疗,并长期坚持。

(3)指导患者做好自我观察和护理,定期进行血糖、血压、尿常规的监测,积极做好各级预防,尽量阻止、延缓 ESRD。

(4)积极预防并发症,加强病情观察,密切观察感染发生的初始征象,如有无体温升高、咳嗽、咳痰、尿路刺激征、皮肤瘙痒等,发现异常及时处理,并按要求正确留取血尿标本送检。

二、高尿酸血症肾病及护理

(一)概述

高尿酸血症肾病又称尿酸肾病,是由嘌呤代谢紊乱、尿酸及其盐类沉积于肾脏导致的疾病。临床上可见急性尿酸肾病、慢性尿酸肾病和尿酸结石,可伴或不伴痛风关节炎(趾、跖、膝、腕、手指等关节红肿热痛)的肾外表现。

(二)病因

尿酸对肾脏有直接的致病作用,是导致痛风及痛风性肾脏损害的重要原因。我国20世纪80年代初期,中国男性高尿酸血症(HUA)的患病率为1.4%,女性为1.3%。20世纪90年代中期以后调查显示男性HUA患病率为8.2%～19.8%,女性为5.1%～7.6%。10年间我国HUA患病率平均增加了10倍。

肾损害是痛风除关节炎外的重要临床表现。文献报道痛风有显著肾功能损害的患者占41%,25%死于肾衰竭。痛风患者尸体解剖几乎都发现有肾脏损害的存在。欧洲透析移植协会的资料显示,终末期肾衰竭由痛风性肾病所致者为0.6%～1.0%。

(三)病理

1.急性尿酸肾病

集合管和输尿管可见大量尿酸盐结晶沉积,管腔堵塞、梗阻,无间质纤维化和痛风结节。

2.慢性尿酸肾病

主要为肾小管间质损害。

3.尿酸结石

显微镜下成针状或六角形橘红色结晶。

(四)护理评估

1.临床表现

一般轻、中度的高尿酸血症无明显的临床表现。慢性高尿酸血症患者出现临床症状者以痛风为最多见。

(1)慢性高尿酸血症肾病(即痛风肾病):起病隐匿。早期表现为轻度腰痛及轻微蛋白尿,以小分子蛋白尿为主。40%病例伴轻度水肿,60%病例血压中度升高。尿浓缩稀释功能障碍为肾受累之最早指征。结石阻塞肾小管及以下尿路可引起肾绞痛或血尿。结石阻塞尿路可引起继发感染,呈肾盂肾炎表现,有尿频、尿急、尿痛、发热及腰痛症状,尿中白细胞增多,细菌培养阳性结果。晚期呈肾衰竭表现,可因尿毒症而致死。

(2)尿酸结石:90%痛风患者发生结石,易反复发作。

(3)急性高尿酸血症肾病。

(4)肾外表现:关节病变是痛风肾病的主要肾外表现,多侵犯第一跖趾关节,其后是足跟部、踝部、手指、肘及膝关节受累。急性关节炎所患关节局部红、肿、热、痛、运动受限,常伴有高热、血沉增快,末梢血白细胞增高。可反复发作,多在酗酒、暴食、过劳或受冷后出现。慢性关节炎可发展为关节肿胀、变形、畸形、僵直、活动受限。此种结节称为痛风结节肿。如痛风结晶沉积于皮下组织,呈白色硬性结节,称为痛风石。60%以上病例关节病变在肾病变之前出现。

(5)其他表现:嘌呤代谢异常常伴有脂肪代谢障碍,可引起高脂血症及心血管疾病,包括高血压、冠心病、心肌梗死、心肌病及心力衰竭。

2.辅助检查

化验尿酸水平、排泄量及酸碱度很容易诊断高尿酸血症。X 线、静脉肾盂造影、B 超检查有助于诊断尿酸结石。

(五)治疗

当高尿酸血症并发肾损害时,则需尽可能控制血尿酸水平至正常范围,同时应多饮水及碱化尿液。

1.饮食治疗

(1)避免摄入高嘌呤食物:如动物内脏、动物肉及肉汤、海鲜、芦笋、香菇、豆类及花生,以减少尿酸的来源;另外,进食肉类食物多,尿液呈酸性,尿酸易于沉积,对疾病不利。

(2)戒酒:酒精可使血乳酸量增高,对肾小管排泄尿酸有竞争性抑制作用;另外,啤酒因嘌呤含量高更不宜饮用。

(3)多饮水:每天饮水 2000~4000mL,并且睡前也饮水,维持每天尿量 2000mL 以上,以利于尿酸排出,防止尿酸结晶形成及沉积。

2.碱化尿液

尿 pH 升高可以增加尿酸的溶解度,利于防止尿酸在肾脏沉积,并能使已形成的尿酸结晶溶解。常用药物为碳酸氢钠或枸橼酸合剂,以维持尿液 pH 于 6.2~6.8 为适宜,过分碱化尿液则有形成磷酸盐及碳酸盐结石的危险。

3.降低血尿酸

(1)促进尿酸排泄:通过抑制肾小管对尿酸再吸收促进尿酸从尿中排泄,此类药包括苯溴马隆、丙磺舒及磺吡酮,另外氯沙坦也具有一定的排尿酸作用。

(2)抑制尿酸合成:该类药物包括别嘌呤醇和非布司他(又称非布索坦),通过抑制黄嘌呤氧化酶减少尿酸的生成。

(3)氧化尿酸:人类无尿酸(盐)氧化酶,故不能氧化尿酸生成水溶性的尿囊素。给予基因重组的尿酸氧化酶如拉布立酶,即可将尿酸氧化成尿囊素,随尿排出体外,从而降低血尿酸浓度。

4.透析治疗

急性高尿酸肾病急性肾衰竭时,可应用透析治疗维持生命,以赢得治疗时间。慢性高尿酸肾病进展至终末期肾衰竭时,亦需进行维持性透析治疗。

(六)护理问题

1.舒适的改变

舒适的改变与痛风发作、关节疼痛有关。

2.焦虑

焦虑与疾病反复发作有关。

(七)护理目标

(1)疼痛减轻。

(2)增加舒适感。

(3)焦虑减轻或消失。

（4）使患者了解疾病的表现、过程、治疗及饮食、用药知识。

（八）护理措施

1.观察病情

监测生命体征及疼痛发生的部位和时间。观察有无血尿及水肿发生。

2.防治关节炎

急性期应迅速控制急性发作,避免过早停药及过劳、暴食、酗酒等。忌用影响尿酸排泄、分泌及增加尿酸合成的药物,如噻嗪类、汞剂、氨苯蝶啶、乙胺丁丁醇及小剂量阿司匹林等。遵医嘱使用控制关节炎急性发作的药物,如有胃肠反应如恶心、腹部不适、稀便、粒细胞减少时立即停药。可服用别嘌呤醇或促进尿酸排泄的药物。

3.饮食护理

饮食指导非常重要。告知患者控制嘌呤食物的摄入,控制蛋白质入量,不超过 $1.0g/(kg \cdot d)$,一般认为,动物内脏、肉汤、啤酒等嘌呤含量最高,其次包括大部分鱼类、贝类、肉食及禽类。蔬菜中以芦笋、花菜、四季豆、菠菜、蘑菇及花生等含量较高,而奶、蛋、米及面制品和其他大部分蔬菜嘌呤含量较低。蔬菜、水果多属碱性食物,可以增加体内碱储量,使体液 pH 升高。尿液 pH 升高,可防止尿酸结晶形成和促使其溶解,增加尿酸的排出量,防止形成结石或使已形成的结石溶解。不少蔬菜、水果中含有少量的钾元素,钾可以促进肾脏排泄尿酸,减少尿盐沉积。另外,要多注意饮水,每天尿量达到 2000～3000mL 有利于尿酸排泄。血尿酸与体质指数呈正相关,因此要节制每天进食总热量,低脂肪、低糖饮食可减轻体重,严禁暴饮暴食。

4.健康宣讲

（1）加强健康指导,强调改善生活方式是治疗 HUA 的核心。说明饮食对预防痛风复发、对肾脏保护的重要性和必要性,在病情允许的情况下,多饮水,以助尿酸从尿中排出。

（2）戒烟。

（3）鼓励患者坚持适度运动,指导患者掌握关节保护的技巧。

（4）指导患者消除不良情绪,保持情绪开朗、乐观,保持规律生活,肥胖者应积极减轻体重,使体重控制在正常范围（BMI＜24）。

（5）积极治疗与血尿酸升高相关的代谢性危险因素,如高脂血症、高血压、高血糖、肥胖和吸烟。

（6）指导患者定期到门诊复诊,检查血尿酸、肾功能等指标。

三、肥胖相关肾病及护理

（一）概述

肥胖相关性肾小球病是肥胖导致的以肾小球肥大和不同程度蛋白尿为主要表现的慢性肾脏病。据病理表现此病又能分为肥胖相关性肾小球肥大症（OB-GM）及肥胖相关性局灶节段性肾小球硬化（OB-FSGS）两型。

（二）病因

不良生活方式及饮食习惯是引起国人肥胖的主要原因。目前估计全球人口中超重和肥胖者约有 13 亿。2003 年美国疾病控制中心颁布,近 20 年来肥胖病患者增加了 2 倍,约占总人口的 3/5。在欧洲占 20％以上。1993 年我国北京有关部门的一次检查显示,成人超重逾 40％

（其中男性肥胖者占 32.7%，女性占 67.3%），中小学生肥胖者也超过了 20%。据国际生命科学学会中国肥胖问题工作组（WGOC）估算，我国超重人数为 2 亿～3 亿，占总人口的 22.4%。

（三）病理

肾小球体积增大和（或）局灶节段性肾小球硬化。

（四）护理评估

1.临床表现

临床上，肥胖相关性肾病常隐袭，OB-GM 临床上主要表现为微量清蛋白尿至大量蛋白尿。肥胖相关性局部病灶节段性肾小球硬化症（OB-FSGS）则常表现为中等量蛋白尿，如出现大量蛋白尿，但很少发生低蛋白血症及肾病综合征为其特点。OB-GM 患者的肾小球滤过率（GFR）常增高或正常，血肌酐正常；OB-FSGS 患者的 GFR 常随肾脏病理改变加重而下降，而后血肌酐增高，但是该病肾功能损害进展缓慢。

2.辅助检查

方法如下。

（1）患者肥胖，体质指数常超过 28，而且常为腹型肥胖，腰围男性超过 90cm，女性超过 85cm。

（2）本病以蛋白尿为主要表现。OB-GM 早期呈现微量清蛋白尿，而后出现蛋白尿，并逐渐进展成大量蛋白尿。OB-FSGS 常呈现中、大量蛋白尿。

（3）OB-GM 患者病理检查可见肾小球普遍肥大，而 OB-FSGS 患者在肾小球普遍肥大基础上，出现了肾小球局部病灶节段性硬化病变。

（五）治疗

本病必须以减轻体重为重点，进行综合治疗。

1.减轻体重治疗

方法有以下几种。

（1）改变不良生活习惯：减少饮食热量摄入，并增加体力活动，最好能在相关专业医师指导下进行。

（2）药物减肥：上述治疗无效时才考虑应用，并且需与控制饮食及增加体力活动配合。目前可用的药物如下。

奥利司他：能抑制肠道脂肪酶，减少脂肪吸收，但是它具有胃肠不适、脂肪泻及致脂溶性维素缺乏等不良反应，偶尔还能引起严重肝损害或过敏反应，需要注意。

利莫那班：能选择性地拮抗大麻素 CB1 受体，降低食欲而减少体重，此药不良反应较轻，但可能引起腹泻、抑郁及焦虑。

（3）外科手术：极度肥胖且上述各种减肥方法治疗无效的患者，才考虑行胃肠改道手术减肥。

2.胰岛素增敏剂治疗

中胰岛素抵抗在本病发病中占有重要地位，故应考虑应用胰岛素增敏剂治疗。常用二甲双胍，它除能胰岛素增敏外，还能降低食欲帮助减肥。此药不良反应较轻，仅呈现轻度胃肠反应，但是肾功能不全患者应禁用，以免药物在体内蓄积引起严重乳酸酸中毒。

3.血管紧张素Ⅱ拮抗剂治疗

可用血管紧张素转换酶抑制剂或血管紧张素 ATi 受体阻滞剂进行治疗,伴随或不伴高血压的患者均可应用,以期减少尿蛋白排泄及延缓肾损害进展。

4.并发症治疗

本病患者常并发代谢综合征,则应对并发症如高血压、糖代谢紊乱、脂代谢失调及高尿酸血症等都同时进行治疗,并力争治疗达标。

(六)护理问题

1.营养失调:高于机体需要量

营养失调与不良饮食习惯有关。

2.舒适的改变

舒适的改变与肥胖导致高血压等有关。

(七)护理目标

(1)体重降低,体质指数趋于正常。

(2)头晕、头痛等不适改善或消失,患者自觉舒适感提高。

(八)护理措施

1.饮食护理

(1)限制膳食胆固醇的摄入:忌食胆固醇含量高的食物,如动物脑、肝、肾、蟹黄、蛋黄、松花蛋等。胆固醇摄入量每天应控制在 300mg 以下,血胆固醇中度以上升高者每天膳食胆固醇应控制在 200mg 以下。高脂蛋白血症患者血中的脂类物质含量均较高,因此,应适当控制这类食物的摄入。

(2)限制动物性脂肪摄入,适当增加植物油,食用豆油、花生油、菜油、麻油等,大多数植物油除椰子油外都符合这个条件,特别是向日葵籽油、玉米油中多聚不饱和脂肪酸含量最丰富。

(3)膳食纤维可促进胆固醇排泄,减少胆固醇合成,能降低血胆固醇含量,所以食物勿过细过精,每天膳食不能缺少蔬菜、水果、粗粮等含纤维高的食物。水果中维生素 C 丰富且无须烹调,维生素免遭破坏,并含有果胶,可增加胆固醇的排出。山楂降脂的效果很好。柑橘类含生物类黄酮,对血栓形成有预防作用。

(4)适当增加一些具有降血脂、降胆固醇作用的食物,如豆类食品、大蒜、洋葱、山楂、灵芝等。

(5)饮食宜清淡,特别是老年人,体内调节能力逐渐减弱,饮食清淡比肥腻更有利于控制血胆固醇升高。

(6)禁食辣椒,多吃去脂性食物。高脂蛋白血症患者一般都饮食不节,而辣椒为调味品,能开胃、促进消化、增加食欲,故应禁食。而去脂性食物(对脂肪沉积有溶解作用),如海鱼、海带、燕麦、粗面粉、苦荞麦、粳米、玉米等,应适量多吃一些,以降脂减肥。

(7)限制糖类的摄取:糖可在肝脏中转化为内源性三酰甘油,使血浆中三酰甘油的浓度增高,所以应限制甜食的摄入。因此,高脂蛋白血症患者应少吃或不吃糖类。

(8)戒烟酒:饮酒可增加热量,而且酒精可以影响肝脏分解脂肪的功能,使脂肪大量积存于体内,不适当饮酒能使心功能减退,对胃肠道、肝脏、神经系统、内分泌系统均有损害。香烟中的尼古丁能使周围血管收缩和心肌应激性增加,使血压升高,心绞痛发作,应绝对戒烟。

2.运动护理

(1)运动要量力而行:对于没有严重并发症的高脂血症患者来说,除了走路以外,慢跑、太极拳、气功、游泳、爬山、骑自行车也是很好的运动方式。并发有轻度高血压、糖尿病和无症状性冠心病肥胖的患者,可在医生指导下,进行适量其他类型的运动。

(2)运动需循序渐进:高脂血症患者运动时要采取循序渐进的方式,不能"一口吃成一个胖子",如超出自己的适应能力,最终加重心脏和血管的负担,会出现心脑血管事件。一旦出现心悸、呼吸困难或心绞痛等症状,一定要立刻停止运动并及时做相应检查。

3.健康宣教

(1)加强健康指导,说明减轻体重对肾脏保护的重要性和必要性,加强心理支持,使患者树立减肥的信心和恒心,鼓励患者家属也积极参与和指导患者的减肥计划。

(2)对患者及家属进行营养、饮食、生活方式等知识宣教,避免不良饮食习惯。

(3)指导患者持之以恒坚持运动及低脂饮食,避免间断运动、体重反弹等情况影响减肥目标的实现。但同时也要避免过度体育运动、过度饮食限制致机体发生低血糖、头晕、眩晕、胸闷、恶心、丧失肌肉控制能力、内分泌失调等不良反应。合理的饮食计划既要达到减轻体重、减少蛋白尿的目的,也要保证机体每天营养需要。

(4)指导患者加强对自我病情的观察,除加强对体重的观察外,还应定期进行血压、尿常规、血脂、肾功能等生化指标的监测。

四、高脂血症与肾病及护理

(一)概述

高脂血症是指血中胆固醇或三酰甘油水平升高或两者都升高的疾病。因为血液中的脂质是以脂蛋白的形式存在而运转全身,所以高脂血症亦称"高脂蛋白血症"。另外,血浆中高密度脂蛋白水平降低也是一种血脂代谢紊乱。

多数肾脏疾病患者由于体内部分调节因素的失控,常伴随明显的脂质代谢紊乱。研究表明,多种肾脏疾病伴有脂质代谢紊乱。

肾病综合征、慢性肾功能不全、肾脏移植术后、持续性血液透析和腹膜透析患者的血浆脂蛋白代谢可能出现严重的紊乱,表现为各种类型的高脂血症。

糖尿病性肾病和高血压肾病患者也普遍存在高脂血症。有资料表明,狼疮性肾炎患者的血脂水平也多异常。

(二)病因

1.遗传因素

多由基因缺陷引起。

2.饮食因素

大部分高脂血症与饮食因素密切相关。糖类摄入过多、胆固醇和动物脂肪摄入过多与高胆固醇血症形成有关,其他膳食因素(如长期摄入过量的蛋白质、脂肪及膳食纤维摄入过少等)

也与本病发生有关。

3.其他原发性疾病所引起

如糖尿病、肝病、甲状腺疾病、肾脏疾病、肥胖症、糖原累积病、痛风、艾迪生病、库欣综合征、异常球蛋白血症等。

(三)病理

高脂血症能引起或加重肾脏损害,因此,近年来有关脂质对肾脏疾病进展的影响日益引起临床重视。高脂血症是肾小球硬化发生、发展的独立致病因素。高脂血症可引起血管内皮细胞损伤,血浆脂蛋白得以进入并沉积于血管壁内膜,其后引起巨噬细胞的清除反应和血管平滑肌细胞增生并形成斑块,而导致动脉硬化、管腔狭窄,可使肾脏发生缺血、萎缩、间质纤维增生。

脂质在肾小球内沉积,低密度脂蛋白可激活循环中的单核细胞并导致肾小球内单核细胞浸润,而引起或加重炎症反应。同时肾小球的系膜细胞、内皮细胞均能产生活化氧分子,促进脂质过氧化,氧化的低密度脂蛋白具有极强的细胞毒作用,导致肾组织损伤。另外,高脂血症还能引起肾小球系膜基质中胶原、层粘连蛋白和纤维蛋白增加,这些成分均与肾小球硬化直接相关。

(四)护理评估

1.临床表现

高脂血症的临床表现主要包括两大方面。

(1)脂质在真皮内沉积所引起的黄色瘤。

(2)脂质在血管内皮沉积所引起的动脉粥样硬化,易产生冠心病和周围血管病。

由于高脂血症时黄色瘤的发生率并不很高,动脉粥样硬化的发生和发展则需要相当长的时间,所以多数高脂血症患者并无任何症状和异常体征发现,而患者的高脂血症则常常是在血液生化检验时被发现的。还有角膜弓和高脂血症眼底改变这两个体征也有助于高脂血症的诊断。

2.辅助检查

高脂血症的诊断主要依靠实验室检查,常检查的项目包括总胆固醇、高密度脂蛋白胆固醇、低密度脂蛋白胆固醇、三酰甘油以及载脂蛋白 A 与 B 的各项数值。

(1)总胆固醇的理想值为 $<5.2mmol/L$,边缘升高值为 $5.23\sim5.69mmol/L$,升高值 $>5.72mmol/L$。

(2)低密度脂蛋白胆固醇的理想值为 $<3.12mmol/L$,边缘升高值为 $3.15\sim3.61mmol/L$,升高值 $>3.64mmol/L$。

(3)三酰甘油的理想值为 $<1.70mmol/L$,升高值 $>1.70mmol/L$。中国正常成年人血液中含胆固醇 $2.86\sim5.20mmol/L$,三酰甘油 $0.22\sim1.21mmol/L$,其中一项或两项增高就可以诊断为高脂血症。

(五)治疗

1.饮食治疗

有以下几点。

(1)合理的饮食应以维持身体健康和保持理想体重恒定为原则。合理的饮食量供应通常可按下列公式计算基础代谢(BMR)所必需的能量(指清醒、静卧、空腹和无情绪紧张状态下所需的能量)。BMR 所需能量计算公式为:BMR＝体重(kg)×101J/d。

(2)食物的特殊动力作用能量消耗(指食物消化、吸收、代谢过程中的能量消耗)约占食物提供总热能的 10％。

(3)补充活动时额外消耗,在原基础代谢基础上增加 30％,中度和重度体力活动分别增加 40％和 50％,相应的能量需要又与体重成正比例。

2.药物治疗

一般来说,大多数降脂药物都可以用于肾病患者。对于晚期肾衰竭患者,可能需要调整药物剂量,而且必须记住,他汀类药物和贝特类药物还会引起肌炎(如心肌炎),并使肝酶升高,特别是对肾衰竭患者。

(1)高胆固醇血症:首选羟甲基戊二酸单酰辅酶 A(HMG-CoA)还原酶抑制剂如他汀类降脂药,其降低 TC 的能力为 20％～30％,降低 LDL-C 的能力为 30％～35％,还轻度增高 HDL-C 和轻度降低 TG。胆酸搁置剂、贝特类、烟酸类也可应用。

(2)高三酰甘油血症:非药物治疗包括合理饮食、减轻体重、减少饮酒等,如不能明显降低 TG,可应用贝特类药物。

(3)混合型高脂血症:如以 TC 和 LDL-C 增高为主,可用他汀类药物;如以 TG 增高为主,则用贝特类药物;如 TC、LDL-C 和 TG 均显著升高,可联合药物治疗。

(六)护理问题

1.焦虑

焦虑与血脂控制差、并发症增多有关。

2.知识缺乏

知识缺乏与患者不了解疾病的过程、治疗及自我保健知识有关。

3.潜在并发症

冠状动脉粥样硬化、心肌梗死、肾小球硬化等。

(七)护理目标

(1)维持理想体重。

(2)增加自我管理能力。

(3)减轻焦虑。

(4)促使患者摄取适合病情的饮食。

(5)预防并发症。

(6)血脂控制在正常范围内。

(八)护理措施

1.一般护理

(1)改善膳食:少吃动物脂肪和内脏、甜食和淀粉类,多吃植物蛋白质、蔬菜、水果和鱼类,有利于降低血中的脂质。

(2)减轻体重:对体重超过正常标准的人,应在医师指导下逐步减轻体重,最好以每月减重 1～2kg 为宜。降体重时的饮食原则是低脂肪、低糖、足够的蛋白质。

（3）加强体育锻炼：体力活动不仅能增加热能消耗，而且可以增强机体代谢，提高体内某些酶尤其是脂蛋白的活性，有利于三酰甘油的运输和分解，从而降低血中的脂质。

（4）戒烟，少喝酒：酗酒或长期饮酒可以刺激肝脏合成更多的内源性三酰甘油，使血液中低密度脂蛋白的浓度增高，引起高脂血症。

（5）避免过度紧张：情绪紧张、过度兴奋可以引起血中胆固醇和三酰甘油含量增高。

2.生活护理

（1）晚饭不要过饱：进食后血液流向胃肠部，而流向头部、心脏的血液减少，会增加脑梗死、冠心病的危险。

（2）服药不要过量：不要服大量安眠药及强降血压药，这些药会使血液黏稠度相对增加，导致脑卒中发生。

（3）枕头不要过高：血脂过高的人血液流动速度比正常人慢，如果再把头颈垫高，那么血液流向头部的速度将减慢，易发生缺血脑卒中。

（4）盖被不要过重：将厚重棉被压盖人体会使全身血液运行受阻，易导致脑血流障碍，使脑静脉压和颅内压增高。

五、肾淀粉样变及护理

(一)概述

淀粉样变病是一组由特殊蛋白在细胞外形成具有 β 样折叠结构的纤维丝沉积于器官系统所引起的疾病，可分为系统性和局限性两种。系统性淀粉样变病可进一步分型。①AL 型淀粉样变病包括原发性淀粉样变病和多发性骨髓瘤相关性淀粉样变病，构成蛋白为淀粉样单克隆免疫球蛋白轻链，占淀粉样变病的绝大多数。近年还发现有 AH 型淀粉样变病，其构成蛋白为淀粉样单克隆免疫球蛋白重链。②AA 型淀粉样变病又称继发性淀粉样变病，构成蛋白为血清淀粉样蛋白 A，常继发于慢性炎症，此型现已少见。③遗传性淀粉样变病又称家族性淀粉样变病，是遗传基因突变形成的淀粉样蛋白致病，在西方发达国家及我国的淀粉样变病中，其占第二位，患病率仅次于 AL 型。

肾脏淀粉样变病是系统性淀粉样变病的一个组成部分，常见于 AL 型淀粉样变病、AA 型淀粉样变及遗传性淀粉样变病中的某些类型（如纤维蛋白原淀粉样变病、溶菌酶淀粉样变病、载脂蛋白 AⅠ或 AⅡ淀粉样变病及白细胞趋化因子 2 淀粉样变病等）。

(二)病因

学者们细致地分析与研究了病变组织中的沉积物，发现所有淀粉样沉积物中的纤维成分占 85％～95％，该纤维成分即为淀粉样物质的前体蛋白，可溶于水和低离子强度的缓冲液，分子量 4000～25000。至今为止已鉴定出 20 余种淀粉样物质的前体蛋白，这些蛋白质既可以以溶解的形式也可以以纤维的形式存在，它们的一级结构各不相同。前体蛋白以纤维形式存在时，X 线街射可以见到这些淀粉样纤维具有共同的核心结构，即与淀粉样纤维长轴垂直的反平行 β 片层样结构，因此，也有些学者认为淀粉样变性是一种蛋白质二级结构病。研究还发现，明确这些蛋白质不仅具有病因学意义，与临床表现、相关疾病、治疗与预后也有直接的关系。

(三)病理

肾脏组织沉积的淀粉样物质中主要含有两种蛋白成分。①淀粉样 A 蛋白（AA）：分子量

8500,可能为血清中的 AA(SAA)水解而成,多见于继发性淀粉样变。②淀粉样轻链(AL):γ型多见,分子量 500~25000,为浆细胞产生。主要见于原发性和继发于骨髓瘤的淀粉样变。此类患者血清中常可检出单株峰球蛋白并出现轻链尿。淀粉样肾外观增大,光镜下淀粉样物质呈嗜酸性染色,要沉积于基膜、系膜、肾间质和小动脉中层。刚果红染色呈均匀橘红色,在偏极光下呈苹果绿的双折光反应。如切片用高锰酸钾预处理,AA 蛋白的刚果红染色仍呈阳性反应,AL 蛋白则转阴,此有助于鉴别原发性或继发性肾淀粉样变,在电镜下可见 β 片状结构的长纤维呈不分支相嵌。

(四)护理评估

1.临床表现

(1)肾脏受累表现:蛋白尿、肾病综合征和发热等。

蛋白尿是本病早期最常见的临床表现,并可作为唯一的临床表现而存在多年。蛋白尿程度不等,与淀粉样蛋白在肾小球沉积的部位及程度有关。可伴镜下血尿,偶见红细胞管型。

35%~57%患者出现低清蛋白血症及水肿,呈肾病综合征表现。此期患者病情发展迅速,预后差。肾衰竭是本病最主要死亡原因之一。此期患者常伴有程度不等的高血压。

肾静脉血栓形成是本病最常见的并发症,大多起病隐匿,表现为难治性肾病综合征。少数患者出现急性肾静脉血栓,有明显腰痛,肾体积明显增大。

(2)其他系统表现:淀粉样物质常侵犯心脏,表现为心肌病变、心脏扩大、心律失常甚至猝死。侵犯胃肠道黏膜可引起便秘、腹泻、消化不良及肠梗阻等症状,黏膜下血管受侵犯则可引起消化道出血。胃受累时可出现反复呕吐难以进食。累及肝胆时可出现肝区痛、肝功能减退、胆囊增厚、胆汁淤积,但黄疸罕见。

周围神经受累表现为多发性周围神经炎、肢端感觉异常、肌张力低下及腱反射低下。老年患者中枢神经系统受累表现为痴呆。

血液系统可表现为浆细胞增多,引起代偿性红细胞增多症;可因凝血因子缺乏而出现出血、皮肤出现瘀点、瘀斑。

此外,皮肤、关节、肌肉、骨骼也会发生不同程度的受累病变,如紫癜、肌无力、关节肿痛等。

2.辅助检查

(1)光镜检查:肾小球系膜区增宽,其中有无结构的团块样均匀物质(淀粉样蛋白)沉积。镀银染色肾小球基底膜外侧可见细长的“睫毛样”突起。小动脉壁也常见到上述无结构的均匀物质沉积,严重时肾间质及肾小管上也有沉积。进行刚果红染色做光镜检查,可见上述淀粉样物质呈砖红色,偏振光检查呈苹果绿色双折光。

(2)电镜检查:特征性改变是在淀粉样蛋白沉积部位见到直径 8~10nm 不分支的排列紊乱的纤维丝。淀粉样变病的确诊必须靠病理组织学检查,刚果红染色阳性及电镜见到特征性纤维丝是诊断“金指标”。如果淀粉样病变已侵犯其他器官,做这些受累器官(如直肠、牙龈等)的组织病理学检查,也能同样见到上述特异改变。

(3)免疫病理检查:主要用于淀粉样变病的分型,免疫荧光检查比免疫组化检查更敏感、图像更清晰。

AL 型淀粉样变病:用抗 λ、抗 κ 轻链抗体进行染色,常见 λ 轻链型淀粉样变病。

AA 型淀粉样变病:用抗 AA 抗体进行染色。

遗传性淀粉样变病:需分别用针对各种遗传性淀粉样变病的淀粉样蛋白抗体进行染色。

（五）治疗

本病治疗困难、预后差。如下治疗可供参考。

1.AL 型淀粉样变病治疗

以治疗浆细胞病,抑制单克隆淀粉样轻链的产生为目的。治疗方案如下。

（1）美法仑（melphalan,即苯丙氨酸氮芥）联合泼尼松治疗（MP 方案）。

（2）美法仑联合地塞米松治疗（MD 方案）。

（3）长春新碱、阿霉素与地塞米松联合治疗（VAD 方案）。

（4）大剂量静脉应用美法仑联合自体外周造血干细胞移植治疗（HDM/SCT 方案）,效果优于上述治疗,但是必须警惕大剂量静脉应用美法仑的严重不良反应。另外,还可选用沙利度胺（又名反应停）、来那度胺（系沙利度胺衍生物）或硼替佐米进行治疗。

2.AA 型淀粉样变病治疗

治疗的关键是控制慢性炎症及清除慢性感染灶,以减少血清淀粉样蛋白 A 产生。另外,还可应用如下药物。

（1）依罗沙特,通过抑制淀粉样纤维形成而起效。

（2）秋水仙碱已被应用于家族性地中海热伴发淀粉样变病。

3.遗传性淀粉样变病治疗

转甲状腺素蛋白淀粉样变病（此淀粉样变病一般不累及肾脏）及纤维蛋白原淀粉样变病目前可采用肝移植进行治疗,因为它们的淀粉样蛋白系在肝脏产生,故肝移植能获得一定疗效。而其他遗传性淀粉样变病尚缺乏治疗措施。

决定给淀粉样变病（包括肾淀粉样变病）患者进行治疗以及选择治疗方案都一定要慎重,要考虑患者年龄、受累器官情况（受累器官数目及严重度）及全身状况,权衡利弊才决策。

疾病晚期已进入终末期肾衰竭时可进行透析治疗（血液透析或腹膜透析）,也可以进行肾移植,但是移植肾可能再发肾淀粉样变病。

（六）护理问题

1.皮肤完整性受损

皮肤完整性受损与水肿、低蛋白血症、末梢神经改变有关。

2.营养失调:低于机体需要量

营养失调与呕吐、消化不良有关。

3.机体活动受限

机体活动受限与关节僵硬、肿胀有关。

4.焦虑

焦虑与病情变化所带来的不适、并发症增多及害怕死亡有关。

5.有感染的危险

感染与低蛋白血症、机体抵抗力下降、药物不良反应有关。

6.知识缺乏

知识缺乏与患者不了解疾病的表现、过程、治疗及用药有关。

(七)护理目标

(1)保持皮肤完整性。

(2)促使患者摄取适合病情的饮食。

(3)增进舒适感。

(4)焦虑减轻或消失。

(5)控制感染。

(6)让患者了解疾病的表现、过程、治疗及用药知识。

(八)护理措施

1.保持皮肤黏膜完整性

密切观察患者皮肤黏膜瘀点、瘀斑出现的部位、大小,有无血疱、溃疡形成。嘱患者注意个人卫生,保持皮肤清洁,避免感染。

2.增进舒适

指导患者采取舒适的体位,指导患者锻炼,保持活动能力。

3.肾损害治疗的配合

评估肾损害的表现:水肿、蛋白尿、高血压等,监测尿比重、血尿素氮、肌酐、电解质。遵医嘱给予糖皮质激素及免疫抑制剂。护士应了解治疗方案,指导患者规律用药,观察不良反应。药物减量时宜慢,减量过快则可以引起病情反复。定期检查血常规。有明显肾功能不全者按慢性肾衰竭的常规护理。

4.心理护理

评估患者的焦虑程度和表现。患者易情绪低落,精神、食欲差。鼓励患者表达自己的感受,耐心向患者解释病情,了解患者的需要并尽力满足。

指导患者使用放松术,如深呼吸、听音乐等,分散注意力,减轻焦虑症状。及时与患者家属沟通,使家属积极配合医护工作。

5.健康教育

评估患者对疾病知识的了解程度。向患者介绍疾病的表现、治疗及自我保健知识。坚持按医嘱服药,注意观察药物的不良反应,定期复查。嘱患者保持情绪稳定,生活有规律。

第八节　自身免疫性肾病的护理

一、狼疮性肾炎及护理

(一)概述

狼疮性肾炎(LN)是系统性红斑狼疮(SLE)最常见的脏器并发症,临床上可表现为血尿和(或)蛋白尿、肾病综合征、急性或慢性肾衰竭等,多数患者用糖皮质激素联合免疫抑制剂治疗效果较好,但是部分患者长期预后不良。严重的 LN 是影响 SLE 患者预后的主要原因之一。

(二)病因

目前认为可能与遗传因素(补体缺乏等)、激素(雌激素、泌乳素、雄激素)和环境因素(紫外线、药物、感染)等有关。狼疮性肾炎占我国终末期肾病的 $1\%\sim3\%$,好发于育龄女性,也可见于儿童、男性和老人。

(三)病理

狼疮性肾炎的病理组织学分为Ⅰ型轻微系膜性、Ⅱ型系膜增生性、Ⅲ型局灶性、Ⅳ型弥散性、Ⅴ型膜性、Ⅵ型严重硬化型狼疮性肾炎。

狼疮性肾炎不但不同的病理类型可以重叠,狼疮性肾炎的组织病理类型也可随着疾病活动性和治疗效果的变化相互转变。

(四)护理评估

1.临床表现

(1)全身表现:间断发热,颧部蝶形红斑,无痛性口腔溃疡,多个关节肿痛,发生癫痫或精神异常。手足遇冷变得苍白,温暖后转为紫红,继之恢复正常颜色,称为雷诺现象。

(2)肾脏表现:单纯性血尿或蛋白尿;血尿、蛋白尿伴水肿、腰酸或高血压,即肾炎样表现;大量蛋白尿、低蛋白血症、水肿,即肾病综合征样表现;血尿、蛋白尿伴肾功能急剧减退,呈急进性肾炎表现;慢性肾衰竭表现。

(3)化验异常:血常规出现白细胞减少($<4.0\times10^9/L$)、贫血、血小板减少($<100\times10^9/L$)、血沉增快、补体 C_3 降低、抗核抗体及自身抗体阳性。

2.辅助检查

(1)尿常规检查:可有不同程度的蛋白尿、镜下血尿、白细胞、红细胞及管型尿。

(2)血常规检查:多数有中度贫血,偶尔呈溶血性贫血、血白细胞下降,血小板多数少于 $100\times10^9/L$,血沉较快。

(3)免疫学检查:血清多种自身抗体阳性,γ-球蛋白显著增高,血循环免疫复合物阳性,低补体血症,尤其在活动期。血红斑狼疮细胞阳性,皮肤狼疮带试验阳性。

(4)重型活动性狼疮性肾炎伴有可逆性的 Ccr 不同程度下降、血尿素氮和肌酐升高、血清蛋白降或肝功转氨酶增高;终末期狼疮性肾炎 Ccr,明显下降和血肌酐、尿素氮显著升高。

(5)影像学检查:B 超示双肾增大提示急性病变;部分患者并发肝、脾大或心包炎。

(6)肾活检:可了解病理类型、病变活动性和决定治疗方案。以肾脏损害为首发表现的系统性红斑狼疮,肾活检有助于确诊。

(五)治疗

(1)轻型系统性红斑狼疮(如仅有皮疹、低热或关节症状等)和免疫血清学检查异常:若尿检正常、肾活检显示肾小球正常或轻微病变者,酌情用非甾体类抗感染药改善症状,密切追踪病情变化;若尿检异常、肾活检显示肾小球局灶节段性系膜增生伴有节段性坏死、新月体形成及局灶性肾小球硬化者,用中、小剂量糖皮质激素(如泼尼松 $20\sim40\text{mg/d}$),酌情加用细胞毒药物。

(2)重型系统性红斑狼疮:如高热、关节痛、无力和(或)病变迅速累及浆膜、心、肺、肝、造血器官和其他脏器组织伴急性或急进性肾炎综合征,肾活检显示弥散增生性肾小球肾炎或新月体性肾炎,肾功能进行性减退时,应给予标准激素治疗加 CTX 冲击治疗,或甲泼尼龙冲击治疗,每天 1.0g,静脉滴注 3～5 天为一疗程,继以中等剂量的泼尼松维持,必要时 7～10 天后可重复一次,一般不超过三个疗程。当上述方法效果欠佳或病情较重时,可考虑血浆置换疗法。不能用 CTX 者可试用环孢素、霉酚酸酯等。伴有急性严重肾功能不全、严重高血容量心力衰竭时应紧急透析,使其度过危险期,为药物治疗创造条件和争取时间。

(3)表现为无症状蛋白尿(尿蛋白>2g/24h)者可用糖皮质激素,酌情加用细胞毒药物,与泼尼松合用亦有一定疗效。表现为无症状血尿者,可用雷公藤制剂(常规剂量或双倍剂量)或 CTX 治疗。有条件者最好根据肾脏病理类型选择用药。

(4)呈肾病综合征者,但尿中红细胞不多、肾功能稳定或肾活检显示膜性狼疮性肾炎,应首选泼尼松 0.8～1.0mg/(kg·d),若 2～4 周后效果不佳,加用 CTX,若伴有肾功能减退、严重高血压、肾活检显示肾小球增生明显或发生病理类型转变时,则应给予标准激素治疗加 CTX 冲击治疗。

(六)护理问题

1.皮肤完整性受损

皮肤完整性受损与疾病所致的血管炎性反应等因素有关。

2.体液过多

体液过多与低蛋白血症致血浆胶体渗透压下降等有关。

3.营养失调:低于机体需要量

营养失调与大量蛋白尿、摄入减少及吸收障碍有关。

4.有感染的危险

感染与自身免疫反应、长期使用激素等因素有关。

5.焦虑

焦虑与病情反复发作、迁延不愈有关。

6.潜在并发症

高血压、高血脂等。

(七)护理目标

(1)患者皮肤受损减轻或修复。

(2)患者水肿程度减轻或消失。

(3)患者能正常进食,营养状况逐步改善。

(4)无感染发生。

(5)患者能接受患病事实,生理上、心理上舒适感有所增加。

(6)避免并发症的发生或并发症发生后,得到及时治疗与处理。

(八)护理措施

1.皮肤护理

(1)保持皮肤清洁干燥,忌用碱性肥皂。

(2)有皮疹、红斑或光敏感者,外出时采取遮阳措施,忌日光浴。

（3）避免接触刺激性物品，如染发烫发剂、定型发胶、农药等。

2.休息

严重水肿的患者卧床休息，以增加肾血流量和尿量。下肢水肿明显者，卧床休息时可抬高下肢，以增加静脉回流。水肿减轻后，患者可起床活动，但应避免劳累。

3.营养

（1）饮食护理：给予低盐、正常量的优质蛋白的食物，但当肾功能不全时，适当调整蛋白质的摄入量。少食富含饱和脂肪酸的动物脂肪，增加可溶性纤维的食物。注意维生素及钙元素等的补充。

（2）营养的监测：评估饮食结构是否合理、热量是否充足。定期测量血清蛋白、血红蛋白等指标，评估机体的营养状况。

4.预防感染

（1）保持环境清洁：保持病房整洁，减少探访人员。

（2）预防感染的指导：协助患者加强皮肤护理；加强其营养和休息；注意防寒保暖。

（3）病情观察：监测生命体征，尤其体温变化；观察有无咳嗽及肺部干、湿啰音等感染征象。

5.心理护理

（1）鼓励患者说出自身感受，劝导其家属给予关心、理解及心理支持。鼓励患者树立战胜疾病信心。

（2）教会患者自我放松的方法。

（3）观察患者精神状态，做好安全防范。

二、过敏性紫癜肾炎及护理

（一）概述

过敏性紫癜（HSP）是一种系统性小血管炎，临床以皮肤紫癜、关节痛、胃肠道症状和肾炎为主要表现。过敏性紫癜的肾损害被称为过敏性紫癜性肾炎，简称紫癜性肾炎。

（二）病因

病因不明，可能与感染、食物、药物过敏以及预防注射等有关。过敏性紫癜性肾炎常发生于 10 岁以下儿童，男女比例为 2∶1。大多数患者呈良性、自限性过程，也有反复发作或达数月、数年者。一般认为儿童较成年患者预后好。

（三）病理

光镜检查典型的肾小球病变局部病灶节段性或弥散性系膜增生性肾炎，并伴不同程度的新月体形成。电镜检查可见系膜细胞增生、基质增加，系膜区内皮细胞下不规则电子致密物沉积，免疫荧光可见 IgA 在系膜区和毛细血管祥沉积。

国际儿童肾脏病病理研究会将该病病理分为：Ⅰ 微小病变；Ⅱ 单纯系膜增生；Ⅲ 系膜增生伴小于 50% 新月体形成；Ⅳ 系膜增生伴 50%～70% 新月体形成；Ⅴ 系膜增生伴大于 75% 新月体形成；Ⅵ 系膜增生性肾炎。

（四）护理评估

1.临床表现

（1）皮肤紫癜：此皮损常出现于下肢远端，严重时可遍及下肢近端、上肢、臀部及腹部，为对称性分布的、高于表皮的出血性斑丘疹。

（2）肾损害表现：常在皮肤紫癜后数天或数周出现。临床表现多样化，可表现为无症状性血尿（为变形红细胞血尿）及蛋白尿、慢性肾炎综合征、急进性肾炎综合征及肾病综合征。

（3）关节疼痛：呈现多发性、游走性关节肿痛，多发生在踝、膝、肘等大关节，偶发生在腕和手指关节。

（4）胃肠道症状：呈现腹痛，以脐周和下腹部为主，可伴恶心、呕吐及血便，儿童有时可并发肠套叠和肠穿孔。

2.辅助检查

（1）血液检查：无贫血，血小板计数正常，白细胞计数正常或轻度增高，出凝血时间正常。

（2）骨髓象：正常骨髓象嗜酸性粒细胞可偏高。

（3）尿液检查：可有蛋白、红细胞、白细胞和管型。

（4）粪常规检查：部分患者可见寄生虫卵及红细胞，隐血试验可阳性。

（5）毛细血管脆性试验：阳性。

（6）病理学检查：弥散性小血管周围炎，中性粒细胞在血管周围聚集。免疫荧光检查显示有 IgA 和 C_3 在真皮层血管壁沉着。

（五）治疗

1.急性期

应卧床休息，寻找致敏因素，可疑的食物或药物应暂时不用，或可疑的食物在密切观察下，从小量开始应用，逐渐增加。

2.肾上腺皮质激素治疗

肾上腺皮质激素对部分患者有效，可改善症状。对腹痛伴便血及关节症状者疗效好，但不能防止复发。对肾炎往往疗效不佳。单纯皮肤紫癜者可不用。常采用泼尼松 $1\sim2mg/(kg \cdot d)$，分次口服，症状缓解后逐渐减量至停药。肾脏受累呈肾病综合征表现时，按肾病综合征治疗。

3.对症疗法

（1）关节肿痛者可应用阿司匹林。

（2）腹痛者可应用镇静剂，如苯巴比妥等，同时观察腹部有无肠套叠的体征。

（3）消化道出血者，量少时限制饮食，量多时禁食。亦可用普鲁卡因（应先做过敏试验，阴性者方选用）做静脉封闭，将 $8\sim15mg/(kg \cdot d)$ 的普鲁卡因加入 10% 葡萄糖溶液 200mL 中静脉滴注，$7\sim10$ 日为一疗程。

（4）有感染者，尤其是链球菌感染时，可用青霉素等抗生素控制感染。

（5）有病灶者，如龋齿、鼻窦炎、扁桃体炎等，应彻底治疗原发灶。

（6）一般可补充维生素 C、维生素 P 或钙剂等。

（7）出血量多、引起贫血者，可输血。

（六）护理问题

1.有损伤的危险（出血）

损伤与血管壁的通透性和脆性增加有关。

2.舒适的改变(疼痛)

疼痛与局部过敏性血管炎性病变有关。

3.体液过多

体液过多与低蛋白血症致血浆胶体渗透压下降等有关。

4.有感染的危险

感染与自身免疫反应、长期使用激素等因素有关。

5.潜在并发症

慢性肾衰竭。

(七)护理目标

(1)避免出血的发生。

(2)疼痛减轻。

(3)水肿减轻或消失。

(4)避免感染。

(八)护理措施

1.休息

(1)发作期患者应增加卧床休息时间,避免过早或过多地行走及活动。

(2)协助疼痛者采取舒适卧位,关节肿痛者要注意局部关节制动与保暖。

2.饮食指导

除了避免过敏性食物的摄取外,保证机体所必需的营养物质和热量的供给,补充丰富的维生素。进食清淡、不刺激、易消化的食物。若有消化道出血,应避免过热饮食,必要时禁食。

3.病情观察

密切观察病情的进展与变化,皮肤紫癜的分布有无增多或消退。注意评估疼痛的部位、性质、严重程度、持续时间及伴随症状。观察水肿、尿量、尿色的变化及粪便的性质与颜色等。

4.感染的预防

(1)保持环境清洁:保持病房整洁,减少探访人员。

(2)预防感染的指导:协助患者加强皮肤护理;加强其营养和休息;注意防寒保暖。

(3)监测生命体征,尤其体温变化;观察有无咳嗽及肺部干、湿啰音等感染征象。

三、ANCA 相关性小血管炎肾损害及护理

(一)概述

系统性血管炎是指以血管壁炎症和纤维素样坏死为主要病理特征的一组系统性疾病。在系统性小血管炎中,部分疾病与抗中性粒细胞胞质抗体(ANCA)相关,因而被称为 ANCA 相关性小血管,包括显微镜型多血管炎(MPA)、肉芽肿伴多血管炎(GPA,曾称为韦格纳肉芽肿病)、变应性肉芽肿性血管炎(CSS)。ANCA 相关性小血管炎常累及肾脏引起肾损害,其中 MPA 及 GPA 的肾损害常很严重,易出现新月体肾炎。

(二)病因

抗中性粒细胞胞质抗体(ANCA)引起的系统性血管炎即为 ANCA 相关性小血管炎,又称

原发性小血管炎。

ANCA 相关性小血管炎是系统性血管炎疾病,因此全身各个器官均可受累,但显微镜下多血管炎及韦格纳肉芽肿最常累及肾脏和肺脏。

ANCA 相关性小血管炎患者一旦出现血尿和(或)蛋白尿,就应考虑本病已累及肾脏。由于本病病理改变很重,为新月体肾炎,所以患者临床表现也很重,常呈现急进性肾炎表现,即Ⅲ型急进性肾炎,并同时呈现肾病综合征。因此,发生 ANCA 相关性小血管炎肾损害要积极治疗,否则会因急性肾衰竭而危及生命。

(三)病理

抗中性粒细胞胞质抗体(ANCA)是指与中性粒细胞及单核细胞胞质中溶酶体酶发生反应的抗体。当中性粒细胞受抗原刺激后,胞质中的 α 颗粒释放蛋白酶-3、髓过氧化物酶物质及白细胞抗原生成,刺激机体而产生 ANCA。

(四)护理评估

1.临床表现

(1)本病好发于中、老年。

(2)全身非特异性表现:常有发热(低热或高热)、皮肤紫癜、肌肉痛、关节痛、周围神经病变(麻木或疼痛敏感)及体重减轻等。

(3)肾脏受累表现:出现血尿(变形红细胞血尿)、蛋白尿(可轻可重,重者出现肾病综合征)及管型尿,并常出现水肿及高血压。重症患者肾功能进行性恶化,临床呈现急进性肾炎综合征。

(4)其他器官受累表现:体内各器官系统均可能受累,其中最常见肺脏病变,表现为咳嗽、咳血痰及咯血,乃至致命性大咯血。而 GPA 还常累及上呼吸道,导致鼻窦炎、鼻中隔穿孔和"鞍鼻"(塌鼻梁)。

2.辅助检查

中老年患者,尤其男性,病初有发热、肌肉痛、关节痛及皮肤紫癜等非特异性症状,之后出现血尿、蛋白尿、进行性肾功能损害,不管有无肺部病变均应高度怀疑本病,应及时检 ANCA。若 ANCA 检测结果阳性,诊断即成立。如果肾穿刺病理检查显示肾小球纤维素样坏死和(或)新月体形成,免疫荧光阴性,则本病将更进一步确诊。

(1)光镜检查:本病主要呈新月体肾炎,但还是常伴随肾小球纤维素样坏死,韦格纳肉芽肿患者有时还可于肾间质发现肉芽肿。肾脏小动脉可呈血管炎表现,但亦可正常,所以不能因肾脏小动脉正常而否认本病。

(2)免疫荧光检查:检测结果阴性或仅有微量非特异性免疫沉积物,因此,本病又被称为微量免疫性肾炎。

(3)电镜检查:无电子致密物存在。

(五)治疗

1.糖皮质激素及免疫抑制剂治疗

(1)诱导缓解治疗:常用糖皮质激素联合环磷酰胺治疗。

糖皮质激素:可口服泼尼松或泼尼松龙,剂量 $1mg/(kg \cdot d)$,共服用 4～6 周,病情控制后逐步减量。

环磷酰胺:可以口服,剂量 2mg/(kg·d),持续服用 3～6 个月;或者静脉点滴,剂量 0.75g/m²,每月 1 次,连续应用 6 个月。

甲泼尼龙冲击治疗:对肾功能急剧恶化和(或)肺出血的重症患者,在应用激素及环磷酰胺治疗的基础上,还应予甲泼尼龙冲击治疗。

(2)维持缓解治疗:治疗目的是维持疾病缓解及减少疾病复发。可采用如下药物:硫唑嘌呤[1～2mg/(kg·d)]、吗替麦考酚酯 1g/d 或氨甲蝶呤(从每周 0.3mg/kg 开始治疗,最大剂量为每周 20～25mg。肾小球滤过率＜60mL/min 时禁用)。维持治疗需持续进行 12～18 个月。

2.大剂量免疫球蛋白治疗

上述糖皮质激素联合免疫抑制剂治疗无效时,或存在感染不宜使用糖皮质激素及免疫抑制剂时,可考虑应用大剂量免疫球蛋白进行诱导缓解治疗,剂量 400mg/(kg·d)静脉点滴,每天 1 次,5 次为一疗程,必要时可重复治疗。

3.血浆置换或免疫吸附治疗

对严重肺出血、急性肾衰竭或并发抗肾小球基底膜抗体的患者,在应用上述激素及免疫抑制剂治疗的基础上,于诱导缓解初期还应给予强化血浆置换治疗或双重血浆置换治疗,有条件时也可应用免疫吸附治疗。

4.透析治疗

在患者出现急性肾衰竭并达到透析指征时,应及时进行透析,以维持生命,赢得诱导缓解治疗的时间。当患者已进入慢性肾衰竭且已到达透析指征时,也应给予长期维持性透析治疗维持生命。选用血液透析或腹膜透析皆可。

5.预防复发治疗

GPA 患者鼻部携带金黄色葡萄球菌是致疾病复发的一个重要原因,口服复方新诺明(剂量为磺胺甲噁唑 800mg 和甲氧苄啶 160mg,每周 3 次)和(或)鼻腔局部应用莫匹罗星都能较好地清除金黄色葡萄球菌,预防 GPA 复发。

(六)护理问题

1.活动无耐力

活动无耐力与贫血、营养摄入不足有关。

2.皮肤完整性受损

皮肤完整性受损与系统免疫性疾病、药物(激素、免疫抑制剂)的不良反应有关。

3.疼痛

疼痛与关节的免疫性炎症、内脏损害有关。

4.体温过高

体温过高与免疫炎症有关。

5.气体交换受损

气体交换受损与肺部炎症、肺泡破裂出血引起气体交换面积减少有关。

6.焦虑

焦虑与病情反复、药物不良反应、外观上的改变及害怕死亡有关。

7.有感染的危险

感染与使用免疫抑制剂药物治疗、贫血、机体抵抗力下降有关。

8.知识缺乏

知识缺乏与患者不了解疾病的过程、治疗及自我保健知识有关。

(七)护理目标

(1)维持电解质平衡。

(2)消除水肿,防治心力衰竭、肺水肿的发生。

(3)做好口腔及皮肤的护理,避免感染。

(八)护理措施

1.一般护理

当患者出现肾功能不全时,应观察神志、瞳孔等生命体征变化,准确记录 24 小时出入量。观察尿量、颜色及比重,监测电解质及肾功能变化。观察水肿部位、程度及消长规律。严重水肿者,补液时控制滴速,以防心力衰竭、肺水肿的发生。做好口腔及皮肤护理,告诉患者养成良好的卫生习惯,注意保暖,避免感染。

2.饮食护理

饮食宜选用低脂、低盐、优质蛋白、高维生素、低钾的食物。根据患者具体病情制订合理的饮食计划。伴有肾功能不全时,严格限制蛋白质摄入量 0.6~0.8g/(kg·d),保证充足热量126~147kJ/(kg·d)。如患者开始行透析治疗,蛋白质摄入量 1.2~1.5g/(kg·d),有高血压、水肿、尿量少者,应注意限制盐(<3g/d)和水的摄入量,以免增加心脏负荷。尿量在 1000mL/d 以上者,可不限制饮水。

第九节　IgA 肾病的护理

IgA 肾病是肾小球系膜区以 IgA 为主的免疫复合物沉积,以肾小球系膜增生为基本组织学改变,是一种常见的原发性肾小球疾病。其临床表现多种多样,主要表现为血尿,可伴有不同程度的蛋白尿、高血压和肾脏功能受损,是导致终末期肾脏病的常见的原发性肾小球疾病之一。

一、常见病因

IgA 肾病的病因不明,目前尚未发现与 IgA 抗体反应的稳定抗原。IgA 肾病通常呈散发性,一般不认为是一种家族性疾病,但有些家族性聚集的报道,提示免疫遗传因素可能在 IgA 肾病的发病中起到一定的作用。近年,对 IgA 肾病发病机制的研究有了不少新的进展,主要归纳为两点:①黏膜免疫缺陷;②IgA 分子异常。

二、临床表现

(一)起病前,多有感染

常为上呼吸道感染(24～27小时,偶可更短)。

(二)发作性肉眼血尿

肉眼血尿持续数小时至数日不等。肉眼血尿有反复发生的特点,发作间隔随年龄延长而延长。肉眼血尿常继发于咽炎与扁桃体炎后,亦可以在受凉、过度劳累、预防接种、肺炎、胃肠炎等影响下出现。

(三)无症状镜下血尿伴或不伴蛋白尿

30％～40％的IgA肾病患者表现为无症状性尿检异常,多为体检时发现。

(四)蛋白尿

多数患者表现为轻度蛋白尿,10％～24％的患者出现大量蛋白尿,甚至肾病综合征。

(五)高血压

成年IgA肾病患者高血压的发生率为9.1％,儿童IgA肾病患者中仅占5％。IgA肾病患者可发生恶性高血压,多见于青壮年男性。

三、辅助检查

(一)尿常规检查

持续镜下血尿和蛋白尿。

(二)肾功能检查

肌酐清除率降低,血尿素氮和肌酐逐渐升高,血尿酸常增高。

(三)免疫学检查

血清中IgA水平增高。有些患者血清存在抗肾小球基底膜、抗系膜细胞、抗内皮细胞的抗体和IgA类风湿因子。IgG、IgM与正常对照相比无明显变化,血清C_3,CH_{50}正常或轻度升高。

四、治疗原则

(一)一般治疗

(1)注意保暖,感冒要及时治疗。

(2)避免剧烈运动。

(3)控制感染:感染刺激可诱发IgA肾病。因此,积极治疗和去除口咽部(咽炎、扁桃体炎)、上颌窦感染灶,对减少肉眼血尿反复发作有益。

(4)控制高血压:控制高血压是IgA肾病长期治疗的基础,目标血压控制在17.29/10.64kPa以下;若蛋白尿＞1g/24h,目标血压控制在16.63/9.98kPa以下;血管紧张素转化酶抑制药(ACEI)或血管紧张素Ⅰ型受体拮抗药(ARB)为首选降压药物。降压药应用同时,适当限制钠盐摄入,可改善和增强抗高血压药物的作用。

(5)饮食疗法:避免过度钠摄入及过量蛋白质摄入,保证足够热量供应。

(二)调整异常的免疫反应

1.糖皮质激素

包括泼尼松和甲泼尼龙等。糖皮质激素和免疫抑制药在IgA肾病的应用。激素和免疫抑:制药对肾脏有明显的保护作用。

2.免疫抑制药

包括环磷酰胺和环孢素 A 等。激素联合细胞毒药物在 IgA 肾病治疗中的应用。可明显延缓 IgA 肾病肾功能的进展和降低尿蛋白、改善病理损伤。

(三)清除循环免疫复合物

血浆置换能迅速清除 IgA 免疫复合物,主要用于急进性 IgA 肾病患者。

(四)减轻肾小球病理损害,延缓其进展

如以下内容所述。

1.抗凝、抗血小板聚集及促纤溶药物

IgA 肾病患者除系膜区有 IgA 沉积外,常并发有 C3、IgM、IgG 沉积,部分还伴有纤维蛋白原沉积,故大多数主张用抗凝、抗血小板聚集及促纤溶药物治疗,如肝素、尿激酶、华法林、双嘧达莫等。

2.血管紧张素转化酶抑制药(ACEI)

该类药物的作用主要是扩张肾小球出球小动脉,降低肾小球内高灌注及基底膜的通透性,抑制系膜增生,对于减少 IgA 肾病患者尿蛋白,降血压,保护肾功能有较肯定的疗效。ACE-IARB 在 IgA 肾病治疗中的应用。可明显减少患者蛋白尿的排出或改善和延缓肾功能进展。

3.鱼油

鱼油含有丰富的多聚不饱和脂肪酸,可减轻肾小球损伤和肾小球硬化。

五、护理

(一)护理评估

1.水肿

患者眼睑及双下肢水肿。

2.血尿

肉眼血尿或镜下血尿。

3.蛋白尿

泡沫尿,尿蛋白。

4.上呼吸道感染

扁桃体炎、咽炎等。

5.高血压

患者血压。

(二)护理要点及措施

1.病情观察

(1)意识状态、呼吸频率、心率、血压、体温。

(2)肾穿刺术后观察患者的尿色、尿量,腰痛、腹痛,有无出血。

(3)自理能力和需要,有无担忧、焦虑、自卑异常心理。

(4)观察患者水肿变化:详细记录 24 小时出入量,每天记录腹围、体重,每周送检尿常规2~3 次。

(5)严重水肿和高血压时需卧床休息,一般无须严格限制活动,根据病情适当安排文娱活动,使患者精神愉快。

2.症状护理

(1)监测生命体征、血压及用药反应。注意观察有无出血及感染现象。

(2)观察疼痛的性质、部位、强度、持续时间等,解释疼痛的原因。协助患者变换体位以减轻疼痛。让患者听音乐,与人交谈来分散注意力以减轻疼痛。遵医嘱给予镇痛药并观察疗效及不良反应。

(3)长时间卧床休息时注意皮肤的护理,预防压疮的出现,肾穿刺后4~6小时,在医师允许的情况下可翻身侧卧。

(4)观察尿色,如有血尿,立即告知医师,遵医嘱给予止血药物。

(5)观察患者排尿情况,对床上排尿困难的患者先给予诱导排尿,如仍排不出,可给予导尿。

3.一般护理

(1)患者要注意休息:卧床休息可以松弛肌肉有利于疾病的康复。剧烈活动可见血尿,因剧烈活动时,肾脏血管收缩,导致肾血流量减少,氧供应暂时不足,导致肾小球毛细血管的通透性增加,从而引起血尿,使原有血尿加重。

(2)每天监测血压:密切观察血压、水肿、尿量变化;一旦血压上升,尿量减少时,应警惕慢性肾衰竭。

(3)观察疼痛的性质、部位、强度、持续时间等。疼痛严重时可局部热敷或理疗。

(4)加强锻炼:锻炼身体,增强体质,预防感冒,积极预防感染和疮疖等皮肤疾病。

(5)注意扁桃体的变化:急性扁桃体炎能诱发血尿的发作,扁桃体摘除后血尿明显减少、蛋白尿降低,血清中的IgA水平也降低。

(6)注意病情的变化:一要观察水肿的程度、部位、皮肤情况;二要观察水肿的伴随症状,如倦怠,乏力,高血压、食欲减退、恶心呕吐;三要观察尿量、颜色、饮水量的变化,经常监测尿镜检或尿沉渣分析的指标。

(7)注意避免使用对肾脏有损害的药物:有很多中成药和中草药对肾脏有一定的毒性,可以损害肾功能,应注意。

(三)健康教育

(1)患者出院后避免过度劳累、外伤、保持情绪稳定,按时服药,避免受凉感冒及各种感染。在呼吸道感染疾病流行期,尽量少到公共场所。

(2)在医师的指导下合理使用糖皮质激素(包括泼尼松和甲泼尼龙)免疫抑制药等药物,不得私自减药,必须在医师的指导下,方可减药。

(3)注意可适量运动,锻炼身体增强体质,但不能运动过量,特别注意腰部不要过度受力,以免影响肾穿部位,导致出血。患者要根据自己的情况选择一些有助于恢复健康的运动。

(4)定期复查,随时门诊就医看诊。

(5)不能过于劳累,作息有规律,要保持健康、宽容的心态;季节交换时,注意加减衣服,以避免感冒;少食辛辣、高蛋白食物等。通过综合调节,达到治愈或延缓疾病进展的目的。

第十节 肾小管性酸中毒的护理

一、概述

肾小管性酸中毒(RTA)是近端肾小管对碳酸氢盐离子的重吸收障碍或者远端肾小管管腔与管周液间 pH 梯度建立障碍所引起的代谢性酸中毒。

临床上将肾小管性酸中毒分为Ⅰ型(远端型)肾小管性酸中毒(RTA)、Ⅱ型(近端型)肾小管性酸中毒(PRTA)、Ⅲ型(混合型)肾小管性酸中毒和Ⅳ型(高血钾型)肾小管性酸中毒。

二、病因

(一)Ⅰ型肾小管性酸中毒

有原发性和继发性,原发者见于先天性肾小管功能缺陷,多为常染色体显性遗传,也有隐性遗传和特发病例;继发者可见于很多疾病,如肾盂肾炎、药物性或中毒性肾病、甲状腺功能亢进、肾髓质囊性病、系统性红斑狼疮等。

(二)Ⅱ型(近端)肾小管性酸中毒

有原发性、继发性和一过性,原发性多为常染色体显性遗传;继发性可能由药物、镉铅铝汞等中毒、遗传性疾病、多发性骨髓瘤、肾小管间质性疾病等引起;一过性多为婴儿发生。

(三)Ⅲ型(混合型)肾小管性酸中毒

Ⅰ型与Ⅱ型肾小管性酸中毒并发存在的类型。

(四)Ⅳ型肾小管性酸中毒

病因主要有两种,一是醛固酮分泌减少,二是远端肾小管对醛固的反应减弱。

三、病理

由于原发性或继发性原因,导致远端肾小管排泌氢离子和小管腔液-管周间氢离子梯度功能障碍,导致尿液 pH>6,净酸排泄减少。正常情况下,远曲小管对碳酸氢根离子的重吸收很少,排泌的氢离子主要与管中磷酸氢钠交换钠离子,形成铵根离子,不能弥散至细胞内,因此产生较陡峭的氢离子梯度。Ⅰ型 RTA 患者,不能形成或维持这个梯度,故使氢离子储积,进而影响到体内碳酸氢根离子的储备,血液中氯离子代偿性增高,发生高氯性酸中毒。

四、护理评估

(一)临床表现

1.Ⅰ型 RTA(远端型)

女性多见,多发病于 20~40 岁。主要表现为高氯性代谢性酸中毒及电解质紊乱而引起的系列表现。

(1)慢性高氯性代谢性酸中毒:临床上,通常在晚期才有典型的酸中毒表现,如食欲差、呕吐、深大呼吸及神志改变等。

(2)电解质紊乱:由于远端肾单位氢泵与皮质集合管氢、钾泵功能减退而导致酸中毒与低血钾。

(3)肾性骨病:肾小管性酸中毒可抑制对钙的再吸收和维生素 D 的活化,而引起高尿钙和低血钙,后者又可继发甲状旁腺功能亢进。因此,患者又可有低血磷及肾性骨病,患者常有骨痛、肾性骨折,小儿则可有骨畸形、侏儒、牙齿易松动、脱落。

(4)高钙尿、肾结石与肾钙化:由于大量排 Ca^{2+},极易发生钙沉着而形成肾结石和肾钙化、继发感染与梗阻性肾病。

(5)肾功能:早期即有尿浓缩功能障碍,再加上溶质利尿,因此,有的患者可以多尿、烦渴和多饮为最早症状,晚期肾小球功能亦受损而导致尿毒症。

2.Ⅱ型肾小管性酸中毒(近端型)

常见于幼儿期,少数患者随年龄增长可自行缓解,较多见于男性。主要表现如下。

(1)高氯性代谢性酸中毒。

(2)一般患者低钾表现比较明显,而低血钙与骨病较轻。

(3)可同时有其他近曲小管功能障碍,如糖尿、氨基酸尿。

3.混合型 RTA(Ⅲ型 RTA)

指Ⅰ和Ⅱ两型混合存在,该型 RTA 在临床并无特殊重要性。

4.Ⅳ型肾小管性酸中毒(Ⅳ型 RTA)

Ⅳ型肾小管性酸中毒以高氯性酸中毒及持续型高血钾为特点。本型多见于老年人。临床常伴轻度肾功能不全、氮质血症,但阴离子正常,血氯升高,且酸中毒、高血钾程度与肾功能减退程度不相称。尿 NH_4^+ 降低,酸中毒时,尿可呈酸性,尿碳酸氢根离子排出不多。

(二)辅助检查

1.血液检查

查看电解质及血气分析的变化,如Ⅰ型 RTA 常引起低钾血症和高氯血症,Ⅱ型 RTA 可引起低磷血症,而Ⅳ型 RTA 常伴有高钾血症。

2.尿液检查

观察尿量及尿的酸碱度变化。

3.肾脏 B 超

肾脏呈弥散性损害。

五、治疗

(一)纠正代谢性酸中毒

可用枸橼酸钾和枸橼酸钠混合液,如复方枸橼酸合剂(Shohl 合剂)、Albright 合剂、枸橼酸合剂。用量依血碳酸氢根水平及呼吸代偿能力、血 pH 综合判断,用药量应足以使血 pH 和二氧化碳结合力(CO_2CP)维持在正常范围。

(二)纠正骨质疏松

对儿童患者或骨质软化的成人患者,需给予钙剂和维生素 D。每天维生素 D5000 单位,促进钙的吸收和加速骨质恢复。需定期监测血钙水平,以防发生高钙血症。还可肌内注射苯丙酸诺龙,以利骨质成长。

(三)消除结石

远端 RTA 往往发生多发肾结石,对于较大结石、估计不能自行排出或引起梗阻的结石,可做体外冲击波碎石治疗。

(四)中医、中药

可按肾阴虚或肾阳虚辨证施治,应用六味地黄丸、金匮肾气丸、桂附地黄丸等。

六、护理问题

(一)体液不足

体液不足与疾病所致多尿有关。

(二)活动无耐力

活动无耐力与本病造成的肾性骨病、骨折或手足抽搐有关。

(三)潜在并发症

严重电解质紊乱造成的急性或慢性肾功能不全、骨病、肾结石等。

(四)知识缺乏

缺乏与疾病相关的知识。

七、护理目标

(1)维持体液、电解质及酸碱平衡,使患者不发生脱水症状。

(2)治疗原发病,使患者不影响日常活动。

(3)积极治疗疾病,延缓肾小管功能进一步损伤与恶化。

(4)学习掌握本病知识,了解遵医嘱服药的意义及必要性。

八、护理措施

(一)一般护理

(1)肾小管性酸中毒严重者,需卧床休息,必要时,予以吸氧、镇静等护理。如发生低血钙引起手足抽搐,在遵医嘱用药的同时,应严格卧床以负摔伤。

(2)做好低钾、低钙等电解质紊乱及代谢性酸中毒的病情观察。

(3)准确记录出入量:出入量是反映机体内水、电解质、酸碱平衡的重要指标,可直接反映患者病情变化。

(4)做好各项化验检查:各项化验检查为病情诊断提供良好的依据,所以应正确收集血、尿等各种标本,及时送检。

(二)饮食护理

保持电解质、酸碱度的平衡,维持营养物质的摄入,对于恶心、呕吐的患者,要及时服用止吐药物,同时可给予清淡易消化饮食。

(三)病情观察

(1)观察低血钾表现,如有无恶心、呕吐、肌无力和软瘫、腹胀等表现,应给予相应的护理。

(2)观察低钙的表现,如骨痛、抽搐、骨发育不良等表现。

(3)观察尿量及尿酸碱度的变化。

(4)观察患者神志、体温、脉搏、呼吸、血压、大小便及用药后的反应,这些情况既可提示疾病进展,又利于发现病情异常变化。

(四)心理护理

由于本病的并发症较多,应主动与患者进行沟通,详细讲解疾病的发病机制及预后情况,消除患者恐惧等不良情绪,以便能积极配合诊断、治疗和护理。还要及时与患者家属沟通,有利于患者得到更多关心和支持。

(五)健康教育

(1)肾小管性酸中毒患者的酸碱失衡,尿素可从唾液腺、汗腺排出,在皮肤上沉着,引起口臭、口腔溃疡,所以在加强口腔及皮肤护理的同时,应做好卫生宣教,注意个人卫生。

(2)肾小管性酸中毒易反复发作,要做好卫生宣教及出院指导。让患者合理安排饮食起居,避免上呼吸道感染及其他部位的感染,并加强锻炼,增强机体抵抗力。

第十一节　急性间质性肾炎的护理

一、概述

急性间质性肾炎(AIN)又称急性肾小管间质性肾炎,是一组临床出现急性肾损害、病理以肾间质炎细胞浸润及水肿为主要表现的肾脏病。根据病因可分为药物相关性 AIN、感染相关性 AIN 及自身免疫性 AIN。

二、病因

急性间质性肾炎的病因多样,大致有药物过敏、感染相关、肾移植急性排异反应、系统性疾病伴发等几种。

(一)药物相关性急性间质性肾炎

药物过敏是导致 AIN 最常见的原因,常见的致病药品有抗生素、利尿剂和制酸剂等,用药后可能出现肾功能下降及肾小管功能损害。

(二)感染相关性急性间质性肾炎

肾脏局部感染和全身感染均可引起急性间质性肾炎,肾脏感染主要见于肾盂肾炎和肾结核;全身感染主要由于细菌、真菌和病毒感染。

(三)自身免疫性急性间质性肾炎

结节病、干燥综合征、系统性红斑狼疮等自身免疫性疾病均可能引起自身免疫性急性间质性肾炎。

三、病理

各种急性间质性肾炎存在几种基本病理变化,一是间质水肿和炎症细胞浸润,二是小管病变,三是肉芽肿形成。光镜下病变主要在肾间质及肾小管,肾小管上皮细胞退行性变,肾小球与肾血管可以正常。电镜显示,在病变早期可见细胞肿胀、空泡变性、线粒体肿胀、近端小管刷状缘脱落。在进展的病例可见小管细胞变扁平并伴有膜撕裂、萎缩、变性。当非甾体抗感染药同时引起肾小球微小病变型肾病时,还可见肾小球脏层上皮细胞足突广泛融合。

四、护理评估

(一)临床表现

1.药物相关性急性间质性肾炎

主要表现为突发的肾小球滤过率下降,血清尿素氮、肌酐进行性增高,可伴有恶心、呕吐、消瘦、疲乏无力、发热、皮疹、关节痛等症状。伴或不伴有少尿,血压多正常。发热、皮疹、嗜酸性粒细胞增多称为三联征。

2.感染相关性急性间质性肾炎

有原发病的临床表现,如发热、寒战、血白细胞增多等感染中毒症状或午后低热、盗汗、食欲差等结核中毒症状,以及感染部位的症状。如果是肾脏局部感染,则有腰、背痛和肾区叩痛。其他症状同上。

3.自身免疫性急性间质性肾炎

主要是原发病的表现,原发病的表现随着病种的不同而迥异,肾脏病变也不同,因此临床表现差异大,但是多有间质性肾炎的临床表现。

(二)辅助检查

1.尿液检查

一般为少量蛋白尿、无菌性白细胞尿、嗜酸性粒细胞尿(＞5％)、肾性糖尿、低渗尿。

2.血液检查

肌酐和尿素氮增高,高钾、高氯等电解质紊乱,代谢性酸中毒等,菌血症时,血培养阳性。

3.B超检查

肾脏呈正常大小或体积增大,皮质回声增强,同于或高于肝脏回声。

4.病理学检查

肾间质水肿伴灶性或弥散性炎细胞浸润,肾小管可有不同程度的退行性变,肾小球和肾血管正常或病变较轻。

五、治疗

(一)药物相关性急性间质性肾炎

治疗原则为去除病因,支持治疗以防治并发症,以及促进肾功能恢复。

1.一般治疗

应力争去除病因,首先停用相关药物或可疑药物,避免再次使用同类药物。支持治疗主要在于对急性肾衰竭及其并发症的非透析治疗措施或透析治疗,主要目标是改善症状并减少并发症。

2.特殊治疗

如果停用致病药物数周后,患者的肾功能未能得到改善、肾衰竭程度过重且病理提示肾间质弥散性炎细胞浸润或肾脏病理显示肉芽肿性肾间质肾炎者,有必要早期给予糖皮质激素治疗,常可获得利尿、加速肾功能改善的疗效。

(二)感染相关性急性间质性肾炎

针对可疑病原体给予积极抗感染及支持治疗最重要,对重症呈少尿或无尿型急性肾衰竭表现或伴有多器官衰竭,应按急性肾衰竭治疗原则给予替代治疗。

(三)自身免疫性急性间质性肾炎

特发性急性间质性肾炎的治疗主要是支持治疗和免疫抑制治疗。对病情较重者及伴有肉芽肿的特发急性间质性肾炎,应早期应用中等剂量的激素治疗,必要时,可考虑给予甲泼尼龙冲击治疗。若无效或停药后复发,则可考虑应用其他免疫抑制剂(如环磷酰胺或环孢素等)治疗,仍可获得满意疗效,但需要特别注意监测这些药物的不良反应。

六、护理问题

(一)体液过多

体液过多与肾小球滤过率下降、水钠潴留有关。

(二)有电解质和酸碱失衡的危险

电解质和酸碱失衡与肾小管功能异常有关。

(三)有感染的危险

感染与贫血、抵抗力下降有关。

(四)有皮肤完整受损的危险

皮肤完整受损与高度水肿有关。

(五)知识缺乏

缺乏疾病预防及用药相关知识。

(六)潜在并发症

急性肾衰竭等。

(七)体温过高

体温过高与身体受到感染有关。

七、护理目标

(1)体液平衡,表现为水肿消退、尿量增加、尿分析结果正常。

(2)电解质和酸碱平衡,表现为血液生化指标正常,呼吸平稳。

(3)避免及减轻肾实质的损伤,防止肾衰竭。

(4)避免全身或局部的感染。

(5)皮肤完好无损。

(6)学习掌握疾病相关知识,了解疾病过程和治疗方案。

八、护理措施

(一)一般护理

卧床休息,水肿明显者,给予无盐饮食,水肿减轻后,给予低盐饮食,饮食应易消化、富含维生素。出现急性肾功能不全者,限制蛋白入量、给予优质蛋白、维持营养状态。

(二)心理护理

鼓励患者表达自己的想法,适时给予心理支持,对焦虑紧张的患者给予心理疏导。

(三)治疗配合

针对病因治疗,如药物过敏所致的急性间质性肾炎,应该找到致敏药物,并立即停用,可以应用糖皮质激素,同时加强支持治疗,必要时,给予透析支持治疗。尽量减轻肾功能受损,加速肾功能的恢复。如感染引起的急性间质性肾炎,应控制感染,预防出现医院内感染,提供安静、舒适的环境。

(四)用药护理

停用致敏药物,慎用对肾功能有影响的药物,纠正酸碱和电解质平衡紊乱,治疗并发症。

(五)心理、社会因素与健康教育

应尽快明确病因,即刻停用致病药物,经适当治疗后,肾功能可以部分或完全恢复。但由

于起病病因、治疗病程长短、肾功能受损程度、间质浸润和纤维化情况及治疗及时与否均可影响肾功能的恢复时间和程度,而且肾功能的恢复还取决于多学科的协作和综合治疗的措施。因此,帮助患者掌握本病知识,对健康人群宣教用药常识,与社区医护人员相互支持、通力协作,非常重要。

第十二节　慢性间质性肾炎的护理

一、概述

慢性间质性肾炎是由不同病因引起的一组以肾间质纤维化及肾小管萎缩伴慢性炎细胞浸润为主要病理表现的临床病理综合征,又称慢性肾小管间质性肾炎。

二、病因

引起该病的原因较多,常见的有药物、重金属、放射线、血管疾病、尿路梗阻、代谢疾病、免疫疾病、肉芽肿病、感染、血液病、遗传病等。

(一)微生物感染引起的慢性间质性肾炎

大尿流动力学出现异常的情况下,容易出现尿路的感染,慢性非梗阻反流性肾盂肾炎是导致慢性间质性肾炎的常见原因。

(二)中毒引起的慢性间质性肾炎

引起中毒性慢性间质性肾炎的原因有很多,包括止痛剂、某些化疗药物、重金属、放射线等因素。

三、病理

在慢性间质性肾炎的晚期,肾脏缩小,外形不规则,见多发的瘢痕,经常存在两肾不等大。光镜下,间质呈典型的慢性炎症变化,主要见淋巴细胞、浆细胞和成纤维细胞。有大量的胶原和含黏多糖的基质沉积。肾小管细胞萎缩、扁平,肾小管外形扭曲,常见管腔扩张,内含嗜酸性管型。肾小管基底膜特征性增厚。疾病后期,肾小球受累,周围绕以纤维组织,最后肾小球发生纤维化和透明样变。

四、护理评估

(一)临床表现

1.微生物感染引起的慢性间质性肾炎

慢性非梗阻反流性肾盂肾炎多见于儿童,排尿或膀胱充盈时有腰痛,排尿间歇短而尿量多,并发感染时有肾盂肾炎发作。另外,还有肾小管功能障碍的临床表现,如尿液酸化功能、浓缩功能障碍,早期一般无水肿。

2.中毒性慢性间质性肾炎

止痛剂中毒者,以年轻女性多见,长期服用止痛剂后出现肾小管功能受损;化疗药物中毒者,表现为化疗后出现蛋白尿和肾功能改变;重金属中毒后出现肾小管功能损害、锂中毒可以出现肾性尿崩症、铅中毒除了全身表现外,在肾脏表现为肾小管功能失常,肾性糖尿、氨基酸尿、蛋白尿、管型尿及尿铅排量增加等。

(二)辅助检查

1.尿液检查

蛋白尿、红细胞和白细胞尿,感染时有脓尿、糖尿、低渗透尿等。

2.血液检查

代谢性酸中毒、低钠、低钾等。

3.病理学检查

肾间质纤维化,肾小管和肾血管萎缩。

4.影像学检查

微生物感染引起的慢性间质性肾炎可见病侧肾盂肾盏腔增大,输尿管扩张,肾皮质区变薄;止痛剂性肾病的 X 线表现为戒指征或环形影,铅中毒者骨,X 线表现有骨硬化现象。

五、治疗

(一)尿路感染

对于细菌感染引起的慢性间质性肾炎应用抗生素,抗感染用药时,注意细菌敏感性的变化、用量和疗程,并根据肾功能状态调整药物用量,尽量选择对肾脏毒性小的药物。

(二)镇痛剂性肾病

早期诊断至关重要,做出诊断后,即应停止服用有关药物,减少非那西汀投放量,有助于预防本病的发生。

(三)梗阻性肾病

根据梗阻的病因解除梗阻,同时控制感染并保存肾功能。

(四)中毒性肾病

干药物引起的中毒性肾病,应停用该药,重金属引起的中毒性肾病,应减少接触并用解毒药。

六、护理问题

(一)有生命体征改变的可能

生命体征改变与疾病严重程度有关。

(二)饮食习惯与摄入量改变

饮食习惯与摄入量改变与肌酐的升高引起的消化功能紊乱有关。

(三)恐惧

恐惧与慢性疾病引起的全身不适有关。

(四)健康维护能力降低

健康维护能力降低与滥用药物或重金属慢性中毒引起的机体功能改变有关。

(五)知识缺乏

知识缺乏与缺乏疾病治疗和护理知识有关。

七、护理目标

(1)通过治疗维持正常生命体征。

（2）纠正营养不良,改善机体一般情况。

（3）患者不安情绪得到缓解。

（4）患者的病情变化得到及时的评估和处理。

（5）患者得到全面的、系统的健康维护。

八、护理措施

（一）一般护理

卧床休息,提供安静、舒适环境,给予优质蛋白、高营养、低盐饮食。

（二）心理护理与治疗配合

护士应了解患者及家属对该病的认知程度,及时提供各种治疗信息,帮助患者树立对治疗的信心,积极参与检查和治疗,保证治疗和护理的连续性,做好心理关怀,创造舒适的休息环境,减轻和控制症状,增加患者的生活乐趣。

（三）用药配合

对有尿路感染的患者,选用敏感的抗生素。对有尿路梗阻的患者,在控制感染后应手术解除尿路梗阻。寻找引起肾功能恶化的原因,通过治疗减缓肾功能的下降。

（四）健康指导

指导患者应用正确的饮食方法,改进一些不良的生活习惯,避免肾损害因素,定期检查,了解肾功能的情况。告知患者避免长期应用止痛药;对进行化疗的患者,在化疗期间密观察肾脏功能改变;对于接触重金属者,应定期检查肾脏功能,以了解是否存在重金属引起的肾脏病变。如果出现肾脏病变,应该立即停止应用止痛药或化疗药,脱离重金属环境。

第十三节　肾结核的护理

肾结核是结核杆菌所致的肾脏特异性感染,是全身结核的一部分。原发病灶大多在肺,其次是骨关节及肠道,主要经血液途径播散,好发于 20～40 岁青壮年,男性略多于女性,约 90% 发生于单侧,是最常见的肺外结核。

一、病理生理

结核菌从原发病灶经血行侵入双肾,在肾小球血管丛中形成多发粟粒状结节。机体抵抗力强,大都自愈,无临床症状,为病理型肾结核。机体抵抗力降低,结核菌侵入肾小球毛细血管壁,并在肾小管襻停留,形成病灶,继而经肾小管、淋巴管或直接蔓延到肾乳头,穿破肾乳头达肾盏、肾盂,发生结核性肾盂肾炎,引起症状,为临床型肾结核。结核结节主要是纤维组织增生,浆细胞、淋巴细胞和上皮样细胞围绕菌落形成。如病灶范围扩大、融合、中心坏死,则形成干酪样脓肿,当肾内充满干酪样钙化物质时,形成钙化肾。肾结核发生后,尿中结核杆菌流经输尿管、膀胱和尿道,使其发生继发感染。输尿管结核主要是黏膜结节和溃疡,继而管壁纤维化,管腔节段性狭窄,引起输尿管、肾盂积水,加重肾脏损害。膀胱结核早期,黏膜充血、水肿、结核结节形成,而后发生溃疡、肉芽肿、纤维化,晚期病变达肌层,发生严重纤维增生和瘢痕收缩,膀胱容量减小(常不足 50mL),形成挛缩性膀胱。尿道结核病变主要是溃疡、纤维化,形成狭窄。肾结核男性患者常合并生殖系统结核,以附睾结核最多见,可致不育。

二、临床表现

肾结核早期症状不明显,尿液检查时可发现异常,如尿液呈酸性、白细胞等,可查到结核杆菌。

(一)尿频、尿急和尿痛

尿频是肾结核典型症状之一。尿频有发生最早、进行性加重和消退最晚特点。夜尿频次显著增加,早期为酸性脓尿刺激所致,晚期膀胱挛缩后尿频最重。伴随尿频出现尿急和尿痛。

(二)血尿和脓尿

60%～70%的患者可有血尿。血尿可为肉眼或镜下血尿,多为终末血尿。患者均有不同程度的脓尿,严重者尿似洗米水样,且有干酪样坏死物或絮状物,镜下可见大量脓细胞。

(三)肾区疼痛

结核性脓肾或病变延及肾周围时致患侧腰痛,并发对侧肾积水时可出现对侧腰痛。

(四)全身症状

晚期肾结核或合并其他脏器活动性结核时出现低热、盗汗、消瘦等中毒症状。

三、辅助检查

(一)尿液检查

尿呈酸性,有少量蛋白及红细胞、白细胞。连续 3 次检查晨尿,结核杆菌阳性对诊断有重要意义。

(二)影像学检查

X 线检查对确定诊断,明确部位范围、程度及对侧肾脏情况有重要意义。尿路平片显示钙化灶。排泄性尿路造影早期为肾盏边缘虫蛀样变。晚期肾盏、肾盂不显影。输尿管结核表现为边缘不光滑,狭窄或僵直。对中晚期肾结核或尿路造影显影不良时,CT、MRI 有助于确定诊断。

(三)B 超检查

B 超检查显示病肾结构紊乱,有钙化显示强回声。

四、诊断要点

(一)症状与体征

以尿频为主的慢性膀胱炎患者,症状持续存在,伴有终末血尿,抗感染治疗无明显好转,应考虑肾结核。

(二)辅助检查

根据尿结核杆菌化验阳性以及 X 线、B 超等检查结果可诊断肾结核。

五、诊疗要点

(一)抗结核药物治疗

药物治疗适用于早期肾结核,病变局限,无空洞破坏及脓肿形成。首选药物为吡嗪酰胺、异烟肼及利福平和链霉素等。

(二)手术治疗

抗结核药物治疗6~9个月无效,肾结核破坏严重者,应在药物治疗下实施手术治疗。

1.肾切除术

适用于组织破坏严重,对侧结核病变轻且经治疗一定时间后或对侧肾功能正常的肾结核。

2.保留肾组织的手术

适用于局限的结核性脓肿或闭合性空洞。如结核病灶清除术、部分肾切除术。

3.挛缩膀胱的手术治疗

肾结核并发挛缩膀胱可行肠膀胱扩大术。

六、护理评估

(一)健康史

评估患者年龄、性别及发病时间,既往有无肺部结核病史,有无接触结核患者史。

(二)目前的身体状况

1.临床表现

是否有尿频、尿急和尿痛,是否合并血尿或脓尿,是否出现结核中毒表现。

2.辅助检查

尿常规、尿细菌培养、X线、B超检查。

(三)心理、社会状况

评估患者和家属对肾结核治疗方法、预后的认知程度,对长期药物治疗以及手术改变排尿形态的理解和承受能力,对术后护理配合及有关康复知识的掌握程度。

七、常见的护理诊断/问题

(一)恐惧/焦虑

恐惧/焦虑与疾病时间长、肾切除等有关。

(二)营养失调:低于机体需要量

营养失调与结核病变消耗有关。

(三)排尿形态异常

排尿形态异常与膀胱炎、膀胱挛缩有关。

(四)自我形象紊乱

自我形象紊乱与尿频、尿流改道手术有关。

(五)有感染的危险

有感染的危险与营养消耗、置管引流、肾积水有关。

(六)潜在并发症

肾功能不全。

八、护理目标

(1)患者的焦虑或恐惧减轻。

(2)患者营养状况改善。

(3)患者恢复正常排尿。

(4)患者情绪稳定,接受手术。

(5)患者感染的危险性下降或感染得到防治。

(6)患者的肾功能不全的危险性下降。

九、护理措施

(一)非手术治疗的护理

1.一般护理

多饮水,促进排泄,减少炎性物质的刺激。给予高蛋白、易消化、营养丰富的饮食,必要时输血、输液。

2.药物治疗的护理

指导患者按时定量服用药物,观察药物治疗效果以及对肝、肾的毒副作用,并及时处理。

3.心理护理

解释全身治疗及药物治疗的重要性,消除对药物可能出现的不良反应和不良反应的担心,使患者保持愉快心情,积极配合治疗。

(二)手术治疗的护理

1.一般护理

术后抗结核治疗3~6个月,适当应用镇痛、镇静剂,以利于活动、咳痰。术后肛门排气后开始进食。

2.病情观察

(1)术后出血的观察:术后48小时内每2~4小时测量血压、脉搏1次。肾部分切除或肾病灶切除可能有大量血尿。肾切除后伤口内血性渗液24h内不减少,每小时超过100mL,达到300~500mL提示有内出血。术后7~14天,因腹压增高易致晚期内出血。

(2)健侧肾功能观察:肾切除术后,健肾能否代偿,是护理观察的重点。术后连续3天记录24小时尿量,尤其是第一次排尿的时间、量、颜色。若术后6小时内无排尿或24小时尿量减少,提示健肾功能障碍,应报告医生及时处理。

3.体位与术后活动

术后取半卧位。肾部分切除或肾病灶切除术后,卧床7~14天,减少活动,以免发生继发性出血或肾下垂。

4.预防感染

结核病灶使患者免疫力下降,加之梗阻或手术的影响,易诱发感染。术后3天内每天测体温4次,遵医嘱应用抗生素,及时更换浸湿的切口敷料,严格无菌操作。

十、护理评价

(1)患者的焦虑、恐惧是否减轻。

(2)患者营养状况是否得到改善。

(3)患者是否恢复正常排尿。

(4)患者情绪是否稳定,是否积极配合手术和护理。

(5)患者是否发生感染,切口愈合是否良好。

(6)患者的健侧肾功能是否可以代偿。

十一、健康指导

(1)加强营养,劳逸结合,增强抵抗力,促进恢复。

（2）讲述手术前后饮食、卧床、置管引流、活动的注意事项。

（3）指导患者合理用药,坚持联合、规律、全程原则,不可随意间断或减量,勿用或慎用对肾脏有害的药物。

（4）指导患者定时复查尿常规和尿结核杆菌,连续半年尿中无结核杆菌为稳定转阴。

第六章　护理管理

第一节　质量管理概述

一、质量

　　质量的概念在不同的历史阶段有不同的内涵,人类对质量的认识是随着生产力的发展而演化的。在早期,由于生产力低下,物质资源极度匮乏,人们渴望的主要是产品数量上能够得到一定程度的满足,以维持生活上的最基本的需要。因此,当时人们对质量的理解和认识,主要是突出产品的数量,突出产品的有无,存在就是质量。随着生产力的发展、物资的不断丰富和生活水平的提高,人们对质量的认识也不断深化。许多质量管理学者从不同角度阐述了质量的基本概念和内涵,其中最具代表性的是世界著名质量管理权威朱兰博士所提出的质量概念。在他的经典著作《质量控制手册》中是这样论述质量概念的:"所有人类集团(工业公司、学校、医院、教会、政府)都从事对人们提供产品或服务,只有当这些产品或服务在价格、交货期以及适应性上适合用户的全面要求时,这种关系才是建设性的。""在这些全面需要中,产品在使用时能成功地适合用户目的的程度,称为'适应性'。适应性这个概念,通俗地用'质量'这个词来表达,是一个普遍的概念,适用于所有产品与服务。"这里朱兰博士把质量与产品(数量)、服务、价格、交货期及适应性联系起来,构成一个从狭义上讲比较完整的质量概念。

　　在工业发达国家,由于生产系统由所谓"刚性"生产线向"柔性"生产线转化,管理体系由垂直的纵向管理向"扁平化"发展,社会资源主要体现为信息和理论知识,劳动的价值退到次要地位,产品质量中文化成分增加,形成所谓"魅力质量"。产品体现的将不再是劳动力的价值,而是知识和观念的价值。产品或服务质量给予人们的已不仅是使用上的满足、生理上的需求,而是心理和个性上的满足。故此,一种广义的质量概念应运而生。最具权威性的是国际标准化组织对质量所下的定义:即"反应实体满足明确或隐含需要的能力的特性总和"。这个定义既包括产品质量,也包括服务质量;既包括满足明确规定的标准,也包括用户潜在的需要;既包括产品或服务的内在特性,也包括产品或服务的外在特征。

二、质量管理

　　质量管理是指确定质量方针、目标和职责,并在质量体系中通过诸如质量策划、质量控制、质量保证和质量改进,使其实施全部管理职能的所有活动(《质量管理和质量保证术语》)。在理解质量管理的概念时,必须同时明确以下两层含义,即:质量管理是各级管理者的职责,并且必须由最高管理者领导;质量的实施涉及组织中的所有成员,因此应全员参与。质量管理中要考虑经济因素,因为产品或服务的价格和用户满意程度与质量成本直接相关。

三、质量管理发展简史

　　按照质量管理所依据的手段、方式及管理范围的不同,质量管理的发展经历了以下四个阶段。

(一)质量检验阶段

20世纪初至40年代以前的质量管理为质量检验阶段,也叫事后检验阶段。在这个阶段,主要按产品技术规格,采用各种各样的检测设备仪表,通过严格检验来控制和保证转入下道工序和出厂产品的质量。在20世纪以前,产品的加工和质量检验集一人之身,质量检验由手工操作者自己或工长完成,个人工作质量决定着产品的好坏,产品质量参差不齐。随着工业的发展、生产规模的扩大,这种"操作者的质量管理"方式已不能适应社会化大生产的要求,于是在企业内进行职能分工,把检验与生产分开,出现了专门的检验部门和专职的检验人员。专职检验对于保证下道工序和出厂成品的质量、提高工作效率起了一定的作用,但它属于"事后检验",无法在生产过程中起到预防和控制作用,即它只能挑出不合格产品,但是无法预防和控制不合格产品的产生,因此必然会给企业造成损失。而且它要求对产品进行全数检验,这在经济上也不合算,在技术上有时也不可能做到。在20世纪20年代,一些专家开始注意到质量检验的弊端,并设法用数理统计学的原理去解决这些问题,1929年美国的休哈顿就提出关于抽样检验的概念,但在当时并没被人们接受。

(二)统计质量控制阶段

20世纪40年代后,生产力进一步发展,大规模生产形成,如何控制大批量产品的质量成为一个突出问题。第二次世界大战的爆发,战争对军需品的特殊需求(既要保证质量,又要按时交货)促使美国政府和国防部组织数理统计专家对质量管理方法进行改革,质量管理是运用数理统计法的原理,将质量管理从质量检验阶段进入统计质量阶段。统计质量管理是运用数理统计法的原理,将质量管理的重点由"事后把关"变为对生产过程进行检查和控制的"事先预防";将全数检查改为随机抽查,根据抽样质量数据的统计分析制作"控制图",再用控制图对生产过程的工序进行质量控制,从而杜绝了生产过程中的大批量不合格产品的产生,大大减少了不合格产品造成的损失。但是这一阶段过分强调统计质量控制方法,而忽视了组织、计划等管理工作,给人们以质量管理即数理统计方法,而数理统计方法太深奥,只有少数质量管理专家才能掌握的印象,在一定程度上影响了统计质量控制方法的普及推广。

(三)全面质量管理阶段

1961年,美国工程师费根堡姆提出了全面质量管理的理论和方法,很快就被世界各国接受。各国在接受费根堡姆的全面质量管理这一全新观念的同时,又根据本国的国情加入自己的实践成果,使质量管理发展到一个新的阶段,即全面质量管理阶段。全面质量管理理论和方法在全球的运用,获得了极大的成功,被誉为20世纪管理科学最杰出的成就之一。它具有以下几个特征。①全面的质量管理,不仅抓直接与产品质量有关的各项工作,而且抓间接与产品质量有关的各项工作,以良好的工程质量和工作质量来保证产品质量。②全程的质量管理。全面质量管理强调产品质量有自身的形成过程,必须对质量形成的全过程都进行质量管理。③全员参与管理,要求从上至下全体人员都参与质量管理活动,而不是把质量看成仅是质量管理部门或少数专业人员的事。④管理方法多样化,强调除"三全"以外,管理方法可以多种多样。全面质量管理常用的方法有:PDCA循环法、数理统计法、价值分析运筹学等。

(四)质量管理国际规范化阶段

质量管理国际规范化的主要标志是 ISO9000《质量管理和质量保证》系列标准的发布和推广。20 世纪 60 年代以来,全面质量管理理论和方法的推广,在提高和保证产品质量方面发挥了重要作用,是质量管理的一次飞跃,也是系统科学在质量管理上具体运用的一个范例。随着社会的进步,科学技术的发展,国际的贸易往来和技术经济合作与交流越来越频繁。由于各国经济、科学技术和管理的水平不同,对产品质量的要求也不相同。全面质量管理虽然提供了质量管理的理论和方法,但并未对产品或服务质量的有关标准作统一的规定。因而,不同国家不同企业生产的产品在质量上仍有明显的差异,因此,在国际贸易往来中责任的争端,影响了国际间的贸易和技术经济合作与交流,为解决国际间产品质量争端和产品质量问题,保护消费者的利益,国际标准化组织(ISO)于 1987 年发布了 ISO9000《质量管理和质量保证》系列标准(以下简称系列标准)。系列标准的发布、实施和推广,使质量管理进入了规范化、国际化的新阶段。我们将系列标准的发布和实施作为质量管理的新阶段,主要基于以下认识。

首先系列标准虽然是在总结全面质量管理实践经验的基础上,吸收全面质量管理基本内核而产生的,但与全面质量管理比较,仍有其不同之处。主要如下。

(1)强调管理者的质量职责,特别是企业最高管理者的质量职责。

(2)提出了质量体系要素,并将要素分为基本要素和选择要素,选择要素可根据产品或服务质量的实际情况取舍。

(3)强调质量体系审核、评审和评价,是质量体系实施和有效运行的重要保证。

(4)强调建立质量体系文件,认为质量体系文件是开展质量管理和质量保证的基础,是质量体系审核和质量认证的重要依据。

其次,系列标准不是一个具体的质量标准和管理工具,而是一个理论体系。实行系列标准并不是在标准规定的领域内实施标准化,执行一个模式,而是用于对该领域的质量管理进行原则指导。这个理论体系由质量术语概念、质量体系、质量保证模式、质量体系审核、质量改进、质量认证等理论组成,是各国质量管理和质量保证实践经验的科学总结,并吸收了社会学、经济学、技术科学等多种学科的理论和方法,是质量管理理论新发展的标志。因此,系列标准一发布就受到了世界各国和地区的普遍重视和采用,并获得了巨大的成功,在比较短的时间内就在世界范围内形成了"ISO9000"热。所以有人说,系列标准的发布和实施是 20 世纪 80 年代质量管理上的一个惊人创举。

第三,系列标准统一了质量术语、保证模式,术语的新概念比旧的概念更加完美;提出了合同环境和非合同环境、内部质量保证和外部质量保证等新概念,是质量管理发展到国际规范化阶段的重要佐证。

四、ISO9000 系列标准与护理质量管理

(一)ISO9000 系列标准简介

ISO9000 系列标准是国际标准化组织于 1987 年正式发布的,1994 年进行了修订,并发布了 1994 修订版。

ISO9000 系列标准是一个大的标准家族,标准数量较多,而且还在发展之中。该标准由 1 个术语标准、11 个主体标准和 13 个支持性标准构成。

其中 11 个主体标准中有 5 个标准是主干标准,即 ISO9000-1、ISO9001、ISO9002、ISO9003 和 ISO9004-1。5 个主干标准中,ISO9000-1《质量管理和质量保证标准第一部分选择和使用指南》是牵头标准,为整个 ISO9000 系列标准的选择和使用提供指导,是 ISO9000 系列标准的"路线图",它阐明了与质量有关的基本概念以及这些概念之间的区别和相互联系,规定了选择和使用系列标准的原则、程序和方法。ISO9004-1《质量管理和质量体系要素第一部分指南》,全面阐述了与质量有关的质量体系要素以及组织建立和实施质量体系选择和使用要素的原则,为组织内部建立和实施质量体系提供指南;ISO9001、9002、9003 是质量保证模式标准,用于外部质量保证。ISO9004-2《质量管理和质量管理体系要素第二部分服务指南》,基于 ISO9004-1 中所描述的内部质量管理的一些原则,阐述了服务质量体系的基本概念和原则,为服务组织建立和实施质量体系提供指南。

该标准附录 A 列举的服务实例中将医疗列为第三项:健康服务。支持性标准紧紧围绕主体标准阐明了有关的概念、要求、方法,并提供指南。ISO9000 系列标准根据使用对象虽然从不同侧面不同角度对质量管理和质量保证提出了具体要求,并强调使用者在贯彻实施过程中应根据自身的具体需要选择质量体系要素或对标准内容加以剪裁,但作为一个国际通用标准仍有一些共同的基本要求:一是强调建立质量体系,要求参照 ISO9004-1《质量管理和质量体系要素第一部分指南》,选出适合的、需要加以控制的要素,建立质量体系,并有效地运行;二是强调质量管理职责,主要包括制定质量方针,明确质量目标,规定质量职责和职权,负责管理评审;三是强调全过程控制,运用科学的管理方法和程序,使质量形成的全过程都处于被控制之中;四是强调全员参与,深入开展全员教育培训,使员工明确建立和实施质量体系的目的、意义、作用和方法,从而自觉参与质量管理;五是强调预防性活动,以避免发生问题,并有一旦问题发生能及时加以纠正的能力;六是强调质量体系文件化,质量体系文件是进行质量管理、衡量质量保证能力的重要依据;七是强调质量体系审核、评审和评价,确保质量体系运行持续、有效;八是强调质量改进,要求结合服务类型和特点,开发适宜的质量改进过程,不断改进质量。

我国政府十分重视 ISO9000 系列标准,1988 年宣布等效采用,1992 年改为等同采用,并发布了 GB/T19000《质量管理和质量保证》国家标准。为了推动 GB/T19000 系列标准的贯彻实施,国家还先后成立了国家质量管理和质量保证标准化技术委员会(CS — BTS/TCI51)、中国质量体系认证机构国家认可委员会(CNACR)等机构。上述措施有力地促进了系列标准在我国的贯彻实施,至 1997 年 10 月底,全国已有 2934 家企业获得了带有国家认可标志的质量体系认证证书,获证企业涉及全部 39 个专业中的 32 个专业。

(二)ISO9000 系列标准在护理质量管理中的地位和作用

医院属于服务行业,服务的对象是患者。为患者提供满意的服务质量既是医院的服务性质所决定的,也是社会和患者对医院的要求。护理服务质量是医院服务质量的重要组成部分。提供高水平的护理服务质量,必须学习和采用先进的、科学的质量管理方法和技术,加强护理质量管理。几十年来,我国广大护理管理工作者为此进行了长期的探索,虽然提出了许多管理方法,但在科学性、实用性方面仍有不少问题,效果也不十分满意,因而,护理缺陷时有发生,护理服务质量仍未达到理想的水平。ISO9000 系列标准总结和吸收了世界先进发达国家质量管理理的实践经验和理论精华,阐述了质量管理的原理、方法和程序,是一套科学性、目的性、实用性强,结构严谨、定义明确、内容具体、涵盖面广,对各行各业包括护理专业的质量管理都有指导作用的管理标准。十余年的实践证明,按 ISO9000 系列标准建立和实施质量体系,并保证其有效运行,企业的社会效益和经济效益就会有明显提高,因而受到企业的普遍重视,纷纷采用,以推动本企业产品或服务质量的改进。由此可见,医院护理系统贯彻和实施 ISO9000 系列标准不仅必要,而且具有十分重要的意义。

(1)有利于落实"以患者为中心"的整体护理,保护患者的利益。

(2)有利于规范护理人员的工作行为,提高护理管理水平。

(3)有利于培育护理人员的职业道德,提高职业道德素质。

(4)有利于激发护理人员钻研业务的自觉性,提高专业技术水平。

(5)有利于促进护理服务质量改进,提高医院的社会效益和经济效益。

第二节　护理质量管理概述

一、护理质量的概念

一个完整的护理质量定义应包括两层含义:一是护理服务活动要符合规定要求,二是质量与护理服务对象的关系。因此,护理质量的定义可表述为:护理质量是反映护理服务活动符合规定,满足护理服务对象明确与隐含需要的效果。所谓符合规定是指护理人员的工作行为符合职业道德的规范,各项操作符合技术操作规程等;明确的需要是指护理服务对象明确提出的、需护理人员解决的问题;隐含的需要则是指护理服务对象存在但未明确提出寻求帮助的问题。

二、护理质量的特性

特性是指事物的属性,是此事物区别于他事物的特征。护理质量特性是指满足服务对象需求的质量特征,主要表现如下。

(一)功能性

护理工作的目的是系统地为护理对象解决与健康有关的问题。为社会服务,保护和提高社会劳动生产力,是护理的基本功能。

(二)技术性

护理人员为护理对象服务主要是靠知识和技术,护理服务过程就是运用护理知识和技术的过程。扎实的专业知识和熟练的技术是完成护理工作、取得高水平护理质量的保证。

(三)整体性

现代护理以人的健康为中心,为护理对象提供从生理到心理的整体服务,以帮助人们维持健康,预防疾病,帮助患者接受治疗和管理,促进早日康复。

(四)安全性

护理是以人的健康和生命为对象,工作质量的优劣直接关系到护理对象生命的安危。因此,使用的技术和手段必须成熟、安全可靠,并要求护理人员在提供服务的过程中,不仅要有安全意识和预见性,而且要认真负责,一丝不苟地执行规章制度和技术操作规程。

(五)时间性

护理人员在为患者服务的过程中要有很强的时间观念。各项工作的完成需要时间的保证,各项治疗的实施也有相应的时间要求。尤其是危重患者的病情瞬息万变,时间就是生命,抢救工作必须争分夺秒。

(六)精确性

护理服务是一项非常精细的工作,治疗、处置不能有丝毫错误,否则就可能造成不可挽救的后果。所以护理人员在服务过程中应从细微处着眼,提高工作的精确程度,避免发生不必要的偏差。

(七)圆满性

是指护理服务及其结果符合服务规范,服务对象对服务过程中的情感交流、服务场所的环境美化、舒适等的满意程度。因此,要求护理人员在服务过程中应保持良好的形象,做到态度和蔼、服务热情周到、礼貌待人,并注意为服务对象提供优美、舒适的环境。

(八)伦理性

高尚的护理道德既是职业要求,也是影响医院护理质量和社会信誉的重要因素。因此,要求护理人员对服务对象要充满爱心,尊重他们的人格和权利,发扬救死扶伤的人道主义精神。

三、护理质量管理的概念

护理质量管理是指按照护理质量形成的过程和规律,对构成护理质量的各要素进行计划、组织、协调和控制,以保证护理工作达到规定的标准和满足服务对象需要的活动过程。这个定义表达了以下几层意思:首先,开展护理质量管理必须建立护理质量管理体系并有效运行,护理质量才有保证;其次,要制定护理质量标准,有了标准,管理才有依据;第三,对护理过程构成护理质量的各要素,按标准进行质量控制,才能达到满足服务对象需要的目的。

四、护理质量管理的原则

(一)患者第一的原则

用医疗护理技术医伤治病,为患者服务,是医院工作的基本特点。护理人员在护理过程中,每项工作、每个环节都直接关系到患者的安危,因此,必须坚持患者第一的原则,时时处处都要为满足患者的需要和安危着想。

(二)预防为主的原则

护理质量管理必须坚持预防为主的原则,对护理质量产生、形成和实现的全过程的每一个环节都充分重视,经常分析影响质量的各种因素,找出主要因素,加以重点控制,做到把质量问题消灭在形成的过程之中。

坚持预防为主,一是"防止再发生",其基本程式是:问题-分析-导因-对策-规范;二是"从开始就不允许失败""第一次就把工作做好",基本程式是:实控-预测-对策-规范。后者是根本意义上的预防。

(三)事实和数据化的原则

要正确地反映医院护理质量状况,必须以客观事实和数据为依据,用事实和数据说话。事实和数据是判断质量和认识质量形成规律的重要依据,用事实和数据说话也是质量管理科学性的体现。护理活动中有许多现象是不能用数据表达的,只能用事实做定性描述。因此,护理质量管理在强调数据化的同时,不能忽略非定量因素,把定量与定性结合起来,才能准确反映护理质量水平。

(四)以人为本,全员参与的原则

重视人的作用,调动人的主观能动性和创造性,发动全员参与是实施护理质量管理的根本。因此,在护理质量管理过程中,必须重视人的作用,增强护理人员的质量意识,引导护理人员参与质量管理,形成一个人人注重质量的局面。

(五)持续改进的原则

质量改进是质量管理的灵魂。护理服务对象的需求是不断变化的,要满足服务对象的需求,护理质量管理必须坚持质量持续改进的原则。每个护理人员尤其是护士长以上管理人员,应对影响质量的因素具有敏锐的洞察能力、分析能力和反省能力,不断地发现问题、提出问题、解决问题,以达到持续质量改进的目的。

五、护理质量管理的任务

(一)进行质量教育,强化质量意识

护理质量管理"始于教育,终于教育"。质量教育的第一任务是灌输质量意识,以唤起全体成员对质量的重视,树立质量第一、一切以患者为中心的思想。其次要进行质量管理方法的训练与导入。

如果大家对质量的重要性有相当的共识,但不懂得应用质量管理方法,质量问题仍不能得到彻底解决。因此必须十分重视质量管理方法的培训。

(二)建立质量体系,明确质量职责

完善的质量体系,是进行质量活动,实现质量方针、质量目标的重要保证。护理质量是在护理过程中逐步形成的,要使护理过程中影响质量的因素都处于受控状态,必须建立完善的护理质量体系。

因为只有建立健全质量体系,才能有效地把各部门、各级护理人员、各种质量要素、各项工作和活动以及物资组织起来,形成一个目的明确、职权明确、协调一致的质量管理体系,以实现质量方针和目标。

(三)制定质量标准,规范护理行为

质量标准是质量管理的基础,也是规范护理行为的依据。没有标准,不仅质量管理无法进行,而且护理行为也没有遵循的准绳。因此,制定质量标准是护理质量管理的基本任务和基础工作。

(四)建立质量信息反馈系统

建立质量信息反馈是质量管理的重要环节,只有质量信息反馈及时、准确,才能做到上下级各个层次情况明了,发现问题及时给予解决,使质量管理按照 PDCA 循环,一环扣一环地循环反复,螺旋上升。

第三节 护理质量体系的建立与实施

一、护理质量体系的概念

护理质量体系是指实施护理质量管理所需的组织机构、程序、过程和资源。根据这个定义,护理质量体系可作如下解释:护理质量体系包括护理质量管理的组织机构、质量职能、质量职责以及机构之间的纵向、横向关系,质量工作网络与质量信息传递与反馈;包括为进行某项活动所规定的途径(即规定某项活动的目的、范围、做法、时间进度、执行人员、控制方法和记录),所有工作都是通过过程来完成的,每一过程都有输入和输出,输出是过程的结果。护理质量管理是通过对各个过程进行管理来实现的,包括人员和物资。人员(含技术)和物资是护理质量体系的硬件,是实施护理质量管理,实现质量目标的前提和基础,必须给予有力的保证。

一个医院的护理质量体系包含在质量管理的范畴内,是为了实施护理质量管理而建立和运行的。建立护理质量体系必须结合医院的具体情况和内外环境来考虑,且每个医院只有一个。任何一个医院实际上已有一个护理质量体系,按 ISO9000 质量体系的标准建立健全护理质量体系是为了使护理质量体系更加完善、科学和有效。

为了避免混乱,应把人们称之为质量保证体系、质量管理体系统一称为护理质量体系。

二、护理质量体系的基本要素

(一)管理者职责

1.制定质量方针

质量方针是指医院的质量宗旨和质量方向,是进行质量管理,建立和实施质量体系,开展各项质量活动的准则。质量方针的内容包括质量宗旨、达到的总体质量水平、应树立的形象与信誉、各项具体质量目标、在追求质量目标中采取的措施等。这里提供某医院的护理质量方针供大家参考。该医院的质量方针是:本院坚持把满足患者的需要作为护理质量管理的最终目标,以对患者高度负责的精神,用快速、准确、及时、彻底、热忱、周到、公正、安全、廉洁、低耗的优质服务赢得患者的依赖。

(1)坚持全员质量教育,强化质量意识;坚持以预防为主,全过程控制的质量管理原则;建立和实施护理质量体系,形成人人自觉参与质量管理,各司其职、各负其责的局面,使护理服务提供全过程的各个环节始终处于受控状态。

(2)坚持大众的健康至上、患者第一的服务宗旨。提供以患者为中心的整体护理,顾及人的整体性及个别需要,小尊重伤病员的尊严与隐私。同时严格遵守和执行医德规范、法规制度、质量标准、技术规程,并与其他医疗、技术人员合作,为所有患者提供最佳服务。

(3)坚持在职教育,不断提高护理人员的专业技术水平,注意收集信息,不断推出并运用新的护理技术,满足患者的需求。

(4)建立质量信息反馈机制,认真及时处理质量问题,总结、吸取经验教训,促进质量改进。

(5)加强护理设备设施管理和建设,适时更新和添置护理设备,不断改进护理手段和条件。

(6)各病房之间本着合作协调及互助的态度,为实现护理质量方针共同努力。

2.明确质量目标

质量目标是实现质量方针的具体内容,是为实现中长期的质量宗旨和质量方向而提出的短期内质量方面要达到的具体目标和活动。例如某三甲医院的护理质量目标是:①护理质量指标达到三级甲等医院的标准;②患者得到优质服务,对服务质量满意率达90%以上;③护理人员无违法违纪行为;④无护理事故,护理差错发生率控制在规定的标准以内。

3.规定质量职责与职权

为达到质量目标,要建立一个结构设置合理、隶属关系合理、管理与技术人员比例合理的质量体系机构,对护理质量进行有效控制、评价和改进,并明确机构中所有人员的质量职责和职权,使他们在一定的岗位上做到有职有权,为实现质量方针和目标努力工作。

4.负责管理者评审

管理者评审是指护理管理者正式的、定期地对质量体系运行的有效措施和服务成绩及效果进行评审,对质量体系及其运行中存在的问题及时予以修正,使质量体系更加符合医院护理质量管理的实际。

(二)人员和物质资源

要确保建立起来的质量体系有效运行,就必须有包括人员在内的资源保证,通过资源保证把质量改进与医学护理技术的进步与发展联系起来。

1.人员资源

护理人员是护理组织最重要的资源。首先,护理管理者要灵活运用各种激励措施,调动每个护理人员的积极性,以保证质量方针和目标的落实。其次是培训与开发。培训包括两个方面:一是质量体系教育;二是知识更新。通过培训,提高质量控制的自觉性和控制技能;开发是对护理人员的业绩进行评价,了解他们的发展需要和潜力。第三是沟通联络能力,即护理人员应具备与患者和内部工作人员之间进行有效沟通的知识和技能,这是确保护理质量极为重要的无形资源。

2.物质资源

护理服务所需的物资,在科技高速发展的今天已成为影响护理服务质量的重要因素。物资可以帮助改善服务条件和美化服务环境,可以加快服务过程中的信息流转速度,提高服务效率和质量。因此,除保证供应外,还要把好护理设备和卫生材料的采购质量关,防止和避免因这些物资的质量问题而影响护理质量;应注意护理设备的更新,采用先进的护理手段为患者服务。

(三)护理质量体系结构

护理质量体系结构包括护理服务质量环、质量文件和记录、内部质量审核等。

1.护理服务质量环

护理服务质量环详细表达了门诊和住院护理服务全过程的运转情况,包括5个作业过程和3个评价过程护理服务质量环从质量改进的原理上清晰地阐述了质量体系各运转要素之间的关系,从患者入院开始,一直到最终满足患者需要的服务结果为止,充分体现了"患者至上"的服务宗旨;还显示了全过程的质量信息反馈系统,以评价护理质量,了解服务在各个阶段中存在的问题,作为质量改进的依据。

2.护理质量文件和记录

(1)体系文件。

构成护理质量体系的全部服务要素、要求和规定均应明确并形成文件。护理质量体系文件是评审护理质量体系及其运行情况的依据。质量体系文件包括:护理质量手册、护理质量计划、护理质量程序、护理质量记录和附件(技术规程)。

护理质量手册:护理质量手册是阐明医院护理质量方针、规定质量体系基本结构、对护理质量体系做出详细阐述的文件,是护理质量体系文件中的纲领性文件,也是建立健全和实施护理质量体系并保证有效运行,应长期遵循的行为规范、统一标准和共同准则。质量手册的内容一般包括质量方针、质量目标、组织结构(含职责)、质量体系要素和医院护理质量活动的基本方法、措施及护理质量体系文件的结构和分发等。质量手册根据其用途可分为:用于内部质量管理时,称为质量管理手册;用于外部质量保证时,称为质量保证手册;用于质量管理和质量保证两种目的的简称质量手册。质量手册的结构和格式没有统一标准和模式,可根据医院护理工作的实际情况确定,以满足需要为准。质量手册的编写要突出重点,思路清晰、简明扼要、控制篇幅、避免烦琐。通过质量手册可对一个医院的护理质量管理状况有较全面和清楚的了解。

护理质量计划:护理质量计划是指针对某一项护理活动作出的包括质量措施、所需资源和活动顺序进度的具体部署和安排。质量计划是质量体系要求在具体事物上的反映,因此应与医院护理质量体系的要求相一致。

护理质量程序:程序是为进行某项活动所规定的途径。护理质量程序就是以书面文件的形式规定医院满足患者需要开展的护理活动的方针、目的和范围,以及活动如何实施、控制和记录等。质量程序是质量手册的支持性文件,是为落实质量手册的要求而规定的实施细则。通过质量程序的编制使各项质量活动处于受控制状态,使与质量活动有关人员明确职责、权限和相互关系,为执行、验证和评审质量活动提供依据。因此,程序编制的优劣直接影响护理质量体系的建设与运作。

护理质量记录:护理质量记录是证明护理服务达到的程度,并验证服务质量体系有效性的原始数据资料。其目的一是实现服务的可追溯性;二是为采取预防和纠正措施提供信息。

(2)文件管理:所有的质量文件都应字迹清楚、注明日期(包括修订、再版日期)、内容明确、易于识别和具有权威性。护理部对质量文件应建立严格的管理程序,包括文件的发布、分发、修订和管理办法。根据质量文件的管理程序,所有文件都应保证做到:①由授权人员批准;②在需要此资料的范围内发放和保证其有效;③使用者能够理解和接受;④对任何必要的修订进行评审;⑤文件作废时给予撤销。

(3)内部质量审核:为了验证护理质量体系的实施情况和有效性,发现问题及时纠正,应定期进行内部质量审核。内部质量审核应按照已形成文件的程序由与受审核活动或领域无关的、能胜任的人员有计划地完成并记录归档。审核结论应形成文件并提交给上级管理者。对被审核活动,管理者应负责确保采取必要的、和审核结论相适应的纠正措施。应当评定由前次审核产生的纠正措施的落实情况和效果。

(四)与护理对象的沟通

与护理对象的沟通联络包括了解护理对象的需要,获取与治疗护理有关的信息;向护理对象说明诊疗方法和要求,以取得护理对象的合作;进行健康教育,增强护理对象自我保健水平和能力;收集护理对象对护理服务质量的感受,便于进行质量改进。与护理对象的沟通贯穿于护理全过程,既是护理全过程的出发点,又是护理过程的最后归宿,是实现护理质量目标的焦点。融洽的护患关系是搞好与护理对象沟通联络的前提。因此,护理管理者应在护理对象和护理人员之间建立有效的相互协作关系,帮助护理人员掌握与护理对象及内部工作人员的沟通联络方面的知识和必要的技能。

三、护理质量体系运作要素

(一)住院护理服务过程

1.接诊、入院评估

患者来到医院,办理各种入院手续,责任护士进行接诊作入院介绍,并通过询问病史、体格检查及了解各种辅助检查的结果等方式,系统地收集影响患者健康的资料,识别患者的健康问题。责任护士第一次与患者较长时间的接触,无论对患者或护士都是至关重要的。护士给予患者的第一印象,形成服务质量的最初评价(即首次效益),如果留下不好的印象,很长时间不能消除。因此应重视这个阶段的工作,注重护士职业道德的培养和掌握资料收集方法。

2.找出护理问题,明确护理诊断

把评估中的各种资料进行分析,得出患者的需要和应解决的问题,确定护理诊断,然后制定护理计划。护理诊断的运用在我国还处于初级阶段。正确进行护理诊断对多数护士还有一定的困难。管理者要根据诊断过程的特点,加强专业培训并制定护理诊断规范,以提高护理诊断的准确性。

3.制定护理计划

计划是一个决策过程,其目的是确定护理对象护理的重点,并采取各种措施预防、减轻和解决护理问题。护理计划的内容包括顺序列出诊断和预期目标,采取一系列措施以达到护理目标,制定护嘱促成目标的实现,护理计划成文。制定护理计划应考虑护理对象的年龄、性别、病情、原来的健康状态和对改变目前状态的愿望;要尊重患者的风俗习惯和宗教信仰,以取得护理对象和家属的合作;要与其他医务人员的治疗目标相一致;要与患者有足够的沟通,使计划内容完整,不能只凭经验或疾病的共性问题来制定,这样的计划缺乏个体性和有效性,因而失去制定计划的意义;要有明显的指导作用,能明确指导实施者做什么、怎么做,由何人、何时、何地完成;按照病情的变化及时修订,患者的病情每时每刻都在变化,计划的内容也应及时给予调整和修订,不再存在的护理诊断,无效的目标与措施应该除去。

4.实施护理服务

实施是护士为达到患者健康目标的实现而采取的活动,即将计划付诸实现。在这个阶段护士扮演着决策者、实施者、教育者、组织者和联络者多种角色。要实施护理计划并详细记录实施内容;深入病房仔细观察患者的病情及心理变化,继续收集资料,不断进行评估和获得反馈信息,发现新的护理问题;根据需要调整护理措施;对患者进行健康教育等。这个阶段的质量监控主要是抓工作中对计划制定的敷衍、执行中的怠慢,使护理计划得以实施。

5.评价护理效果

评价是指对护理目标已达到的程度和护理工作已经取得的效果做出客观的判断,再根据护理对象目前的健康状态,对其健康问题重新估计,引入护理程序的下一个循环,给患者一个连续性的护理。以上五个阶段实际上是护理服务的全过程,患者入院正式进入"患者"角色,是护理过程的开始,护理诊断是对疾病的认识全过程,护理计划是实施的指南。在整个护理过程中,经过周密观察,不断反馈信息,实施有效控制,护理结束时,对护理效果做出评价,解脱"患者"角色,使患者回到正常的工作与生活中。

(二)护理服务的重点对象

1.危重、大手术患者

这类患者诊疗手段多,操作复杂,工作紧急而又集中,容易发生意外,产生并发症,出现护理差错事故。

2.疑难患者、预后不良的患者

这类患者心理问题较多,容易发生意外事件,不仅要作为护理管理的重点,而且要当作心理治疗的护理对象。

3.老年患者

这类患者年龄较大,而且有些病情较重,复杂多变,对服务质量要求较高,不仅患者,就是患者的亲属、同事也非常关心,往往就护理工作中的种种细节提出各种问题,稍有疏忽,就会导致反应强烈,对医院工作与声誉影响大。

4.开展新技术项目的患者

因为新项目、新技术的未知数较多,对工作的计划安排与组织实施要求较高。

(三)护理质量管理的重点监督对象

护理质量管理是全员管理,需要对所有护理人员进行监督。但是,护理人员发生质量问题的机会和概率不一样,有些很少发生,有些则不断出现大大小小的质量问题。所以要从全员中找出重点监督对象,以提高质量管理的效率和效果。重点监督对象如下。

1.刚毕业的护士

她们缺少实践经验和锻炼,不熟悉医院护理工作程序,还没有养成良好的工作作风。只有在严格的监督下,逐步接受工作制度和技术操作常规的约束,才能成为符合质量要求的工作人员。

2.新调入的护士

工作的变动造成环境的不熟悉、患者不熟悉、规章制度和工作程序不熟悉,易发生质量问题。

3.工作责任心不强或技术水平低的护士

他们往往发生差错较多又不能真正吸取教训。对待这部分人,可在 8 常工作中适量减少他们独立工作的机会或者在工作中加强指导,加强检查。

4.社会、心理原因致发生问题可能性增高的护士

对个人发生了某种不幸的事、情绪波动的人应加强监督。

四、护理质量体系的建立与实施

建立护理质量体系可根据医院的实际情况,采用不同的步骤与方法。建立护理质量体系的一般程序如下。

(一)质量体系的组织准备

1.领导决策,落实组织

建立质量体系,首先要统一高层管理者的认识,明确建立和实施质量体系的目的和意义、作用和方法。在此基础上结合医院实际分析对照找出护理质量存在的主要问题,统一认识、做出决策。然后选择合适的人员组成一个精干的工作班子,负责策划,制定工作计划并组织实施。

2.制定工作计划,确定质量目标

制定工作计划是实施质量体系的基础工作,必须认真做好。工作计划要明确质量方针与目标,实行目标管理,责任到人。质量方针和目标是建立健全护理质量体系的依据,护理最高领导应亲自策划,并利用各种形式宣传质量方针和目标。

3.调查现状,选择体系要素

只有了解单位的现状,找出存在的问题,进行分析研究,才能建立适合本单位需要的有效的质量体系。单位当前存在的问题就是建立质量体系重点要解决的内容。因此要广泛调查了解本单位质量形成过程中存在的问题,明确质量改进方向。对现状作了全面的调查之后,将调查结果与系列标准进行对比分析,找出可以改进的地方,从而确定单位需要的体系要素,并将要素展开为若干个质量活动,明确每个活动的范围、目的、途径和方法。

4.分解职责,配置资源

当质量体系要素已经确定并把每个要素展开为若干活动后,就应考虑怎样把这些活动落实下去,确定组织机构,把相应的工作职责和权限分解到各质量机构和所有人员。质量职责的分解应遵循职、责、权、利统一的原则,做到职、责、权、利清楚,使各个部门和有关工作人员执行质量职责时理直气壮,毫不含糊。质量职责的分解和资源的合理配置是紧密地联系在一起的,任何质量活动的实施都要建立在一定的人才、物力资源的基础上,并消耗一定的人力和物力资源。因此,根据质量体系建设的需要,应在满足活动需要的基础上精打细算,避免浪费,真正做到人尽其才,物尽其用。

(二)编制护理质量体系文件

护理质量体系文件是对质量方针、质量目标、组织结构、职责职权、质量体系要素等的详细描述。编制质量体系文件是建立健全和实施质量体系的一个重要环节,是整体计划后的细化设计,是开展护理质量管理的基础,也是质量体系审核、评价的依据。因此,质量体系文件应体现科学性、先进性、可操作性、经济性,便于管理与控制。

(三)质量体系的实施

1.开展教育培训

质量体系文件编制完成后,应对全体成员进行教育培训。以程序文件的内容为重点,提高全体护理人员对建立质量体系的认识,使他们在思想认识上、技术管理上都有所提高,以适应新的要求。

2.加强组织协调

在质量体系文件执行中,会因体系设计不周、计划项目不全、体系情况变化等原因而出现各种问题,同时由于执行人员对质量体系文件理解和掌握的程度不同、工作习惯各异以及利害关系而造成不协调。因此,应在部门之间、人员之间不断进行协调,及时纠正偏差,以保证护理质量体系的有效运作。

3.建立信息反馈系统

质量体系每运行一步都会产生许多质量信息,对这些信息应分层次、分等级进行收集整理、存储、分析、处理和输出反馈到各执行或决策部门,以提供做出正确决策的依据。只有确保信息流通迅速,分析处理及时、准确,才能保证质量控制及时、准确,使整个质量保持在一个稳定的状态中。

4.质量体系评审与审核

对质量体系的运行,应有充分的证据予以证实,因此,应在一定的时间内,对上述一系列的过程和结果,组织有关人员进行评审与审核。通过评审,修改质量体系文件,使质量体系运行更有效;通过检查结果对员工进行激励,调动员工实施质量体系的积极性。

5.质量改进

质量改进的关键是预防问题的出现,而不是等到出了问题才去改进,其目的是向患者提供高价值的服务和使他们满意。因此,为了患者和医院双方的利益,为提高各项活动和过程的效果和效率,护理管理者应增强质量意识,增强 ISO9000 在护理质量管理中应用的紧迫感,对照国际标准,努力改进护理质量。

第四节　护理质量评价

一、评价形式

(一)全程评价与重点评价

1.全程评价

顾名思义,就是对护理活动全过程进行分析评价,主要是检查护理各个方面的整体情况,找出普遍存在的和个别需要改善的现象,为进一步修订质量标准指明方向。

2.重点评价

指某项技术操作考核、护理文书书写质量或病区管理、服务质量等单项质量评价,这种评价所需的时间较短,且分析仔细,易于发现存在的不足之处,及时提出解决问题的办法,采取补救或纠正措施。

(二)事前评价与事后评价

按评价的时间先后可分为事前评价、事后评价。事前评价就是在标准实施前进行的评价,找出质量问题,明确实施标准应重点解决的问题。事后评价则指在某些标准实施后所进行的评价,为质量改进指明方向。

(三)定期评价与不定期评价

定期评价是指按规定的时间进行的评价,如周评价、月评价、年度评价。不按规定的时间随机进行的评价称为不定期评价。这种评价真实性强,是无准备状态下所做的评价,能较真实地反映质量问题。

(四)自我评价与他人评价

1.自我评价

是由被评估者本人对自己在一定时期内所做工作的质量对照标准进行的自我总结和评价。

2.他人评价

包括同级护理人员的相互评价,上级机关组织的评价以及患者的评价。采用自我评价与他人评价相结合,能全面、全方位、全角度地发现问题,弥补自我评价的不足。

一般说来,只要制定的评估标准合理,这种方法的评估准确性较高。

二、评价方法

护理质量评价的方法很多,各种方法都有它适用的范围,都有它的优点和局限性。分述如下。

(一)等级法

是用事先制定的具体衡量标准,来评价被评估者各个方面的护理工作质量,而不是拿某个评估者比较,并对每项标准设立分值,最后把各项得分相加,评分越高质量越好。

(二)因素比较法

也叫要素比较法。这种方法是将评估者的工作质量分为若干因素或要求,把每个要素方面的评分又分为三个或五个等级。三个等级即好、中、差;五个等级为优、良、中、及格、差。又可分为很满意、满意、较满意、可接受和不满意。一般来说,人们对三个等级的评估比较容易产生聚中趋势,趋向平中,而五等级较为科学,评估结果更确切实际。使用因素比较法时,评委们在各个等级中选择一个最符合被评估项目的实际情况的答案,在某一等级中画个圈或打个"V",然后将评委的意见进行综合,得出结论。

(三)评分法

1.百分法

把护理工作与质量标准对照,以百分为基础,根据检查中问题的程度,作分值扣分(也叫负值法)。此法适用一定时期对护理工作质量进行检查评价,易被护理人员、管理人员及患者所接受。

2.赋值记分法

以定额点值法计算工作量,根据得分评价护理质量,也叫正值法。

3.加权平均法

将检查结果赋值,并根据管理者所认为的重要程度加权,计算平均值而评价护理质量。

评价质量的方法还有排列法、目标管理评价法等,这些方法已在管理理论中做过详细的介绍,不再赘述。

三、评价中应警觉的问题

(一)误差分析

所谓误差就是指评价与实际工作质量之间的差距。评估过程中很多的主、客观因素均可造成误差。例如:评估项目不当,评估各项目之数值不当,评估的目的和意义不明确,评估程序不严格以及评估人未进行培训,仅凭自己的主观感觉或第一印象来评估下属人员的工作质量等等。下面介绍几种最常见的评价误差。

1.宽厚误差

这种误差就是将工作质量基本上定为合格。这种现象在管理实践中最为常见,产生的原因主要是质量标准定得太低,再则是评价者为了化解护理人员的压力而对标准掌握得过松。

2.苛严误差

这种误差与宽厚误差相反,是将护理人员的工作质量都评为不合格,主要是质量标准定得过高的原因。

3.近期误差

是评估者对被评估近期工作质量印象深刻,而忽视了前期的也属于评估期内的工作质量,以近期的记忆来代替被评估人整个过程中的工作质量。这是由于人们一般都对近期发生的事情留下清晰印象,而对早期发生的事情印象模糊。

4.偏见误差

人是有感情的,评估人与被评估人之间的感情好坏程度会在无形中造成对工作质量评估偏高或偏低。在社会上,有一些陈旧的传统观念,如论资排辈、平均主义、嫉能妒才等,也会造成误差。为了防止或尽可能减少评估中的误差,为了提高评估信度与效度,挑选与培训评估人员极为重要。

(二)先圈效应

也称晕轮效应,是一种十分微妙的社会心理现象,往往不知不觉地影响着评估者的评估方向,是评估者对被评估人某种特征有特别印象影响到对该人整体认识,以偏概全。如穿着良好,又有讨人喜欢的个性或高水平的社交技巧,往往容易获得较高的评分。对研究感兴趣,临床见解、嗜好性格等与评估人相似的人,能被给予较高的评价。

(三)触角效应

触角效应指对实际评价过低现象。一个全年表现超越平均水准的护理单位或人员,可能因一时与评价者的意见相左,而得到较低的评价,因为管理者容易怨恨下属不支持他的意见和建议;一个工作表现优越的员工,可能因为没有照着主管理想中的穿着或表现态度而得到较低的评价;有些习惯性地给予外来的护理人员较低的评价。

(四)暗示效应

暗示是人们一种特殊的心理现象,是人们通过语言行为或某种事物提示别人,使其间接或照办而引起的迅速心理反应。评估人在领导者或权威人士的暗示下,很容易接受他们的看法,而改变自己原来的观点,这样就可能造成评估误差的暗示效应。

(五)后继效应

当对多个评价者依次进行评价,或者对绩效的各个方面先后进行评价时,先前评价结果对随后评价的影响就称作后继效应。如在各种比赛中,评委们总是把第一个选手的成绩作为参照,既不会得分太高,也不会得分太低,这就是后继效应的一种表现。所以没有哪一个选手愿意第一个出场。

(六)自我中心效应

评价者以自我感受代替绩效标准进行评价,这种误差叫"自我中心效应"。

1.对比型

这种自我中心效应表现为评价者拿被评估者与自己相比较。

2.相似型

这种自我中心效应表现为评价者寻找评价对象与自己相似的地方进行评价,例如喜欢被评估者的服饰、发型,或是被评价者是自己的老乡、亲友或同龄人等为标准进行评估。

第五节 护士长与质量管理

护士长是医院护理管理指挥系统中数量最多的管理人员。在完成医院工作总任务,提高护理管理质量过程中,发挥着重要的角色功能。护士长管理角色的完善对于护理管理的成效至关重要。因此,护士长不仅要掌握科学的管理理论、管理方法,而且还要具备良好的管理素质,这样才能胜任角色,获得成功。护士长为了适应管理者的角色,做到有计划、有步骤地利用本病区人、财、物、时间和信息资源,发挥最大的管理效益,不仅要明确自己的角色、职责和任务,还要掌握科学的管理工作方法,具备良好的管理素质,才能为医院护理质量的提高起积极的作用。

一、护士长角色模式

(一)护士长角色的概念

1.角色的概念

角色是描述一个人在某位置或状况下,被他人期望的行为总和。角色也可以是社会结构中或社会制度中的一个特定的位置,不同角色有不同而特定的权利和义务。每一种角色只是一个人的某一个方面,一个人可以同时担负着多种角色。如一个护士长,在护理部主任面前,他是下级,在病区护理人员面前他是管理者,在子女面前,他又是父(母)亲。但在一定场合中一个人只能充当一种角色,否则会发生角色冲突。

2.护士长角色

护士长角色是医院护理管理中的一个特定位置,它被赋予护士长的权利和义务。护士长在医院护理工作中,主要是管理者的角色;在病区工作中是具体的领导者和组织者,需要指导和带领护理人员共同完成护理任务,处理病区各种危急和突发事件。在医院护理工作系统中,护士长是基层管理者,处于承上启下的中间环节。在医护之间、护与护之间及护患之间又是协调者,护士长常常扮演着多种角色,但仍以管理为主。良好地适应这一角色,可满足各方面对护士长的角色期望。

护士长角色期望的来源主要有所在医院护理部、科室等组织,以及患者、护理人员群体等。从组织角度,期望和要求主要反映在护士长的岗位职责、规定、工作细则中。从患者角度,期望取决于依病情及护理质量标准所决定的护理需要等。从护理人员群体角度,期望表现为以服从群体规范,满足护理人员群体利益需要等。

(二)护士长角色模式与功能

国内外许多专家都对护士长角色模式和功能进行了探讨和分析。霍尔和布兰勒根据护士长应具备的领导和管理能力提出"成功管理者"的角色,以 10 个英字母 COMPE-TENCE,即"胜任"一词为代表,归纳说明了作为"成功管理者"的护士长应有的角色功能。

下列以"胜任"一词作为首写字母组成的单词内容说明如下:

C(care-viver professional)专业的照顾提供者。

O(organizer)组织者。

M(manager of personal)人事管理者。

Plprfessional manager of care)照顾患者的专业管理者。

E(employee educator)员工的教育者。

T(team strate 由 st)小组的策划者。

E(expert in human relation)人际关系的专家。

N(nurse-advocator)护理人员的拥护者。

C(change-agent)变革者。

E(executive and leader)行政主管和领导者。

根据工作任务和特点以及护士长在基层护理管理工作中扮演的多种角色,有的专家将护士长功能归纳为三元角色模式,即人际关系方面、信息传递方面、决策方面三大类十种角色。

1.人际关系方面角色

(1)领导者。护士长应具备领导的才能和影响他人的能力。带领并指导下属护理人员共同完成护理工作任务,主持病区各种会议,组织查房,管理病区的教学与科研,负责排班,工作中以身作则,以优良的品格、扎实的理论知识、娴熟的专业技能和管理能力激励护理人员,共同实现护理目标。

(2)联络者。建立内、外部联络和沟通网络关系。在工作中与上级领导、医师、其他医务人员、患者及其家属、后勤人员等进行有效沟通和协调,努力为护理人员和护理对象创造一个良好的工作环境和治疗休养环境,建立各方面和谐的人际关系。

(3)代表者。在护理行政与业务工作中护士长代表所属单位参加护理部或院方的各种行政和业务会议,接待来访者,签署法定文件,履行许多法律、社会性的例行义务。

2.信息传递方面角色

(1)监督者。护士长监督并审核病区各项护理活动与资料。注意寻求收集各种信息资料,检查护理计划和措施落实情况以及各项技术操作、护理质量是否符合标准,规章制度执行情况,维护病区秩序,保证各项工作顺利进行。

(2)代言人。作为病区护、患的代言人,护士长应维护护理人员的合理权益,代表护理人员与其他医务人员协商处理业务工作,与后勤行政部门协商沟通,争取护理人员的权益。同时代表患者反映其需求,与相关医务人员沟通信息,满足患者的健康需求。

(3)传播者。护士长将从外部人员和上级那里获得的信息、文件、命令、有关方针、政策、规章等,向护理人员宣传和传达,同时收集病区各种信息,经整理分析,汇报给相关部门和人员,做到信息准确、渠道畅通。

3.决策方面的角色

(1)计划者。护士长规划病区有关护理业务,如制定年度、季度、月度计划,提出工作改进方案,协助护理人员制定、修订护理计划,修改并完善病区各种有关规章制度、工作程序和细则及护理人员岗位职责、意见和建议。

(2)资源调配者。护士长负责病区各类资源的分配,有向护理对象提供足够人、物和护理服务的责任。排班时合理选择人员,科学地进行调配,充分发挥人力资源优势并负责病区各种仪器设备、办公用品的申请、领取与保管、维修与报废等,做好各项工作的准备,保证病区医疗护理工作顺利进行。

(3)协调谈判者。病区接纳的患者具有不同的社会背景、文化、个性等,病区发生任何冲突和矛盾,护士长必须与有关人员和部门进行正式、非正式的协商与沟通,帮助双方化解矛盾,不使冲突激化。当病区面临重大、意外事件时,护士长应负责采取处理措施和补救行为。

(4)变革者。护士长管理角色的完善,对于护理管理改革创新至关重要。护士长要寻求组织内外部环境的机会进行改革,制定战略性护理计划,开发新项目,监督某些护理计划或方案的实施,成为有效的管理者。

(三)新护士长适应角色的艺术

管理职能与领导技巧是科学管理的两个重要组成部分,我国传统护理管理活动缺乏有效领导与管理的原因是护士长在进入领导和管理角色之前,缺乏必要的准备和训练。为了协助新护士长进入并胜任角色模式,Sullivan 提出作为一个高效率的护士长应做到以下 10 点。①发展有效的沟通网络。②采用变革策略,增进护理人员的工作积极性和工作满意程度。③组织科室或病区护理人员成立互动小组。④有效地安排时间。⑤学习并掌握冲突处理方法。⑥学会运用计算机;⑦学习如何去选择安排护理人员及考核其绩效。⑧成为病区危急事件的前瞻者。⑨学习财务的管理。⑩学习与高阶层的行政管理人员相处。

二、护士长岗位职责与工作方法

职责就是担当某种职务的人员应该履行的责任。各级护理管理人员在其岗位上都有其相应的职责。医院分级管理中明确指出,病区护理管理实行护士长负责制,护士长是医院护理管理系统中最基层的管理者,其工作范围涉及面广,责任重大,既要带领本科室、本病区的护理人员同心协力地完成临床护理工作,又要承担护理行政管理职责。根据医院管理的体制和要求,护士长职责包括护理行政管理与护理业务技术管理职责。

(一)护士长行政管理职责

护士长行政管理职责主要是应用管理理论、管理方法对所属科室与病区履行应尽的行政管理职责,充分发挥护理人员工作的积极性,完成各项管理目标。其主要职责如下。

(1)在护理部主任和科护士长的领导下进行工作。未设科护士长的科室,护士长直接受护理部领导。

(2)根据护理部及科内工作计划,制定本病区具体护理工作计划,有计划地安排病区工作重点,做到日有安排,周有重点,月有计划,并予以组织实施,定期进行总结评价,推动工作开展。

(3)负责本病区护理人员的思想政治工作,教育他们树立热爱护理专业,加强责任心,切实改善服务态度,强化优质护理意识,全心全意为人民服务。

(4)负责病区人员的分工和排班工作,合理安排使用人力资源。

（5）树立管理即是服务的宗旨，深入病区了解患者的思想情况和健康需求，对病区探陪人员加以组织管理，定期召开工休会议，听取患者对医院的意见，以便改进管理工作。

（二）护士长业务技术管理职责

护士长业务技术管理职责要求根据现代护理发展趋势，做好护理新业务、新技术的引进和开发，督促检查、指导本科室或病区的护理人员严格执行各项护理规章制度和技术操作规程，指导和解决技术上的疑难问题，保证护理质量。其主要职责有以下几个方面。

（1）在护理副院长及护理部主任、科护士长的指导下进行工作。

（2）根据护理部及本科业务技术管理要求，制定本病区的业务技术管理具体计划，按计划实施，定期进行评价，及时改进工作。

（3）负责检查护理质量，督促、检查、指导各项常规技术工作的贯彻落实，严格执行各项规章制度和技术操作规程，严密观察病情，做好抢救、隔离、消毒工作，严防差错事故的产生。

（4）组织护理查房和护理会诊，积极开展新业务、新技术、护理科研等工作。

（5）指定专人负责病区的药品、器械、仪器设备、被服及办公用品的领取、保管、使用、检查及维修。遇有损坏应查明原因，提出处理意见。

（6）随同科主任及主任医师查房，参加各类大手术或新手术前讨论以及疑难病例和死亡病例的讨论会。

（7）负责本病区护理人员的业务技术能力的培养和教育，负责指导和管理实习生、进修生的专业教学工作，指定或选聘有教学能力的主管护师以上的护理人员或护理本科专业毕业2年以上的人员担任带教工作。

（8）督促检查卫生员、配餐员做好清洁卫生和消毒隔离工作，严格执行患者的饮食护理制度。

副护士长的工作职责是协助护士长进行工作。

随着以患者为中心的整体护理模式的转变，满足患者的需求不仅是医院护理部的服务宗旨，也是医院工作的既定目标，护士长的管理职责也应随着模式的转变努力提高管理知识水平，应用科学的管理手段，为患者提供全方位的优质护理服务，更好地服务于期望他的人们。

（三）护士长的工作方法

护士长日常工作实践中，常用的管理方法有调查研究、组织学习、会议交流、计划总结、批评、表彰等。从包括的范围来说可将其分为目标管理方法、重点管理方法、信息管理方法、科学统计方法、行政管理方法等。以下重点介绍两种管理方法。

1.目标管理方法

目标管理方法是一种现代管理方法，与其他管理方法协同发挥作用。护士长目标管理是以工作总目标为中心，激励下属参与管理，共同制定各项分目标，取代传统自上而下的命令与控制。在工作中实现自我目标控制，增加护理人员的责任感和事业心。目标管理的实施方法与注意事项如下。

（1）科护士长、护士长应明确目标管理方法、目的、优缺点，对下属护理人员进行目标管理的宣传教育，达成共识。

（2）实行参与管理方式，上下结合制定目标，如科护士长、护士长制定某个护理单元的护理服务质量目标时,必须按护理部的总目标要求,根据不同的具体情况,共同确定目标,使下属护理人员对各层次目标有所了解和认识,然后根据组织目标确定个人目标。护理总目标逐级分解时,各分目标均应以总目标为依据,群体互相合作,形成上下目标方向一致,共同完成目标。

(3)各项护理管理目标内容应明确、清晰、定时、定量,具体而实际。目标制定要合理,具有一定的挑战性,应以经过努力才能达到为基本条件。

(4)病区或科室护理目标及个人目标被认可后,护士长应努力创造良好的工作条件与环境,在执行目标过程中,实行自我管理和控制,充分发挥护理人员主观能动性。

(5)定期检查、考核。执行目标时,护士长应通过自查与科护士长、护理人员共同对一些具体、可衡量的工作进行效果评价,发现问题及时解决,必要时予以修订目标。完成预定目标后通过考核评价,给予相应的奖惩,激励下属做出更好的成绩。

(6)根据目标实现情况再次修订新的目标,并进入目标管理的另一个循环。目标期限不宜过长,一般以半年至一年为宜。

2.重点管理方法

护士长是医院基层护理管理者,其角色特征要求其必须有时间、效率、效益观念。在有限的时间内,处理好各项工作,始终与组织目标保持一致,抓住关键,运用系统论的观点和运筹学的方法安排工作,学会运用 ABC 时间管理法。护士长可将病区的工作按轻、重、缓、急分为 ABC 三类,实施重点管理,以提高工作效率。一般病区管理工作可分类如下。

(1)A 类项目。指对组织目标有影响,既重要又紧急的工作,需要护士长立即采取措施和方法解决的问题。如在每天工作中,护士长要组织抢救危重患者,了解危重患者的护理问题,检查落实危重患者护理措施情况等,均属于此类事件。

(2)B 类项目。指重要不紧急的工作或不重要而紧急的工作,护士长可按一般情况进行管理,也可授权他人进行处理。但应注意控制,有时 B 类项目问题可随时间和情况的变化上升为 A 类,如对抢救器材的检查、维修、填充等。

(3)C 类项目。指一些不重要也不紧急,后果影响少或无影响的工作,暂时可以不必管理或处理完重点工作后再进行处理的问题。如对病区一般少用的业务用品的请领工作等。

ABC 分析法可以提醒或帮助护士长对紧急与重要事件进行判断,提出处理措施,提高管理工作效率。

在抓工作重点时,还应注重参考目前广泛应用的"重要的少数与次要的多数"原理,即在管理中要正确判断和处理好重要与次要工作之间的数量问题,辩证地开展护理管理工作,如医院少数护理单元(ICU)承担着大部分危重患者的护理任务,而多数护理单元承担的一般护理任务。因此,要重点抓好少数护理单元的管理工作。

三、护士长的素质要求与管理艺术

(一)护士长的素质要求

有管理学家认为,能力比知识重要,素质又比能力重要。护士长是管理者,作为一名合格的护理管理者,不仅要有广博的专业知识,较强的工作能力,而且还必须有较高的素质。

1.护士长应有较高的思想政治素质

任何社会都强调管理者应具有较高的思想政治素质,只是内容的不同,如美国管理学家认为管理者应有献身事业的精神,以及为社会、为员工所敬仰的品德;从我国医院管理活动要求来看,一个合格的护士长其思想政治素质应包括以下几个方面。

(1)热爱祖国,具有社会主义觉悟和全心全意为人民服务的精神。

(2)有较强的责任感和事业心,热爱护理工作,对工作兢兢业业、认真负责。

(3)有良好的护理伦理道德、思想作风、工作作风,能以身作则,严于律己,平等待人。

2.护士长应具有较高层次的文化知识素质

护士长要胜任管理工作,应具有丰富的医学科学知识、社会和人文科学知识及护理知识,不断钻研业务,成为护理学科的带头人,护士长在掌握必备翔实的学习过程中,应注意形成合理的知识结构。

(1)文化科学基础知识。主要指护士长应具备的必要的语言、文学、美学、社会科学、逻辑学、数学、化学等基础科学知识,它们是形成管理者一般能力的基础。

(2)专业理论和实践知识。如内、外、妇、儿科护理学、护理学基础、诊断学等专业知识与技能,有利于护士长成为业务上的专家或带头人。

(3)管理科学知识。指护士长结合自身工作性质应掌握的管理科学知识,如管理心理学、组织行为学、人事管理学、领导科学、人才学等,有利于提高护士长的管理水平和管理能力。

3.护士长应具有良好的心理素质

护理管理活动是一种复杂和艰苦的实践活动,一个合格的护士长必须具备良好的心理素质。

(1)有坚强的意志。在确立的目标上,任何时候不盲从,不受内、外各种因素的干扰,遇到困难不气馁,取得成绩不骄傲,紧要关头能冷静。

(2)有宽广的胸怀。护士长应胸怀宽容大度,求大同、存小异。善于团结与自己意见相同或不相同的同志,对同事和下属尊重,敢于承认自己的缺点和错误,不文过饰非、居功自傲。

(3)要有自信心。护士长要相信自己的能力,相信自己能够激励和带领下属。自信是积极工作和克服困难的前提,也是激励全体护理人员积极性的重要因素。

4.护士长应有良好的身体素质

护士长管理工作具有脑力和体力相结合的复合型劳动特点。要成为一名优秀的管理者,健康的体魄与充沛的精力是必不可少的。因此,要注重身体素质的锻炼,以便朝气蓬勃地带领护理人员完成繁重的护理任务。

(二)护士长的管理艺术

护理管理既是科学又是一门艺术。管理艺术是管理者在运用管理理论与管理方法的实践中,所表现出的个人行为方式的特点。护理工作是一项精细的艺术,一位成熟的基层护理管理者,必须善于用简练的语言表达自己的意图,抓住对方的心理,做好思想沟通,善于交往,及时发现问题,要求在问题未完全暴露时,即能预感到事态发展趋势,做出正确的决策,采取适当的解决办法,这就是管理科学与艺术的结合。护士长的管理艺术主要包括以下几个方面。

1.决策艺术

决策艺术是管理艺术的核心。护士长应能够识别环境中现存的和潜在的矛盾与冲突,依照科学的决策程序,运用一定的技巧做出正确的决策。决策时应注意实事求是,集思广益,个人能决断的问题要敢于决断,遇到重大问题应采取群体决策法。对护理工作出现的突发事件,护士长要有一定的分析判断力,根据情况及时地进行非程序化决策。

2.指挥艺术

决策的实施有赖于管理者的指挥。指挥是护士长运用权力指挥护理人员从事护理活动。护士长的指挥效能通常体现在病区突发事件的处理上,如危重患者的抢救、大批伤员的抢救、护理人员的集体活动等。

3.交谈艺术

护士长角色的多样性和特殊性决定了护士长必须有一定的沟通交流能力。交谈是人与人之间的交往方式,具有一定的感情色彩。护士长的交谈有正式和非正式两种。谈话时护士长必须注意自己的语调、态度、眼神、方式,谈话的场合与分寸。交谈中善于注意倾听,适当地插话给予鼓励以示尊重。要善于激发下属的谈话愿望,讲出自己的心里话。作为管理者表达意见应谨慎客观,使对方易于接受。

4.协调人际关系的艺术

护士长在协调科内外、护士之间及其他成员之间的人际关系中,扮演着十分重要的角色。护士长要善于与各种人打交道,平等待人。在护理工作中,使人与人之间感情融洽、关系密切、相互理解,消除不必要的误会,引导他人朝着积极的人际关系发展,反对庸俗的"关系学",决不滥用职权,损害他人利益。

5.激励艺术

激励是激发鼓励人的内在动力,推动和控制人向既有个人需要,又有组织需要而奋进的心理活动过程。护士长在管理活动中,要学会通过各种激励方法激发护理人员的主观能动性,促进整体功能的发挥,提高护理工作质量与效率。常见的激励方法有目标激励、物质激励、感情激励、行为激励、精神激励等。

在管理活动中,护士长应有效地、艺术地行使管理职能和技巧,不断更新补充现代管理科学知识与方法,增强宏观控制能力和提高微观管理水平,适应现代护理发展的需要,成为一个高效、成功的管理者。

第六节　护理安全管理概述

一、护理安全的基本概念

(一)护理安全的概念

护理安全的概念有狭义和广义之分。狭义的概念是指在护理服务的全过程中,不因护理失误或过失而使患者的机体组织、生理功能和心理健康受到损害,甚至发生残疾或死亡。广义的概念除包含狭义概念的内容外,还包括因护理事故或纠纷而造成医院及当事人所承担的行政.经济和法律责任等,以及在医疗护理服务场所因环境污染、放射性危害、化疗药物、血源性病原体及针头刺伤等对护理人员造成的危害。因此护理安全主要包括患者安全和护士安全。

(二)护理安全管理的概念

护理安全管理是指尽一切力量运用技术,教育和管理等三大对策,从根本上有效地采取各种预防措施,防范护理不良事件及安全事故,把护理不良事件及安全隐患消灭在萌芽状态,确保患者安全和护士安全,努力创造一个安全,健康、高效的医疗护理环境。护理安全管理主要包括患者安全管理和护士职业防护。

二、护理安全的影响因素

(一)患者因素

1.感觉、肢体功能障碍

感觉障碍是指机体对各种形式刺激(如痛、温度、触、压、位置、振动等)无感知、感知减退或异常的一组综合征。肢体功能障碍是指某处或连带性的肢体不受思维控制运动或受思维控制但不能完全按照思维控制去行动。如中风患者的肢体不能受意识支配,有感觉,但没支配意识;又如帕金森患者,肢体不受思维意识控制,自然地摆动,思维控制运动时,又不能自主性运动。因此,任何一种感觉、肢体功能障碍,都会影响个体辨别周围环境中存在或潜在的危险因素,临床常见的如烫伤冻伤、灼伤、烧伤跌倒、撞伤和坠床等。

2.高龄老年人和低龄儿童

伴随年龄的增长,高龄老年人机体的各项功能日渐衰退,健康状况出现不同程度的改变,五官躯干及四肢功能逐渐下降,并出现耳聋眼花腰弯背驼、语言迟钝听力减退、视力差行动缓慢等,直接影响老年患者的安全,容易造成意外伤亡事故。低龄儿童正处于生长期,好动并好奇心强,对危险因素无判断能力,时刻需要成人的保护和照顾,极易发生突发意外事件。临床常见的如烫伤、冻伤、灼伤、烧伤、误吸、误服、抓伤、跌伤撞伤、自伤、意外走失、跌倒和坠床等。

(二)护士因素

1.护理风险意识淡漠

随着社会发展、文明进步及卫生知识的普及,人们对自身健康的维护更加重视,自我保护及维权意识明显提高。相对而言,护理人员的护理风险意识淡漠,预见性差,尤其表现在对护理风险的评估和识别。护理风险是指在医院救治过程中,存在于整个护理过程中的不确定性危害因素,直接或间接致患者死亡、损害和伤残事件的不确定性或可能发生的一切不安全事件。在护理工作中,患者的风险事件主要为给药错误、标本错误、压疮、输液反应、跌倒、坠床、导管脱落及意外等;护士的风险事件主要为锐器刺伤被传染患者或带菌者的血液或体液污染、化疗药物损害、放射性操作影响及谩骂或暴力伤害等。

2.主观方面

护士的职业素质主要包括护士对职业的态度和行为规范,要求护士具有高度的责任感和同情心,忠于职守,专心致志地完成各项护理工作,使患者得到身心的最大满足。但由于护士工作不认真、不遵守护理规章制度,主动性差、粗心大意等是造成护理工作失误的主要原因。

如未认真执行"三查七对"而出现的用错药物或输错液体;巡视和观察不及时而出现的患者病情变化、发生意外或死亡;交接班不认真而出现的患者处理不及时或延误治疗等。

3.客观方面

护士的业务素质主要包括护士对护理学科的基础知识和技能的掌握,以及运用理论知识和专业技能为患者服务的能力,要求护士业务精湛,技术娴熟,有独立判断、处理和解决护理问题的能力。随着护理专业范围的扩展,护士还应具有预防医学、老年医学、公共卫生、营养学、心理学及伦理学等多学科的知识,要不断学习、不断提高,以便更好地满足患者的要求。但是,由于护士技术水平低、业务素质不高、临床护理经验不足等,也是造成护理工作不安全的原因之一。如基础理论知识不扎实、对常见疾病治疗护理措施不熟练而出现的病情观察不准确、护理措施不恰当;护理技术操作不熟练而出现的护理错误或失误;不善于学习又不虚心请教而出现的医嘱执行错误或错误用药等。

4.护患缺乏有效沟通

护患沟通是指处理护患之间人际关系的主要内容,是一种以治疗性为通为重要模式的复杂过程,是护士在从事护理工作过程中,由于其工作性质.职能范围等方面的特点,需要与患者、患者家属、医疗保健机构医务人员及社区人员,为共同维护健康和促进健康目的而进行的沟通。有效沟通要求护士语言态度和蔼,亲切自然,语速缓慢,解释耐心;行为举止大方,精神饱满,操作稳、准、轻、快,带给患者心理上的安慰。但是护士的沟通不到位、回答问题简单、态度或操作生硬等,也容易造成护理的纠纷和不安全。如沟通时话说得过满或过大而出现的与患者实际情况不符;处置时解释不清楚或告知不详细而出现的患者不满意或错误;医护或护护之间沟通不畅而出现的医嘱不清楚或患者病情交接不清楚所导致的错误等。

(三)环境因素

1.病室、走廊缺乏防护措施

医院是一个特殊的场所,应以保护患者安全为前提,在建筑设计时应考虑患者的安全防护问题,如病区地面应采用防滑地板;病区走廊、浴室及卫生间应设有扶手;卫生间应设置呼叫系统,从根本上解决患者跌倒、滑倒等不安全事件的发生。

2.医院基础设施、设备性能及物品配置欠完善

医院应给患者提供具有安全感、舒适感及温馨感的环境,以减少患者的焦虑、害怕恐惧等心理,如病床应配置床挡,以减少患者坠床的发生;患者床单位应配置齐全的呼叫系统、中心吸氧、吸痰等设施,以解决患者应急问题并减少不安全事件的发生;为了夜间照明及保证特殊检查和治疗护理的需要,病室应备有人王光源,楼梯、药柜、抢救室、监护室灯光应明亮,普通病室除一般吊灯外还应设有地灯装置,以保证有充足的光线方便患者的治疗与护理。

(四)管理因素

1.护士人力不足或安排不当

目前伴随医疗保险制度的普及,各级医院患者明显增加,在逐渐缩短平均住院日的形势下,床位使用率不断提高,临床治疗与护理工作繁忙,加之护士人力的紧张,出现了护士与床位的比例失调,临床护士在过度疲惫下易发生护理安全问题。

2.物品准备不足或未处于备用状态

充足的物品保障是保证护理安全的重要环节,确保护士把精力全力以赴地应用到繁忙的护理工作中,是每位护理管理者的责任和义务。如果临床护士在有限的护理时间内,为某些必要的物品而东奔西跑,无形中增加了护理不安全的风险系数。

3.抢救设备准备不足或未处于备用状态

抢救设备是用于应对那些病情严重、随时可能发生生命危险患者的急救用具,管理上要求定数量、定点安置、定专人管理定期消毒灭菌及定期检查维修,以确保抢救时使用。因为抢救设备所出现的任何小小纰漏,都会给抢救工作带来不安全后果或使意外事件发生。

4.紧急意外及关键环节预见性不足

在临床护理工作中,可能发生许多意想不到的紧急突发事件,如特殊的患者(躁动脾气暴躁、有自杀倾向性格变异等)、关键的工作环节(危重患者的转送与交接、生活不能自理患者的搬运与转送、夜间和节假日患者的交接等)。对紧急意外及关键环节预见性不足或应对不及时,也是护理不安全的因素之一。

第七节　护理安全管理方法

一、建立护理安全管理体系

(一)建立健全护理安全管理机制

建立健全护理安全管理机制是护理安全管理的重要保障。因为护理安全既涉及医院的各个部门,又涉及护士每一个人,所以护理安全管理既要得到医院各级管理层的重视,又要得到护士每一个人的积极参与。首先,应在医院质量与安全管理委员会下设护理质量管理组织,明确护理安全管理职责,并有年度护理安全管理工作计划定期召开护理安全管理委员会会议,分析讨论护理不安全事件及隐患,评价和改进护理安全的监管措施。其次,应成立护理部—总护士长—护士长三级护理安全管理监控网络,采用科学的护理质量控制方法,防范和减少护理不安全事件及隐患。

(二)建立健全护理安全管理制度

建立健全护理安全管理制度是护理安全管理措施落实的具体体现,通过转变护理安全管理的理念,强化和善于利用制度约束护理工作过程和护士行为,方能使护理安全管理措施落到实处。如通过实行非惩罚性护理不安全事件报告制度,建立健全护士主动报告护理不安全事件及隐患制度与奖励措施,以提高护士对护理不安全事件报告系统的敏感性;建立护理安全事件案例成因分析讨论制度,以达到对护士进行安全警示教育的目的;建立护理风险防范的具体措施,以促进护士积极应对患者的跌倒、坠床、压疮管路脱落及用药错误等护理不安全事件及隐患;建立各种紧急意外情况的应急预案,以保证护士了解处理流程,并使每项护理安全管理措施落实到位。

二、护理风险的管理

(一)护理风险的识别

护理风险的识别就是对潜在的(某些特定已知的)和客观存在的(不可预测的)各种护理不安全(不良)事件进行系统而连续的判断和归类及鉴定其性质,并分析产生护理不安全(不良)事件的原因和过程,如对消瘦、肥胖、长期卧床的患者应如何预防压疮;对躁动患者应如何预防坠床;对老年、行动不便的患者应如何预防跌倒;危重患者转运时应如何预防突发事件发生等。

(二)护理风险的评估

护理风险的评估是在已明确的护理不安全(不良)事件发生的可能性及可能造成损失的严重性进行估计。对护理不安全(不良)事件进行定量分析和描述,包括护理不安全(不良)事件发生的概率、危害及损失程度,为采取相应的护理不安全(不良)事件管理措施提供决策依据。通过护理风险评估将护理不安全(不良)事件归为四大类:以护士直接为患者提供技术操作方面的差错类;以护士服务态度方面的投诉类;以患者突发事件坠床、自杀、丢失等意外事件类;以护士违规、脱岗、迟到早退等劳动纪律类。

(三)护理风险的防范

护理风险的防范就是通过不断地对护士进行护理安全的教育和培训,培养和提高护士的护理风险意识、对护理风险的预知能力及应对能力,加强对高护理风险患者的评估和防范,有效地规避或降低护理不安全(不良)事件,保证为患者提供优质、安全的护理服务。医院评价指南要求医院应有护理风险防范措施,如跌倒、坠床、压疮、管路滑脱、用药错误等。又如目前已在各医院广泛应用的患者跌倒评估量表、压疮评估量表及各种警示标志的应用(腕带、导管、预防坠床、约束带)等。

(四)护理风险的处理

护理风险的处理首先是积极应对已出现的护理不安全(不良)事件,采取积极有效的治疗或护理措施保证患者的生命安全,使其给患者带来的损害降至最低点。其次是对已出现的护理不安全(不良)事件进行原因分析,提出改进和防范措施,避免同类事件的再次发生。

三、患者发生跌倒/坠床意外情况的应急预案

(一)预防措施

(1)对每位新入院患者进行初始评估,并做好宣教工作。

(2)对高风险患者(如肢体活动障碍、意识障碍小儿、老人、自我照顾能力障碍、特殊用药后影响患者感知和运动协调功能等),应用《患者跌倒/坠床风险评估单》进行再次评估,并给予相应的预防措施(如安全使用床挡、保持地面清洁干燥无杂物、活动时有他人照顾警示标志等)。

(3)加强护士的培训教育,了解防止患者发生跌倒/坠床意外情况的重要性及应急预案,保证防止患者发生跌倒/坠床意外情况预防措施的有效性。

(二)应急处理

(1)患者发生跌倒/坠床,护士立即对伤情进行评估。

(2)立即通知主管医生或值班医生,准确执行医嘱。

(3)做好患者的照顾及心理安慰工作。

(4)护士及时记录跌倒/坠床过程及结果。

（5）护士再次评估，更新预防措施。

（6）填写患者跌倒/坠床报告单，上报护理部。

（7）科室讨论，分析患者发生跌倒/坠床的原因，提出整改意见并落实。

四、患者发生管路脱落意外情况的应急预案

（一）预防措施

（1）对患者的管路（如各种引流管、尿管、气管插管、气管套管、胃管、溶栓导管、深静脉插管、血透管路等）标志清晰，记录清楚，做好固定。

（2）告知患者保护管路的重要性和意义，取得合作。

（3）定期查看患者的管路，保持通畅和固定的完好状态。

（4）加强护士的培训教育，了解防止患者发生管路滑脱的意义及意外情况的应急预案，保证防止患者发生管路脱落意外情况预防措施的有效性。

（二）应急处理

（1）患者发生管路（如各种引流管、尿管、气管插管气管套管、胃管、溶栓导管、深静脉插管、血透管路等）脱落，立即报告主管医生或值班医生、护士长。

（2）判断管路脱落造成的危险程度，积极采取必要的补救措施。

（3）安慰患者及家属，帮助消除紧张、恐惧心理。

（4）配合医生做好各项处置工作，测量生命体征，严密观察病情变化。

（5）护士再次对患者及家属进行有关导管护理安全的健康教育，取得合作。若患者有精神症状或躁动，应积极采取有效的护理措施（如约束带/约束衣、遵医嘱给予适量镇静药物、专人看护等）防止管路再次脱落。

（6）护士及时记录管路脱落的经过，患者状态，处理经过及目前现状。

（7）填写患者管路脱落报告单，上报护理部。

（8）科室讨论，分析患者发生管路脱落的原因，提出整改意见并落实。

五、重点环节及特殊护理单元的监测

（一）重点环节的监测

1.重点环节

主要包括患者用药、输血、治疗、标本采集、围术期管理等。应建立健全重点环节的管理制度及应急管理制度，如病房药品管理制度、安全输血管理制度患者用药与治疗反应的处理制度、抗肿瘤药物防护制度、围术期护理评估制度等。

2.应急预案和处理流程

建立健全重点环节紧急意外情况的应急预案和处理流程，并做好培训和演练，保证护理人员的知晓与落实。如职业暴露预防及暴露后处理流程、患者用药与治疗反应的处理流程、患者发生输血反应时应急程序、患者用错药后的应急程序、患者发生化疗药物外渗时应急程序过敏反应发生时的应急程序、标本采集意外的应急程序等。

（二）特殊护理单元的监测

特殊护理单元主要包括手术室、消毒供应中心（室）、新生儿室。

1.手术室的监测

（1）手术室建筑布局合理，工作流程符合要求。手术室分区明确，标志清楚，洁污区域分开。

（2）建立健全手术室各项规章制度、岗位职责及操作常规。手术室各级护理人员资质及岗位技术能力符合手术室工作要求。

（3）手术室执行《手术安全核查》制度。有患者交接记录；有手术医生、麻醉师、护理人员对手术患者，部位、术式和用药等相关信息核查制度及相关落实记录；有手术患者标本管理制度，建立规范的标本保存、登记、送检等流程及相关落实记录；有手术物品清点制度及相关落实记录。

（4）认真落实《医院感染管理办法》《医院手术部（室）管理规范（试行）》《医务人员手卫生规范》《医疗废物管理条例》等相关要求，建立健全手术室感染预防与控制管理制度及质量控制标准。定期对感染、空气质量、环境等进行监测并记录，手术室自行消毒的手术器械及物品应标志清楚，保持手术室内的医疗设备、手术器械及物品的清洁，定位存放，确保手术室内的医疗设备、手术器械及物品消毒、灭菌符合要求。

（5）建立健全手术室突发事件的应急预案，如围术期管理的应急程序、围术期患者支持服务制度与程序、有毒气体泄漏时应急程序、使用中仪器、设备和抢救物品出现意外情况的应急程序等。

（6）按照《专科护理领域护士大纲》要求，建立健全手术室护理人员的培训方案和培养计划，保证护理人员对手术室规章制度、岗位职责操作常规及突发事件应急预案的知晓与落实。

2.消毒供应中心（室）的监测

（1）消毒供应中心（室）相对独立，周围环境清洁无污染源。内部环境整洁，通风、采光良好，辅助区域（包括工作人员更衣室、值班室、办公室、休息室卫生间等）、工作区域（包括去污区、检查、包装及灭菌区和无菌物品存放区等）明确，标志清楚并有间隔。

（2）建立健全消毒供应中心（室）各项规章制度、工作职责及工作流程，符合医院评价规范要求并具有专科特色。

（3）做到污染物品由污到洁，不交叉和逆流。污染物品有污物通道，清洁物品有清洁物品通道。

（4）建立清洗、消毒、灭菌效果监测制度和感染控制制度，专人负责并有监测记录。医院相关职能部门对消毒供应中心（室）落实监测制度的成效有评价和监督。

（5）建立消毒供应中心（室）突发事件的应急预案，如停水停电/突然停水、突然停电时的应急程序；清洗、消毒和灭菌仪器发生故障时应急程序等。

（6）建立工作人员在职继续教育制度，根据专业进展进行培训，更新知识，保证工作人员对消毒供应中心（室）规章制度、岗位职责、操作常规及突发事件应急预案的知晓与落实。

3.新生儿室的监测

（1）建立健全新生儿室工作制度、岗位职责、护理常规及专业技术规范。新生儿室护理人员经过专业理论与技术培训及考核合格。

（2）认真落实新生儿安全管理制度，100％识别新生儿身份，保证新生儿室1名护理人员负责≤4 名普通患儿≤2 名重症患儿。

(3)建立健全新生儿暖箱、奶瓶、奶嘴清洁消毒规范及传染病患儿消毒隔离制度,落实高危新生儿和疑似传染病的新生儿的隔离措施,并做好清晰的标志。

(4)医院设专人负责新生儿室的感染监控工作,定期做工作人员手细菌培养监测并有监测记录。

(5)建立新生儿室突发事件的应急预案,并定期培训,以提高新生儿室护理人员应对能力,如新生儿突然发生病情变化时应急程序、新生儿发生误吸时应急程序、新生儿输液过程中出现急性肺水肿时应急程序新生儿发生躁动时应急程序、新生儿标本采集意外时应急程序、新生儿用错药后的应急程序等。

参 考 文 献

[1]张俊红.现代临床护理学[M].天津:天津科学技术出版社,2020.

[2]路凤娟.常见疾病临床护理实训[M].北京:科学技术文献出版社,2021.

[3]叶秋莲.临床常见疾病的护理与预防[M].南昌:江西科学技术出版社,2020.

[4]张海芝.实用常见疾病临床护理[M].北京:科学技术文献出版社,2021.

[5]聂红梅.临床实用护理常规[M].长春:吉林科学技术出版社,2020.

[6]秦燕辉.常见疾病临床护理实践[M].天津:天津科学技术出版社,2020.

[7]孙丽博.现代临床护理精要[M].北京:中国纺织出版社有限公司,2020.

[8]范本芳.现代综合护理实践与管理[M].西安:西安交通大学出版社,2022.

[9]庞建霞.实用临床疾病护理常规[M].北京:科学技术文献出版社,2021.

[10]张翠华.现代常见疾病护理精要[M].青岛:中国海洋大学出版社,2020.

[11]韩惠青.实用临床疾病护理常规[M].哈尔滨:黑龙江科学技术出版社,2020.

[12]崔海燕.常见疾病临床护理[M].北京:科学技术文献出版社,2020.

[13]张红.精编护理学基础与临床实践[M].长春:吉林大学出版社,2022.

[14]范光磊.内科常见病诊疗与护理[M].长春:吉林科学技术出版社,2020.

[15]魏丽萍.实用内科护理实践[M].哈尔滨:黑龙江科学技术出版社,2020.

[16]陈素清.现代实用护理技术[M].青岛:中国海洋大学出版社,2021.

[17]张薇薇.综合护理实践与技术新思维[M].北京:中国纺织出版社有限公司,2020.

[18]高晓燕.实用护理学新进展[M].西安:陕西科学技术出版社,2020.

[19]刘爱杰.实用常见疾病护理[M].青岛:中国海洋大学出版社,2020.

[20]刘善红.临床内科常见病诊疗与护理[M].北京:金盾出版社,2020.